临床护士
在职培训指导

主　编　叶志弘　冯金娥

副主编　项伟岚　杨丽黎　庄一渝　鲜雪梅

编　者（按姓氏笔画排序）

方海云　石文莉　叶志弘　冯金娥　庄一渝

李秀萍　杨丽黎　陈　钧　陈肖敏　陈香萍

陈蕾蕾　周　燕　项伟岚　姚林燕　桂　蒙

袁红娣　徐　欣　曹勤利　褚惠林　鲜雪梅

U0391950

人民卫生出版社

图书在版编目（CIP）数据

临床护士在职培训指导 / 叶志弘，冯金娥主编．—北京：
人民卫生出版社，2014

ISBN 978-7-117-18877-7

Ⅰ．①临…　Ⅱ．①叶…②冯…　Ⅲ．①护士－岗位培训－
研究　Ⅳ．①R192.6

中国版本图书馆 CIP 数据核字（2014）第 066067 号

人卫智网	www.ipmph.com	医学教育、学术、考试、健康，
		购书智慧智能综合服务平台
人卫官网	www.pmph.com	人卫官方资讯发布平台

版权所有，侵权必究！

临床护士在职培训指导

主　　编：叶志弘　冯金娥
出版发行：人民卫生出版社（中继线 010-59780011）
地　　址：北京市朝阳区潘家园南里 19 号
邮　　编：100021
E - mail：pmph @ pmph.com
购书热线：010-59787592　010-59787584　010-65264830
印　　刷：北京虎彩文化传播有限公司
经　　销：新华书店
开　　本：787×1092　1/16　印张：26
字　　数：633 千字
版　　次：2014 年 4 月第 1 版　2023 年 12 月第 1 版第 8 次印刷
标准书号：ISBN 978-7-117-18877-7
定　　价：58.00 元
打击盗版举报电话：010-59787491　E-mail：WQ @ pmph.com
质量问题联系电话：010-59787234　E-mail：zhiliang @ pmph.com

"有时去治愈，常常去帮助，总是去安慰"——这是一位长眠于美国纽约东北部撒拉纳克湖畔的特鲁多医生的铭言。护理是一门科学与艺术结合的学科，更是一种"常常去帮助，总是去安慰"的人文艺术；"以病人为中心"的优质护理在当今实现医院发展目标、提升医院品质过程中发挥着越来越重要的作用。

浙江大学医学院附属邵逸夫医院是一家中西管理合璧的现代化综合性公立医院，邵逸夫医院的护理团队秉承"给您真诚、信心和爱"的服务理念，在美国罗马琳达大学医学中心护理专家多年的帮助、指导下，结合我国护理特点，在管理、教育和临床专科护理领域形成了自己独特的工作模式和文化特征。在近20年中，邵逸夫医院护理团队为医院可持续发展做出了不可磨灭的贡献，接受来自全国各省的护士长、护理骨干的进修培训、参观学习，使我院的管理与教学经验在其他医院得到推广。

随着社会的不断进步和发展，人们对健康需求的不断提高，医院将面临新的挑战，而医疗服务品质在医院之间竞争中起着十分重要的作用。医疗服务品质的提升离不开一支可持续发展的、专业化护理团队，如何有效地做好临床护士的在职培训对提高护士专业能力、确保病人优质护理、推动专业发展、提高护士工作满意度、减少护理人员流失、创建积极健康的护理团队和工作环境具有十分重要的意义。因此非常感谢邵逸夫医院的护理团队在繁忙的工作之余，撰写了《临床护士在职培训指导》一书。本书提炼了邵逸夫医院近20年的护理教育在职培训工作经验，将最新的教育理念、教学理论与方法与各位读者分享。

愿本书能为广大读者提供帮助和指导，成为一本受益匪浅的工作指导用书。

浙江大学医学院附属邵逸夫医院院长

2014年4月

前 言

　　浙江大学医学院附属邵逸夫医院在美国罗马琳达大学医学中心护理专家的无私帮助和指导下,建立了适合我国国情的临床护士专业能力发展在职培训方案和工作模式,取得了良好效果并积累了丰富的经验。本书编者深切地感受到广大临床护理管理者和教育者对如何提高临床护士在职培训工作技能的求知渴望,经过4年时间的酝酿、积累、撰写,终于完成了《临床护士在职培训指导》。如果这本书能对广大护理管理者和教育者有所帮助,我们将感到无比欣慰与快乐。

　　本书共分十一章,第一、二章是开展在职培训工作的理论核心,第九章介绍了浙江大学医学院附属邵逸夫医院行之有效的在职培训教学新策略和考核方法,其余八章为浙江大学医学院附属邵逸夫医院在职培训工作的具体实践部分,以第二章的理论框架指导各章节内容的编排。应用大量的案例阐述了邵逸夫医院不同专科领域护士分阶段培训方案与实施、岗前培训模式与方案实施、床边带教老师培训方案与实施、教育护士和护士长的培训方案与实施以及临床护士专业知识技能、人文关怀能力、病人健康教育能力、评判性思维能力、临床带教能力、管理领导能力、职业适应能力等培训方案与实施。承担本书撰写工作的编委均为我院优秀的护理管理者和教育护士,书中的内容凝聚了医院护理教育20年在职培训工作经验的结晶。本书不仅适用于护理领域,也适用于其他医学专业领域,对医院管理者、教育者、临床专业人员以及院校老师就如何开展在职培训工作提供了一本理论性、实用性和操作性都很强的指导用书。

　　本书能够顺利地完成,要感谢的人很多——首先要感谢美国罗马琳达大学派遣的护理专家一直以来对护理教学工作的支持与指导,感谢医院原美方护理副院长 Mrs. Kerrie Kimbrow、原美方护理教育部主任 Dr. Linsay Sausam、罗马琳达大学医学中心国际交流中心主任 Mrs. Jan Zulwalt 及员工培训部主任 Mrs. Helen Staple,美国护理专家 Mrs, Anne Berit Pertson,她们为我院护理教学工作可持续发展奠定了基础;感谢罗马琳达大学护理学院国际交流合作部主任 Dr. Patricia Johns 为我院教育护士的学历提升提供了机会和持续的指导;感谢罗马琳达大学教育专家 Ms. Hazel B. Curtis 和 Ms. Gwendolyn A. Wysocki 为我们提供了规范的床边带教老师的培训课程,提升了我院的整体教学能力。本书还要特别感谢医院领导、所有护士长和教育护士一直以来对护理教学工作的投入和奉献;感谢我们的同行朋友,浙江大学医学院附属浙二医院科护士长、副主任护师来鸣的特殊贡献，4年来她一直对本书的撰写提供启发性的建议、指导以及对我们的关心鼓励，让我们有了坚持写下去的信心；感谢邵逸夫医院同事，护理教育部健康促进护士钱颖对本书的独特贡献，帮助我们完成了书中的插图制作；感谢我们同事、原ICU教育护士金奇红，原普外科教育护士徐虹霞、曹俊华、闻国芬，原神经内科教育护士饶秀花，临床护士屈跃丹、汤磊雯对本书部分内容原始书稿形成的贡献；感谢我们临床护士俞晓燕、钱佳微、黄彬彬、骆丹丹、周素琴、余昕梦、王旭飞、周虹、胡晓珺、何赢以及教育护士龚雅萍、郭丹红、陆琴，静脉治疗专科护士兼护士长赵林芳，原普外科教育护士杜智丽对本书中部分示例所提供的原始资料；感谢我们的护士长邵红玉、周丽萍对ICU和急诊室护士培训方案形成的贡献。

　　由于我们的经验不足和学识有限，本书如有不妥之处敬请谅解，并欢迎大家提出宝贵的意见。

叶志弘　冯金娥

2014年4月

目 录

附录

第一章

临床护士在职培训概述

第一节　在职培训的发展与内涵

一、在职培训的发展

护理专业创始人和现代护理教育奠基人南丁格尔曾说过："永远不要以为我们已经学好了护理。"这一格言道出护理是一门终生学习的职业，临床护士需要不断地学习、发展，才能为病人提供良好的照护。1928 年美国护理学者 Pfefferlon 率先提出在美国医院内设立专门从事"业务培训"(in-service)的护士角色，负责临床护士的业务培训。该角色一般由年资高、富有临床经验的护士担任。到 20 世纪 60 年代初，美国护理界有学者提出，用"护士在职培训"(nursing staff development)代替"业务培训"并由专家型护士担任这一培训角色。护士在职培训者围绕新知识、新技术、新技能等方面，运用护理程序的框架进行培训工作，这是美国护士在职培训工作发展的非专业化阶段。1976 年美国护士协会通过并出版了《护士在职培训指南》一书，为开展护士在职培训提供了良好的参考指导。1978 年美国医院质量评审委员会明确规定医院要设立"员工培训"管理部门，以组织、实施机构内的员工教育，并以此作为医院是否能通过医院质量评审的标准之一。这一规定，使员工培训工作在 80 年代得到了迅猛的发展。当时出版了多本指导在职培训工作的书籍，开办了《护士在职培训杂志》(*Journal of Nursing Dtaff Development*)，成立了护士在职培训专业委员会(National Nursing Staff Development Organization，NNSDO)，各医院以不同方式设立了专门从事"在职培训工作"的角色岗位，并要求具有硕士学位、接受过专业教学技能培训的护士担任该角色，从而使美国护士在职培训工作进入专业化发展阶段。

中国护理界一直以来也非常重视护士的在职培训。早期的培训方式主要以"师傅带徒弟"或"在干中学"的方式进行能力的提升，着重于护士基本知识、基本理论、基本技能的培训。随着中国医疗技术的迅猛发展，以及社会大众对医疗服务质量要求的不断提高，护理界学者认识到为员工提供规范、有效的在职培训，是医院管理部门保持医院可持续发展和立足于医疗市场竞争的重要保障。国家卫生部 1996 年正式颁布了《继续医学教育暂行规定》、《继续医学教育学分授予试行办法》和《卫生部继续医学教育委员会章程》，明确了继续教育的组织管理，护理继续教育的内容、形式、考核及学分授予方法等有关规定，从而进一步规范了中国护理在职培训工作。这些文件的颁布，为中国护理在职培训工作的开展提供了实践性的指导。目前我国部分医院成立了护理教育部、护理教育中心或护理教研室、技能培训中心等部门来组织、开展护士的在职培训工作。但中国护理专业化在职培训工作才刚刚起步,尚未对其内涵和工作范围作出明确的界定,并缺乏系统的理论体系指导护士在职培训工作。从事在职培训工作的护理人员能力参差不齐,大部分医院聘用高年资、具有丰富临床经验的护士长担任培训工作。他们往往缺乏教学技能的系统培训,凭经验开展工作,缺乏对护士教学需要的评估,教学实施与评价方法单一,许多在职培训工作只停留在形式上,护士主动参与程度低,不能有效地提高临床护士的综合能力。因此,规范、科学地进行在职培训对促进中国护理事业发展、提高护士临床专业能力、体现护士工作价值、保障人民健康具有十分重要的意义。本书撰写的目的旨在帮助广大护理教育、管理工作者建立比较系统的在职培训工作思路,以获得更有效的教学培训效果。

二、在职培训的定义

对在职培训的定义,不同的文献有不同的阐述。根据国内文献查询,在职培训又称在职教育,是指为提高在职劳动者的技术技能水平,由用人单位直接或委托其他培训机构对劳动者实施的培训。中国《劳动法》第八章第六十八条规定,用人单位应当建立职业培训制度,按照国家规定提取和使用职业培训经费,根据本单位实际情况,有计划地对劳动者进行职业培训。从这一定义可以看出,在职培训是企事业单位为提高员工职业技术技能水平而实施的培训,是企事业单位机构和员工应履行的义务。

1979年美国护理协会将员工在职培训(staff development)定义为:为帮助个体员工在所服务的特定医疗机构内胜任某种角色的工作职责要求所进行的各种正式或非正式的教学活动。随着医疗机构对员工的工作质量、效率、效果的重视,有学者将员工在职培训定义为是推动医疗机构发展的一项工作,是通过评估、维护和拓展员工的工作能力(competency)来促进机构实现预期的工作目标。这一定义体现了两个重要的思想,一是在职培训工作与医疗机构目标的实现有关,因此,在职培训应当与实现组织目标保持一致;另一个重要思想是在职培训应围绕评估、维护和拓展员工履行工作岗位职责的能力来进行。

三、在职培训的核心

从在职培训的定义可以看出其核心是对护士**能力的评估、维护和拓展**。能力评估指评价、测评与护士工作绩效相关能力的教育项目和过程,如通过对床边护士提问、实际工作中的现场观察来测量评价护士具有的系统评估能力、病人教育能力等。**能力维护**指维持、保持与护士工作绩效相关能力的教育项目与过程,如对高危但不常操作的护理技术、技能进行不断复习、练习以确保员工持续应有的能力,如心肺复苏、气管内吸痰、输血等技术。**能力拓展**指挖掘、开发员工适应新开展工作相关能力的教学项目和过程,如输液泵的使用、PICC置管、病人疼痛自控泵的使用等,这些新医疗技术设备的使用,对护士提出了新的能力要求,从而需要提供相关的培训使护士具备这些能力。这三者既独立,又相互联系,如图1-1

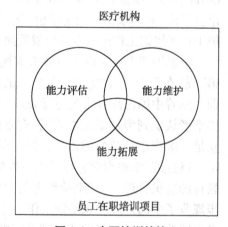

图1-1　在职培训的核心

所示。员工在职培训应当在组织机构的框架下进行,围绕组织目标而开展。

四、护士的能力与核心能力

1. 能力 广义上的"能力",指人完成某种任务的身体和心理活动的力或本领,包括完成一定任务的具体方法及所必需的心理特征。狭义地指直接影响人顺利有效完成某种任务的个性心理特征。而在职培训相关的"能力",在英文文献中常有三种不同的表述,即 competency、competence、competencies,三者的内涵相互重叠又互为补充。"competency"指的是一个人在工作情境中的实际行为,在实际工作中所展现出的知识、技能、态度或情感素质,即实际的工作绩效表现。"competence"意为一个人能从事某种工作的内在能力,是个体能从事某种工作所需的知识、技能和态度或情感素质达到的程度,即胜任能力。而"competencies"是为从事某项工作所确定需要的基本能力的总称,主要指的是操作技能,也包括心智技能如沟通技能、思维技能、评估技能。下面以"顾客服务技能"(见本章末附件)这一培训项目来说明在职培训中所涉及的能力内涵,其中整个"顾客服务技能"项目是美国罗马琳达大学所有员工从事工作所需要基本能力——"competencies"之一,目标1则是针对"competence",而目标2则是针对"competency"。护士长考核评价、记录员工的"competency",而在职培训专家需要对新入职员工的"competence"进行项目的设计、实施、评价,针对员工的"competencies"进行持续的评价与记录,基于员工的"competency"提供相应的培训项目。

而国内学者常用"胜任力"来表述与在职培训相关的能力,由"competency"翻译而来。它是指能将某一工作(或组织、文化)中表现卓越者与表现平平者区分开来的个人的深层次特征,它可以是动机、特质、自我形象、态度或价值观、某领域知识、认知或行为技能等任何可以被可靠测量或计数的、并且能显著区分优秀与一般绩效的个体征。

对照美国专家对"competency"、"competence"、"competencies"的解释和国内文献对"胜任力"及其特征的描述,结合多年的在职培训工作经验,我们认为护士在职培训中的"能力"指的是:以知识、技能为条件,以情感素质、特质为基础,护士能胜任某项具体工作的行为特征,其外部表现为护士的工作绩效。对于在职培训,培训专家需要评估、维持、提升护士的知识、技能水平,在教学活动和临床实践中培养护士的情感素质,基于护士的工作绩效设置需要的培训课程。

2. 核心能力 1973年美国哈佛大学管理心理学者McClelland等通过对高绩效员工的工作分析找出达成高绩效的能力因素,**核心能力(core competency)**被认为是组织或个人的最佳行为,它结合了组织的愿景、使命、策略及价值形成所拥有及展现的关键优势。比利时护理学者Tom Defloortl指出,护士的核心能力是某特定临床实践情境下知识、技能、态度和价值观等能力的整合,强调核心能力的评估必须与特定的临床背景相结合。美国护理学者Whelan认为与一般的能力和胜任力相比较,核心能力具有独特性、综合性、动态性的特征。另外,国内外护理教育专家一致认为护士的核心能力是护理教育应着重培养、护理专业人员必须具备的最主要能力。对于护士核心能力的基本框架各国学者有不同的观点,其中影响较大的是美国学者Lenburg于20世纪90年代提出的护士核心能力框架,Lenburg指出护士核心能力包括评估和干预能力(assessment and intervention skills)、交流能力(communication skills)、评判性思维能力(critical skills)、人文关怀和人际能力(human caring and relationship

skills)、管理能力(management skills)、领导能力(leadership skills)、教育能力(teaching skills)和知识综合能力(knowledge integration skills)。而近年来我国的护理专家也对护士核心能力有了一定的研究,其中较完善的是2008年刘明等所做的中国护士核心能力框架的研究,这一研究提出了中国注册护士应包括以下7个维度的能力:临床护理(clinical care)、伦理与法律实践(legal/ethic practice)、专业发展(professional development)、教育与咨询(teaching-coaching)、领导(leadership)、人际关系(interpersonal relationship)、评判性思维与科研(critical thinking-research aptitude)。这些核心能力为临床护士的在职培训提供了指导框架。

五、在职培训工作范畴

1990年美国护理学会确立了护士在职培训的工作范围,包括了岗前培训(orientation)、岗位业务培训(in-service)、继续教育(continuing education)3方面的工作。

根据美国员工在职培训委员会定义,**岗前培训**定义为:新员工熟悉所在医院哲理、核心价值观、目标、制度、工作流程、岗位职责并能胜任岗位要求的过程。而**岗位业务培训**定义为:继岗前培训后,帮助临床护士获得、维护、拓展使其能胜任所在单位的岗位职责所需要的各种能力所进行的教育活动。岗前培训使员工获得履行岗位职责所要求初始能力,而岗位业务培训则是继岗前培训后使护士进一步获得、维护、拓展为履行工作职责所需要各种能力。两者都是为了帮助员工能够有效地履行所在单位的工作职责,岗前培训为护士有能力履行临床护理工作奠定了基础,岗位业务培训则是在这基础上使员工的临床实践能力不断地提升,完成从新手到专家的转变。**继续教育**则定义为:为临床专业护士提供有计划教学活动以提升护士的护理实践、教育、管理、研究水平,继续教育是继护士完成职业基础教育后与护理职业成长相关的一些教学活动,不受任何特定的教育场地或教育机构的限制。根据继续教育的定义,那些为提升与护士当前工作不直接相关的高级水平临床护士实践、管理、教育或科研能力方面的培训都属于在职培训的继续教育项目,尽管这些培训最终能够改进员工的工作绩效。中国在1997年卫生部继续医学教育委员护理学科组颁布《继续护理学教育实施办法》对护理继续教育的定义为:继毕业后护理学教育之后,以学习现代医学和护理学发展中的新理论、新知识、新技术和新方法为主要内容的一种终生性护理学教育。从我国的继续教育定义来看,继续教育涵盖了美国在职培训中的岗位业务培训和继续教育部分,采用I类和II类学分方式加以区别,见附录一"继续护理学教育实施办法"和附录二"继续护理学教育学分授予试行办法"。

第二节 在职培训工作的组织管理

一、在职培训部门的哲理

哲理(philosophy)是指导决策和活动的核心价值和信念,是一个组织、群体的态度、价值、信念的表述。护士在职培训部门的哲理将为在职培训工作和培训专家如何实施培训工作提供思想指导框架。它指导在职培训制度、流程、质量标准、角色岗位职责的制订,有助于在职培训工作范围和培训类型的确立,有助于在职培训项目目标的制订和教学项目评价机制的建立,也有助于确立在职培训工作对病人照护质量的影响。由于在职培训是一项推动医疗机构发展的工作,其目的是促进医疗机构实现预期的工作目标,因此在职培训部门的哲理应以体现护理部的职业价值观体系为标准。

1. 护理职业价值观体系　职业价值观(values in practice,VIP)是个体或组织对某种职业的持久而稳定的信念和态度,是被专业群体所公认的指导其职业行为的一种标准或准则。护理职业价值观则是护理人员对职业的持久信念,是被护理人员所公认的职业行为准则。它是护理人员在长期的护理实践过程中所获得的关于职业经验和职业感受的结晶,指导护理人员的决策和行为。从职业价值观的定义可以看出组织的职业价值观并不是由组织管理者提出的,而是组织内员工共同认可的行为准则,是组织在发展的过程中不断凝练形成的。一个组织中拥有共同认可的核心价值的存在程度,是反映一个组织优秀与否的标志。护理职业价值观体系则是通过从员工中征集职业价值观关键词,然后进行多轮讨论的方式最终凝练而成,详见表1-1。

表1-1　护理职业价值观体系

价值观关键词	阐述、解读
正直真诚	● 言行一致,公平公正 ● 通过精准和诚信的服务,建立信任,并为此感到光荣 ● 一切以病人为中心,不受利益驱使 ● 实事求是,给予病人和家属充分的知情同意 ● 信守职业道德,自我约束,对行为和结果负责 ● 敢于承认缺陷,积极面对和解决问题
关爱尊重	● 尊重个人尊严和隐私 ● 用合适的称谓,问候时保持眼神的接触并微笑 ● 友善地倾听,能站在他人的角度看待问题 ● 预期病人、家属、同事的需要,并提供帮助
凝聚合作	● 对组织有承诺,信守团队规则和组织核心价值观 ● 允许个体间存在差异,彼此尊重和接纳,有共同的目标,并愿意为之努力 ● 主动参与管理,清晰有效地交流 ● 知识共享,彼此提供学习机会 ● 认同他人的贡献,肯定和庆祝他们的成就
整合成长	● 拥有生理、心理和精神的整合视角,以成长的意识和态度对待一切事物 ● 提供并利用多种资源,促进员工身心健康,满足个体成长的需要 ● 相信人人有成长的潜能,善于从错误和失败中进步和完善 ● 积极乐观,致力于自我发展,并促进组织的发展和完善
卓越创新	● 遵循专业标准,提供最佳护理实践 ● 关注细节,不断改进服务流程,为病人和家属提供高效、安全、同质的服务 ● 通过学术探究、循证科研、持续质量改进,促进护理专业发展 ● 在工作和生活中多思考,尝试革新和创造

护理职业价值观,体现了以"全人关怀"为核心,倡导对人性的尊重和关爱的护理文化,体现了医院所崇尚的关注"身、心、灵"整合成长的理念;同时也为我们的在职培训工作指明了方向,明确了"促进护士的整合成长,提升护士的核心能力"是在职培训部门的使命。

2. 在职培训部门哲理的形成　在职培训部门哲理的形成是一项团队的工作,需要护理管理者、护理培训专家和临床护士共同参与、达成共识,认识到在职培训工作能积极有效地促进护士的临床实践,提高病人服务质量。同时在职培训部门的哲理应当与护理部的哲理相一致。浙江大学邵逸夫医院以护理部哲理为依据,经过不同角色护士的充分讨论,最终形成了在职培训部门(护理教育部)的哲理。

知识链接

浙江大学邵逸夫医院护理部哲理

我们相信:良好的职业道德、熟练的护理部哲理技能和全面的专业知识是护士为病人提供优质护理的保证。

我们相信:不论民族、信仰、地位、性别、年龄,每个人都是平等的。

我们相信:病人是护理的中心,我们要尽最大努力满足病人的需求。

我们相信:以病人为中心,以护理程序为框架是实施系统化整体护理的关键。

我们相信:我们能够为病人、家属和社会团体提供高质量的护理。

我们相信:合理的收费能使病人以最少的花费获得最大的利益。

我们相信:各部门之间的良好合作和交流是做好护理工作的基础。

我们相信:中西方结合的护理管理是护理改革和护理真正走向独立学科。

我们相信:护理继续教育能使护士掌握全面、最新的国外护理技术及提高护士专业知识水平和外语水平。

我们相信:护理科研是促进护理学科发展的保证。

浙江大学邵逸夫医院护理教育部哲理

我们相信:教与学是学生与老师相互促进的过程和伙伴关系,通过教学使两者能够达到整体的成长。

我们相信:以学生为中心和以问题为本的教育为学生和护士提供发展技能和专业能力的机会,促进评判性、独立性思维的开发。

我们相信:学生的学习方法与目标不同,因此需要用不同的教学方法以达到最好的学习结果。

我们相信:教与学过程应以与工作绩效密切相关的学习需要评估开始,只有这样才能为护士提供真正需要的教学培训项目。

二、在职培训部门组织管理结构

不同的医疗组织机构中对从事在职培训工作人员和部门的命名有所不同,在美国医院中有护理员工发展培训部、护理教育部、护理职业发展部、教育培训部、护理人力资源部、护理教育服务部等命名。从事在职培训工作的人员可以由以下不同角色组成:在职培训专家、病人教育专家、伤口造口师、静脉治疗师、糖尿病教育者、临床护理专家(clinical specialist)、临床辅助部门的教育专家、继续教育协调者、基础生命支持(BLS)或进一步生命支持(ACLS)协调者、其他能够提供教育服务的专业化人员。在中国,从事临床护士在职培训工作的人员一直没有一个认可的独立部门运行,一般涵盖在护理部的日常工作中,由一位护理部副主任承担相关的工作。1994年浙江大学医学院附属邵逸夫医院率先设立了独立的护理教育部,专门实施、管理在职培训工作,为专业化在职培训工作开了先河,自那以后,各大医院陆续设立了独立的教育部门,由护理教育部主任总协调全院的在职培训工作,充分地应用挖掘各种教学资源实施在职培训工作。参与在职培训的工作人员有:各专科护士长和教育护士、健康教育专家、伤口造口师、静脉治疗师、糖尿病教育专家、BLS/ACLS 培训专家、各专科护士、骨干护士等,医院在职培训工作对医院护士的发展和成长发挥了很好的作用,也受到了护理界的关注。目前,有部分医院相应将临床护士的在职培训工作从护理部独立出来,建立了护理教育中心、护理教研室、医院培训中心等不同命名的部门来承担这一工作,但对这一部门的功能范围和在职培训人员的角色定位仍不能得到广泛的确立,需要在实践中进一步探讨、澄清。

在职培训部门组织管理结构常有 3 种不同形式:中心化组织管理结构(centralized structure)、非中心化或平行的组织管理结构(decentralized structure)和中心化 - 平行管理相结合的组织管理结构(centralized -decentralized structure)

1. 中心化管理结构 是设立专门的在职培训部门,负责所有培训项目的评估、实施和评价。部门成员主要包括部门主管和若干专业培训者,由培训者对全体护士进行培训。培训者向在职培训部门主管汇报,以护理行政领导→在职培训部主任→专业培训者的方式进行工作的交流汇报,组织结构图见图1-2。

2. 非中心化管理或者平行管理 由护士长或护理部指派一位业务能力强的临床护士协助护士长进行该护理单元的员工培训工作。以护理行政领导→护士长→护理单元培训者的方式进行工作的交流汇报,组织结构图见图1-3。这种模式成功与否取决于指派个人的能力,如果在她能力允许范围内发挥作用,并且这种能力被员工接受的话,那么这种模式会很有效。但如果临床上因护理人员的短缺过多地让这些培训者去完成临床护理工作,将会使这种模式失败,因为他们不能有很多的时间和机会去履行教育培训的角色。

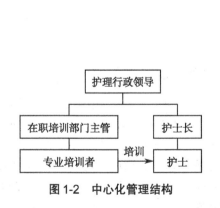

图1-2 中心化管理结构

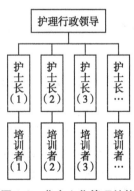

图1-3 非中心化管理结构

3. 中心化 - 平行管理结构 是一种综合以上两种模式的培训管理架构。该模式设立专门的在职培训部门并承担培训工作的核心责任,下设专业培训者主管不同护理单元的培训工作。根据医院的具体情况,1 名专业培训者可主管多个护理单元的培训工作。培训者向在职培训部门主管汇报,同时参加护理单元的科室会议,由培训者和护士长协作落实在职培训项目,组织结构图见图1-4。

根据当前国内医院管理状况,部分医院采用类似于中心化 - 平行管理相结合的管理结构。

护理教育部主任向护理副院长汇报,下设高级临床护士和护理单元科室教育护士两种角色。高级临床护士由护理教育部主任直接管理,护理单元教育护士受单元护士长直接管理和护理教育部主任的间接管理,护士长常常根据护理单元护理人员和工作实际情况,每周为教育护士安排固定的工作时间,让其从事在职培训工作。护理教育部对他们进行教育技能的培训,并指导和管理他们在职培训工作。这样的管理模式,使他们既不脱离临床实践,也能比较专业地从事在职培训工作,从而能确保较好的培训效果。其组织管理结构详见图1-5。

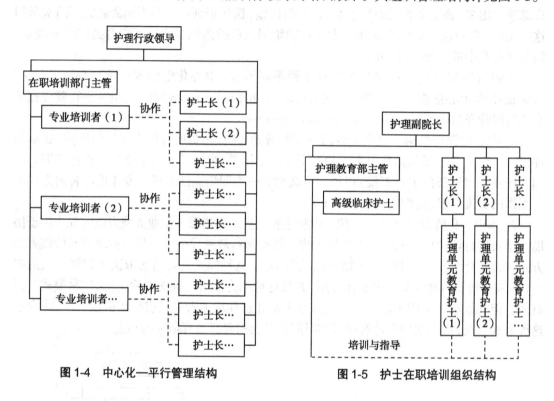

图1-4　中心化—平行管理结构　　　　图1-5　护士在职培训组织结构

三、在职培训教育者的能力素质要求及工作内容

参考美国护理协会在1990年出版的《护士在职培训标准》一书中规定的在职培训教育者的素质标准,这些标准建立是基于全国对当前在职培训状况实践研究而得出来的,它指出了在职培训部门负责人的素质要求是护理学士学位毕业的注册护士,具有护理教育、护理学或相关护理领域的硕士学位,有临床、管理、教育方面的知识和技能;对在职培训专家的要求是具有护理学士学位毕业的注册护士,具有相关领域或护理学硕士学位者更好,临床经验丰富,对教育有兴趣、有能力。根据我国护理专业发展,当前护理教育部各角色的具体要求及工作内容规定如下:

1. 护理教育部主任

(1)任职资格:护理本科或以上学历,至少10年以上护理工作经验,并在管理岗位任职3年以上;具有现代医院运作和护理管理理念、全面的护理专业理论和教学管理知识,较强的组织、协调、沟通能力,具有良好的英语口语交流和书写能力。

(2)主要工作内容:负责计划、组织和实施医院在职护士员工教育培训工作,以及各护理学院护生临床教学的协调和管理工作;指导、管理临床高级专科护士和护理单元教育护士工作实施;有效地改进全院护理教育的质量,以适应不断发展的临床护理需求。

2. 临床高级专科护士

(1)任职资格:护理本科或以上学历,至少6年以上临床护理经验的注册护士。通过医院护理部选拔以及特殊的专业培训,在护理学某一专业领域有较深的理论知识和技能。

(2)主要工作内容:熟练地应用各专业相关理论知识与技能,专职从事这一领域的工作,为病人提供专业化护理,为临床护士和其他医务人员提供该领域的教育、指导与咨询;在临床工作中不断提高专业知识和技能,促进和引领各专业领域的发展;参与并主持与本专业领域有关的质量改进工作,为医院护理专业的发展提出建设性的意见和建议。

目前主要在伤口/造口管理、糖尿病管理、静脉管理、健康教育、疼痛管理、精神卫生、卒中管理及心血管疾病管理等领域设有临床高级专科护士。

3. 护理单元教育护士

(1)任职资格:护理本科或以上学历,从事临床护理工作6年及以上,具有护理教学经历、并兼备其他多种能力,包括教育、管理、咨询、研究等能力,以及擅长于临床带教工作的注册护士。

(2)主要工作内容:为本部门的护士综合能力的提高提供教育方向,应用成人教育原则和教育程序有效地计划、实施本科室内在职护士继续教育项目,参与全院护理相关的教育项目包括岗前培训、岗位培训、全科护理、急救能力培训等;有效地计划组织护校学生和进修生学习目标的完成。为同事及其他护理人员提供专业化的指导,与护士长及其他教育护士一起协作不断地改进护理教育质量,共同提升护士专业能力。

附件

顾客服务技能

(源于美国罗马琳达大学医学中心员工培训部资料)

一、目标

1. 通过阅读自学材料,能阐述优质服务重要性和16条准则并完成书面测试。

2. 对照顾客服务考核标准清单在实际工作中展现你的优质服务。

二、书面自学资料

(一)介绍

一般来说,医疗服务对象对医疗服务的期望与其他行业有所不同。他们期望得到有礼貌、有尊严、快速和高质的服务,但医疗服务与其他服务行业相比具有独特性。医疗服务的性质、不同求医者的需求、医疗服务环节的复杂性需要医务人员对服务对象具有独特的敏锐性和人文关怀。

(二)自学的目的

这篇自学材料是帮助你复习一下医疗服务对象的要求和需要。基于这些期望进一步阐述医疗服务行业优质服务的准则,这些准则并没有什么新的或深奥的理论,只是简单地澄清服务对象的需要。我们大部分工作人员一般情况下都是可以按照这些原则满足我们服务对象的要求,但要使自己做到持之以恒,还需做出努力。

（三）优质服务对医疗单位为什么如此重要？

一般来说，96%不愉快的服务对象不会向你抱怨，但90%不愉快的服务对象今后在需要看病时不会选择你的医疗单位，因为他们害怕受到伤害，害怕任由摆布，害怕讲对你们服务的不满意。但他们会对告诉他们的亲戚、朋友、邻居。你知道吗？当一个人对服务不满意时，他们会告诉20个其他的人。当对服务满意时，他们只告诉5个其他的人。这就是为什么你要尽量避免在与病人的接触中所表现出一点点不耐烦、紧张或粗鲁言行而让病人感到不满意的原因。事实上一个单位的员工对服务对象的言行是开拓医疗市场和提高服务对象满意度最有效的方法。广告和公共关系可以给顾客一份承诺，但只有员工服务表现才能维护这份承诺！你与病人、探视者和同事间简短而重要的交往——是你的服务对象对你这家医疗单位医疗服务质量体验的来源，来自于成千上万次这样简短交往中的信任。

（四）医疗服务对象需要什么？

医疗服务对象需要什么？爱因斯坦咨询小组——优质服务的倡导者提出了医疗机构有效服务的16条准则。这些准则清晰地阐明医疗服务应具备的主要行为准则和态度。这些准则是为实施有效的优质服务提供保障。

医疗优质服务16条准则：

让我们逐一阅读每一条准则，并将他们运用于日常的工作中：

第一条：打破僵局

说声"你好"、微笑、目光的接触、自我介绍、称呼名字、说一些关心的话。以对待朋友的方式对待服务对象，让他们感到受欢迎和被接纳，了解与他交谈的人是谁。如此简单开场交流给你们创造了一种温馨而和谐的气氛。打破僵局可以发生在任何地方。当你乘上电梯，你可以面带微笑，评论一下天气状况，不至于老盯着地板。当有人进入电梯，主动为他们按楼层按钮。这些简单的举动让他们感到在家一样地受欢迎。这些行为使你的工作单位变为陌生人都感到温暖和友好的地方。

第二条：指点迷惑者

主动停下来，伸出援助之手，或告诉他们下一步该做什么。给迷路的人指点方向并不困难，但你的帮助会成为一种难忘的良好行为。病人或探视者常由于第一次处在某种境地，不知道该做什么。你可以通过解释操作过程，告诉他们可能等待的时间，使他们安心些。

第三条：礼貌和关注

友好的话语和礼貌的举止会让人感到自己受到了特殊的对待。对人谦恭和礼貌是日常人际交往中必须的。"谢谢"、"请"、"非常抱歉给你带来不便"，这些话可以使服务对象树立对你信心，让他们感到被尊重。服务对象不会忘记对他友好和谦恭的人。

第四条：及时通告和解释

解释你正在做什么，他可能会有什么样的感觉。当他们了解将发生什么时，会少一份忧虑。病人常常会害怕和焦虑，他们会将病情想得很糟，每一件事对他们而言似乎都很神秘。大多数病人和家属有许多疑问，但他们经常不提问题，因为他们不想被人认为是愚蠢或麻烦的人。不管在什么时候，有可能的话关注一下他们所担忧的，回答他们的疑问。

第五条：预测需要，主动帮助

你在人们提出要求前就了解他们的需要。不要等待，大多数人对提出帮助感到不好意思。如果在他们提出帮助前就主动给予协助，将给他们留下很深的印象，会心存感激。你让他们感觉他们并不孤独，因为别人已认识到他们的需要。

第六条：迅速反应

当病人担忧或生病时，度日如年。当人们需要信息或帮助时，他们会因为不能及时获取而产生挫折感。当诊疗工作发生延误或非预料到的干扰因素而影响日常临床工作时，保持友善的态度在挽回探视者及病人的忠诚上起到很大作用。当发生延误时，告诉他们该等多久，尽量减少病人焦虑情绪，或者给他一些建议，如去餐厅休息，或其他电话能联系到的地方，提醒同事对方已经等了多久，以便你的同事因为延误时间而向对方道歉。

第七条：保护隐私

在进入病人房间时先敲门。注意你说话的内容、说话的场合。保护个人隐私。假如你在一个繁忙的电梯或餐厅排队时勿谈论病人的话题。当你谈话时，你不知道周围谁在窃听。许多书面文件也需要确保隐私。注意放置敏感性文件的地方和保存方式，如病人病历、个人文件、笔记、化验报告等。

第八条：处处体现关心

当你与病人进行身体接触时，要做到动作缓慢，使病人感到你的关心。当你将病人从一个地方移至另一地方，从他们的角度考虑，在你富有爱心的双手下一步步地帮助他们，让他们感到安全。在护理病人过程中，说一些安慰的话。

第九条：维护尊严

在繁忙的工作中，很多时候我们会先考虑处理完文字工作、常规事务，再来帮助别人。你的行为应体现你将病人和探访者作为值得你尊敬和谦恭的人来对待。这意味着控制说话音量、选择适当的词语、使用友好的、尊敬他人的语调。你在每个工作日都可见到许多服务对象，但在很多情况下，每个服务对象只见过你一面。如果你当时工作很忙，确实不能立即放下手头的工作，应向他们解释情况，告诉他们你忙完后再帮助他们。

第十条：主动负责

当出现非你工作职责范围内的问题，应从医疗机构整体利益出发，做力所能及的事，或帮他们找到能解决问题的人。当你发现有人有疑问或问题，而只需一小部分时间来处理时，应主动帮助解决，这将极大地提高服务对象的满意度。它让服务对象了解到你们团队工作精神，不是太以自我为中心，不光只考虑自己工作，当需要帮助时能帮助别人。

第十一条：把病人作为成年人对待

作为病人或病人家属常感到不适、无助或依赖。尊重他们可以减轻这些感觉。称呼人名是最基本的尊重行为。不要用"床号"、"喂"来称呼病人，应当用"先生"、"小姐"、"太太"、"同志"、"大伯"、"大妈"前加姓来称呼病人和探访者。

第十二条：倾听

当病人、探访者、医生和同事心情烦乱或难受时，治疗方法是让他们诉说出其中的挫折感，但不要让自己受到影响而难受！用一些诸如"哦"、"我可以想象你的感觉是如此强烈"，这些表达有平息势态，帮助人们达成共识，解决问题的效果。当病人抱怨时，不要责怪别人或找借口。仔细倾听，尽你所能解决问题，使事物朝着正确的方向前进。

第十三条：相互帮助

员工相互帮助可以在服务对象心中树立你、你们部门和医疗机构的良好形象。一位和谐互助的员工会给病人及家属树立了信心，一种和谐的同事关系可以减缓当今医疗服务工作中的压力。寻求方法帮助你的同事使他们的工作开展得更平稳。方便的话,当他们不在时,帮他们接电话或顺路帮他们将邮寄物品送至收发室。发挥主动性,时常考虑你同事的需求。

第十四条:安静

喧闹声使人烦恼! 同时也显示缺乏对病人的考虑和关心。病人和职工通常能接受必要的一些噪音,如清洁仪器、发送车推动、中等谈话声等,但他们憎恨不必要的喧哗,它使病人无法休息,员工无法保持思想集中。不必要的噪声包括大声喧哗、大笑、用力敲门等。有时白天认为合适的声音晚上可能变成噪声。做一名安静的倡导者,与你周围的人说"我想我们的声音太响了"或"让我们到别处去谈"。

第十五条:接听电话的技巧

当你在接听电话时,你们单位的形象在电话中得以体现。用愉悦的声音,带着帮助的口吻,用理解的心情去倾听。病人或家庭成员对医院的第一次接触往往是通过电话联系的。在你接听电话前,结束其他的谈话,带着微笑的口气说"你好"。你的态度将从你的声音中穿梭过去。假如你不明白对方说了些什么,灵活地问"我没听明白你的话,你能再重复一遍吗?"假如你在通话时需要咨询别人,让接听方不要挂断。假如在通话时,需要引起别人的注意,可写一个条子放在别人面前,等待回答。如电话错打到你的分机上,帮他找到正确的电话号码。如可能的话将电话转接过去,并告诉对方电话号码,以防万一电话无法转接。

第十六条:仪表

职业着装、形象和举止给别人树立信心。你的外表告诉别人你的自我价值和自尊。每天当你着装上班时,问自己两个问题:你看上去像个专业人员吗? 你的形象告诉人们"你是这里的好职员吗?"

面对挑战,让自己更趋完善

这16条医疗机构优质服务准则并不是新的或深奥的。可能你已经有了一些优质服务技巧。但我们在今后的服务中需要面对两种挑战:第一种挑战是不管你的工作负担、心情或对方的行为如何,持续地按服务准则做事。那不是件容易的事。不管你的感觉如何,坚持做到这些原则,可以减少与对方产生不良后果的次数,提高服务对象满意度。第二种挑战是为自己在人际交流中表现更为出色提供机会。要想从良好做到更好,就意味着你必须寻找你行为中能给顾客留下深刻印象的优势部分和机会,而不是仅仅不去冒犯对方就可以了。每个人都可通过反省自己的行为并结合自己的优势使自己做得更好,使自己在对方心目中能与众不同。

评价自己:

你怎样应用这些规则,你的优质服务做得如何? 后面的"顾客服务能力绩效评价表"将帮助我们测量我们的行为。你可能和大部分人一样,已取得了较高的水平,但我们仍有改进我们服务的空间。在任何交往中,有意识地实施优质服务的技巧,因为你代表着这个医院。

顾客服务技能书面知识考核与答案

1. 陈述顾客的定义。

回答:任何您接触的人。

2. 如果顾客不满意,他们会告诉多少人,如果顾客满意,他们会告诉多少人?

回答:如果不满意,他们会告诉20人,如果满意,他们会告诉5人。

3. 16 条服务准则的目的是什么?

回答:是行为与态度的准则,服务质量好坏的指导,16 条准则的设计是为了保证为顾客提供有效的、优质的服务。

4. 从 16 条准则中选择 3 条,讨论如何将这些准则应用在你的工作中?

回答:①#2 如果你注意到有人需要帮助,你能停下来帮助他们。②#6 试着预防和减少延误,因为延误增加压力与挫折感。③#13 学会把你的同事也当成是你的顾客。其益处是无价。

5. 行为准则 7,请举两个例子说明你是怎样帮助保护病人的隐私权?

回答:注意你说什么,在什么地方说?确保无人能进入你的电脑偷阅文件。

6. 在准则第 15 条中,说明为什么良好的电话技巧对顾客如此重要,举出 3 个简单电话技巧。

回答:电话技巧是非常重要的,因为:第一次的印象是非常重要的,且应该是好的。电话技巧:①倾听并善解人意,用轻松愉快的语调回答。②接电话前结束其他的对话。③如果对方打错电话,帮助对方找到正确的电话号码。

7. 讨论提高顾客服务质量的两个挑战。

回答:挑战 1——不管我的心情或顾客的行为,都要遵守顾客服务的行为准则。挑战 2——抓住所有的时机,为顾客提供最好的服务。

顾客服务技能考核标准单(performance checklist)

——同事或护士长评价

日期: 部门: 姓名:

考核条目	不适用	需提高	符合标准
对病人、家属、同事微笑			
与病人、家属、同事进行目光接触			
向病人和探访者做自我介绍			
用名字称呼他人			
指点迷路者			
让病人和探访者先走(电梯、用餐、进门)			
及时向病人和同事解释你在干什么			
在人们提出要求前就知道他们的需要,并予以帮助			
对病人的需求做出迅速的反应			
对同事的需求做出迅速的反应			
在进入病人房间时先敲门			
在移动病人或接触病人时,动作轻柔			
拉上门帘,盖住病人,以维护病人尊严			
注意说话的内容,说话的场合,以确保个人隐私			
帮助解决非你工作职责范围内的问题,或帮他人找到能解决问题的人			

续表

考核条目	不适用	需提高	符合标准
尊重病人,选择恰当的词语和语调来体现你的尊重			
耐心倾听别人的抱怨			
谦恭、合作、帮助同事			
保持病房和工作环境周围的安静			
在接听电话时,用愉悦的声音,耐心倾听对方的诉说,带着帮助的口吻			
在仪表和着装上体现职业形象			

备注:

评估者签名:

第二章

临床护士在职培训教学设计

教学设计是以促进学习者学习为根本目的,运用系统的方法,将学习理论与教学理论等原理转换成对教学目标、教学内容、教学方法和教学策略、教学评价等环节进行具体计划、创设有效的教与学的系统"过程"或"程序。临床护士在职培训的目的是帮助护士能够胜任角色所要求的临床工作。和其他任何教学项目一样,设计在职培训项目也遵循教学设计程序的 4 个步骤,即评估、计划、实施、评价 4 个阶段(图 2-1)。评估是对护士学习需求的了解,从而确定员工的学习需求主题。计划是在评估学员教学需求的基础上,确定教学目标,根据教学目标确定教学主题内容,选择合适的教学方法和教学工具,由此形成培训项目的教学方案。实施是对教学方案的运行,老师、学生遵循教与学的原则,围绕教学目标,按照方案设计的教学策略和方法实践教学的过程。评价是评价学员教学目标是否达到,学员对整个教学项目满意度,教学项目对学员临床工作的指导和帮助程度,以及如何做进一步的教学改进。由于临床护士在职培训的对象是毕业后的护士,他们都是成人学习者,因此成人教学原则是培训项目设计和方案实施过程中要遵循的总原则。下面就设计过程的每个阶段进行阐述。

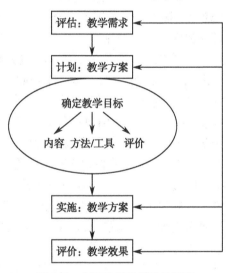

图 2-1 在职培训教学设计程序

第一节 教学需求评估

教学需求是指"学员实际的工作表现与学员、组织机构、社会所期望的工作表现之间的差异,护士所具有的知识、技能与要达到期望的工作表现所需要的知识、技能之间的差距"。**教学需求评估是确定护士所要求的绩效表现所需要的知识、技能、态度与护士现有的知识、态度、技能之间的差距并确定其原因的过程。**在职培训的目的是通过一系列的教学活动帮助护士达到角色所期望工作要求,在职培训部门必须为员工提供能改进员工工作胜任力和工作质量的教学培训项目,以保障员工良好的工作表现。因此,评估员工的教学需求是成功做好在职培训工作的第一步。

15

一、教学需求评估资料收集

1. **资料来源** 如何进行教学需求评估？总的原则是教育者需通过不同的资料来源、采用不同方法收集尽可能多的信息以确立要实施的教学项目。在进行教学需求评估时，社会、组织机构和个体是资料收集的3个来源。①社会：指通过社会对护士专业发生改变的期望收集教学需求信息。例如国家卫生和计划生育委员会规定三级甲类医院必须100%开展优质护理，这种规定使对优质护理的培训成为了员工必需的教学需求。②组织机构：指通过收集组织机构内的信息如制度、操作程序的变化、质控、记录、差错事故报告、病人问卷调查等来确定存在的教学需求。③个体：指从员工个体和护士长那里收集教学需求相关信息。员工是确定特定教学需求的可靠资料来源。因为作为成年人的员工最了解自己需要学习什么、有什么不足之处等，通过对员工的访谈、调查、问卷、测试、观察等可收集员工的个体学习需求。护士长是促进临床护士将学习到的知识更好地应用于临床的关键人物，他们最了解自己的员工为了改进工作需要进一步做哪些培训，因此护士长是重要的教学需求信息提供者。

在资料收集的具体过程中，首先，我们可以从一些普遍性的问题开始。如机构内的必修项目，报告和记录提示能通过培训能解决的问题，跨部门之间存在的问题，新员工中普遍存在的问题等。详见表2-1。

2. **资料的收集方法和工具** 在评估教学需求时，常用的一些方法有问卷法、访谈法、分组巡回法、测验法、德尔菲法（Delphi）、聚焦小组讨论法、观察法、倾听法、回顾医院文书。

（1）问卷法：问卷法是教学需求评估中最常用的一种方式，因为这种方法节省时间、经费和人力且便于信息的统计。问卷的问题一般应与员工的工作绩效表现有关，如"为了做好你的工作，你最需要学习什么？""为了改进你同事的工作，你觉得他需要学习什么？""与你工作相关最紧迫的问题是什么？"

（2）访谈法：是一种通过正式的或非正式面对面交谈方式进行资料收集方法。非正式交谈可以随时发生在与护士、护士长的日常接触过程中收集资料。也可安排简短的正式访谈，根据事先准备好问题，交流意见，收集资料。

（3）分组巡回法：是一种结合个体和团体共同参与的资料收集方法。先将一大组人分成几个小组，每组6~8人，每组选一位组长协调资料的收集，小组成员每人写出三个教学需求，汇总后对各个教学需求进行讨论，并排列优先顺序，然后将小组的结果展示给大组，大组再对每小组确定的教学需求进行讨论、排列，最后得出统一的结果。

（4）测验法：是采用考试考核方法测试个体技能水平而收集资料的一种方法。由于成人一般都不喜欢考试，因此这种方法一般在不能采用其他方法情况下才使用。

（5）德尔菲法：又称专家咨询法，是一种经过反复匿名咨询、归纳、修改专家意见，最终汇总成专家基本一致的意见作为结果的资料收集方法。匿名咨询是指：在整个咨询过程中专家之间不取得任何联系，由一个协调人与专家之间从事收集、传递、归纳和反馈信息。德尔菲法的一般程序是：①在访谈或其他方法评估的基础上，将收集到的资料制订成评估问卷。②将问卷发给参与咨询的专家。请他们提出对每个问题的明确意见，有异议的专家要陈述理由。③对专家意见进行集中归纳，并根据意见对问卷进行修改。④将归纳的结果，修改后的问卷及修改的理由匿名反馈给专家，请每个专家重新予以考虑。然后再按照③和

表 2-1　教学需求评估资料收集途径

评估问题	资料来源
必需培训的项目	● 卫生行政部门规定的要求 ● 医院等级评审要求 ● 国际医院认证(JCI)要求
可以通过培训来解决的报告、记录、数字分析 等提示的问题	● 质量改进的检查 ● 危机管理的检查 ● 等级医院的检查 ● 意外事件报告
跨部门间的问题	● 绩效评价 ● 一般的观察 ● 护理和其他部门的管理者建议 ● 员工的建议
新技术、新设备与设施	● 新产品委员会 ● 物质管理、购买部门 ● 一般的观察 ● 护理和其他部门的管理者建议 ● 员工的建议
发生在新员工中普遍的问题	● 新员工的岗前培训记录 ● 初次岗前培训评价 ● 工作表现考评 ● 护理和其他部门管理者的意见 ● 相关护理专家 ● 带教老师
操作技能	● 员工工作制度 ● 单元规定的操作技能项目清单 ● 员工的工作职责描述 ● 员工的绩效考评

(参考 National staff development organization. Getting started in clinical and nursing staff development, 2001)

④的步骤进行, 经过 3～4 次反馈, 专家的意见趋于集中, 最后经过资料处理, 得出结果。这种方法的优点在于: 它吸取和综合了众多的专家意见, 这些意见是集体经验和知识的结晶; 另外, 匿名咨询的方式避免了专家间的意见干扰。但是这种方法比较费时、费力。

(6) 聚焦小组讨论法: 是由 4～20 位在职培训者组成小组, 针对事先准备的主题展开讨论的资料收集方法。小组成员对事先设定的主题或问题发表意见, 组长协调、引导、控制讨论, 调节气氛, 确保每一个成员对每一项目都提出想法和意见, 然后处理这些意见。这种讨论一般不超过 2 小时, 所收集的信息一般很有价值。

(7) 观察法: 是一种直接到临床观察员工实际工作表现而进行资料收集的一种方法。它是评估员工临床工作表现非常有效方法, 尤其对情感和动作技能领域的能力评估特别有价值。这种方法如果结合其他评估方法会更有益, 并能对其他方法收集到的资料进行有效地核查。采用可测量的、可观察的能力考核清单或技能考核单(performance check list)可以更有效地用观察法进行评估, 具体将在本章第四节中的教学目标评价做详细阐述。

(8) 主动倾听法：是通过有目的地倾听护士交班、护理查房、员工会议等来发现隐含的教学需求的资料收集方法。如在倾听交班时，了解到有一位急性酮症酸中毒并发右足糖尿病性坏疽的病人昨晚收入病房，而所在科室的护士没有护理此类病人的经验，那么对于这些护士就有必要提供与这一状况相关的培训。这种方法有利于培训者收集到与护士实际工作相关的教育需求信息，也为培训者收集与教学相关的临床实际案例提供了机会。

(9) 回顾医疗文书记录法：是通过对医院文书记录和表格进行回顾来收集资料的方法。定期地评估病历记录单如病情记录单、病人护理计划单、护理记录单、重症护理记录单、质量认证机构的检查报告、护士会议纪要、绩效评价的总结、质量检查报告、意外事件报告都能够发现员工的教学需求。文书的回顾可以是非正式形式，不需花很多时间，但必须是定期的、突发性的。

教学需求评估除了以上陈述的方法外，在某些情况下，领导的一种指令性意见为我们提供了教学需求的主题内容，如医院要加强病人和家属教育，要提高病人的疼痛管理质量，这些指令非常明确地提出了教学需求，但要认识到这种指令性意见往往比较模糊、宽泛，培训者需要做进一步的评价来确定更具体的内容。

二、核实评估资料

作为培训专家会收集到很多与员工工作表现相关的信息，但不是所有员工工作表现上的问题都是教学需求，所谓的教学需求是指能够通过教学途径来解决因员工知识和技能缺乏而导致的问题。

例如某院 CCU 病房近 4 周内该护理单元发生了两次药物差错，因此护理部要求所有在 CCU 病房工作的护士参加心血管药物的培训项目。进一步深入了解后，发现这两次药物差错发生的原因是不同的。第一次药物差错发生在一位资深的护士身上，主要原因是因楼层护理人员短缺，该护士连续地上白班和中班，在中班快结束时，有一位病人突然因致命性室性心律失常而意识丧失，这时，该护士习惯性地拿起利多卡因给病人注射，而不是根据医嘱用普鲁卡因胺给病人注射。第二次药物差错发生在一位新毕业的护士身上，她将多巴胺错当成多巴酚丁胺给病人用，因为护士认为这两种药是同种药物，只是药物化学名与商品名不同而已。比较这两次药物差错发生的原因，第一次差错的发生的主要是由于护士没有按规定核对医嘱，护士对病人突发的病情变化感到焦虑、害怕、思维混乱，护理人员配备不足导致护士连续工作没有休息，影响了护士的正常判断能力，这些原因是功能性的而非教学性的。而第二次药物差错是护士对这两种药物缺乏认识，是在知识不足的情况下发生的。比较这两次意外事件，第二次意外事件是由于护士知识上的缺陷所造成的，是真正的教育需求，是可以通过教育途径来解决的。

作为培训专家，要区分临床上存在的绩效问题是由于员工缺乏应有的知识、态度和技能所致，还是工作执行过程中管理上的缺陷所致。教育不能解决非教育原因引起的工作上的问题，因此培训专家在评估临床问题时，要核实教学需求是否是真正的教学需求。

三、确立优先的教学需求

由于人力、物力限制，确定的教学需求应根据轻、重、缓、急进行实施。例如有下列一些教学需求：①一名新护士要学会在 1 小时内将新生儿转运到新生儿重病室。②一名护士不能为病人实施 CPR 急救技术。③一名在重症监护室轮转的护士需要在老师监护下练习如何获取和记录血流动力学临床指标。④一些护士要求在明年护士周组织护理伦理课程培训。⑤一名新护士要实施新病人的入院教育。⑥一位新带教老师在如何更有效地带教护生方面需要指导。⑦一名急诊室的护士不遵守院内预防感染的标准化预防措施,如正确地使用手套、处理潜在污染的物品。我们不难看出在这些需求中,某些需求是优先于另一些需求的。如不能正确地为病人实施 CPR 技术和不能遵守急诊室标准化预防感染的措施,是培训专家应当全力并立即去关注和干预的教学需求。而收治新病人、怎样迅速将新生儿转运新生儿重症室是重要教学需求,收治新病人是护士的常规工作,迅速转运新生儿有着严格的规定时间,这些都是非常紧要的教学需求。

美国学者将教学需求先后的排序概括为 4 个 F。①第一个 F(fatal)与急救技术相关,如为病人实施 CPR 急救技术。②第二个 F(fundamental)与常规基础工作相关,如基础护理操作。③第三个 F(frequent)与频繁发生的护理实践活动相关,如出入院病人的处理。④第四个 F(fixed)与要在严格限定时间内完成的工作相关,如危重病人的转运。培训者可用 4F 指导教育需求先后顺序。

此外,在评估教学需求时,也要考虑不同的培训项目对受益群体影响的大小,如果某种培训项目使更多的员工受益,那么就先安排这样的培训项目。教学需求评估像指南针,为成功地实施在职教育提供了方向。

第二节　教 学 计 划

一旦教学需求确定后,就要开始教育程序的计划阶段——制订教学方案。教学方案包括教学目标、教学内容的确立和教学方法、教学工具的选择。

一、教 学 目 标

确定**教学目标(instructional objective)**是教学方案设计的核心部分,教学目标的具体阐述为教育评价提供了依据,是老师组织教学内容、选择教学方法的前提。

1. 教学目标与教学结果　教学目标是教学设计者在教学之前对教学结果的预期,这种教学结果是可以利用现有技术手段来测度的。可见教学目标是评价教学结果的最客观和最可靠的标准,是教学活动的方向,是学习者自我激励、自我调控、自我评价的手段和标准。

对于在职培训,教学结果由项目目标(program objective)和教学目标组成。项目目标是一种宽泛的、普遍性行为,反映了培训结束后要达到的总目标。如岗前培训结束后,护士能够执行一级护士工作职责所要求的工作任务。培训结束后,护士能够描述怎样护理急性胸外伤病人是针对"急性胸外伤病人护理"项目而制订的总目标。教学目标是为达到总目标所制订具体目标,反映了学习者在认知、情感、动作技能领域的具体行为,是总目标实现的基础。

2. 教学目标的分类与层次　近 50 年来,世界各国的心理学家对教学目标提出了各种不同的分类法,其中影响最大的是布鲁姆(Bloom)的教学目标分类理论(taxonomy of educational objective)。布鲁姆将教学目标分为三大领域,即认知领域、动作技能领域、情感领域。每个目标领域知识的获得都是从简单到复杂的过程,每个领域终极目标的达到是基于先前目标的成功达到，下面将详细阐述目标分类每个领域的层次。

（1）认知领域（cognitive domain）：认知领域的知识就护理专业而言包括4类：事实性知识、概念性知识、程序性知识和元认知知识。事实性知识指学员必须知道的最基本的要素，包括事实和专业术语，一般是通过解剖、生理、化学、药理学和护理学基础来学习这些基本的元素。概念性知识是事实性知识更复杂的形式，是将基本元素放在一起形成概念并进行应用的知识，包括对信息的分类，建立信息之间的关系和组合。人们在形成理论和概念框架过程中，往往将事实性知识关联起来形成知识之间的某种联系，知识之间的多种联系促进对知识原则和普遍性应用的理解和形成，从而使个体能够将很多散在的信息进行综合地思考。一种药物、药物的分类、压力应对、疼痛、呼吸困难、焦虑、体液不足、自理能力下降、高血压、低血压、休克、心绞痛等都是一些概念，护士将临床上表现的分散点滴的信息联系在一起后形成对这些概念的认识和理解。而程序性知识涉及的是怎样做某事，包括简单的、常规性的工作任务或复杂的临床实践工作流程，为应用操作技术、工作流程图、新技术和方法提供了指导和标准。程序性知识与概念性知识的差别在于前者需要学员根据确立的标准，如进一步生命支持和基础生命支持的抢救流程，能够识别在什么时候采用确立的步骤进行工作。当护士能够确定病人的心跳呼吸停止是因无脉性心动过速造成的，那么护士进一步要采取的抢救措施便是按照无脉性心动过速的抢救流程来进行。什么情况下要遵循无菌技术，什么情况下采用倾听技术，什么情况下用开放性问题或闭合性问题的沟通技巧等均是护士要掌握的程序性知识。元认知知识是有关认知的知识，即关于个人的认知活动以及影响这种认知活动的各种因素的认识。这种知识帮助个体认识自己，有策略性地进行思考、计划要解决的问题，了解在不同的情境下采用不同的策略，哪种策略有效，达到什么样的程度说明是有效的，最终获得对自我的认识。元认知知识是对自我优点和缺点的了解。

护理的基本事实性知识、基本概念、基本原理和原则、方法和程序认知知识的掌握需要经过记忆、领会、应用、分析、综合、评价6个层次的过程。详见表2-2。

表2-2　布鲁姆认知领域的目标分类结构

认知领域层次目标	说明	目标阐述举例
知识 （knowledge）	这是指对先前学习过的材料的记忆。它包括：具体的知识，即术语的知识和具体事实的知识；处理具体事物的方式方法的知识；学习领域中的普通原理和抽象概念的知识。这是最低水平的认知学习结果，其所要求的心理过程主要是记忆。	护士能够定义"发绀"
领会 （comprehension）	指理解所传授的知识和信息的能力，一般可借助转化、解释和推断3种形式来完成。转化：用自己觉得有意义的话语来组织表达所传授的内容和知识；解释：对所交流的信息进行解释和说明；推断：通过目前的知识去推测未来的状况。领会超越了单纯的记忆，代表最低水平的理解。	护士能够用自己的话描述"发绀"
运用 （application）	指能将习得的材料应用于新的具体情境，包括概念、规则、方法、规律和理论的应用。运用代表较高水平的理解。	护士能够诠释"发绀"的临床意义
分析 （analysis）	把复杂的材料分解成各个组成部分，以便弄清各种观念的有关层次，或者弄清所表达的各种观念之间的关系。分析代表了比运用更高的智力水平，因为它既要理解材料的内容，又要理解其结构。	根据不同病人的化验报告资料，护士能够识别其中发生"发绀"临床表现的病人

认知领域层次目标	说明	目标阐述举例
综合 （synthesis）	把各种要素和组成部分组成一个整体。包括发表一篇内容独特的演说或文章，拟定一项操作计划或概括出一套抽象关系。它强调的是创造能力，需要产生新的模式或结构。	针对"发绀"严重程度不同的案例，护士能够为每位病人制订个体化的护理计划
评价 （evaluation）	指对材料做价值判断的能力。包括按材料内在的标准（如组织）或外在的标准（如与目的适当性）进行价值判断。这是最高水平认知学习结果，因为它要求超越原先的学习内容，并需要基于明确标准的价值判断。	根据真实的临床案例，护士能够评价"发绀"护理措施的有效性

（参考 Alspach，JoAnn. G. The Educaitonal Process in Nursing Staff Development. 1995，p.28）

布鲁姆认知目标层次较好地解决了测量与评价目标由简单到复杂的层次分类问题，但它并非那么完美，如前 3 个层次的信度、效度较高，但后 3 个层次信度、效度均不明显。有人认为"应用"层次应高于"分析""综合"层次。根据美国国家护士在职培训委员会（National Nursing Staff Development Organization）2001 年第 2 版的《护士在职培训入门（Getting Started in Clinical and Nursing Staff Development）》一书中的描述，将后 3 个层次统称为评判性思维层次，对知识的记忆、理解是进行临床评判性思维的基础。所以在运用布卢姆的理论时，不能将其作为僵死的教条。

（2）动作技能领域（psychomotor domain）：对动作技能领域布鲁姆本人并没有编写出目标分类。但辛普森（Simpson）在《动作技能领域教育目标分类》一书中，将动作技能教育目标分成知觉作用、心向作用、引导反应、机械反应、复杂反应、技能调试和创作七级，详见表 2-3。

表 2-3　Simpson 的动作技能领域目标层次与举例说明

动作技能领域 层次目标	说明	目标阐述举例
知觉作用	是动作技能学习的基础，学员获得对某种技术的感知认识，通过感官认识物品	护士能够识别胸腔闭式引流系统的各个组成部分
心向作用	为行动做好预备，包括智力的、情感的、身体的预备	护士能够说出组装胸腔闭式引流系统的步骤
引导反应	在他人的反馈、模仿下进行操作	护士能够回演示怎样组装胸腔闭式引流系统
机械反应	执行变得熟练、习惯和独立	根据护理单位的操作规程，在无带教老师协助下，护士能够演示怎样组装胸腔闭式引流系统
复杂反应	能自动地、有次序地执行复杂的操作动作	护士能够演示如何管理胸腔闭式引流病人，包括引流装置的放置、维护和拔除
技能调适	能修正动作技能活动以满足工作情境中的意外要求	护士能够演示如何处理胸腔引流管的堵塞
创作	在对操作掌握的基础上，修改新的操作技能活动	护士能够演示如何管理置有胸腔引流管的病人在活动时的胸腔闭式引流系统

（参考 Alspach，JoAnn. G. The Educaitonal Process in Nursing Staff Development. 1995，p.30）

动作技能领域目标的不同层次为教育者如何教以及评价学员技能掌握状态提供了指导。对于动作技能领域的学习老师采用的最主要教学方法为：第一，讲解示范操作步骤以使学员达到认知阶段；第二，让培训对象根据老师示范回演操作步骤；第三，让培训对象在示教室或临床上不断地练习，老师要不断地给予必要的指导和反馈，通过一定程度的练习学员能够达到机械反应层次。是否可以继续达到后面的层次需要学员在工作中不断地训练和提高，因此在护生临床教学中可以分为解释示范、在指导下完成、独立完成3个层次来进行培训目标设置。

(3)情感领域(affective domain)：情感领域是指预期在教学后，学员情意行为方面可能产生的改变，情感领域的目标分为接受、反应、评价、组织、品格5个层次，详见表2-4。

表2-4 情感领域目标层次与举例说明

情感领域目标层次	说明	目标阐述举例
接受	情感领域的最低层次，行为表现为对某种情境和状况的意识	护士能够识别对病人或家属构成危机的临床情境
反应	对情境做出主动反应，行为表现为依从、征询、调整这些提示主动参与到情境中的行为	护士在护理计划中包括对病人和家属潜在危机的情境描述
评价	指能反映价值观或信念的行为，行为表现为支持、反对、防备、接受一种价值观和信念	当出现危机时，护士对病人或家属进行危机干预
组织	将整合的、系统的信念或价值观结合到情境或经历中，行为表现为将价值观融入到一致的个体价值系统中	查阅了危机干预三种方法后，护士能够判断哪种干预方法或哪些不同干预方法的结合最适合病人/家属的需要
品格化	完全内化一种价值观或信念，行为表现在做事方式上行为与价值观、信念相一致	在所工作的护理单元，护士展示了识别和处理常见病人或家属危机的能力

(参考 Alspach, JoAnn. G. The Educaitonal Process in Nursing Staff Development. 1995, p.30)

情感领域的学习是对一个人价值观、态度、行为的更新，与提高个体对生活的鉴赏能力有关。要将上述这些情感的心理过程转化为可观的外显行为的教学目标是非常困难的。因此在教学目标的实际教育中，很少将情感领域的目标进行不同层次目标的具体化，一般以护士应当遵循的专业行为准则、价值观和行为作为总的目标，并将这些原则和价值贯穿于整个学员的工作表现要求中，如护士"慎独"精神的培养，让学员说出"慎独"的定义和重要性是不够的，更重要的是让学员到临床中去体验和内化这种价值观。老师在护理工作中遵循"慎独"精神对学员起着模范带头的作用，如果学员能够从老师临床实践中体验到这些价值以及在护理工作中的重要意义，那么他们就会去模仿、学习、内化这种价值观，而在环境制约和护理团队"慎独"作为护理工作重要行为价值的文化影响下，逐步将"慎独"内化成为一种品格，成为坚守这种价值观的内外思想和行为一致的人。这是一个过程，需要时间。因此对情感领域的培训除了给学员授课，讲解、灌输必要的价值观和伦理道德原则外，更重要的是教学活动的设计要让学员到实际工作中去体验、写体会、分享经验，这样更能促进情感领域高层次目标的达到。观察学员工作中的态度和行为是对这一领域目标是否达到的评价方法之一。当然这样的评价缺乏标准性，因此对情感领域目标的测量也是比较困难的。

（4）不同教学目标领域之间的关系：布鲁姆目标教学理论虽进行三个教学领域的划分，但认知、情感、动作技能领域既相互依赖又是相互独立的，在实际应用中，其实是以一个统一的整体在发挥作用的。事实上，护士所从事的大部分护理工作任务涉及 3 个领域的学习，如护士要对病人进行有效、安全的静脉输液，首先护士必须掌握药物和静脉注射相关知识与原则，需要评判性地选择合适的注射部位和时间，这是认知领域的学习；准备药物、选择穿刺部分、穿刺部位的消毒准备、插入留置针，以及注射后帮助病人取舒适体位，这些是动作技能领域的学习；理解病人对静脉输液的感受、应用恰当的语言和非语言沟通技巧缓解病人的焦虑和紧张，对这一护理操作活动的价值认同，在整个操作过程中关注病人的疼痛与不适，有意识地尊重病人的价值观和态度，这是情感领域的学习；在护理记录单上记录注射的药物如在哪里记录、书写和电子书写的能力，这些便是动作技能领域的学习；但记录什么，怎样评估和记录病人对药物的反应，哪些表现与病人的用药相关，如使用速尿后要注意病人尿量的变化等便是认知领域的学习。因此，3 个领域的学习是紧密相关的，互为依存的。三者的关系可用图 2-2 表示。

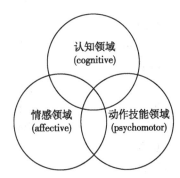

图 2-2 教学目标领域的相互联系

3. 教学目标的组成 通常教学目标由行为陈述、行为内容、行为标准、行为条件四部分组成。

（1）行为陈述：是目标的核心，是描述特定工作表现要求的行为或行动陈述，如写出低血糖的临床表现，论述糖尿病慢性并发症的病理生理过程。书写行为陈述时要遵循 2 个原则：

原则一：使用简单明了、具体的、可观察的、可测量的行为动词，尽量避免使用非行为动词。常用的行为动词和非行为动词见表 2-5 和表 2-6。

用清楚的、具体、可测量行为动词来描述目标是非常重要，如了解糖尿病的病因、病理变化，掌握休克的病理生理变化和临床表现。对于这样的教学目标，"了解"或"掌握"这一行为动词因不可测量，无法为教学方法和教学评价的选择提供方向，但如果将"了解"或"掌握"这个动词改为"阐述"或"识别"这样具体的、可测量的行为动词时，这样的教学目标阐述为我们选择教学方法和教学评价提供了方向。如目标"阐述休克的发病机制和临床表现"提示采用的教学方法可以让学员自学相关的资料，老师的责任是制订这些资料或提供参考资料，或老师采用授课法向学员讲解这些知识点。学习完成后，老师可以采用问答式或简答题方式来评价学员是否达到了这个目标。但如果教学目标改为识别休克的病理生理变化和临床表现，这一"动词"的差别意味着不同的教学结果，所要采用的教学方法和评价方法要发生改变，老师除了授课外，要结合恰当的案例来教授学生休克不同阶段的病理生理改变和临床表现，评价学员是否达到这一目标，老师则需要结合临床案例来考核学员是否能够识别休克的病理生理变化和临床表现。前者教学评价相对比较简单，以能够回忆这些知识点为目标，而后者要求学员能够在临床中分析应用这些知识，因此，采用的教学方法除了课堂授课外，还需要结合临床案例来教授学员。又如教学目标为"护士能够阐述更换引流袋操作流程"，这一目标提示教学方法可以是让学员通过阅读相关的操作程序并把它背下来，评价是否达到这样目标可以采用问答的方式，但如果将这样目标改为"按照医院的操作流程，正确地示范更换引流袋的操作流程"，那么意味教学的方法要有老师的示范和学员的

表2-5 不同能力领域的行为动词

动手操作能力	知识点和交流能力	思维能力	态度	管理能力
操作	说出	分析	接受	管理
调节	为……下定义	应用	同意	分配
检查	描述	计算	选择	指导
演示	解释	选择	配合	协作
执行	表达	分类	决定	决定
使用	识别	比较	推荐	传递
找出……位置	列出	评判	尊重	得出
测量	与……配对	区分	自愿做	引导
修正	写出……名称	确定	遵从	列出
展示	选择	诊断	遵守	报告
去除	写出	区别	承认	支持
更换	总结	识别	称赞	
开始		评价	贯彻	
停止		产生	赞同	
		解释或诠释		
		监测		
		核查		
		确定		
		综合		

行为动词的特点:①描述可观察、可测量的行为;②表明目标达到时,学员正在做的事;③提示了恰当的评价过程与方法;④由于精确地定义了学员的行为,老师能更好地选择学习活动。

表2-6 非行为动词

知道	记住	认识	思考	感觉
意识	增强认识	学习	了解	理解
喜欢	感激	增强兴趣	掌握	

非行为动词特点:①这些词描述了学员头脑中发生的一些事情而其他人是不能看到的;②这些词的含义范围广,模糊及不明确,可以有各种解释;③没有提示评价目标达到的方法;④没有提示可选择的教学活动。

回演示,通过几次的练习来熟练掌握这一操作流程,老师采用让学员回演示的方法来评价学员是否达到这样的目标。因此目标动作的选择决定的目标层次和教学策略、教学时间和评价方法的选择。因此对一堂课或一个教学项目设计,教学目标的制订非常重要,目标决定了教学计划中的教学内容、教学方法、教学评价和教学过程的实施。

原则二:教学目标的制订要尽可能地接近员工的实际工作状态。如果对临床一线的护士制订目标为"描述低血糖的临床表现"是不够的,护士不能仅仅停留在描述的阶段而必须在临床中能够识别或判断发生低血糖的病人,因此更恰当的行为目标为"识别低血糖的临床表现",这一目标的阐述比第一个目标层次更高且可测量、可观察。

(2)行为内容:行为针对的方向或宾语,即行为动词后的内容,如写出低血糖的临床表现,论述糖尿病慢性并发症的病理生理过程;如识别致命性心律失常,识别新生儿呼吸道梗阻,识别静脉输液的异常情况,识别病人情感支持的需要。每个目标都有清楚明了的内容。

(3)行为标准:教学目标标准与行为发生的时间、准确性或质量有关。一般情况下,并不强调行为发生的快慢,但在某些临床情境下,规定在特定的时间内完成某一行为操作是非常重要的。例如,建立开放的气道,及时进行心脏的按压,气管吸痰吸引时间等。当期望的行为需要时间限制时,在教学目标上应当详细、清楚地将其描述,如护士能够做气管内吸痰,单次吸引时间不超过 15 秒。目标中行为标准无论从时间、准确度、质量都确定了可接受的行为标准(表 2-7),这些标准有助于学员达到预期的教学效果,有助于老师评价学员的行为表现。

表 2-7　教学目标行为标准举例

目标	说明
以起码 **90% 的精确率**来识别 20 个常见的心律失常心电图谱	明确行为达到的接受程度(90%)
测血压,**读数必须与带教老师同时测得的读数误差在 ± 2mmHg 内**	明确行为达到的接受程度(在 ±2mmHg 内)
根据 CPR 能力考核标准或操作考核单上的步骤,进行 1 人心肺复苏术	当学员必须做一个复杂操作时,标准就是操作能力考核清单 操作中的每一步骤的标准规定在考核清单上 标尺分级测量、产品评价表、制度、操作流程可以作为标准
在病人心跳停止 4 分钟内,根据 CPR 操作考核单上的步骤,进行 1 人心肺复苏术	如果时间在工作中很重要,应当包括时间限制

(4)行为条件:是指在行为期间,需要的环境因素、设备或帮助。在什么样的条件或情境下对学员进行这种行动的评价。例如在书面考试时是否允许用计算器来解决比较复杂的计算,考试时需要提供怎样的特别设备或辅助工具。一般情况下如果目标中没有陈述任何条件,往往是指学员在正常的情况下(不可应用任何参考书或辅助工具)执行这一行为。

表 2-8 举例说明目标的不同组成部分。

表 2-8　教学目标不同组成成分的举例

行为陈述	内容	条件	行为标准
制订	护理诊断	没有带教老师的协助下	根据楼层护理实践指南
执行	气管切开病人的气管内吸痰	不违反无菌技术下	根据护理操作流程
完成	麻醉复苏病人的评估记录	病人到达麻醉复苏室 10 分钟内	根据麻醉复苏病人评估单上的所有项目
提供	肿瘤病人家属所需的信息支持	作为医生交流的补充	遵照对病人家属的心理支持指南
展示	怎样处理输液泵报警故障	给予 3 个模拟报警状况	根据考核清单标准

4. 助目标与终目标　根据教学目标的范围可将教学目标分成两类,即终目标与助目标(或子目标)。**终目标**陈述了教学的最终结果,反映了一个独立的行动,这一独立的行为通常应用在日常的工作中,特指一些工作任务或技术。**助(子)目标**是为理解或完成终目标需达到的低层次的知识或技术(表 2-9)。

表 2-9　终目标和助目标的书写举例

终目标	助目标
1. 用格拉斯哥昏迷评分量表（Glasgow coma Scale）正确评估病人的意识状态	能确定评价格拉斯哥昏迷评分量表（Glasgow coma Scale）的 3 种反应
	100% 准确地评价病人的意识状态
2. 制订一份颅内高压的护理计划	定义颅内高压
	描述颅内高压的 3 种机体代偿方法
	说出颅内压对意识、瞳孔、生命体征的影响
	解释用于预防颅内压增高 4 种护理措施的理由

（参考 National staff development organization. Getting started in clinical and nursing staff development, 2001）

在职培训课程目标不仅要学员能够达到记忆层次和理解层次的目标，如"列举"、"陈述"、"命名"、"描述"或"解释"，对于成人学员能将学到的知识信息应用到临床实践才是学习的最终目标。终目标一般定位于应用以上的目标层次即应用、分析、综合、评价，这是成人学习原则所强调的。在制订教学目标时，一般先写终目标，然后再写为达到这一终目标的助（子）目标。

有时同一个培训题目，如果学员的学习需要不同、知识层次不同，那么总目标和子目标也会不同，然后教学内容、教学方法、教学评价也会发生变化。例如通过对一家综合性医院临床护士进行工作评估后，发现不在普外科工作的护士缺乏对普外科病人进行病人教育的知识和技巧，因此护理部要求普外科的带教老师设计一堂"普外科病人护理"课程来提高不在普外科工作的护士对普外科病人及家属宣教的能力，对这些护士，通过这堂课的培训要达到的教学总目标是护士能够"对病人及其家属进行正确的教育"。而同为"普外科病人的护理"这一培训题目，如果是针对普外科的护士，那么教育的总目标就不一样了，不仅要能够对病人及其家属进行宣教，同时要能为病人实施个体化的术后护理，在这一终目标下，老师需要更详细地设计不同的教学内容、方法以及评价考核，使学员获得具有护理普外科术后病人的能力。因此在进行教学目标设定前，先要评估学员的学习需求，基于学习需求确定教学目标。

总结：教学目标源于教学需求评估，为教育课程提供了方向。所有的教学目标必须以学员为中心，教学目标用行为动词来描述，描述学员达到目标时能做什么。教学目标决定教学内容、选择的教学活动，教学目标决定了教学要达到效果，可观察的行为动词体现了目标的可测性。当设计成人教育课程时，应定位于满足个体应用知识的需要，这意味着在进行教学计划时，要遵循成人学习的原则，定位于更高层次的目标层次。正确的书写和应用教学目标能促进临床不同教学方法、教学工具和教学评价手段的开发。

二、教 学 内 容

教学目标制订后，就可根据教学目标确定教学的内容。

1. 教学内容的确定　教学目标中行为针对的主题和学员当前是否具备应当有的前备知识、技术、态度决定了教学内容。如一节心律失常课程，其中的一个教学目标是"识别致命性心律失常"，对于这一目标其主要内容为"致命性心律失常"。但首先需要护士具有心电图、心电监护、心导联相关基础知识，心电图生理周期，正常窦性心律的心电图表现，系统识别心律失常方法和致命性心律失常判断指标等知识。如果课前考试或前面的课程学习不能核实护士已具有了以上这些前备知识，那么在课程内容安排上应当包括这些基础信息的学习。

2. 教学内容的组织、排序 教学内容确定后，需要将大纲内容进行时间上组织的过程称之为**排序**。教学内容的顺序会极大地影响学员理解、整合、保留、转换信息的能力。有时我们感到很难理解一个概念，但当我们找到了理解上的某种联系时，马上就会迎刃而解了。因此，教育者一般先讲一些前备知识、态度、技术，然后再涉及高层次教学目标（应用、分析、综合、评价）的内容。

如何来组织教学内容呢？要注意以下几点：①能最大化地促进学习的内容排序是最好的排序：任何大纲，没有哪一种排序是"正确的"。排序的终极目的在于它学习效果的积累，那就是以合适的时间和顺序学到目标中的一部分，逐步形成一系列的整体教学过程，以达到教学目的和教学目标。②教学内容排序和组织会因学员特征不同而发生改变：教学内容排序会因学员背景、以往的教育、经验、知识和能力不同而不同，一种排序并不适用所有的学员。③恰当的内容排序需要老师熟悉教学材料和学员特点：如果老师不理解课程内容，不了解学员已经知道的和想要知道的，那么很可能会出现教学内容排序不恰当。④老师要不断地操练并积累对教学内容进行不同排序的经验，这样将提高老师对特定学员安排最佳的内容，提供有价值的经验。表2-10是根据不同的原则排序教学内容的一种方法。尽管在实际应用中会遵循一二种主要原则，但通常是由多种原则结合进行的。

表2-10 教学内容排列原则

从普遍到特定的	从局部到整体（从整体到局部）
从已知到未知	时间发展的顺序
从具体到抽象	主题自然的逻辑
从简单到复杂	制订程序的流程步骤
从事实到原则	习惯或传统教内容的方法
从原则到应用	从最有趣到最无趣的
从最重要的到最不重要的	

（参考 Alspach, JoAnn. G. The Educaitonal Process in Nursing Staff Development, 1992, P.34）

三、教 学 方 法

美国学者 Abruzzese 和 Pike 在不同研究中证明，用不同的感官来进行学习对信息保留是不同的。如用阅读的方法能记住所读到信息的10%，用听的方法能记住听到信息的20%，用观看的方法能记住看到信息的30%，结合观看和听的学习方法能记住学到信息的50%，结合看、听、说学习方法能记住学到信息的70%，结合看、听、说和做的学习方法能记住学到信息的90%。因此，有效的教学方法要做到：①为学员提供能够达到教学目标的信息和应用这些信息的练习；②鼓励学员积极地参与教学过程。

大部分培训的课程除了讲座外，还需要结合其他教学活动以促进教学目标的达到，尤其是成人学员需要具体的实践操练才能达到更有效的学习。所以，教学策略应当包括有效传授新信息的方法和能促进学员将知识应用于临床情景的教学方法。教学方法的选择要考虑到以下一些影响因素：

1. 教学目标 根据教学目标所涉及的不同领域，我们可以采用不同的教学方法，以下列教学目标为例：①护士能够描述急性心梗病人初始护理；②护士能够为急性心梗病人家属提供有效的危机干预；③护士能够演示如何为需要的病人使用颈部固定器牵引。以上教学目标中，第一个教学目标体现了认知领域的行为，可以选择讲座、与学员讨论的方式来教学，第二个学习目标体现了情感领域行为，可以通过角色扮演的方式来达到，第三个学习目标体现了动作技能领域的行为，需要通过演示和练习的方式来达到。一般来说讲座教学法不适用情感领域和动作技能领域技能的掌握，角色扮演法不适用认知和动作技能领域技能获得。

教学目标中的行为动词陈述确定了某种学习领域的目标层次，在同一个学习领域中不同的教学方法适用不同的教学层次。如教学目标：①护士能够定义什么是氮平衡；②护士能对分配的 3 个术后病人正确地计算出他们的氮平衡状况；③护士能据病人的负氮平衡判断调整的术后护理计划。第一个目标的行为动词"定义"，为认知领域的知识水平，要达到这一行为，老师只需要设置这样的教学活动，为学员提供一些相关的文章工具让学员自己阅读就可以了。第二个教学目标中的行为动词"计算"，为认知领域的应用目标层次，要达到这一行为目标层次，老师可布置一些书面练习和自学模块的方式来达到。第三个目标中的行为动词"判断"，为认知领域的评价层次目标，要达到这一目标层次，老师要布置教学查房，与同学共同复习回顾 4~5 个病案的病历来达到。因此教学目标中教学领域和目标层次决定了教学方法的选择，老师一定要选择那些尽可能与教学目标中所阐述的行为相匹配的教学方法。不同教学目标所建议使用的教学方法详见表 2-11。

表 2-11 不同教学目标所建议使用的教学方法

教学目标	所建议的教学方法	
展示知识和信息的内化	布置阅读材料	展示法
	引导下的讨论与对话	自我测试
	主题讨论法（Panel discussion）	讲座法
	看录像/电影/或听听力材料	
信息的应用	学员参与	讨论法
	展示法	案例法
	角色扮演/解决实际或模拟问题	游戏
	个案分析法	
接受新的情感、态度、价值观	观看录像/电影/听听力材料	讲座法
	经验讨论与分享	个案法
	辩论与对话	游戏
	角色扮演法	
动作技能领域	角色扮演	训练与辅导
	演示和回演示	案例法
	监护下的临床实践	游戏
	解决实际或模拟问题	

（参考 National staff development organization. Getting started in clinical and nursing staff development, 2001）

2. 教学内容　教学内容的广度、深度、难易度和复杂性将影响教学方法的选择。如内外科病房护士和 CCU 护士对心电监护这一内容要求掌握的深度、广度、难易度是不同的，对内、外科护士只需要提供有关致命性心律失常的讲座，结合课后的一些练习以达到"能够识别和处理致命性心律失常"的基本监护能力。但对 CCU 护士的培训，则需要通过一系列课堂讲座和病例分析，多次练习与讨论如何解读心电图报告，模拟练习、反馈各种心律失常的干预措施，带教老师床边直接指导护士识别、分析心律失常临床案例等，使 CCU 护士达到"识别和处理各种心律失常"这一更深、更广、更复杂的教学目标。因此，教学方法的选择应当与教学内容的深度、广度和复杂性相匹配。

3. 学员的特点　学员的教育背景与经历，当前具有的知识、技术、态度、认知与学习风格，主动参与教学经历的愿望以及对教学方法多样性的，都将影响教学方法的选择。作为成人学习者，喜欢积极参与教学过程中，实践性教学策略如病人模拟情境教学、角色扮演、护理查房、研讨会、技能培训都能最大化地促进学员主动参与。鉴于学员认知和学习风格的不同，老师要避免用同一种教学方法来组织教学活动。在教学实施章节中会讨论到不同认知、学习风格的学员喜欢用不同的教学方法来学习，对学员采用同种教学方法不仅忽视了教学目标对教学方法选择的影响，也忽略了学员的个体差异性。此外，任何一种教学方法过度地使用都会失效，因为它不再能够进一步刺激学员的学习和参与。因此老师要不断地扩大他自己的教学方法，这不仅能继续激发学员的学习兴趣，也不会失去老师对教学的创新和兴趣。教学方法的选择还受学员数量的影响，如头脑风暴法、研讨会、临床讨论法比较适合一小组学员，而讲座或学习班比较适合大量的学员。

4. 教学资源　教学方法的选择也受教学设备、人员等的影响。教育者有责任使用好这些资源，这些教学资源包括：①人力资源如项目老师、视听工具使用指导技术员、秘书、电脑程序员；②环境设施如教室的数量、大小、风格、学员座位数、房间内部的设计，操作技能实验空间，物品储藏空间地点和大小等；③设备和供应物品如视听媒体设备、教育硬件和软件；④时间如制订教学资料，老师课前准备和学习新教学方法和技术所需要的时间；⑤财政如购买各种教学媒体、工具和制订教学资料的费用。因此老师在选择教学方法时要考虑到教学资源的合理应用，当两种教学方法都能达到同样的教学目标时，老师一般应当选择一种更高效率的教学方法。

5. 老师对教学方法掌握的熟练程度　无论一种教学方法是多么的有效，如果老师不会熟练地使用这些教学方法，那么再好的教学策略也将失去它的价值。老师要根据自己对每种教学策略熟练程度的不同，创新性地采用不同的教学方法，并且老师有责任预见到某种教学方法的有效性，对学员的学习负有责任。因此老师应不断地拓展不同教学方法的使用，选择自己最擅长使用的教学方法。

用于在职培训的教学方法很多，每种教学方法各有其适用范围和应用中的不足，在教学中，要最大化地发挥不同教学方法的优势，回避不足，综合地应用不同的教学方法以达到最好的教学效果。

四、教学计划中的其他内容

1. 教学时间安排　由于教学总时间有限，老师应对每个内容所需要授课时间进行分配。正如课程内容排序没有统一标准一样，授课时间分配也没有统一的方法来确定。一般的教学时间分配是将整个课程时间按 100% 来算,然后根据每个目标的重要性、复杂性和项目前备知识的要求对每个目标按部分比率分配,目标相对重要的、复杂的、需要前备知识的内容要分配更多的时间。时间分配受多种因素的影响,如教学总时间、教学目标总数、教学目标的复杂性、重要性与优先顺序,学员具有的与目标相关的前备知识、技术、态度和经验,课程的性质与复杂性,将要使用的教学方法类型,有效的资源(人力和设备),老师教这一课程内容的经验等。总之,教育者的目的是最有效率地帮助学员达到学习的效果,同时要认识到教学是人与人之间进行社会交往的过程,因此老师需要灵活地分配教学时间,为学员提供提问、复习、澄清问题和练习的时间,同时也要考虑到学员的压力和疲乏状态。

2. 教学工具　恰当地使用视频和听力等教学工具可增加学员兴趣,有助于对知识的记忆。前面谈到过如果学员能用更多的感官参与学习,信息保留效果会更好。教学视频如录音带、录像带、VCD 或 DVD 等工具为学员提供了一种在类似真实情境下的自学方法,学员可以按自己的学习节拍开始、停止或重放,并能边看视频边做记录。许多学员很喜欢这种借助视频和听力工具来学习的教学方法,这种方法为学员提供了大量的知识信息。但使用这些方法往往需要适当的设施设备才能使用,而且仍是一种被动学习方法。

3. 安排教学场地和设施　教学计划中还应考虑到上课的场所,要确保恰当的光线、通风,便于上厕所。事先要计划安排好上课的老师,预先发放学习通知,预约视听媒体设备,复印讲义等。工作人员要做好计划提前到上课教室检查一下灯光、温度、清洁情况和视频设备功能是否正常,如果需要的话,预留一定的时间搬动房间内的家具、考查设备等。

第三节　教学实施

一、教学实施原则

教学实施就是将教学方案付诸行动,为学员提供达到教学目标的学习经历。教学实施的核心是老师与学员在教学过程中相互交流,为提高教学的有效性,培训者需要了解教学过程中老师与学生进行交流的原则,这些原则包括:①教学原则;②成人教学理论;③遵循不同学员的学习风格;④采用不同的教学风格。

1. 教学原则　教学原则是反映人们对教学活动本质性特点和内在规律性的认识,是指导教学工作有效进行的指导性原理和行为准则。教学原则对教学活动的顺利进行有着指导性和调节性的意义。为有效地提高教学效率,我们需要了解以下一些教学原则:

(1)学员的学习意愿是学习发生的前提。只有当学员感知到自己有学习需要,认同某种目标,有意愿去学习、反思、回忆、记忆、同化所学的知识,并达到一定的量与程度时,学习才会发生。任何违背学员学习意愿而强迫的学习都不能产生好的效果。

(2)学习的发生需要学员自身的内在动力。学习动力源于学员对自己没有达到的学习需要和目标的感知。当学习需要获得了满足,学习动力就会停滞,除非学员又感知到新的学习需要。学习动力决定了学员付出努力的程度。

(3)学习的发生需要学员参与教学过程。成功地学习需要学员主动地参与,学员参与教学活动程度决定了他们能够学什么或学到了多少。教学是一个动态的过程,没有学员的主动参与将不可能使学习发生。美国教育家戴尔(Dale)强调说“我们是通过做事来学习的”,

这一阐述充分地说明了在教学过程中学员参与的重要性。

(4) 学习的发生是老师与学员相互作用、共同承担责任的社会交流过程。这一过程体现在学习氛围的营造、学员之间相互作用的方式上。老师与学员之间交流特征决定了学习的氛围。如果老师是以一种非判断的、民主式的方式引导学生,使学员能大胆地表达不同意见、观点,在这种氛围下,学员会更主动、积极地参与到学习过程中,从而促进学习的发生。如果老师的行为是武断的、刻薄的、貌视的、刻板的、批判性的、自我防卫性的,在这种权威式的氛围下,学员参与的积极性就会受到抑制。

(5) 学习的发生是学员整体反应结果。学员对教学过程和教学情境的反应是一个生理、心理、情感、智力、成熟度、经验各方面的整体综合反应。不同层面这些因素影响着学员之间的相互交流、教学过程和教学效果。学习的发生是这些因素的累积作用结果。

(6) 学习的发生需要学员做好接受学习的预备。学习预备性是一种复杂的状态,这种状态包括了生理、心理、智力上的准备以获得某种特定知识、动作技能和情感态度的改变。学习的预备性需要生理心理的成熟、对前备知识的掌握,最重要的是感知到所学的材料是必需的、重要的、有价值的、有意义的。

(7) 学习的发生是需要即刻的和正性的反馈。行为学习理论强调对新行为正性的和即刻的强化反馈可以促进该行为的再发生,即反馈使学习者在认知上对该新行为产生认同,并与新行为建立联系,使行为再次发生。一般来说,强化越接近行为发生后,影响行为改变的潜在效果就越大。

(8) 学习的发生是一个不断复习、练习强化的过程。对学习的维持是需要通过近期回忆和阶段性实践来强化的,近期回忆指听完课后不久对信息的进一步复习和机械性记忆,阶段性实践指在不同时间段重复并实践不同的知识点,而不是一次做所有的事。早期的复习结合实践反馈能巩固新学习的知识,没有反馈的重复对学习不会产生实质性影响。阶段性实践可以强化知识,增加对知识的整合与维持。学习的维持有助于学员将学到的知识转化到新的学习情境中。

(9) 学习是对以往知识的重新构建。学习是一系列行为组合,学员不断地将新学习的信息组合到以往的经验知识建构中,对以往的知识建构进行修正、删除或添加,这一过程是对以往知识的重新编制和构建,而不是对以往知识进行简单地添加。

(10) 学习效果的评价是一种推断性评价。学习效果是通过推断而不是直接观察来判断的,学习永远不可能是直接可观察的,而是基于对学员行为表现中某些可测量、可观察到的行为改变加以推断的。所以当评价学习时,要记住评价只是测量学习发生的一小部分行为的改变。

2. 成人教学原则 由于在职培训的对象是毕业后的临床护士,他们都是成人学习者,因此成人教学理论是培训项目设计和方案实施过程中要遵循的总原则。

成人教学是相对于儿童教学而命名的,1989 年,Knowles 将成人教学定义为"帮助成人学习的科学与艺术"。从心理角度分析,成人学习者具有以下一些特性:①成人学习者知道为什么学。②成人学习者具有自我导向学习的自我概念,能对自己负责,了解自己的需求,能自订学习计划。③成人学习者具有丰富的经验,是学习的重要资源。④成人学习者的学习准备度与其任务发展有关,从事学习是为了满足社会角色任务发展的需求,从而适应环境的变化。⑤成人学习者的学习取向是以"生活为中心"、"任务为中心"、"问题为中心"。

⑥成人学习者的学习动机来自内、外在原因,又以内在动机为强。

成人教学强调的是如何运用成人的丰富生活经验作为教材,并引发其学习动机。因此,成人学习的历程是一种经验学习的过程。David Kolb 将经验学习历程分为 4 个阶段:

(1)体验阶段(experiencing):通过引导成人学习者亲身参与教学者精心设计的各种活动,获取有助于反思个人或团体的知识、能力与品德的经验。

(2)反思阶段(reflecting):通过引导成人学习者回顾参与先前活动的各种经验,并对照个人或团体过去的生活方式,碰撞出各种新的思考方式与体会。

(3)归纳阶段(generalizing):将第二阶段所进行的反思与讨论内容,根据合适的逻辑或思维模式予以归纳整理。

(4)应用阶段(applying):思考如何将前三个阶段所体验、反思与归纳出来的新知识、技能或品德,延伸应用到现实生活中。图 2-3 更直观地展示了成人学习历程的四个阶段。

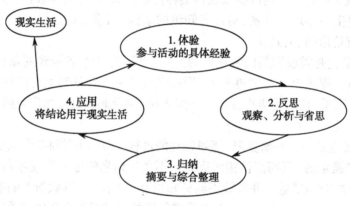

图 2-3　成人学习历程的 4 个阶段

根据 Knowles 的成人教学理论和成人学习历程,在成人教学过程中我们应遵循以下原则:

教师应遵循的原则:①尊重、珍爱学生感情和思想,与学生和睦相处;②建立舒适的、促进学习的心理和生理环境;③让学生参与对自己的评估,确定自己的学习需要;④与学生合作计划课程内容和教学方法;⑤在学习过程中,帮助学生最大化地使用过去的经验和知识于新知识的学习中;⑥帮助学生制订学习合约,制订有效的教学方法以达到教学目标;⑦帮助学生确立教学资源以达到他们的学习目标,协助学生制订学习活动;⑧帮助学生实施学习策略;⑨引导学生把握新的机会以达到自我实现;⑩协助学生制订自我考评,同事、老师对其进行考评的评价计划。

学习者应遵循的原则:①在教学合作过程中愿意承担自己的责任;②将学习经历当成自己的目标;③积极参与学习过程;④按照自己的节奏进行学习;⑤参与对自我学习进度的监测。

3. 学员的学习风格　学习风格(learning styles)反映了学员喜欢怎样来学习,他们的学习方式和他们能最好地进行学习的条件。Koble's 学习类型是基于经验学习理论的基础而创立的,将主导学习模式分成感知、观察、思考、行动 4 个方面,再根据主导学习模式的不同将学习风格分为严密逻辑推理型或收敛型(converger)、富有幻想力型或分散型(diverger)、吸收型或同化型(assimilator)、调解型或调适型(accommodator)4种类型,每各种学习风格的特征见表2-12。

表2-12　不同学习风格特征比较

表现类别	不同学习风格特征			
	严密逻辑推理型	富有幻想型	吸收型	调解型
主导学习模式	通过思考和行动学习	通过感知和观察学习	通过思考和观察学习	通过感知和行动学习
学习内容取向	分析性的、务实的	情感性的、想象的	理论性的、系统的	情感性的、直觉的
学习过程取向	演绎推理,应用普遍的思想、概念、原则	从多角度考查某种情境	归纳推理,综合所观察的	试-错法、直觉、个人经验
学习的优势	将思想付之行动、解决问题	有想法、思维开放、创新、对情感敏锐	将信息精确地、逻辑地进行分析,创立理论模式、理解并应用	通过做事来学习,喜欢挑战和做项目,喜欢进行实验和冒险,适应性好,思维开放
学习中事务取向	具体的事情如任务、问题	人	抽象的思想和信息	人
学习兴趣	窄,技术性的物理科学	广、文化性的社会科学	认识复杂的事物基础科学	做事情
受益最大的情境	当只有一种正确答案和解决方案的学习情境	涉及多方面讨论并需要产生新思想的学习情境	用信息进行综合和逻辑分析的学习情境	组织、管理有序的教学情境
学习方式	务实的喜欢看到结果	想象的喜欢产生新想法	科学的喜欢综合信息	冒险的喜欢实验性
最有效的教学策略	通过动手的体验回演示临床实践体验讲座后提问与实践技术操作实验研讨会模拟	头脑风暴小组讨论小组工作角色扮演研讨会从经验中学习	专家做的讲座并有时间反思和综合自我指导阅读借助电脑学习独立学习	向他人学习实验技术训练借助电脑以及电脑自动反馈学习不同于常规护理的个案分析带教老师指导下的临床实践

(参考 Alspach, JoAnn. G. The Educaitonal Process in Nursing Staff Development, 1992, P.67)

　　这4种学习风格没有优劣之分,只是每个人学习的方式不同,在某种特定的教学氛围中,具有某种学习风格的学员可能优于另一种风格的学员。

　　了解学员学习风格对有效地进行教学具有一定指导意义。如果老师对学员有一定的理解,就会尽可能地使用恰当的教学策略来配合学员的学习风格,达到最大的学习效果。如果学员习惯性只使用一种他喜欢的学习风格,会给学员的学习带来障碍,某些时候需要采用其他的学习风格来学习,如富有幻想型需要通过讲座的方式来获得某些知识,严密逻辑推理型需要参与小组的相互活动来进行学习。因此老师不仅要了解学员不同的学习风格,使用与学员学习风格相匹配的教学策略来促进学习,同时也需要适当使用与学员学习风格不相匹配的教学策略来拓展学习者的学习能力，一种教学策略无论与学员的学习风格是否相匹配，都具有一定的应用价值。没有最好的教学策略，对于老师来说要学会使用多种教学策略来进行教学，从而促进学员的成长。

4. 教师的教学风格（teaching styles）　是指老师进行教学时所体现出的特点或习惯，通常指老师经常喜欢使用的教学活动风格。有的老师喜欢与同学进行非正式的一对一临床教学，有的老师喜欢对许多听众进行课堂讲座。有的临床指导老师喜欢把自己当做为学员信息的提供者，有的老师喜欢把自己当做学员学习的促进者，有的喜欢提供组织完整的教学项目，有的则喜欢通过讨论问题来刺激学习，有的喜欢用多种视听辅助工具来教学，有的则喜欢用人际交流和小组讨论技巧来进行教学。老师的教学风格也受多种因素的影响，包括老师自己的认知和学习风格、他们接受到的教学方法、他们使用过的教学方法，以及他们经历过的不同教学策略使用的成败经验。对于老师，认识自己的教学方法很重要，这使得老师可以认识到什么时候能将自己的教学风格与学员学习风格相匹配，采用不同的教学方法有效地达到不同学习风格学员的学习目标。

二、在职培训的常用教学方法

临床护士在职培训的教学方法很多，根据控制教学过程的主体不同可分成两大类，老师为导向的教学法和自我为导向的教学法。根据教学活动发生的环境不同，老师为导向的教学方法又分为课堂环境下、实验室环境下和临床环境下的教学方法。

1. 课堂环境下常用教学方法　通常情况下，课堂教学活动主要针对认知领域的学习，一般以老师提供信息为主，如果老师在课堂教学中充分地结合讨论法、案例分析、提问等教学策略，课堂教学则能成为老师与学生、学生与学生之间高度互动、参与性强的教学过程。常用课堂教学法有讲座法（lecture）、小组讨论法（group discussion）、案例法（case method）、案例分析法（case study）、临床护理讨论会（nursing care conference）、头脑风暴法（brainstorming）、事件过程分析法（incident process）、护理研讨会（seminar）等，各种教学方法的适用范围及注意事项见表2-13。

表2-13　各种教学方法的适用范围及注意事项

教学方法	适用范围	注意事项
讲座法	1. 是一种直接而富有逻辑的快速地提供大量知识信息的方法，适用任何规模大小学员的课堂教学方法，能同时为学员提供大量信息使学员获得相关知识，特别是当学员人数很多或者其他参与式教学方法无法适用时常常被采用 2. 适用认知领域任何层的教学目标尤其是低层次目标的达到获得如定义、回忆、识别、解释、描述、诠释、分析复杂概念等能力 3. 适用情感和动作技能领域所需的事实性信息和进行评判性思维和解决问题的理论、概念、原则的学习	1. 以教学目标为指导 2. 将内容进行合理地排序 3. 了解你的听众 4. 尽量把复杂的概念简单化 5. 恰当的分配教学时间 6. 预见学员可能提的问题 7. 上课前最好让学员手中有一份讲义 8. 使用相关的视听教学媒体 9. 让所有相关的材料包括讲义、工作安排表、阅读项目表放在你可及的地方

教学方法	适用范围	注意事项
小组讨论法	1. 学习怎样形成、组织和表达对某一特定事件和情境的感受和立场 2. 学习协作性处理问题的能力 3. 学习解决问题的技巧 4. 学习如评判性、分析性地思考行为	1. 老师对小组讨论的运行过程应当有一个全面的了解 2. 讨论协调者要向学员阐明讨论的目的，确定要讨论的主题，解释通过讨论后要完成的任务，对如何进行讨论有清楚明了的指点 3. 空间位置的安排要有利于学员之间交谈 4. 每个小组成员可根据讨论的目的、将具有相同特征的或不同特征的成员进行组合，但所有成员共同目标是完成讨论要达到的目标
临床护理讨论会	1. 一种用于当病人护理中出现相关问题，确定如何更有效地护理病人时的教学方法，其教学价值在于基于现实的临床情境并即刻能应用到临床中 2. 个体护士需要其他护士的指导意见来解决或改进某一情境时 3. 评价对某种特定病人整体的护理质量和效果 4. 让岗前培训员工尽快地熟悉所在护理单元不同病种的病人护理	1. 根据时间和情境的性质，可事先安排或随机安排讨论会 2. 护理该病人的主管护士向参与者汇报病人情况，护理上遇到的事件或问题，到目前为止的干预措施和效果，然后护士提出需要的帮助 3. 谁负责护理讨论会应当事先决定好，一般由提交病人情况的护士来主导、协调会议
案例分析法	1. 呈现临床真实病人的病史和按时间发展的临床情境，这些情境能使学员学到某种教训与体会的教学方法 2. 一种病人情境的独特性、复杂性、新颖性需要学员去更正规地、详细地、全面地审视时 3. 结合讲座进行使用，可用于讲座的开始或结束 4. 用于正式或非正式地评价教学效果	1. 科室护士长或培训专家要营造支持性的工作氛围 2. 分析的案例一旦确定后，护理过这一病例的护士或一组护士共同确定如何呈现病人的情况，老师提供相关的文章和参考资料协助案例的设计 3. 必要时邀请病人、家属和其他医务人员参与讨论，从而全面地涉及临床状况的各个方面 4. 主导案例分析的老师将引导小组对案例的讨论、分析以及得出的结论，清楚、准确地阐述从案例中将学到的"教训"
案例法	1. 与案例分析法相类似，所不同的是案例法中的案例通常不是真实的临床病人，是组织起来的具有代表性或假设的病人情境，让学员进行分析以达到特定的教学目标 2. 学习经历非常重要而又没有足够的机会时间让所有的学员能感受到某种临床经历 3. 从理论到实践、从熟悉到不熟悉、从简单到复杂临床情境的转换，促进理论与实践的结合 4. 如何做出伦理和法律决策以及达到情感教学目标 5. 一个设计好的案例可以针对不同的学员，不同的学习目标反复使用	1. 了解学员相关的特点包括他们的知识、技术、态度和临床经验 2. 准备案例：确定案例中要体现的教学目标，明确这些学习行为在教室环境下能够达到的；组织并选择案例的材料，这些材料应当与教学目标相吻合 3. 准备要讨论的问题：基于教学目标和案例中的细节，准备问题来刺激学员对某一事件从多角度去思考，强化要点，帮助学员总结学习 4. 提前将案例发给学员，从而使他们能够提前复习信息、有准备地来参与讨论 5. 当使用多个案例时，将班级分成几个小组，每组针对不同的案例进行讨论，然后每组将分析的报告向全组学员汇报 6. 讨论以提出案例、澄清重点的开始，老师起促进交流和达成讨论结果的作用，但不能提供"答案"或提示正确的处理方法

教学方法	适用范围	注意事项
事件过程分析法	1. 是以一个单一的真实生活情境(事件)作为一块滑动板驱使学员在做出决定前去收集和分析所有相关的资料。最大价值在于帮助个体学习如何对信息进行概括的能力 2. 学习基于事实与分析进行决策的技巧 3. 学习评判性思维过程 4. 学习与护理干预措施相关的解决问题的技巧 5. 学习用分析性的方法对待护理实践和管理上的事件 6. 加强对制度和程序、标准护理计划实践的应用,了解这些文书修改的需要	1. 了解事件:每个参与者要对事件进行了解,形成能更全面了解事情状况的提问 2. 获得事实:参与者向仅提供事实的讨论组长询问,当获得答案后,将进一步提出全面了解事件状况的问题,直到小组认为已经获得了足够的信息能全面了解事件 3. 定义问题:对事件的性质和应采取的措施达成共识 4. 确定适当的行为:每个成员写下他对这种情境建议的措施和原因。然后,将每个小组的方案呈现给所有的参与者,最后对采取最恰当的方法达成共识 5. 做出概括:参与者全面地反思事件,确定从这一决策过程中学到的可应用于其他临床情境中的原则和教训
头脑风暴法	1. 当常规方法无法解决临床问题时,尝试的方法不再有效,或无法通过分析和演绎法解决的问题或事件需要更创新的方法时采用 2. 旨在激发创新性思维的一种团体解决问题或产生新想法的技巧。这是一个有组织的过程,组长展示要解决的问题,参与者想象出尽可能多的想法和解决问题的方法,记下所有的建议,评判每个想法的相对有效性,推荐最好的解决方法,对解决问题的最好方案达成共识	1. 会议讨论前一星期,事先通知参与者并建议他们对相关问题进行思考 2. 安排会议讨论在一天中的早些时候,这时参与者头脑比较清醒、反应较快 3. 开始前复习一下头脑风暴的规则开始会议的热身 4. 澄清头脑风暴法规定:想出尽可能多解决问题的想法,新颖性、原创性、越多越好,不允许任何人批评、评判任何提出来的想法 5. 当真正的问题呈现后,组长控制和征询参与者的想法,澄清每个想法的意思,记下每个想法,让所有的人能看到提出来的一串想法,然后让小组形成共识
研讨会	1. 是一种以学员为导向的指导性讨论,研讨会需要小组成员事先准备,从而使小组成员准备好在讨论会上要讨论、辩论、交换、表达与选定主题相关的思想和观点。理想的成员为10~15人 2. 对复杂事件进行多角度考虑 3. 提供学员评估、解释、评判、描述、总结、使用想法的机会 4. 提供小组解决问题的一手体验 5. 培训与情感领域和人际关系相关的事件 6. 促进人际交往技术	1. 在研讨会之前,老师要为学员提供此次讨论的教学目标、推荐阅读资料、有关参与研讨的规定 2. 在研讨时,老师要确保学员在讨论中保持开放性、非判断性的态度,确保相互交流、让讨论向设定的结果方向发展,鼓励所有学员参与,避免提供答案、讲座或对讨论的直接影响 3. 在研讨会后,老师要帮助学员总结讨论的结果以及如何在实践中应用

2. 实验室环境下的教学方法　实验室(laboratory)为学员提供接近真实的或模拟的临床实践体验,实验室环境下的教学法将各种模拟操作、解决问题、情感和人际交往技术结合应用于临床实际情境,为学员提供将课堂知识转换到临床实践应用的机会。

与课堂环境下的学习比较,课堂学习更适用于认知领域教学目标的达到,而实验室环境下的学习更适用情感和动作技能领域教学目标的达到以及认知领域知识应用的训练。

为更好地实施实验环境下的教学,需遵循以下的原则:①当需要对课堂和临床进行补充时,尽可能地安排实验学习经历,这样有助于对知识的综合。②明确实验环境教学阶段要达到的目标。③学员要清楚自己要达到的学习目标、任务或行为以及满意表现的标准。④明确学习活动管理要求:对学员提供指导的程度,允许学员犯错并自己来纠正的程度,老师在指导学习中如何干预,如何将每个实验学习经历与课堂和临床学习经历结合起来,老师如何协助将学习到的知识从实验环境转换到临床,谁来评价实验环境下学员的成绩,用什么样的评价工具等。

在这里主要介绍演示法、学习实验室、模拟法、角色扮演4种教学方法。

(1)演示法(demonstration):演示法是对怎样做一种操作技术或工作程序的演示。大部分情况下演示法是当场演示,但也可以通过教学的媒体如DVC和VCD操作录像来提供。最常用于教育操作技术如气管插管内的吸痰,也适用于教育程序性技术如入院病人的收治,以及情感性和人际关系技术,如如何为外伤病人家属提供心理支持。

演示法分为准备、演示、回演示和复习4个步骤。各个步骤中的注意事项有:①准备阶段:要明确教学目标和相关的内容,列出在演示中要强调的要点、关键词语、原则,收集所有在演示中使用的设施和材料。教学前需进行排练,去除不必要的步骤。挑选一个使学员都能看到和听到的位置,营造一种尽可能真实的临床环境,最好事先让学员阅读操作程序或观看操作录像形成对该操作的思维画面。②演示阶段:流畅地、有顺序地进行演示,每一步的演示速度适宜,使学员既能抓住相关的动作,又能关注每一步之间的相互联系。展示、描述每一件学员不熟悉的材料和设施,清楚地指出工作程序、过程或操作技术的每一步骤,对复杂的操作需要重复多次(部分步骤或全部)。③回演示阶段:演示完后,给每个学员提供练习的机会,提供恰当的时间、模具、材料让学员做需要的动作以达到对操作的初步熟悉。以积极、建设性的方式为学员提供指导、支持和反馈。④复习阶段:演示结束后,征询问题、提供必要的澄清,强调目的、程序、主要的关键点。恰当的时候,澄清那些对病人有负面影响的操作中的不正确动作,让学员对演示进行口头或书面的评价。

美国护理教育学者指出用演示和回演示教学员操作技术时,作为老师要关注下列几点原则:①操作性技术的发展是从概念阶段逐步发展的,在概念阶段时,学员通过观看将每一步的操作程序形成思维画面,然后不断练习使他们的操作动作与形成的思维画面相一致。②学习一项操作技术为达到流畅和协调,需要提供给学员不断地重复操作技术的机会。③在学习一项操作技术时,学员主要集中于操作动作的本身,与这项操作技术相关的操作原则、说明、注意事项最好放在操作练习之前解释。在操作练习时插入认知方面提问,如问学员"刚才你做的那一步的原则是什么?"会干扰学员对动作方面的注意力。④学员进行操作回演示的起初阶段需要老师在场提供必要的监管、指导,学员需要时间和练习来掌握每一步正确的操作,在这个阶段老师的反馈是针对操作技术动作本身,纠正错误的做法,提供正性的、积极的强化。⑤接着进一步练习来提高操作熟练度、速度、精确度,使学员可以独立地去做。⑥尽管程序的操作部分最终需要与认知和情感部分进行整合,但临床操作技术能力的获得,需要学员一段学习过程——集中精力练习、提高流畅、协调、精确操作中的每个动作。

（2）学习实验室(learning laboratory)：学习实验室又称为技能训练室或临床技能实验室或能力实验室，是供学员动手练习的临时或长期的设施。学习实验室可以设计成自我为导向的或老师为导向的学习模式。如果是自我为导向的模式，老师则需要准备所有必要的学习资源和材料，提供使用实验室的指导，学员就可以按照自己的节奏来学习。如果是老师为导向的模式，老师就要组织好学习活动。还可以将学习实验室设计成老师和学生为导向的两者结合的模式，老师准备好教学的材料，然后间隔一定的时间回到实验室或当学员向老师寻求帮助时如通过电话、手机等回到实验室。

有效地使用学习实验室需要注意以下几点：①教学前要列出通过这一教学后的教学目标清单，根据教学目标制订某个领域的子项目单，将内容限制在与临床相关并与理解和正确操作某项技术或程序有关的关键内容。②将教学目标和内容分成几个单元，将整个实验分成独立的工作站或书面模块，确定每个单元所使用的教学设施。③用文字说明、关键点的陈述、讲义、图表提供背景信息。采用录像带或流程表介绍使用的操作程序。准备一系列的导语向学习者介绍如何进行实验，介绍要简洁、清楚、明了、全面。④用临床上真实的设施设备进行练习、精炼所涉及的操作技术。⑤制订能力考核单、书面考试、案例或摄录自己的操作过程进行评价，最大化地促进有效的学习。⑥教育者要确保学习实验室的可及性、在学员进行练习时要确保有人当场的监管、指导、协作、支持、反馈。

（3）模拟法(simulation)：模拟教学法提供与真实世界相似的环境，使学员获得一种近似于身临其境的体验。它复制了部分或几乎全部真实临床情境的核心部分，帮助学员获得在现实的临床情境下分析、解决问题的能力。模拟教学法将情境模拟得与真实临床情境越接近，学员将学习转化到实际应用的可能性越大。尽管模拟不能完全与真实的情况一样，但是模拟控制下的环境中获得的某种教学效果是非常有用的。模拟教学为学员提供了比课堂教学法更接近真实临床情境的学习经历，同时为学员提供了有趣、新颖的学习经历，在学习的同时，不会对病人构成伤害，使护士能在较短的时间里达到学习目标。模拟教学法有不同的种类，包括模拟模型教学、标准化病人、电脑软件模拟、情景模拟教学。

模拟模型教学主要用于帮助学员提供练习操作的实验动手机会，使他们初步掌握这些操作技能，如最常用的练习静脉注射、肌内注射、导尿、CPR 按压、气管插管教学模型或模型人。它的不足之处是在操作过程中，缺乏典型病人所有的感觉或反应，因此不能提供比较真实的学习体验。这种方法是传统护理教学一直采用护理技能培训方法。

标准化病人又称为模拟病人，由从事非医技工作的正常人或病人扮演，经过系统培训后，能准确再现病人的实际临床问题。标准化病人具有充当病人、评估者和教师的功能。标准化病人被指定扮演患有某种疾病，表现出某些症状、健康问题、具有某种个性、病史(家庭、健康、社会史)，让学员来询问、评估和(或)模拟诊疗病人。标准化病人教学可以帮助学生逐步掌握与病人交流的技巧；熟悉采集病史过程、问诊的内容和技巧；掌握完整、系统的体格检查；培养学生逐渐树立自信心，提高人文素养，以及对学生进行一定的临床思维训练。也可以让护士学习、练习各种非创伤性的操作如怎样做 12 导联心电图，怎样用各种敷料，怎样做胸部物理治疗等。因此在提高护士临床基本技能水平及医患沟通能力等方面有不可替代的作用，是临床技能模拟教学的重要手段。但它也有不足之处，因为标准化病人只能模拟疾病的主观部分，而难以模拟疾病的客观表现，缺乏病人的真实体征，所以标准化病人能模仿的疾病种类和症状是有限的。由于标准化病人是正常人或病人扮演的，除了问诊、查体等无创的临床技能操作可以在标准化病人身上练习外,临床常用的有创的技能操作训练,如胸腔穿刺、气管插管等操作不能实施于标准化病人身上。从而影响了标准化病人教学的完整性、系统性、真实性。由于对标准病人的培训、招募、费用等各种因素的限制,在护士的在职培训领域应用不多,更多的应用于医学生的教学中。当我们应用标准病人时应注意:①老师有责任确定"病人"必要的特征,并将这些特征清楚地、准确地告知病人。还要制订必要的指导,包括病人应当怎样来回答或反应某一问题或情境,应展示哪些症状,说什么相关的病史等。对扮演过程的指导主要是建议"病人"自然地表现通常情况下他们对这种情境会做出的反应。②扮演"病人"的个体在教学开始前一定要理解他们的任务,另外,他们要愿意被"刨根问底",被叩诊、触诊、听诊等。

电脑软件模拟游戏采用软件提供的虚拟案例,帮助学生练习从接触病人、询问病史、体格检查、辅助检查、诊断与鉴别诊断,直至提出治疗方案的全过程。它是对传统教学方法的补充而不是替代,可以加强对认知领域和情感领域知识的学习的一种新型教学方法,使学员们在设计的游戏中轻松地学习。包括护士决策和交流技能、工作的组织安排、交流、冲突的处理等。模拟病人使学员有机会对病人的问题做出护理决策并看到这些决策后产生的结果。但它的不足之处是,需要花时间开发这样的游戏软件,而且并不定是最有效的学习方法。因此目前在国内护理教育中应用的并不多。

情景模拟教学法是指教师围绕某一教学主题,结合专业背景和行业特色创设情景并引导学生扮演角色,将事件的发生、发展过程模拟出来,进行职业技能训练的一种亲验式教学方法,可使学习者在模拟操作过程中,巩固、扩充专业知识并培养专业技能。有学者指出,情景模拟教学法是综合了角色扮演、案例教学、模块教学、护理核心能力教学法的优点而形成的。目前情景模拟教学法比较多地应用于护士的各种能力的临床培训中。

(4) 角色扮演法(role playing):是教师根据一定的教学目标,有计划地组织学生表演某种情境,达到启发和引导学生共同探讨情感、态度、价值、人际关系、解决问题策略的一种教学方法。应用这一教学方法一定要明确角色扮演的目的,对两个或以上参与者进行角色分配,然后简单介绍要呈现的情境。角色扮演者根据每个人的任务扮演各自的角色。当所有的相关行为表演结束后,让全体小组回顾中间发生的事件以及得到的启发。角色扮演为学员提供将自己置于他人位置来看待和感受他人感觉的学习过程,通过这样的过程能帮助学员学会换位思考、移情,更好理解他人所处的情境,反思自己的观点和感受,增强处理特定困难情境的信心。

应用角色扮演法时需要注意:①设计问题情境:情境应该具有戏剧性,带有一定的冲突色彩,可以让学生在矛盾中提高处理问题的能力。②挑选参与者:将角色扮演的目的清楚告诉学员,清楚地定义角色要扮演的情境,指派不同的角色,选择那些愿意来参与扮演的学员。最小化学员因扮演所带来的不适和焦虑,让扮演者有时间准备他们的角色。③为观察学员提供观察角色扮演的书面观察单,这样的观察单能够帮助学员将集中观察角色扮演情境中的一些重要的关注点。④限制扮演时间在达到目标需要的时间里。一般不超过10~15分钟。角色扮演的教学目标可能是为找到解决问题的方法,建立对病人的"移情"等。如有可能,让角色扮演自然地结束。⑤讨论及评价:教师组织和鼓励学员就表演观察发表看法以及自己从中领悟和学到的东西;表演者谈自己的角色体验,观察者可以谈观感。如分析发生了什么(口头的和行为的,为什么或怎样发生,结果是什么;评价扮演者的行动而不是扮演得好与不好。⑥概括：总结在这个过程中获得的认识和对护理工作的启发。

3. 常用临床环境下的教学方法　护理是一门实践学科，临床是进行护理实践教育最重要的场所。临床教学是促进护士临床能力的获得、维持和发展的重要策略。一直以来，临床护士主要通过工作中师徒式培训方式使护士逐步获得临床能力成为一名专家型护士，尽管这种师徒式模范教学法当今仍然是一种有效的临床教学方法，但一些新的临床教学法如角色模范法(role model)、床边查房(bedside nursing round)和标准参考式能力考核单(criterion-referenced performance checklist)的使用促进了临床教学的发展。

(1) 模范教学法：是一种最经得起时间考验的临床教学方法，角色模范作用是个体通过他/她的行为向人展示应该怎样扮演一个特定的角色。教学的模范作用基于专业技术的权威性和法律性。无论是谁，只要是最专业，就能有效地展示其专业的模范角色作用。大部分新护士都是通过观察和仿效具有专业技术的护士来获得和发展临床能力的，这些护士可能护理专家、护士长、组长、带教老师或其他临床护士。尽管名称、职位不同，他们都具备相同的特点，那就是具有护理实践工作的经验和专业技能。他们承担的教育责任就是向年轻护士展示护士应当如何工作。教学模范教学法最适用于新员工的岗前培训，但在指定充当角色模范作用的护士时应注意，假如用专家型护士来带新员工，由于学识和经历上差异性很大，他们并不总是能够用新护士能理解的语言向新护士详细地解释怎样做或为什么要这样做事。根据Benner从新手到专家的发展阶段，合格护士是新员工(新手和高级新手)最合适的带教老师。另外模范教学法也可用于新护士长、新教育护士、新科护士长和任何其他类别的护士的岗前培训中。

应用模范教学法应注意：①选拔做角色模范作用的护士，需要有一定的机制来确保这些护士具有需要的经验和专业技术。②充当角色模范作用的护士，他们对新护士要承担的责任范围要有明确的指导。应当获得相关教学方面的培训以促进有效地履行角色模范作用。③需要有护士长和培训专家的支持，以便他们在有问题产生时能获得帮助。④如有可能护士长在工作安排上要适当地减少这些护士的工作量，以确保他们有时间去教新护士。

(2) 床边护理查房：是在病人的床边呈现病人资料、讨论病人护理的教学活动。查房有不同的形式，但最常用的方式是由护理该病人的护士呈现病人相关信息，针对病人某一方面的护理展开讨论。床边查房是对其他学习经历的补充和强化，由于床边查房提供了第一线临床工作的指导，因此是一种非常有意义和最基于实际的临床教学方法。

在进行床边护理查房时应注意：①事先确定可以参加床边查房的人数，如何来查。②与临床护士核实查房不会干扰病房的工作和病人的护理。③用建立的标准和教学目标选择要查房的病人。④与参与者讨论查房的目标，要观察和讨论的内容。⑤指导参与者如何来陈述病人(如总结病人病史、注意临床问题、实验室报告、诊断检查结果和体格检查结果、治疗、所有与目标相关方面的护理措施。⑥敏锐地把握结束查房的标准，如病人乏力、临床状况恶化、病房里有紧急事情的处理、病人照顾的优先性、目标已经达到等。⑦到示教室组织讨论在查房过程中观察到的、发现的和对今后工作的意义。

(3) 标准参考式能力考核单：当个体的行为通过预定的标准来进行评价时，这种评价形式称为标准参考。**标准参考式能力考核单简称为能力考核单(checklist)**是一张列举了执行某种操作或技能所要求的每一个行为陈述清单，这一工具既可用于教学评价又用于怎样操作一项技术或操作的教学，能力考核单中的行为可以仅列出那些被认为重要的行为条目，也可以将重要的或不那么重要的行为条目都列出来(表 2-14)。我们将在后面的第四节的教学目标评价部分详细介绍标准参考式能力考核单或能力考核单组建与使用。

表 2-14 标准参考式能力考核单示例

说明:以下的能力考核单列举了如何执行 12 导联心电图操作的步骤,你可以应用这一项目单学习、练习、执行这一操作,用 * 表示的这些步骤指这一操作中的关键行为,你必须展示这些行为才能说明你具有了执行"12 导联心电图"这一操作的能力

步骤	做了	没有做
病人和物品准备		
1. 核实病人姓名	☐	☐
2. 向病人解释操作的目的和大致过程	☐	☐
3. 插上心电图机电源	☐	☐
4. 打开电源开关在"开"上	☐	☐
5. 检查有无足够的心电图纸	☐	☐
6. 如无,装上一卷需要的心电图纸	☐	☐
7. 拉上床帘	☐	☐
8. 将病人置于 45° 的半坐位	☐	☐
9. 暴露病人四肢的远端部和胸部	☐	☐
10. 用酒精棉球轻轻地擦一下四肢的远端部和胸部皮肤*	☐	☐
11. 将少量导电糊涂到肢导联板上*	☐	☐
12. 放肢导联板(左、右上、下肢)到相应的肢体上*	☐	☐
13. 在心电图纸上记录病人的姓名、日期、时间	☐	☐
设定标准的心电图速度和电压		
1. 打开控制按钮到"启动"的位置上	☐	☐
2. 将针调到心电图纸的中间	☐	☐
3. 将纸速设定到 25mm/s*	☐	☐
4. 将导联选择键调到"标准 STD"上	☐	☐
5. 按压"标准 STD"键打出 10mm 方格纸*	☐	☐
6. 核实敏感键处在"开"的状态	☐	☐
7. 如需要的话,调节敏感键至能得到一可见的波形*	☐	☐
记录 6 个前轴导联		
1. 每个前轴导联至少记录 6 个波形*	☐	☐
2. 按 Ⅰ—Ⅱ—Ⅲ—aVR—aVL—aVF 的顺序记录前轴导联	☐	☐
3. 确认每个导联上的代表性标记	☐	☐
记录 6 个横轴导联		
1. 打开控制键在"开"上	☐	☐
2. 将吸球连接到胸导联线上	☐	☐
3. 将电极糊涂到每个胸导联的位置上	☐	☐

续表

步骤	做了	没有做
4. 将吸球吸在每个胸导联的位置上	□	□
5. 将导联选择到胸导联的位置 *	□	□
6. 打开电源到"启动"的位置上	□	□
7. 每个横轴导联至少记录6个波形 *	□	□
8. 按 V_1 到 V_6 的顺序记录胸导联	□	□
9. 确认每个导联上的代表性标记	□	□
结束操作		
1. 关上电源开关	□	□
2. 拔掉电源	□	□
3. 从病人身上取下电极	□	□
4. 将病人身上的导电物质擦净	□	□

(参考 Alspach, JoAnn. G. The Educaitonal Process in Nursing Staff Development. 1995, p.98)

由于能力考核单明确规定了每步操作行为,因此可以指导学员自己练习操作,规范了护理单元的护理操作实践,减少对员工操作评价的主观性。标准参考式能力考核单适用于操作技能、设备的正确使用、临床护理操作流程、护理常规的教学,也可用于复习、练习护理体检、各种监护操作、护理记录、急救处理中的多种因素。这种能力考核单其中的优点之一就是能将这些单子附在各种设备上供新员工在没有老师指导下的使用。如 12 导联心电图清单可以一直附在病房的一台不经常操作的心电图机上,当病房的护士在夜间需要做心电图时,护士可以用这张操作考核单回顾和完成这一操作。类似的考核单也可以附在抢救车、降温机或其他相似的设备。但是制订这些能力考核单比较耗时,有时不能及时地更新,对那些会因病人状况不同而操作起来差异性较大的操作技术如腹部伤口换药、情感支持性护理活动不太适用。

应用标准参考式能力考核单时应注意:①初步排列出病房可能要用的操作技术和工作流程,确定最先要制订的能力考核单。②组成不同的工作小组制订出每一项能力考核单的条目。③确定考核标准包括所有行为还是关键性行为条目。如果考核单包括所有的行为条目,将那些最核心或重要的条目用星号或其他的标记表示。④将操作考核单附在恰当的位置上或放在单元的参考书中。

4. 自我为导向的教学法(self-directed teaching) 指学习过程中的大部分状况受学员本人控制为主的,按照自己的速度进行学习的一种方法。从名称上看,似乎这种教学法都是由学员本人独立来完成的,但事实上自我为导向的学习仍需要他人的帮助,只是学员本人控制了学习的过程。这种教学法更符合成人教育原则,在英国曾对 150 名注册护士调查自我为导向学习法的反馈,其中 70% 的护士喜欢这种教学方法,认为它符合成人的学习特点,这些特点包括学员能够自己决定学习的时间长短、学习的进度、学习的强度、学习的顺序、学习风格、学习需要。具有灵活、方便、可及、可调整、个性化、可携带性、应用性强、花费少等优点。这种学习法比较适合认知领域知识的学习和动作技能领域的基础知识的学习,不适用于情感领域的学习。这种学习需要学员较强的自律性。由于缺少学员与老师之间的交往，因此对那些喜欢在社会交往中学习的学员不太适用。

自我为导向的教学方法有多种形式如计算机辅助教学、编程教学、自我学习包和学习契约，我们常用的有后两种方法。

（1）自学包（self-learning package）：自学包是一种独立的、自定进程的指导单元，包括学习者独立学习特定主题或概念所需的所有要素。自学包最适用于提供认知领域的学习，也适用情感、动作技能领域的理论知识的学习。

大部分自学包由以下部分组成：

1）题目、目录、目的或总目标：题目应简洁精确地描述内容，目录中的标题及页码，有助于学习者了解自学包及对信息的定位。学习目的或总目标让学习者清晰明了主题所涵盖的内容。

2）前备条件描述：前备条件指学习者在学习自学包前应该具备的知识、技能、态度和（或）或经历。也包括那些能够帮助学习者达到前备条件的可获取资源。如院内感染控制的自学包对学习者的前备条件是：在过去一个月已阅读了"院内感染控制"及"标准性预防"的制度及流程；已观察了急诊科"标准性预防"的应用。若学习者没有在规定时间内阅读这些文档，应告诉学习者如何获取这些制度、流程的文档。前备条件应描述得足够清晰、具体，使学习者立即知道他们是否能够完成自学包内容。

3）教学目标：教学目标需使用清晰和特定的行为术语来表达。教学目标将告诉学习者自学包的学习目的，让学习者明白学习要求。

4）使用说明：使用说明应简单明了地解释自学包的每个组成部分，由什么组成、如何获取、如何使用以及如何着手完成自学包。

5）学习活动表：将学习活动概括为一份表格，让学习者明白使用自学包时他们会遇到什么。自学包可设计成不同的教学活动供学习者自己选择来学习。这些活动可以包含下列学习方法的任何一种结合：阅读自学包中的几页内容、阅读一系列杂志中的文章或书的章节、观察不同病人护理场景、看录像、听录音带、使用设备、与特定的人或事件联系、完成书面的练习、做不同小测试或书面考试。有些自学包也要求学习者在模拟或实际病人照护情境下练习某种临床行为和技能。

6）学前测试：学前测试应与教学目标直接相关。每个教学目标应有充足的试题量，以确保教学目标中要达到的行为在学习者的技能活动中得以充分展示。学前测试可以提供学习后测试比较的基线；告诉学习者自学包中哪些部分需要完成；挑战学习者是否需要去学习自学包。

7）教学内容：自学包的内容由包含大量重复使用的小段信息组成。在整个学习包中，内容应频繁出现在复习、强化和运用学习的问题中。这些自我评价的问题答案通常列在问题同一页上，或者放在阶段性信息的最后部分。自我评估题可帮助学习者快速地了解自己的学习进程。

8）教学辅助工具：教学辅助工具由学习包中的学习活动所决定的。常用教具有以下几种：阅读资料、讲义、工作表、书面的个案、制度及流程的复印件、实践练习、学习问题、试听媒体、电脑软件、物资、设备、考核清单及参考文献（建议和（或）或要求的阅读资料）。

9）学后测试：学后测试与学前测试一样，应与教学目标紧密相关，如果自学包内容包含了动作技能或情感领域,学后测试也应包含要求的行为表现,这样的评价可以通过老师的直接观察或学员向老师递交一份摄录自己的行为表现录像带来完成评价。若学习者不能达到预期效果,可直接指导学习者重复部分的内容或完成替换的学习活动,或向老师寻求帮助。

10) 学习者对自学包的评价:学习者对自学包的评价为学习者提供了对自学包的学习过程评价的机会。学习资料包与"学习者自学包评价表"一起提供给学习者,自学包完成时要求与学前和学后测试一起交给老师。

自学包是对传统的课堂教学替代。用来复习在实践中不经常使用的知识和技术。是一种辅助的或补充的教学,为不同学习风格的学员提供了一种可供选择的学习策略,为不能参加现场授课的学员提供一种获得教育的途径。自学包使不同背景的学习者对特定的项目达到相似的可比性的水平,可以使在假期中的护士(产假、残疾、病假)仍能跟上临床实践的变化。但是自学包的设计(起草、试用、精练、再测试等)非常耗时、耗力。也可因开发者缺乏知识、技能及经验而不能设计出质量好的自学包,使这些自学包的教学价值和质量不能达到要求。自学包不能单独用于教详细和复杂的技能,自学包需与实验室或临床指导、监管下的操作实践及评价相结合。

(2) 学习契约(learning contract):契约是由两个或以上的人或单位在特定时间里,执行特定活动的、正规的约束同意书。学习契约描述了学员达到某种特定教育效果中老师和学员双方承担的责任,经双方同意,记录、签名。学习契约使学习计划变得清楚明了,主要包括学习总目标、学习内容、教学资源、学习形式、教学评价方法及学习时间等方面。

学习契约的益处很多,但最首要的优点在于它符合成人特点,让学员积极地参与计划、实施和评价他们自己的学习经历。学习契约为喜欢按自我指导、按自己进度学习、追求自己学习兴趣的学习风格的学员提供了一种教学途径。在学习契约应用过程中,老师的角色从传统的信息直接提供者转变为学习的建议者、促进者、咨询者、资源者、导师及评价者。老师和学员一起确定、澄清要达到的学习目标、选择恰当的教学活动、寻找教学资源、指导学习过程、帮助学员在学习过程中克服遇到的障碍、评价学习经历。

学习契约形式因单位和使用的目的而有所不同,但应包括以下一些基本项目:①总学习的目的或目标的描述。②列出要达到的教学结果,教学结果用可测量的教学行为目标来描述。③用于达到教学目标所需要的教学活动和教学资源。④明确学习过程中教育者和学员双方责任的分配。⑤确定达到了教学目标的证据,这些评价标准也要包括谁负责评价,是学员、老师、还是其他个体。⑥达到契约的时间设定。⑦学员和老师的签名。如表2-15所示。

学习契约适用于在职培训中的岗前培训、岗位教育和继续教育项目中,这种方法往往结合其他的教学方法而不是替代其他教学法,可以是对其他教学方法的补充。但是对不喜欢自己计划教学活动的学员,喜欢老师组织的、被动学员可能会抵制这种方法的使用。一些缺乏自我指导和动力的学员需要指导、支持、鼓励坚持完成目标。

使用学习契约时应注意:①核实学员对学习契约和契约如何使用的理解,协助学员认识学习契约的目的或目标。②与学员一起制订契约中的教学目标。③制订教学计划,包括学员想要进行的教学活动、可用的教学资源、在此教学过程中教育者和学员分担的责任。④和学员协商学习完成的时间,共同确定每个教学目标达到的标准。⑤确定契约在什么样

表2-15 学习契约示例

学习契约				
姓名_____			总目的_____	
时间_____				
教学目标	教学活动	责任 学员/教育者	评价标准	目标日期
签名_____			_____	
带教老师			员工	
重新协商日期				

(参考 Alspach, JoAnn. G. The Educaitonal Process in Nursing Staff Development, 1992)

的条件下可以重新协商。⑥设计如何、何时监测学员的学习进度。⑦提供让学员评价学习契约学习经历的机会。

上述讨论的每一种方法都有它的适用性和局限性。某一特定教学项目的最好教学方法将取决于教学项目的教学目标、时间、教学资源、学员特性、学员人数以及教学技能等。每一种教学方法都有不足之处，而这些不足之处恰好可以通过使用多种教学方法的结合来克服，如讲课可以用讨论来强化。因此，老师要创造性地应用不同的教学方法促进教学的趣味性，激发学生的学习兴趣，满足学员对教学方法多样性的需求。

第四节 教 学 评 价

教学评价是以为教育目标为依据，运用可操作的科学手段，通过系统地收集有关教学信息，对教学活动的过程和结果做出有价值判断的过程，从而为被评价者的自我完善和有关部门的科学决策提供依据。

护理教育学家 Abruzzese 基于美国教学家 Kerikpatrick 4 个层次评价概念模式基础上发展了护士在职培训教育 4 层次评价模式，如图 2-4 所示。

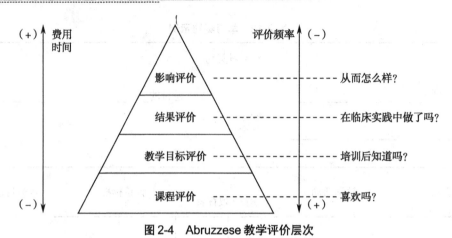

图 2-4 Abruzzese 教学评价层次

一、课 程 评 价

课程评价(course evaluation)是教学评价的最低层次,评判学员对教学项目的满意度,又称为"幸福指数"(happiness index),它主要是评价参与者对教学过程的满意程度,包括教学内容、老师、教学材料、教学方法、视频工具、教学设施、地点、个人教学目标的达到情况。这一层次的评价相对比较容易实施,主要是为了解参与者对整个教学经历和教学环境的满意度。

课程评价或满意度评价可设计一张表格来完成,表格的设计要恰当地包括所关注的条目,不要使完成评估表成为学员的一种负担。表 2-16 是一份适合各种培训项目的评价表,供教育者参考,每个老师可以根据自己的需要,在此基础上做相应修订。对课程的评价资料收集完后,老师应当把评价的结果反馈给学员,尤其是被学员提到最多的问题,并思考如何来解决这些问题。

表 2-16 课程评价工具

请在你认为最能反映你对本课程和老师授课水平的项目前画圈						
非常同意=6　　　　同意=5　　　　有点同意=4						
有点不同意=3　　　不同意=2　　　很不同意=1						
1. 课程目标完全达到了	1	2	3	4	5	6
2. 指导老师对授课内容非常了解	1	2	3	4	5	6
3. 课程目标清楚地阐述了	1	2	3	4	5	6
4. 目标与课程内容相关	1	2	3	4	5	6
5. 我会向别的同事推荐这一讲课内容	1	2	3	4	5	6
6. 我对本课程的教学目标与课程目标一致	1	2	3	4	5	6
7. 老师把课程组织得很好	1	2	3	4	5	6
8. 书上写出的课程目标与我的目标不同	1	2	3	4	5	6
9. 授课老师将学员看成是成人学员	1	2	3	4	5	6
10. 授课老师鼓励新的观念、新的理解	1	2	3	4	5	6

续表

11. 课程资料太难了	1	2	3	4	5	6
12. 我对本课程的目标没有完成	1	2	3	4	5	6
13. 课程目标和内容反映了最前沿的护理	1	2	3	4	5	6
14. 授课老师能将涉及的知识应用到实践	1	2	3	4	5	6
15. 课程内容与我工作有关,因此我参与了这一课程学习	1	2	3	4	5	6
16. 课程内容适用临床实践	1	2	3	4	5	6
17. 学习本课程没有太多的收益	1	2	3	4	5	6
18. 这是一个有价值的课程	1	2	3	4	5	6
19. 上课讲义和视听材料有用	1	2	3	4	5	6

其他建议:

(参考 National staff development organization. Getting started in clinical and nursing staff development, 2001)

二、教学目标评价

教学评价的第二个层次是评价教学结果,除了征询学员的主观意见和反应外,这一水平的评价是来客观地评定教学目标是否达到,即依据制订的教学目标,确定学员是否达到目标所阐述的行为改变。对教学目标的评价是所有在职教育项目中的必要部分。

在进行教学目标评价(learning objective evaluation)时需要选择恰当的评价方法。如教学目标"学员能够执行心肺复苏(CPR)操作",对这一目标需要老师通过观察学员具体的 CPR 操作演示才能做出最合适的评价,仅仅让学员描述、解释操作是不够的,观察学员的实际操作才是真正地对这一教学目标的评价。又如教学目标"根据课堂学习的原则,为临终病人制订一份满足病人及家属心理需要的护理计划",对这一目标的恰当评价是让学员根据提供的病例制订一份护理计划,仅仅询问临终病人和家属有哪些心理需要,或应用哪些护理策略满足病人和家属是不够的。

再看表 2-9 的终目标:用格拉斯哥昏迷评分量表正确地评价病人的意识状态,对这一目标的评价,可以用书面考试评价它的第一个助目标:识别格拉斯哥昏迷评分量表中的 3 种评估即运动、睁眼、回答问题;而对第二个助目标,用格拉斯哥昏迷评分量表 100% 正确地评价病人的意识,就需要对病人进行真实地床边评估。见表 2-17。

从以上的例子中可以看到教学评价方法应当与目标行为陈述相匹配,但在实际工作中,评价方法并不能精确地与教学目标完全一致,例如老师批阅问答题或论述题这类主观题往往比批阅单选题、判断题这类客观题要花更多的时间,评价也较困难,因此老师往往更喜欢用客观题来评价,因为这样的评价省时、不受主观因素的影响,但这种评价有它的局限性,对认知领域高层次目标的达到——综合应用事实性知识的能力的评价就不能很好地体现出来了。因而在对高层次目标评价时,要采用如制订护理计划、评价护理计划的实施效果、模拟床边病人评估的方法来评价护士综合应用知识技术的能力。以下进一步阐述如何对不同领域的教学目标进行评价的具体方法。

表 2-17　陈述的目标与评价的关系

终目标	助目标	教学评价
1. 用格拉斯哥昏迷评分量表来正确评估病人的意识水平	1. 识别格拉斯哥昏迷评分量表评分的 3 种反应	1. 口头或书面简答题,单选题
	2. 100% 正确地评价病人的意识	2. 对真实的病人进行神经系统的评估,用昏迷评分表确定病人意识状态
2. 制订一份颅内高压病人的护理计划	1. 定义颅内高压	这 3 个助目标可以用简答题或单选题的方式来评价
	2. 描述颅内压的 3 种代偿方法	
	3. 描述颅内高压对病人意识、瞳孔、生命体征的影响	
	4. 解释预防颅内压增高的 4 项护理措施理由	制订一份颅高压病人的护理计划包括 6 项预防颅高压护理措施并说明理由

(参考 National staff development organization. Getting started in clinical and nursing staff development, 2001)

(1)认知领域的教学目标评价:对于认知领域教学目标评价主要选择试卷的方式进行,而试卷有多种题型。可根据教学目标中的行为阐述选择合适的评价方法,不同教学目标要求的常用评价方法见表 2-18。

表 2-18　行为动词与评价方法的匹配

行为动词	评价方法
陈述	简答题、填空题
命名	简答题、填空题
列出	简答题、配对题
描述	简答题、论述题
解释	简答题、论述题
选择	选择题、配对题
区别	根据内容,可以用选择题、简答题、论述题
标出	简答题
定义	简答题
计算	计算题
解决	计算题或根据情境简答题
分析	简答题、论述题

认知领域评价的准确性和有效性依赖于组建一份优秀的试卷。一份优秀的试卷不但要包括学习目标的各个重要方面,对于不同的学习目标还应有不同的侧重点,另外,还受到测试时间和测试条件的限制。因此组建一份共有 7 个步骤如表 2-19。

步骤一,确定教学目标。教学项目的有效性取决于学员是否达到预期的教学目标。先确定教学项目目标,教学目标是评价的起点。它陈述了学员特定的行为和相关的内容,在计划考试时,老师要确保目标中的行为和内容体现在考核的工具中。

表 2-19　建立书面试卷的 7 个步骤

建立书面试卷的 7 个步骤
1. 确定要评价的教学目标
2. 对每一个目标分配相对的权重
3. 确定可用的考试时间
4. 确定试题的类型
5. 计算在规定时间内要考的试题量
6. 计算分配到每个教学目标中的试题量
7. 设计试卷题型分布

(参考 Alspach, JoAnn. G. The Educaitonal process in Nursing Staff Development, 1992, P.124)

步骤二，确定每一教学目标评价的相对权重。教学目标评价的相对权重是指对特定教学结果的强调，说明了某一教学结果在整个教育项目中的重要性，并以总考试中的百分比表示。通常情况下，评价的权重与教学时间的权重相匹配，如果一个教学目标确定用 15% 的时间进行教学，那么这个目标的评价权重也是占 15%。同时，教学权重还受教学的优先性、复杂性、前备知识量的影响，而教学的复杂性和前备知识量会更多地影响教学时间分配，但不会太多地影响评价权重，因此，评价权重最主要还是受某一教学目标在该教学项目中的优先性所决定。

步骤三，确定可用的考试时间。在临床护士在职培训考核中，老师更多地希望了解学员对学习情况的真实掌握程度，因此为避免学员在完成书面考试时感到的时间压力，教育者在计划考试时要考虑足够的时间让学员完成考试。

步骤四，确定试题类型。是采用客观题如是非题、单选和多选、配对题，还是主观题如问答题、论述题来进行考试，老师事先要作出决定，因为每种题型的考试时间是不同的。

步骤五，计算可用时间里试题的数量。确定总的考试时间和题型后，要根据总时间和每个题型所需的时间比例，计算出每个题型的数量。

步骤六，计算出每个教学目标应当分配的每种题型的数量。一旦老师确定了试卷中的总题量，每个教学目标的题量就是总题量乘以评价权重百分比例。例如总题量为 50 题，某一教学目标的评价比重为 20%，那么与这一目标相关的题量为 50×20%＝10 题，当这种计算不能达到整数时，如 15%×50＝7.5，老师可以根据目标的重要性进行向上或向下调整。

步骤七，设计试卷题型分布。组建书面试卷最后的一步是排列试卷上每个目标的顺序，可以按内容的相关性或按生理、病理、临床表现、治疗、护理顺序进行排列。相类似内容的题目放在一起，例如所有进行肺梗死或腹部外伤的题目放在一起；如使用多种题型，相同的题型要放在一起。遵循以上排序原则的目的是为了减少无序排列对考试发挥产生不良的影响。

下面更详细地介绍每种题型特点和出题时的注意事项：

1) 是非题(true or false)：也称正误题，要求学员对一个陈述句或问句做是或非判断，一般用来考核记忆和理解的教学目标层次。编制原则：①一般用肯定的陈述句来表达，避免用否定和双重否定的陈述，避免使用"所有"、"总是"、"有时"来修饰句子。②一个陈述句只包含一个概念。③对句子的回答不可有模棱两可的回答，即对或错。④为增加考试的难度，可以对判断错误的句子要求学员给予纠正,这种形式称为复杂判断题。看下列判断题:①血透病人血透当天可以注射胰岛素。②视交叉正中部受损时,可出现双眼颞侧偏盲。③ ACEI 类药物的主要不良反应是干咳和高血钾。以上 3 个是非题①、②两题出得比较恰当,考核了一个概念,全部用陈述句描述,没有用副词"所有"、"总是"、"有时",虽然句子的长度不一,但不影响题目的判断。但第③题包含了两个概念。举例如下:

对下面的陈述判断对与错,"√"表示对,"×"表示错,如判断错误,将句子中的错误加以纠正。

_____1. 接受化疗的病人主诉局部疼痛,没有渗出的体征,应立即停止输液。

_____2. 视交叉正中部受损时,可出现双眼颞侧偏盲。

_____3. 放射性核素 ^{131}I 治疗前 6 周应停服含碘药物及禁食含碘食物。

_____4. 髓样癌癌肿可分泌 5-羟色胺,可病人出现腹泻、心悸、颜面潮红。

_____5. 粒细胞缺乏是指粒细胞绝对值 $< 1.5 \times 10^9$/L。

2) 配伍题(matching item):配伍题是一种难度稍高的选择题,可有效地考查知识之间相关性,是对认知领域记忆、领会性层次的考核。编制原则:①出题时左边一排用数字表示,右边一排用字母表示。②一排内每个条目长度应当基本保持一致,其中一排条目比另一排条目要多一二个,这样可增加考核的难度。③两排之间考核点的项目要保持平行对应,如疾病对症状、名称对定义、药名对药物的作用或不良反应。④所有的问题与选项要放在同一卷面上。例如:

请将右侧服药时间所代表的英文大写字母写在相应的左侧药名前,可以使用两次或两次以上。

药名	服药时间
_____1. 格华止	A. 餐前 30 分钟
_____2. 格列齐特(达美康)	B. 餐中或餐后
_____3. 诺和龙	C. 餐前即服
_____4. 拜糖平	D. 与第一口饭同服
_____5. 格列吡嗪缓释片(瑞易宁)	
_____6. 亚莫利	

也可以采用 B 型题的形式来出题,一般为 5 个备选答案,在备选答案后提出一定数量的问题,要求学生为每一个问题选择一个与其关系最密切的答案。在每组试题中,每个备选答案可以选用一次或多次,也可以一次也不选用。例如:

    A. 提供热能   B. 改善微循环   C. 调节酸碱平衡

    D. 扩充血容量   E. 维持胶体渗透压

1. 浓缩清蛋白注射液的作用是(答案为 E)

2. 中分子右旋糖酐的作用是(答案为 D)

3) 填空题(completion item):用数字、词组、短语或符号填入留有空白的句子里,使其成为一个完整的句子。填空题有两种形式,一种是填入问题的答案,一种是完成句子中删除的部分。无论是直接给出问题的答案还是完成句子都可以是一个数字、词组、短语或符号。填空题考核的是认知领域的知识和理解目标层次,难度比判断题和配伍题要大,因为它没有提示,避免了猜题。编制原则:①把句子或问题阐述得只能有一个确定的正确答案。②当完成句子时,所空缺处应是最重要的内容和关键词。③主题描述应当有足够信息让学员回答,可以把回答的空格放在句子的最后,便于学员了解足够的信息来回答问题。④避免直接从书上或讲座上摘抄。例如:

用恰当的词语填入下列句子中的空格。

1. 最能反映肾功能的血清实验指标是_____。

2. 地高辛经常用于_____心律失常。

3. 根据以下的监护心电节律,病人发生了_____心律失常。

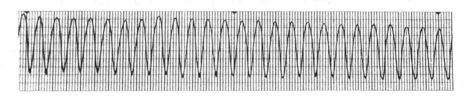

4. 正常的 $PaCO_2$ 是_____和_____mmHg。

4) 选择题(choice item):可分为单选题和多选题,这是一种最常用的考核题型,能够考核认知领域的不同层次目标。如对内出血这一知识点,从不同的出题角度可以考核护士对内出血不同目标层次。例如:

1. 出血的病人会出现下列临床表现,除哪一项外?
   A. 脉搏增快　　　B. 皮肤湿冷　　　C. 血压下降　　　D. 自我感觉好

2. 一位出血的病人可表现为
   A. 皮肤干燥温暖、血压低、脉搏洪大　　　B. 血压高、脉搏洪大、皮肤湿冷
   C. 脉搏快细、血压高、皮肤干燥温暖　　　D. 血压低、皮肤湿冷、脉搏细速

3. 一位 14 岁的男孩在踢足球时与人激烈碰撞,受伤后被送到急诊室抢救,病人躁动不安,脉搏 130 次/分,血压 100/50mmHg,皮肤湿冷,无剧烈的疼痛,此时,护士最重要的评估是确定病人是否发生了

   A. 骨折　　　B. 内出血　　　C. 急性空腔脏器损伤　　　D. 创伤后焦虑

以上三个单选题中第 1、2 题是考核低层次的记忆和理解目标层次,在出题上第 2 题比第 1 题难度要大,而第 3 题将脉搏快、血压低这些出血的表现结合在一位外伤后 14 岁男孩的病例中,考核评价从记忆、理解水平层次上升到应用水平层次。选择题可用于考核的知识范围广,老师批阅比较客观,因此是晋升考试、护士执业资格考试的主要题型。但要设计一份高质量、高目标层次的单选或多选题是非常费时的。一份好的单选或多选题能帮助护士在考核过程中提升临床分析、判断、解决问题的能力,促进评判性思维的形成。例如:

1. 病人,45 岁,静脉推注青霉素 240 万 U 后 5 分钟出现头晕眼花、出汗、面色苍白、肢端湿冷、脉搏细数、胸闷、呼吸困难,此时护士首先应当立即

   A. 准备皮下注射肾上腺素 0.1mg　　　B. 测定生命体征
   C. 通知医生　　　D. 将病人平卧,保持气道通畅

2. 糖尿病病人住院期间服用泼尼松 10mg, qd, 同时皮下注射胰岛素 10U, tid, 治疗后病人的病情得到了控制, 改服泼尼松 5mg 准备出院, 此时应当提醒病人胰岛素用量

  A. 保持不变   B. 降低   C. 增加   D. 停用

以上两个单选题都是对知识应用层次以上的考核, 通过第一题的考核和老师对题目的分析, 护士不仅加深了对过敏性休克的临床表现和急救处理的认识, 同时也帮助护士尤其是年轻的护士知道在进行急救时首先应当做什么, 以加强护士对工作的先后安排的思维训练。第二题考核关于糖尿病病人在使用皮质激素药物或者病人处于应激状态时对胰岛素用量的影响和低血糖危害性的知识, 这是护士应该掌握的知识。

选择题的编制原则见以下举例, 右边题目比左边题目更好地符合了编制的原则, 质量相对较高。

选择题出题原则和不同质量单选题比较(左边题目较差, 右边题目较好)

1. 题干应措词清楚明了, 准确无误, 应提供足够的信息预见可能的回答	
糖尿病是 A. 机体糖吸收异常 B. 成人消化异常 C. 如果不早期检测到, 将是致命性的疾病 D. 是一种可以导致失明的疾病	糖尿病是一种具有以下特点的慢性疾病 A. 机体不能吸收糖 B. 基因异常导致了高血糖 C. 婴儿时期, 吃甜食过多 D. 不能消化氨基酸
2. 题干中应尽可能地包含选项中要重复的词语	
病人老李, 正在进行抢救, 除颤仪显示心电图如下, 请问护士应该考虑如何进一步抢救 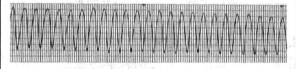 A. 立即心脏按压和皮囊辅助呼吸 30∶2 B. 立即除颤 360/200J C. 立即测血压 D. 立即评估颈动脉搏动	病人老李, 正在进行抢救, 除颤仪显示心电图如下, 请问护士进一步抢救应当立即 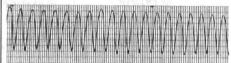 A. 心脏按压和皮囊辅助呼吸 30∶2 B. 除颤 360/200J C. 测量血压 D. 评估颈动脉搏动
3. 正确答案选项应当是大家共认的, 而不是模糊的	
小丁管理的病人刚从急诊室转入, 是车祸外伤病人, 诊断脑挫裂伤, 骨盆骨折。小丁在常规评估病人时, 发现病人腰部有一片瘀斑。病人心率 135 次/分, 血压 90/40mmHg, 针对这一情况, 小丁采取的以下哪项措施是有意义的? A. 检查病人的瞳孔是否散大 B. 查看病人的血红蛋白报告 C. 检查病人是否有脑膜刺激征 D. 加快补液速度, 通知医生	小丁管理的病人刚从急诊室转入, 是车祸外伤病人, 诊断脑挫裂伤, 骨盆骨折。小丁在常规评估病人时, 发现病人腰部有一片瘀斑。病人心率 135 次/分, 血压 90/40mmHg, 针对病人这一循环系统的评估资料, 小丁应首先采取以下哪项措施? A. 检查病人的瞳孔是否散大 B. 查看病人的血红蛋白报告 C. 检查病人是否有脑膜刺激征 D. 加快补液速度, 通知医生

4. 应用有识别意义的选项,使它与题干有一定的逻辑关系,并且增加选项之间的相似性,切实起到干扰的作用

发明人类行为分析理论的人是
  A. Sigmund Freud
  B. Babe Ruth
  C. Jimmy Carter
  D. Burt Reynolds
(以上有的名字与心理学不相关)
	发明人类行为分析理论的人是
	  A. Sigmund Freud
	  B. F. Skinner
	  C. Carl Rogers
	  D. John Watson
	(以上名字与心理学家都有关)

5. 不要直接从书本上抄下问题的正确回答

引起消化性溃疡病人疼痛节律性改变的因素是
  A. 疲劳时
  B. 饮酒时
  C. 癌变时
  D. 焦虑时
	张女士,反复胃溃疡 5 年,平日服药不规律。近期发现疼痛无规律性发作,来门诊就诊。作为医护人员给病人最好的建议是
	  A. 规律服药
	  B. 给少量多餐易消化软食
	  C. 预约胃镜排除癌变
	  D. 建议休息,必要时服止痛剂

6. 不要包括"以上都是"或"以上都不是"的选项

急性白血病病人化疗期间,由于大量白血病细胞被杀灭,血液尿酸浓度增高,一旦发生尿酸性结石时,护理人员可嘱病人
  A. 进食大量高蛋白食物
  B. 服用利尿剂
  C. 多饮水
  D. 使用环磷酰胺
  E. 以上都是
	急性白血病病人化疗期间,由于大量白血病细胞被杀灭,血液尿酸浓度增高,一旦发生尿酸性结石时,护理人员可嘱病人
	  A. 进食大量高蛋白食物
	  B. 服用利尿剂
	  C. 多饮水
	  D. 使用环磷酰胺

7. 考核的内容为有意义的事实和概念,而不是一些零碎的信息

肯尼迪总统被杀发生在哪一个日期
  A. 1963 年 11 月 22 日
  B. 1961 年 12 月 4 日
  C. 1961 年 2 月 18 日
  D. 1959 年 6 月 7 日
(日期是比较零碎的信息)
	肯尼迪总统被杀发生在
	  A. 20 世纪 60 年代人权法颁布之前
	  B. 古巴入侵 PIG'S 海湾之前
	  C. 越南战争结束后
	  D. 柏林墙建设之前
	(以上都是一些大事件)

此外,要编制高质量选择题需要遵循下列举例中的一些原则:

1. 写出的问题需要学员预见一种情境的结果而不是仅仅描述一种现象。

某病人有心动过缓,心率 45 次 / 分,病人主诉头晕,血压 82/60mmHg,护士预见医生会开出以下哪个医嘱?

    A. 给病人除颤   B. 吸氧

    C. 继续监测病人   D. 术前准备安装临时起搏器

(正确答案 D)

2. 提供一些抽象概念或原则,让学员在这些提供的选项中选择最能表达这一原则的选项。

如在接受肝素静注治疗的病人,病房内应备好以下的哪一种药物来拮抗肝素的不良反应

A. 葡萄糖酸钙　　　B. 纳洛酮　　　C. 维生素 K　　　D. 鱼精蛋白

(正确答案为 B)

幽门梗阻反复大量呕吐病人,护士预见该病人的血气报告是

A. pH 7.50;$PaCO_2$ 38mmHg;HCO_3^- 30mmol/L

B. pH 7.30;$PaCO_2$ 56mmHg;HCO_3^- 24mmol/L

C. pH 7.38;$PaCO_2$ 42mmHg;HCO_3^- 25mmol/L

D. pH 7.26;$PaCO_2$ 37mmHg;HCO_3^- 18mmol/L

(正确答案 A)

3. 提供病例并询问这些病例所代表的原则或理论。

结肠癌病人行结肠切除加腹部造瘘术后第 5 天,病人仍然拒绝看自己腹部的瘘口,并拒绝有关造瘘口护理的相关交流,并不断地对他人说"好可怕,我的大便怎么从这里出来的"根据病人的这些表现,以下哪一个护理诊断比较恰当地描述了病人目前的状态

A. 自我形象紊乱　与腹部造瘘有关　　　B. 焦虑　与腹部造瘘有关

C. 家庭应对无效　　　　　　　　　　D. 预感性悲哀

(正确答案 A)

4. 给出一个病例,基于病例的描述进行提问。

一位 45 岁的病人青霉素 240 万 U 静脉推注后 5 分钟出现头晕眼花、出汗、面色苍白、肢端湿冷、脉搏细数、胸闷、呼吸困难,此时护士首先应当立即

A. 皮下注射肾上腺素 0.1mg　　　B. 测定生命体征

C. 将病人平卧,保持气道通畅　　　D. 传呼通知医生

(正确答案 C)

5)论述题或问答题(essay item):论述题是考生根据老师提出的问题自由地应答。若对考生作答不加任何限制,可以测量考生的综合评价能力;若对考生作答给予一定的限制,可以测量考生的理解、应用和分析能力。根据出题的角度不同,问答题可考核从知识到综合的不同水平目标层次。如名词解释、知识性的简答题通常考核对知识的记忆理解,而案例分析问答题或情境分析题问答题可以考核高层次目标。批阅问答题较费时,比较主观,一般不作为标准考核的题型,在试卷中所占的比例不高。较高层次论述题往往结合临床案例进行提问。例如:

一名 65 岁的女性病人因肺癌行肺叶切除术,正住在 ICU,在手术中放置了胸腔引流管,护士仔细地评估着病人呼吸功能状况、胸腔引流管放置的周围皮肤状况、胸腔引流量,监测着胸腔闭式引流系统。请根据以上病例回答:

1. 开胸术后,胸腔闭式引流的功能是什么?

2. 胸腔闭式引流系统漏气时有哪些体征?应采取什么样护理措施控制漏气?

3. 护理行胸腔闭式引流的病人时,护士应当注意什么?

4. 何时夹闭胸腔引流管比较合适?

以上提出的问题结合临床案例,通过这样的考核有助于护士临床能力的提升。

(2)动作技能领域的教学目标评价:动作技能领域的教学目标评价是评价学员在临床中必须要执行的工作任务、操作流程和操作技术,旨在评价学员真实地、正确地执行某一护理活动、护理技术的能力。

动作技能领域的评价可以在实验或临床环境下进行,通常情况,实验环境下的教学评价是对操作技术初始能力提高的一种评价,评价学员是否为进入临床做好了准备;而临床环境下实际的操作实践是进一步提炼和修正这些操作技术的途径。

对动作技能领域常用的教学评价方法有观察法(包括直接观察法和间接观察法)、回演示法、模拟病人、角色扮演、实际工作表现摄像法、自我评价等。最常用的方法为观察法。**直接观察法**为评价者直接出现在操作的现场,尽管直接观察法由于评价者的在场会干扰护士操作技术或工作流程表现的正常发挥且很耗时,但它仍然是对复杂临床情境整体性评价最可靠的方法,是评价学员操作技术熟练度及正确性最合理的方法。**间接观察法**是用摄像带、录音带或其他一些方法记录保存观察到的操作表现作为今后的回顾和评价,尽管间接观察法避免了直接观察法有评价者在场对学员干扰的因素,但学员还是会意识到自己在被摄像从而没有真实、自然地展示他的操作行为;此外,间接观察法在评价护患之间的情感交流方面有其局限性,同时拍摄到的画面会因拍摄角度的不同而影响评价的真实性。

为使动作技能领域评价法更为有效和可靠,需要设计一些能力考核评价工具(performance evaluation tool)来系统地组织动作技能领域的评价。组建能力考核评价工具的步骤与组建试卷的步骤相似,分为七个步骤。

步骤一,细化动作技能领域评价的教育结果。审核某个教学培训项目动作技能领域的所有目标,将一个复杂的操作或流程分解为不同的动作或阶段,并确定所有目标是可测量的、可观察的。

步骤二,确定学员行为表现的判断依据。测量学员实际工作表现标准有两种类型,一种是行为表现的程度类别如表示行为的频率有:"从来没有"、"很少"、"有时"、"通常";表示行为的依赖性有:"完全依赖"、"经常依赖"、"很少依赖"、"独立";表示行为精确性有:"无错误"、"很少错误"、"有些错误"、"中等量的错误"、"大量的错误"等。另一种为"是"与"否"的表现类别,某种行为表现的展现与否是评价的关注点。

步骤三,设计评价工具。如果评价动作技能领域的目的是确认学员行为表现的程度,那么就需要设计行为分级标尺(rating scale)来测量;如果用"是"与"否"展示某种行为,教育者就需要设计能力考核单(checklist)来测量。关于能力考核分级标尺和能力考核单的组建将在本节的下半部分做详细的阐述。

步骤四,制订评价工具的条目(the evaluation tool entries)。行为分级标尺条目和能力考核单条目一般直接源于教学目标,这确保了教学目标与评价条目的相关性,这是有效度评价工具的先备条件。对于许多教学目标,目标描述得详细且特定的层次已足够清楚,可直接用于动作技能领域评价。如培训项目目标"临床护士能展示在火警意外事件处理中的责任",这一目标表达得足够清晰与细致,在评价过程中就不需要增加额外的行为条目。但有些情况,教育者有必要在评价条目中进一步详细说明,如教学目标"临床护士能够展示在医院紧急事件管理中的责任",对这样一个笼统的教学目标,教育者在评价工具表中要分别列出火警、自然灾害、心跳停止或类似情况的不同评价条目。

步骤五，确定执行评价的环境。动作技能领域的评价可发生在实验环境下的模拟情境或临床的真实情境。当某一特定的动作技能行为评价是针对一种环境而不是另一种环境时，需要注明不同环境，使学员和老师都明白应该在什么样的环境下完成这些活动。

步骤六，预试验评价工具。一旦行为分级标尺或能力考核单制订后，需要做预试验核实工具的效度、信度和有用性。

步骤七，修正评价工具和条目。总结预试验中的发现，根据需要做必要的更改。

下面我们更详细地来介绍一下"**能力考核评价工具条目的组建**"。

动作技能评价工具大部分情况下使用分级标尺（rating scale）或能力考核单（checklist），偶然也会使用描述性记录和自我评价工具。在这里主要对**分级标尺和能力考核单的组建原则做一简要的阐述**。

1) 分级标尺：分级标尺是采用观察方法进行评价记录的工具，被标尺的行为范围是一些可观察的行为如一项技术、一项工作程序、一项工作任务或操作技术。分级标尺经常用于情感素质表现的评价如态度或信念，它帮助观察者测量行为表现的程度。

它由两部分组成，被评的行为和这些行为分级尺度。一旦评价的行为确定后，教育者需要确定用哪种类型或哪种模式的尺度、尺度的始点和终点上的数字、用一种还是用一种以上的尺度。尽管分级标尺可以用任何一个3～20点上的数字作为程度的分级，但大部分评价护士临床行为表现的分级测度为5点法，前面第二步骤中提到的分级标尺也是属于这一类别的。一般来说，分级标尺在形式上可以是描述性的或数字性的。描述性形式使用了描述性的词语、短语或短句来区别某种行为表现的相对程度（表2-20），数字分级标尺是对描述性尺度进行数值的转换或对某一行为表现程度的起点与终点数字进行描述，用起点到终点这一连续线上的某一点数字判断展示的行为（表2-21）。

表2-20　描述性分级标尺示例

标尺类别	被评价行为的分级描述				
用词描述的分级标尺	差	一般	好	很好	出色
用短语描述的分级标尺	只能在持续帮助下做	在经常帮助下做	在中等量帮助下做	在少量帮助下做	在没有帮助下做
用短句描述的分级标尺	病人评估从不完全精确或完好地记录，从不确定所有相关护理诊断	病人评估很少完全精确或完好地记录，很少确定所有相关护理诊断	病人评估有时完全精确或完好地记录，有时确定所有相关护理诊断	病人评估通常完全精确或完好地记录，通常确定所有相关护理诊断	病人评估总是完全精确或完好地记录，总是确定所有相关护理诊断

分级标尺具有容易制订、使用方便的特点，对测定学员在某种行为上的进步特别有帮助，能为学员提供建设性的反馈。但是有些分级标尺特别是描述性设计花时间，即使是设计很好的尺度，如果评价者不愿意花必要的时间仔细地观察和评定，提供的分级也是无效的。尺度上的点和类别如果没有相互排除的话，很可能导致评价点的重叠，如标尺从来没有—很少—有时—通常—总是和标尺出色—非常好—好—一般—不好有时很难做到很客观的评定。对"一般"、"满意"或"有时"这些词因不同的评价者对它理解会有所不同，使得分级缺少了效度和信度。学员对老师和床边带教老师相对依赖的描述性分类在护理的基础教

表2-21　数字分级标尺示例

标尺类别	被评价行为分级数字描述				
描述性数字标尺	从不	很少	有时	频繁	总是
	1	2	3	4	5
连线数字标尺	需要带教老师 持续催促帮助下 能够做				不需要带教老师 任何催促帮助下 才能做
	1	2	3	4	5

育和新护士的岗前培训中是必要的，技能领域的教学目标应定位护士能够独立地做任何操作和流程，而学员在行为表现过程中需要的帮助程度体现了护士某种技能掌握过程中的某一个点，而不应当是评价所要强调的。由于分级标尺的这些不足，使得它在动作技能领域的行为表现评价上受到了限制，而更多的应用于情感领域教学效果评价。

2) 能力考核单(checklist)：能力考核单是指列出该能力应当展示行为标准并对观察的每个行为提供一个检查打勾位置的一种记录工具，为了确保能力考核单的信度、效度和有用性，能力考核单上的行为要可观察和可测量，如果能力考核单中的条目直接源于项目的教学目标，就能增加工具的效度，清楚明了的行为动词确保了工具的信度。和行为分级标尺一样，能力考核单是记录和评价学员展示的行为，所不同的是，能力考核单不需要对展示的行为程度做判断，而只需要指出行为的"是"或"否"即可。

组成能力考核单有 3 种模式。一种为**概括性模式(summary format)**，如"执行 12 导联心电图操作"来书写。第二种为**全面性模式(comprehensive format)**，列出一项操作技术、工作流程、工作任务所包含的所有行为，行为按照执行顺序来排列，如表 2-14 "**标准参考式能力考核单**"(执行 12 导联心图电操作)就是一份全面性模式的能力考核单。第三种模式仅列出该项操作中重要的、主要的行为，称之为**关键性行为模式(critical behavior format)** 即**表 2-14 中的打 * 的行为条目和表 2-22**。三种能力考核单模式各有特点。概括性模式制作起来容易简单，但不能为评价者提供判断学员行为表现的标准，缺乏与标准的对比，评价者就无法来判断观察到的行为是否符合要求或满意。完全性模式则制作起来非常费时，能力考核单会很冗长。关键性行为项目单克服了概括性模式和全面性模式两种形式的不足之处，将该项动作技能认为可接受的核心行为列出来，不仅缩短了清单，更重要的是认识到操作能力展示行为的两个特点：①一个程序或一项技能中不是所有的行为都一样重要，某些行为比另一些行为更重要。②在进行一项操作或按一定程序完成一项工作时，有些行为可以用不同的方式来做，但有些行为必须用规定的方式来做才能被接受。如做 12 导联心电图这一程序，护士检查心电图纸是否足够这一行为，如果按要求做则最为规范，但如果不做，也不会影响心电图的质量和有用性；但是如果护士没有做将心电图纸张速度调到 25mm/s 或者没有恰当地设定标准电压，就不能正确地诠释 ECG，会影响到病人的治疗和护理方案的制订，其他行为如记录病人姓名、日期和时间即使用其他不同的方式做，也是可以接受的。因此，关键性行为模式比全面性模式和概括性模式能力考核单应用更多。

表2-22 "12导联心电图"操作技能考核单(关键性模式)

行为条目	做了	没有做
准备病人和物品		
1. 向病人解释操作的目的和大致过程	☐	☐
2. 打开电源开关在"开"上	☐	☐
3. 将病人置于45°的半坐位	☐	☐
4. 用酒精棉球轻轻地擦一下四肢的远端部和胸部皮肤	☐	☐
5. 放肢导联板(左、右上、下肢)到相应的肢体上	☐	☐
6. 在心电图纸上记录病人的姓名、日期、时间	☐	☐
设定标准的心电图速度和电压		
1. 将纸速设定到25mm/s	☐	☐
2. 按压标准STD(1mv)键	☐	☐
3. 打出10mm方格纸	☐	☐
4. 如需要的话,调节敏感键到能得到一可见的波形	☐	☐
记录6个前轴导联		
1. 每个前轴导联至少记录6个波形	☐	☐
2. 按Ⅰ—Ⅱ—Ⅲ—AVR—aVL—aVF的顺序记录前轴导联	☐	☐
记录6个横轴导联		
1. 将电极糊涂到每个胸导联的位置上	☐	☐
2. 每个横轴导联至少记录6个波形	☐	☐
3. 按V_1到V_6的顺序记录胸导联	☐	☐
结束操作		
1. 拔掉电源	☐	☐
2. 从病人那里取下电极	☐	☐

(参考 Alspach, JoAnn. G. The Educaitonal Process in Nursing Staff Development, 1992, P.156)

　　制订能力考核单时,很重要的一点是要认识清单中的行为是如何产生的,因为这组成了学员行为表现判断为满意还是不满意的对比标准,如护理部已有现成的文书,如书面制度、程序、常规已经明确了某个动作技能应当如何执行,那么文书上所列出的行为可以直接用到能力考核单上或概括性地用到能力考核单中。如果特定的行为表现没有现成的参考文书能提供这些行为,那么教育者就需要制订一系列要求的行为。通过以下5个步骤来制订这些行为;①确立在这一行为领域中被认为"做得最好"的护士:由护士长或护士推荐一名护士,在某一方面她的临床实践代表了所有护士应当模仿的,让这位护士做某一工作程序和操作,同时教育者观察并记录她执行的行为(可以用书写的方式或摄像记录方式),然后列出期望的行为特征作为能力考核单的初稿,能力考核单上的每个条目代表了一个单一的行为。②让其他的护士做一下同样的操作和工作程序:这一步是为了能够识别"做得最好"的护士的做法和其他护士的做法有何差别,区别哪些行为即使用不同方式做也是可以接受的,哪些行为是关键性的,然后教育者对"做得最好"的护士的做法和其他护士的做法进行对比达成共识,确定哪些是关键性行为,哪些不是。③预试验:让要学习这一操作程序的护理团队代表进行预试验列出行为。这一活动有助于确定行为的描述是否需要进一步的澄清、简化或更详细。④注意学员在执行过程中常犯错误的类型和频率，学员经常犯的错误要引起老师对能力考核单的反思，确保它们是否是程序执行中所需要的。⑤让参与制订操作行为特征的护士应用这一能力考核单。这些护士可扮演学员和评价者的角色来确定列出的行为是否需要进一步的提炼。以上步骤描述了如何制订特定工作领域中的某种操作或程序行为考核标准方法，应用这样的制作程序有助于制订的评价工具是有效度、有信度而且有益的。

　　能力考核单在应用于动作技能领域行为执行方面克服了行为分级标尺的许多缺点，因为能力考核单是用单一的记分系统，评价者不需要考虑行为表现的程度，不会遇到分级标尺使用中的一些问题如对"满意"判断的模糊性等。而能力考核单记分容易，更直接，主观性较小，有更高的效度及信度。此外，能力考核单在教育培训方面具有两个优势：①关键性能力考核单澄清并强调了动作技能执行中所有必要的行为特征，使学员和评价者能够共同认识到执行这一临床动作技能最重要的行为特征。②全面性能力考核单为自我指导性的学习提供了有用的教学工具，学员可以在评价前或希望复习时，能应用这样详细的能力考核单来学习、复习或练习。而概括性能力考核单在对动作技能领域方面的评价使用比较局限，除了列出要评价的技能或程序名称外，对判断观察的行为没有提供任何的标准，不符合测量工具的信度、效度和实用性要求，因此不是很好的评价工具。设计、提炼全面性和关键性能力考核单非常地费时，尤其是从点滴表现中理出行为的特征更花费时间，因为后者需要更多的时间和精力去区分关键性的和非关键性的行为。但大部分临床实践专科领域，制订关键性能力考核单所花的时间是值得的，因为这给学员和教育者评价动作技能领域的行为表现提供了有用的、具有良好信度及效度的评价方法。

　　(3) 情感领域的教育目标评价：尽管要客观地评价他人的微妙表现比较困难，但教育者仍需要尽力去评价情感领域中的目标是否达到。以下概括常用的几种评价方法：①摄录法：采用摄像的方法摄录学员自然的表现，对摄录下来的表现可以让学员自己、同伴、老师对其进行评判，分析其中的一些行为。这种方法的缺点是当学员意识到自己的表现在被摄录时，可能会使表现的行为出现偏差。②直接观察法：采用能力考核单或行为分级标尺组织观察，观察行为的发展趋势，或在不同情境下员工作出的行为反应。观察结果是需要核实的，以确保所观察到的能够准确地反映学员的价值体系。③过程记录：用非正式随笔记录所观察到的护患交往和人际动态，探索某种情境下所表现出来行为所体现的价值观和信念。④模拟法：采用书面、录音或现场模仿某种真实生活情境的方式来了解学员在相应情境下如何作出反应，模仿后的讨论能够揭示所包含的信念、价值观、态度。⑤护理讨论会：选取临床案例进行护理查房，尤其要选择那些能说明某种情感素质会明显影响护士护理工作的临床情境，如选择一名新诊断为艾滋病的病人和一名新诊断为癌症的病人进行查房，比较社会道德和价值体系如何影响医护人员对艾滋病和癌症病人的反应。⑥角色扮演法：采用角色扮演方法展示某种情感行为对护理临床工作的影响，扮演后的讨论揭示应当展示的行为要求。⑦对护理计划的回顾：某些情感素质反映在护理计划中的护理措施部分。例如对病人的价值观采取非评判性态度的护士，即使他们个体并不认同病人的一些价值观，也会在护理计划中体现满足病人需要的护理措施。如一名相信生命神圣和无价的护士，仍然会对那些选择出院而不愿接受化疗和手术的癌症病人提供恰当的健康教育和出院指导，尽管她不认同病人自动放弃治疗的决定。

三、结 果 评 价

教学评价的第三个层次是评价学员在工作环境中对学到知识的综合应用能力,即结果评价(outcome evaluation)。只有护士日常的临床工作表现发生持续的改变时,才能说明护士已把课堂、实验室、临床环境下学习获得的知识、技术、态度应用到临床实践中,对病人的护理质量发生质的改变。这是教学对临床实践效果的评估,一般体现在医院的质量改进项目中。如疼痛管理项目培训后,评价护士在临床工作中疼痛评估、疼痛干预措施的落实状况即是一种应用的评估。

四、影 响 评 价

教学评价的最高层次是评价教学项目对单位组织服务质量和病人康复产生的影响,即影响评价(impact evaluation)。在职教育中的影响性评价是确定教学项目对病人服务或其他方面的改进是否发挥了作用。如是否能缩短病人住院时间、减少并发症的发生、提高病人满意度、降低病人死亡率和再次住院率、促进医院顺利地通过等级医院资格审查等,对这一层面的评价超越了教育本身,是对整体系统的影响,一般较难收集资料作出恰当的评价。如图 2-5 所示,护士只是整个健康服务团队的一员,医生、营养师、药剂师、理疗师及其他附属工作人员都会对病人的康复发生正性或负性的影响。尽管病人疾病康复在某种程度上受护理工作的影响,但同时也受病人健康问题的性质、严重程度、病程和预后的影响。对于有些疾病,不管提供了怎样的护理,可能都不能改变病人病程的发展。同时病人的家属及其社会支持系统、文化信仰、生活态度、价值观和生活方式将促进或影响病人康复。另外,每个病人的医保系统也可能会影响病人的康复,这些因素包括医疗服务的费用、健康服务的地点、可及性、减少住院时间的压力、医疗费用、病人是否有医疗保险等。所有这些都有可能促进或阻碍病人最大化地康复。影响病人康复的多种复杂因素使确定教育项目对病人康复效果的影响无论从概念和实际操作上都很难来评估。因此,不能过于简单地来看教育和病人康复之间的关系,但教育者要清楚地意识到护士的临床能力是影响病人康复因素中的

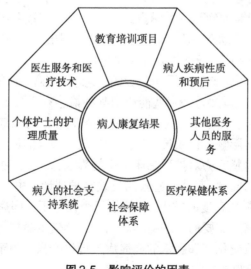

图 2-5　影响评价的因素

一个,也是一个重要的核心因素,这是在职教育培训工作对护理专业的贡献和得以存在的理由。

总结:教学评价是教学过程中的最后一个阶段,也是对前面教学过程的一个总结和效果的评价,是在职培训工作得以可持续发展和价值体现的依据。我们要像重视教学需求评估、教学计划和教学实施一样重视教学评价,恰当采用不同的教学评价方法和工具来评价是否达到所要求的教学目标,以促进学员各种临床护理能力的提高。

第五节 能力本位教育模式

能力本位教育模式(competency based education,CBE)是针对学员的工作任务、护理活动和角色所需的最重要的知识、技术、态度的综合实践能力而开展的一种教学方法,强调高层次教学目标的完成,即能"做"或"执行",而不只停留在"知道"的层次上。能力本位教育模式具有五大要素:①以职业能力为教育的基础,并以之作为培养目标和教育评价的标准;以通过职业分析确定的综合能力作为学习的科目,以职业能力分析表所列专项能力的由易到难的顺序安排教学和学习计划。②以能力为教学的基础。根据一定的能力观分析和确定能力标准;将能力标准转换为课程,通常采用模块化课程。③强调学生的自我学习和自我评价。以能力标准为参照,评价学生多项能力,即采用标准参照评价而非常模参照评价。④教学上的灵活多样和管理上的严格科学。通常采用适应个别化差异的个别化教学。⑤一般应授予相应的职业资格证书或学分。

一、能力本位教育模式与传统教育模式的差异

能力本位教育模式也包括教学需求评估、教学计划、教学实施和教学评价4个阶段。但与传统教学模式相比存在一定的差异。

1. 传统的教学设计呈直线型,老师决定学员需要拥有的知识、技术、态度,确定教学目标,应用教学策略进行实施,最后评价教学目标是否达到。而能力本位教育的教学设计,不完全是直线型的。在教学评估阶段,关注学员对其岗位胜任能力的状况,在评估的基础上,针对学员所缺乏的能力进一步的指导培训直至达到期望的能力。

2. 在传统的教学设计中教学目标的制订一般在教学计划阶段完成,而能力本位教育的教学目标在评估阶段就已确定。能力本位教育将教学程序中的需求评估和教学评价更紧密地联系在一起,能力既成为学习需求评估的中心,也是确定学员是否达到期望结果的标准。表2-23举例说明了在培训开始前如何评估护士护理胸腔引流管的能力,带教老师与新护士一起对照这些目标,评估新员工当前的能力状况,确定培训后要达到的能力表现要求,后者即是培训的目标。

3. 传统教育采用项目目标和教学目标来描述教学结果,而能力本位教育则采用"能力陈述和考核标准(competency statement and performance criteria)"来表达教学的结果。

(1)能力陈述(competency statement):是对一种普遍性的或宽泛的行为的阐述,这一行为体现某种角色和工作场景中护士应具有的能力。例如,所有的医院护士要有"制订病人的护理计划"的能力,那么可将此能力作如下陈述:"在系统的护理评估基础上制订护理计划"。

表2-23　教学需求评估清单

能力：为放置胸腔引流管病人提供护理	符合考核标准（护士长或带教老师签名）		
	符合	不符合	不适用
1. 根据书面制订的流程准备胸腔引流管放置的所有物品和设施			
2. 按照厂家的指导手册连接胸腔引流管引流系统			
3. 向病人解释胸腔引流管的放置和对病人的影响			
4. 协助医生进行胸腔引流管的放置			
（1）连接胸腔引流管与引流装置系统			
（2）用胶布紧密固定每个连接处			
（3）在胸腔引流管的置入处贴上密封的纱布			
5. 核实引流系统的水封状态			
6. 根据医生设定吸引压力			
7. 根据护理单元工作常规监测下列几点			
（1）引流液的量			
（2）引流液的特征			
（3）保持水密闭状态			
（4）气管的偏移			
（5）两侧呼吸音的性质			
8. 在模拟病人身上，演示能够处理下列情况			
（1）病人转运			
（2）怀疑胸腔漏气			
（3）意外胸腔引流管拔出			
9. 根据操作规程每天更换纱布或根据医嘱			
10. 在护理计划单上记录护理上的关注点			

　　在书写能力的陈述前，先要明确医院护理实践的组织框架，可根据不同的组织框架进行能力的陈述。例如，有的医院采用护理程序进行护理实践，则护士的5个能力领域可以陈述为护理评估能力、护理诊断能力、护理计划能力、护理实施能力和护理评价能力。有的医院以护理诊断为框架指导护理实践，则某个护理诊断便是一个能力领域，根据临床上最常见的护理诊断列出能力领域。如根据护理诊断"疼痛"，可将能力陈述为"为疼痛的病人提供护理"。护士的角色也可作为确定能力领域的框架，如在手术室工作的护士则以巡回护士、洗手护士的角色功能来表达他们的护理工作，那么巡回护士、洗手护士就是两个主要的能力领域，可以将这两种能力确定为手术室护士应具备的能力。另外，外科手术的不同类型、病人的不同主诉、身体的各个系统、不同的医疗护理方法等也可作为能力称述的框架。也可以几种框架结合使用，如对于混合收治内、外科病人的病房，可以根据生理系统如循环系统、呼吸系统、消化系统、泌尿系统来组织能力，然后再根据病人的医疗诊断、护理诊断

或护理程序来分亚能力,用这样的框架划分不同的能力对综合性大医院特别适用,因为在此类医院里收治的病人人群、健康问题、护理要求差异性比较大。如果不使用任何框架来进行能力的陈述就会产生一串不完整的工作任务、流程、功能、职责、责任的能力项目清单。相反,如果用框架来指导能力的书写,就有助于我们更完整地进行能力的描述和制订能力的范围。下面举例说明如何根据不同组织框架进行能力的陈述(表2-24)。

表2-24 护理实践的组织框架和能力陈述示例

组织框架	估计的能力数量	能力陈述示例
护理程序	5种(即护理评估、诊断、计划、实施、评价5种能力)	对所管病人进行系统的护理评估 根据所管病人需要制订护理计划 ……
护理诊断	12种(最常碰到的12个护理诊断,每个诊断为一种能力)	为有潜在的体液不足病人提供护理 为疼痛的病人提供护理 ……
护士角色	2种(如洗手护士和巡回护士)	履行手术室洗手护士所有主要的工作期望 履行手术室巡回护士所有主要的工作期望
病人主诉	15种(15种最常遇到的主诉,每个主诉为一种能力)	执行对主诉"呼吸困难"病人的急诊处理 执行对主诉"腹痛"病人的处理 ……
身体系统	8种(每个系统一种)	为神经系统异常的病人提供护理 为心血管系统异常的病人提供护理 ……
医疗方法	20种(每种治疗一种能力)	护理氧疗病人 护理肝穿刺病人 ……
医疗诊断和护理程序	数量取决于护理单位最常遇到的医疗诊断	护理酮症酸中毒病人 系统评估酮症酸中毒病人 根据病人需要制订护理计划 有效地管理酮症酸中毒病人护理 评价和记录干预效果
身体系统与护理诊断	根据某个护理单元收治的系统疾病诊断数量和最常遇到的护理问题	管理肾功能不良病人的健康需要 管理体液不足或体液过多病人的需要 管理尿排泄型态改变病人的需要 管理有潜在病人和家庭应对无效病人需要

(2)考核标准或绩效标准(performance criteria):描述了学员对某一能力的陈述必须展现出一个或多个特定的标准行为,从而体现出学员具备该能力。能力考核标准确立了某一能力的核心或关键行为。例如,要确定某人有驾驶汽车的能力,那么此人必须要展示出以下每个核心行为:通过交规理论考试、视力检查达标、完成场地考试和路考以及驾驶执照的申请并交付相关的费用,只有上述核心或关键行为都符合标准,才可以鉴定此人具备驾驶能

力。能力考核标准的书写与教学目标的书写相类似,为了使能力考核标准在判断护士临床实际工作表现中发挥它的作用,在书写能力考核标准时要注意下列几点:①考核标准必须是可观察、可测量的,要用行为动词而不能用模糊的非行为动词来写。考核标准的描述是针对学员而不是评价者,是学员必须要展现的行为,因此必须用行为动词来描述。②考核标准的描述要清楚,使每个评价者都清楚要评价什么,而不会造成各自不同的理解。③每个标准只用一个动词,如果将考核标准描述为"听并记录呼吸音"这样的两个动词,当发现学员能满意地听呼吸音,但不能满意地记录时,评价者就很难决定学员是否达到了这一条目的标准,因此要分别写成两个考核标准"正确地听呼吸音"和"正确地记录呼吸音"。④判断行为是否满意的标准,如"在病人手术前晚 8 点完成术前教育","晚 8 点"就是行为的标准,也可以包括一些特定的书面参考资料如"根据护理部制订的入院程序收治入院病人",这些参考的书面资料可以是护理制度、操作流程、护理常规及护理实践标准。当这些书面资料作为参考来进行标准制订时,应选择对能力真正起核心作用的行为,而不是将整个流程写成考核标准。但如果没有现成制订好的文书资料,也可以针对这一能力做一些简单的考核标准如表 2-25。

表 2-25　能力考核标准示例

能力描述: 正确地收治新入院病人

考核标准:

1. 获取入院评估资料包括
    (1) 生命体征
    (2) 身高
    (3) 体重
    (4) 本次入院原因
    (5) 过敏
    (6) 当前药物的使用
    (7) 护理病史
2. 完成入院评估单上要求的体检
3. 执行所有的入院医嘱
4. 在病人入院后 2 小时内完成入院评估单
5. 在病人入院 24 小时内根据评估资料制订病人护理计划

　　能力本位教育强调了学员的实际执行能力,即展现他们能做事,因此考核标准多涉及临床实践的一些动词如评估、记录、提供、教育,而不仅仅只是认知行为如描述、解释、定义等。但是一种能力总会涉及知识的认知层面,因为在一个人能够做事之前,首先要知道如何做。因此,尽管考核标准的大部分行为是临床实践的行为,也会选择性地包括一些认知层面的行为。如护理单元常用的药物作用、剂量、禁忌证、不良反应等,不经常发生的能力核心部分如起搏器功能失常、喉痉挛的临床特点、胰岛素休克等。对一个特定的能力要制订多少考核标准没有具体的规定。考核标准条目数量以能展现这一能力的必要的核心成分为标准(表 2-26)。

表 2-26　经皮或体外临时起搏能力考核单

能力：经皮或体外临时起搏能力	符合考核标准 （评价者签名）		
	符合	不符合	不适用
● 演示 　○ 连接电线与起搏器 　○ 连接应急电线与起搏器 　○ 更换电池 　○ 连接开关 　○ 锁住或开锁起搏器 　○ 调整频率和输出 　○ 设置非同步 & 按需模式 　○ 设置起搏器 AAI, VVI 与 DDD 模式			
● 指出起搏器上的下列开关 　○ 暂停开关 　○ 紧急开关			
● 识别起搏器屏幕上的下列标示 　○ 低电池 　○ 房性或室性起搏 　○ 锁住			
● 演示如何检查刺激阈值： 　将输出量慢慢调低至夺获消失，然后慢慢调高直至夺获 　出现的最低能量			
● 说出物品放置的位置 　○ 哪里去取起搏器 　○ 起搏器用后的归位			
● 讨论以下几点 　○ 恰当的房性夺获 　　■ 当起搏冲动落在 P 波后 　○ 恰当的室性夺获 　　■ 当起搏冲动落在 QRS 波后			
● 演示如何从 MOSBY'S 护理文献中查阅到下列相关资料 　○ 临时起搏病人护理 　○ 故障排除			
● 演示临时起搏的记录			

（参考罗马琳达大学医学中心）

　　能力本位教育模式已广泛地应用于临床各专科领域的岗前培训，也用于各种不同的护理角色的培训如带教老师、护士长、护理专家等。下面举例进一步说明如何确定能力陈述和考核标准。

例1：能力陈述和考核标准

组织能力的框架：护士的角色

能力陈述：执行一名床边护士病人教育的角色职责

考核标准：

1. 识别病人和家属接受教育的预备性
2. 帮助病人和家属确定特定的健康问题
3. 提供恰当的病人教育指导 包括以下几方面：
   (1) 健康问题的病理生理
   (2) 需要使用的药物
   (3) 生活方式的改变(如高危因素、饮食、锻炼、工作)
   (4) 潜在的并发症
   (5) 需要立即报告医生、护士的症状
4. 使用已有病人健康问题教育和护理的教学工具
5. 评价病人、家属对健康教育的理解
6. 为出院后进一步的追踪和出院后的护理分发书面的病人健康教育资料
7. 在病人的出院计划单上记录病人教育程序和教育效果

例2：能力陈述和考核标准

组织能力的框架：医疗措施

能力陈述：为放置胸腔引流管病人提供护理

考核标准：

1. 按书面操作程序要求准备胸腔引流管放置的物品和设备
2. 按照厂家的指导手册连接胸腔引流管引流系统
3. 向病人解释胸腔引流管的放置和对病人的影响
4. 协助医生进行胸腔引流管的放置
   (1) 连接胸腔引流管与引流装置系统
   (2) 用胶布紧密固定每个连接处
   (3) 在胸腔引流管的置入处贴上密封的纱布
5. 核实引流系统的水封状态
6. 根据医生设定吸引的压力
7. 根据护理单元护理常规监测
   (1) 引流液的量
   (2) 引流液的特征
   (3) 保持水密闭状态
   (4) 气管的偏移
   (5) 两侧呼吸音的性质
8. 在模拟病人身上，能够演示处理下列情况
   (1) 病人转运
   (2) 怀疑胸腔漏气
   (3) 意外胸腔引流管拔出
9. 根据操作规程每天更换纱布或根据医嘱
10. 在护理计划单上记录计划的护理

4. 课程目标决定于教学内容,而能力本位教学的教学目标在确定能力陈述和考核标准的教学评估阶段就已完成。在确定能力本位教育的课程内容和教学方法时,可以借鉴传统教育的某些经验,但最终还是应该从能力本位教育的本质出发,对课程内容进行科学的筛选,并选择最有效的教学方法。因此,能力本位教育课程内容和方法的选择与确定,需要我们在掌握了学员能力的基础上,根据课程目标的要求来选择确定。

当采用 CBE 模式进行教学设计时,其教学内容选择有以下几个特点:①内容来自于能力陈述和考核标准(表 2-27)而不是来自于如传统教学模式下的教学目标阐述。②教学内容应当包括为学员提供应用练习这些知识信息的机会,不仅仅要"知道",更重要的是"知道怎么做"。因而在教学方法上需采用角色扮演方法来模拟这些行为要求,然后让学员到临床实际的病人和家属中展现这些行为。③由于 CBE 项目强调临床实践行为结果,因此会更多地使用实验和临床环境下的教学方法来帮助学员练习、完善临床实践行为。④如果带教老师

表 2-27　能力本位教育(CBE)教学内容确定示例

能力陈述与考核标准	教学内容
能力陈述:履行一名床边护士与病人教育角色相关的职责	护士作为病人教育角色
考核标准:	
1. 确定病人和家属接受管理自身健康问题的预备性	1. 学习的预备性 (1) 定义 (2) 影响学习的预备性因素 (3) 怎样确定 (4) 在临床上练习如何识别病人和家属学习预备性
2. 帮助病人和家属确定自身的健康问题	2. 识别健康问题 (1) 将医疗诊断转化为可以理解的健康问题 (2) 某个护理单元最常遇到的健康问题 (3) 在临床中练习协助病人认识健康问题
3. 提供恰当的病人教育　包括以下几方面: (1) 健康问题的病理生理 (2) 需要使用的药物 (3) 需要的治疗 (4) 生活方式的改变(如高危因素、饮食、锻炼、工作) (5) 潜在的并发症 (6) 需要立即报告医生、护士的症状	3. 提供健康指导 (1) 对每个确定的健康问题包括: 　1)病理生理 　2)需要使用的药物 　3)需要的治疗 　4)生活方式的改变(如高危因素、饮食、锻炼、工作) 　5)潜在的并发症 　6)需要立即报告医生、护士的症状体征 (2) 在相应的临床护理单元练习病人和家属健康教育
4. 使用已有的病人健康问题和护理的教学工具	4. 使用教学工具 (1) 使用工具的原因 (2) 当前可用的教学工具 (3) 怎样制订有效地教育工具 (4) 在临床中练习病人家属教育工具的使用

能力陈述与考核标准	教学内容
5. 评价病人、家属对提供的教育指导的理解	5. 评价教学是否有效 (1) 评价病人教育有效的原因 (2) 评价病人教育有效的技巧 (3) 在临床中练习对病人教育有效性的评价
6. 为出院后的进一步的追踪和出院后的护理分发书面的指导材料	6. 使用书面的教育资料 (1) 书面教育资料的目的 (2) 当前已有的书面教育指导资料 (3) 在临床中练习与病人、家属一起学习书面教育指导资料
7. 在病人的出院计划单上记录病人教育程序和教育效果	7. 病人教育记录 (1) 记录的原因 (2) 护理单元要求 (3) 在临床中实践病人教育程序和效果的记录

在评估阶段观察学员在病人教育中已经达到了这样的考核标准,那么与这一考核标准相关的内容对这位护士来说就不必包括在培训的内容中,这是 CBE 教学的一个特点,也体现了个体化的教学。

5. 强调高层次教学目标的完成,即能"做"或"执行",而不仅停留在"知道"的层次上。因此在评价上与传统教学模式相比,要做以下的调整:

(1) 减少对笔试的依赖:因为笔试只是评价临床能力的认知成分,具有这些认知知识是必须的,但并不能确保护士能将这些知识运用到真实病人的护理实践中。在 CBE 指导下的培训中,对以下情况仅做认知知识层面的评价是可以的:①在临床情境或模拟情境下很难考核的领域,如药物不良反应知识。②在临床实践中较少遇到的状况,如各种疾病的病因、病理生理知识或者血透或胸腔引流的适应证。③对理论与原则的理解,如腹透的原理、脑脊液自我调节的原则,胸腔置管的负压原则等。④护士应当掌握但临床上较少发生的情境,如设备功能异常。对以上领域的知识,笔试是考核的适用方法,但"合格"的成绩要设定在正确率达到 90% 或更高。

(2) 更多地依赖模拟情景考核:相对于笔试,模拟情景考核能够比较真实地评价护士的知识应用,而不仅仅停留在"知"的层面,能够帮助护士更有自信地应对临床工作。但模拟情景不等于真实的临床情景,与实际临床工作状况还是有差别的。

(3) 要最大限度地依靠临床考核:临床考核是对护士能力评价效度最高的考核方式,因为此时护士面临的状况是最真实的。不要以为护士理所当然地能将所学到的知识和技术应用到实际工作中,这种能力只有当老师对他们在临床上实际工作表现进行直接观察后才能得到核实。无论是模拟情景下考核还是临床考核,所使用的考核工具可以一样,这就是前面章节中讨论到的能力考核清单如表 2-14、表 2-22、表 2-26 的示例。

6. CBE 模式是基于学员为中心的教学模式,教学时间取决于学员能展现这些能力考核标准所需要的时间,对进入医院就已经具备这些能力考核标准的内容就不必花时间去学习,而尚未具备的考核标准内容就需要花一定的时间进行培训,因此 CBE 模式教学对不同的学员所需要指导的时间是不同的,指导的时间安排取决于学员的需要而不是老师估计的时间。

总结起来,与传统的教学模式相比,能力本位教育具有四方面的优势:①教学目标明确,且针对性和可操作性强。②课程内容以能力评估为基础,把理论知识与实践操作训练结合起来,打破了僵化的学科课程体系。③重视学习者个别化学习,以学习者的学习活动为中心,注重"学"而非注重"教"。④反馈及时,评价客观,具有统一的评价标准。

二、能力本位教育模式下的在职培训

美国医院质量认证部门规定"每个临床护士在护理病人前,对其当前的能力要进行初始评价,并在今后的工作中隔一定时间进行能力的再次评价并有记录"。因此,对医院工作的所有员工要进行能力的初始评价和持续评价。对新护士来说,能力的初始评价是通过岗前培训来完成的,CBE 模式下的教学效果(能力陈述和考核标准)组成了初始能力评估机制。这些教学结果包含了所在护理单元临床护士工作职责的核心部分,与护士所要履行的工作表现要求是一致的。对已在岗工作的老护士的初次评价同样可以采用"岗前培训项目中的能力和考核标准"机制来评估,这是因为同一个岗位对所有护士的核心行为要求是一样的。

一旦护士能力的初始评价完成后,由于护士长有机会观察到员工日常的工作表现并将这些特定领域的考核整合在绩效考评中,因而不需要对所有能力项目做持续的评价。但医院、护理部、护理单元是否对某些能力项目做持续评价、间隔多久来评价要达成共识,如每 2 年一次的评价要包括哪些能力项目。这些评价项目可以是质量改进和危机管理中的一些发现或最近的一些新产品和新的工作流程,例如在今后的 2 年中,决定对 6 个项目要进行持续的评估,其中 2 项在 18 个月考核,2 项需要年度考核,2 项每隔 6 个月考核。决定评价的频率要有充分的理由,一般来说如果员工的依从性高或者几乎都能够达到的话,可以考虑延长下次考核的时间;相反,如果达到率低,那么下一次考核间隔时间要短。而对高风险的护理操作或其他工作任务能力至少 2 年必须考核和记录 1 次,比如 CPR 证书的再培训和其他维护病人生命的治疗、护理干预技能。

为达到以上要求,用能力本位模式指导岗前培训的设计具有以下 3 个作用:①确定学员为履行工作所要展现的能力;②基于学员的能力指导培训;③强调能力中的行为评价而不仅仅停留在知识层面的评价。有关岗前培训内容我们将在第四章做详细的阐述。下面我们主要从岗位业务培训所围绕的能力的获得、能力维护和能力拓展来做简要的阐述。

1. 能力的获得(acquisition of competency)　能力获得指与获得新制度、新流程、新设备、新的治疗药物相关能力方面的培训以及为履行护士工作职责所需要的重要知识、技术在岗前培训中没来得及涉及的培训内容,它包括以下几方面知识的获得:

(1) 新信息的获得(acquisition of new information):随着科技的发展,任何专业知识的半衰期只有 2~3 年,护理专业也一样,因此临床护士需要继续获得新知识、新技术,从而能为病人提供最新的服务。新信息获得的岗位业务培训可以是以下任何一种"新"状况:①医院和护理部的新制度和操作流程;②新病种病人的护理常规;③新医用产品、治疗;④新科技、设备;⑤新的病人护理实施模式如从功能制向责任制护理模式的过度;⑥新的护理记录形式与表格;⑦新监护系统的应用;⑧新疾病谱,⑨新的科研发现或对科研发现的认识理解;⑩对疾病病因、病理生理、诊断、治疗的理解。

（2）"最好知道"方面能力的获得（acquisition of "good to know" area）：由于岗前培训的时间有限，首先要关注 4F，即致命的（fatal）、基础的（fundamental）、频繁的（frequent）、固定的（fixed）所涉及的知识技能。而没有涉及护士"最好知道"方面的内容。这些方面的知识包括怎样执行系统的营养评估、对健康疾病的认识、临床上不常出现的心律失常、临床上不常开展的诊疗技术或不常执行的护理操作和一些操作程序的更新等，这些知识技能的获得可采用持续岗位业务培训方式来达到。

（3）通过非正式、非计划性的临床教学活动获得能力：如病例讨论、晨间提问、病人出院计划讨论、护理查房、医疗与护理共同查房等。尽管这些教学活动中的讨论主要是针对如何更好地管理好病人而展开的，但在这些教学活动中，临床护士有机会通过反思临床工作，与同事、病人和家属的交流中获益。

（4）通过"事件学习"（incident learning）获得能力：事件学习法是指护士在临床工作实践中所遇到的事件，这些事件总能使护士意外地获得书本以外的一些知识。例如某护士熟悉某种药物的作用和不良反应，但在护理某一病人时，该病人出现文献中很少提到某种药物的不良反应，而对这一少见的不良反应知识的获得就是一种"事件学习"的体现。又如急诊室护士从书上学习到急性心肌梗死病人的临床症状和体征，但在实际工作中，每一个心肌梗死病人临床表现是不同的，某个病人表现出的特定个体化症状、体征对护士来说是一次事件学习机会，这些知识不是在书本上能找到的。护士在临床实践中遇到的这些"事件学习"能提升护士的临床实践能力。

2. 能力维护（maintenance of competency）　能力维护指为员工提供由医院、医院质量认证机构和卫生医疗行政管理部门规定的护士应当持续具有的，为保障病人安全必须掌握的能力如火警处理、用电安全、院内感染技能、CPR 证书等。又称之为"必修培训项目"，要求医院对员工进行定期的评价考核以维护员工具备这些技能。

对于能力维护培训要尽量做到：①用最少的时间让学员完成培训教育；②采用让学员很少的或不离开病房来完成教育培训；③老师使用最少的时间来提供指导、教育，当学员需要时或进行临床实践时给予及时的指导；④将学习内容和质量要求标准化，促进学员最大的参与；⑤在重复相同学习内容时，尽可能地让学员和老师感到学习过程仍然趣味无穷。

在所有能力维护培训中，CPR 证书是要反复考核的能力维护项目之一，美国学者在如何高效地完成 CPR 证书再培训方面做了多项研究。一项以"CPR 教育日"命名的 CPR 证书再培训项目包括：①事先自学 CPR 相关的理论知识如心血管高危因素、不良健康生活方式；②观看 40 分钟的基础生命支持的录像；③动手操作练习婴儿、儿童、成人模拟人身上的 CPR 程序；④完成书面和操作考核。事先预习过的学员完成证书的整个再培训需 2～2.5 个小时。Friesen 和 Stotts 在本科护理学专业学生中，用传统教学方法（授课和示范）与自我指导下自学包学习方法产生的效果进行了比较研究，发现 2 种培训方法在培训后的即刻和 8 周后的评价，学员的认知知识（书面考试结果）和操作技能考核结果在两个不同的时间段无显著性差异，两组都能很好地掌握认知领域的信息，但在操作实践能力上均低于掌握要求。从培训时间来比较，传统方法进行再培训平均需 7 个小时完成整个项目，而自学方法只需 5 个小时。另一学者 Coleman 对传统教学法（上课与练习）与模块自我指导教学法 2 种教学法的效果进行了比较，在培训后的即刻与培训后 3 个月进行评价，发现学员在 CPR 认知知识和技能操作能力两者无显著性差异，而操作实践能力比 Friesen 等研究发现的还要差。这些研究证明了自我指导下的自学方法可以替代传统的(授课和示范)教学方法,这样可节省指导老师和学员花在培训上的时间和费用,如果将这些时间用于帮助员工进行更多操作上的练习和考核可以提升学员实际操作水平,从而使培训更有效率。大量的研究支持了自我指导学习法在 CPR 证书再培训中的有效性和高效率,但培训后学员维持掌握的知识和实际操作能力仍不乐观,这些研究表明无论是认知和技能操作在接受培训一年或更短时间里会下降到培训前的水平(低于掌握、满意水平),而技能操作水平的下降比认知知识水平的下降更快,有的甚至在培训后几周到几个月能力就开始下降。因此,目前美国一些医院规定的每 2年一次的 CPR 证书的培训已无法确保员工的操作能力,可能需要每年的复习和再培训,有的提出 CPR 能力培训需要在更短的间隔时间里进行复习回顾。在中国的部分医院要求对医务人员每隔一年进行 CPR 的复习、再培训、再考核。这种状况也适用于 ACLS 证书的再培训、火警演练等。

3. 能力拓展(increase of competency) 能力拓展指为护士提供一些非常规工作职责中需要执行的特殊技能,如除颤、气管内插管、动脉穿刺、PICC 置管、化疗、床边带教等培训,帮助护士获得资格认证,使其有资格执行这些特殊的技能。

这类为护士获得执行常规护理功能外的特定功能项目的培训在美国称之为资格审核项目(credentialing)。资格审核机制一般有准入的要求,往往包括护理工作的年限或特定种类病人的服务、特定的教育培训项目、证实有能力进行操作所需要的知识和技术的考评程序,对能力进行再次考评的间隔时间,例如在美国为确保某一护士能具有为病人除颤的资格,这名护士应符合下列标准:①准入条件:正规护校毕业的学生,有效的 RN 执业证书、CCU 2 年临床工作经验、1 年抢救小组的工作经验。②教育:根据当前 ACLS 指导原则,成功完成了除颤的岗位业务培训,包括参与上课、实践操作练习、完成书面考试、完成操作考试。③考核程序:除颤书面考试正确率 >90% 或以上、通过除颤操作考核清单上的所有考核标准。④再次评价:每年通过笔试或通过操作考核清单上所有考核标准,使护士重新获得有效的证书。护士只有符合以上 4 个要求,才被授予除颤的权限,要获得这样的权限,护士需要学习掌握进一步的理论知识和技术来保障病人的安全。在中国目前有关能力拓展的培训项目主要是针对专科护士的培训,如 PICC 置管和深静脉置管、伤口、造口管理等。

能力的获得、维护和拓展是岗位业务培训的工作核心,要对所有临床护士提供需要的岗位业务培训并获得、维护、拓展相关能力并非易事,这需要在教学策略上有所创新。有的医院采用让员工观看视频录像或听磁带的方式了解新的药物、新治疗方法、警示药物、护理实践和管理发展趋势、循证护理新发现。有的医院采用自学包方式来满足不同班次护士的培训需要,这些自学包设计中包括学习目的、教学目标、学习指导、参考文章、内容的讲义或内容要点、测评试卷和评价工具。有的医院制作闭路电视项目进行防火安全、CPR 和灾难管理的更新和学习。有的开发出各种教学游戏以增加学员学习的参与性和趣味性。以上这些是有效而高效地开展岗位业务培训的几种教学方法。

除了岗前培训和岗位业务培训外,继续教育也是在职培训的一部分,如果用能力本位模式指导继续教育,那么,那些为提升与护士当前工作不直接相关的高级水平临床护士实践、管理、教育或科研能力方面的培训都属于在职培训的继续教育项目。继续教育项目在时间上比岗前培训短,但比岗位业务培训时间要长,每个继续教育项目的时间取决于教育项目的内容和学习形式。不同于岗前培训和岗位业务培训,一般由所在机构单位提供,而继续教育则可以由大学、专业学校、专业协会、其他医疗单位、独立的培训机构等提供。在美国,继续教育的责任在于护士本人,作为一名专业护士,护士有责任确保、参与继续教育以提高其专业实践能力。但雇佣的单位一般都会支持员工获取 CE 分。我国护士继续教育主要受单位制度的影响,例如主管护师以上的临床护士每年必须获省级继续教育学分 5 分以上,5 年内必须获国家级继续教育学分 5 分以上,一般由工作单位负责派送护士获取继续教育学分。

　　继续教育形式非常多样化,可以是专题工作坊、专题讨论会、继续教育课程、强化培训班、专家研讨会或者自学方式。①专题工作坊:比较短,一般为 1 天时间,相对小范围参与者,强调学员的主动参与,对某一特定的主题或一系列特定的技术、能力提高进行详细的学习,对技术专题讨论会往往涉及大量的动手练习,用于这项技术的设备和物品。教学策略采用小组练习、小组讨论、个案学习、角色扮演和各种视听媒体的使用。②专题讨论会:是一种短期的针对某一特定的问题、情境或事件进行的小组活动模式,专题讨论会的目的就是针对参与者共同关注的问题交换意见,专题讨论会协调者的作用是促进小组之间的交流,如果讨论的事件比较复杂,会议可持续几天。③继续教育课程:课程是针对某一主题按一定顺序排列的上课和其他学习活动,不同于学历教育的课程一般要连续几个月的学习,继续教育的课程一般持续几天,在这段时间里,对某一主题内容进行强化的、全面的学习。④强化培训班:是对某一领域的强化培训项目,在这样的项目中有某一领域的专家授课,通常是几天课程学习,限制参与的人数,比其他继续教育模式更为正规的学习经历。⑤专家研讨会:一般有 2 个或更多的专家对相关的主题进行授课,然后由专家研讨会的协调者总结并进行提问时间,专家研讨会可以允许较多的参与者,但通常为 10～20 人。⑥自学:自学形式可以是程序化的教学、自我学习包、阅读的书本或杂志、视频应用、电脑辅助教程项目。

　　认识能力本位教育模式以及能力本位教育模式下的在职培训将有利于我们更全面地理解在职培训的核心,并为有效、高效率地开展在职培训工作提供指导。

第三章

临床护士分阶段培训方案

第一节 概 述

一、临床护士分阶段培训理论基础

1. Dreyfus 技能获取模型 20 世纪 70 年代美国学者 Dreyfus 通过对学习过程的研究得出了 Dreyfus 技能获取模型(Dreyfus model of skills acquisition),简称 Dreyfus 模型。该模型将技能获取的过程分为 5 个阶段,即新手(novice)、高级新手(advanced beginner)、胜任者(competent)、精通者(proficient)和专家(expert)阶段。①新手阶段:拥有有限的课本知识,没有任何实践经验,往往用课堂所学的知识与规则指导行为,并且需要带教老师的详细指导,对复杂的情况没有什么概念。②高级新手阶段:拥有指导实践的部分关键知识,具有一定的实践经验,已经熟悉了基本步骤,可以完成一些单独的任务,但仍需要指导,能够意识到复杂的情况,但不能较好地处理。③胜任者阶段:拥有实践领域的各种背景知识,具有了较多的工作经验,能够通过自己的判断完成大部分工作,能够分析处理较复杂的情景。④精通者阶段:对实践领域的知识和规律有深入的理解,能够完全负责自己的工作,并能从全局上处理复杂的事情。⑤专家阶段:在本领域拥有权威知识,并且拥有跨领域的隐性知识,已不再用原则、规则来指导行为,而是应用丰富的经验,直觉地把握状况,能够从全局上抓住复杂情况的核心。这种从新手到专家实践能力的变化主要从以下三方面发生了转变:第一,从用抽象的原则指导行动到用具体经验指导行动;第二,从局部地看事物到整体地看事物;第三,从被动做事到主动做事。

2. 护士能力进阶模式 护士能力进阶模式(nursing clinical ladder program)是一种针对临床护士的系统性专业培养与评价的层级制度,它是通过不同护士所拥有的核心能力来培训、评价和使用护士,而非简单地按年资、学历等来加以区分,从而使管理者能够按护士的不同能力来定岗、定级、定责、定薪的一种新型护理管理模式。护士的能力进阶体系是对护士核心能力的外显化表征。它起源于 20 世纪 70 年代的美国,最早由 Zimmer 提出,他认为护士的能力进阶能同时满足医疗组织和护士的需求:一方面医院的发展需要有平稳的护理人力资源,以及留住有经验的护理人员;另一方面护士也需要获得专业上的持续成长,从而拥有成就和满足感。研究显示,能力进阶模式既能提升整体护理品质、开拓护理事业发展,又能通过鼓励护士不断晋级.增加专业满意度并减少人员流失。因此,该模式已成为发达国家医疗机构广泛采用的临床护理管理模式。但是各国对于护士的能力划分的标准有所不同,但多以1982年美国护理学者Patricia Benner提出的临床护士"从新手到专家(from novice to expert)"的发展理论为基础,对护士进行分级和分工,形成了各国的等级。

临床护士"从新手到专家"的发展理论是Benner等人结合Dreyfus技能获取模型和护士能力进阶模式所形成的。Benner指出,临床实践经历是护士实践知识发展的基础,护士在临床实践中反复经历某种疾病情境,最后形成自己的临床实践知识。Benner根据护士能力的发展将护士分为新手护士、高级新手护士、合格护士、熟练护士和护理专家5个阶段。

新手护士指护生或刚毕业的缺乏工作经验的新护士,他们往往仅遵循书本和老师教的理论指导工作,缺乏应对临床情境的经验,行为表现和行事作风显得过于僵化而缺乏弹性。

高级新手阶段指毕业一年内的护士,有一定的临床经验和情境体会,熟悉所工作专科的常规工作和任务,能将一些反复发生、有意义的现象整合到自己的临床实践活动中,逐步学习用经验指导实践活动,而不是死板的规则,对病人情况有更整体的把握。

合格护士指在同一专科病区工作2～3年的护士,能针对不同的病人,细致、全面、准确地制订护理计划,并付诸实施;工作具有条理性、灵活性,能有效应对偶发事件。

熟练护士指在同一专科病区工作3～5年的护士,能满足病情复杂病人的各项需求,察觉病人细微而又重要的变化,并给予恰当的处置,其工作以长远目标的达成为原则。

护理专家指在同一专科病区工作满5年以上的护士,能直觉性地抓住每一个临床情境的关注要点而快速识别,做出正确的判断和处置,而无需单纯依靠原则指导护理实践活动。

从新手到专家的发展阶段并不是静止不动的或不可逆的,只有护士遇到类似的临床情境和病人群体,护士就能保持在已达到的临床实践能力上。但当遇到新的或不熟悉的临床情境如新的医疗诊断或药物,不熟悉的或新的操作流程或新的设备使用,护士会退化到一种更为程序化的新手或高级新手阶段的状态中。

由此可见,护士在职培训是继护理院校基础护理专业教育后围绕护士临床能力而展开的连续的、动态的,随着护理专业发展和照护需要不断改变而改变的专业能力培训。涉及护士专业能力的理论知识(显性知识)和实践知识(隐性知识)的培养过程。

二、医院在职护士培训模式

以临床护士"从新手到专家"理论为基础,结合医院实际形成了"护士分阶段培训模式",如图3-1所示,共分为5个阶段。各阶段以对护士核心能力的不同要求制订培训目标,设置相应的课程。每个阶段包含系统培训项目和其他继续教育课程,培训方式多样化,每阶段培训结果以阶段能力考核清单进行系统评价。各个系统培训项目的具体实施,将在后面相应章节详细阐述。

三、医院在职护士培训制度

在职培训是中国《劳动法》所规定的内容,因此卫生部继续医学教育委员会护理学科组制订了《继续护理学教育实施办法》(详见附录一)和《继续护理学教育学分授予试行办法》(详见附录二)明确了护理继续教育的相关制度。医院护理部以此为依据,结合"护士分阶段培训模式"制订了"临床护士在职培训教育制度",详见表3-1。制度对护士在职培训的总体要求及护士分阶段培训各阶段的要求做了规定。各阶段的具体培训方案将在以下的章节详细阐述。

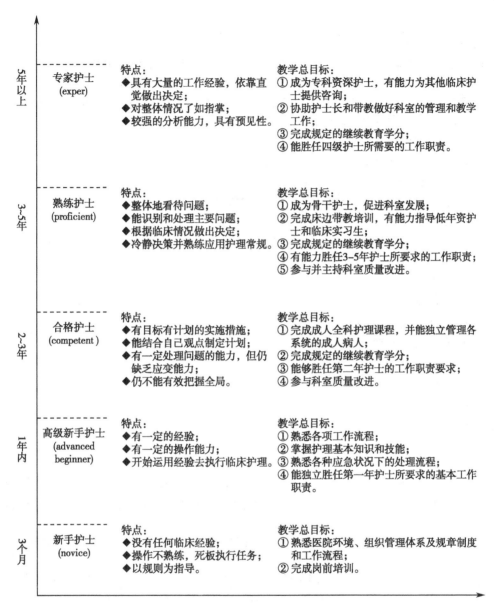

图 3-1 在职护士分阶段培训模式

表 3-1 临床护士在职培训教育制度

1. 目的 提高护士的知识和技能水平,以履行医院、护理部的宗旨和满足病人需求。

2. 要求

   2.1 医院应为员工提供在职教育和其他学习机会,以利于其自身和专业上的发展。

   2.2 制订的护理教育计划须反映医院护理部所追求的高标准的护理质量。

   2.3 在护理岗位上的注册护士每年必须完成继续教育(continuing education, CE)25 学分,(1 月 1 日~ 12 月 31 日)作为每年护士年晋和职称晋升的必要条件。

3. 继续教育的类型

   3.1 Ⅰ类学分继续教育

   3.2 Ⅱ类学分继续教育(选修和必修)

4. 完成继续教育的途径

    4.1　Ⅰ类学分:参加国家卫生和计划生育委员会、卫计厅、继教委批准公布的省级和国家级继续教育项目,并获得Ⅰ类继续教育学分证书。

    4.2　Ⅱ类学分:通过参与学术会议、刊物发表论文、科研项目、外单位进修、出国培训、单位组织的学术活动、自学、翻译与护理专业有关的知识而获得。

        a. 必修(所有在护理岗位的护士)

        b. 心肺复苏(CPR)(每2年1次)

        c. 模拟抢救(MOCK CODE)(每2年1次)

        d. 进一步生命支持(ACLS)(ER、ICU、CCU、PACU 的护士)

        e. 技能考核

        f. 全院性岗位业务培训(in-service)(每年至少参加4次)

        g. 护理教育部规定的其他必修项目

        h. 选修课程

        i. 全院性业务学习

        j. 全院性继续教育课程

        k. 护理教育部认可的部门学分课程

        l. 论文、科研、会议交流

        m. 进修、出国学习

        n. 其他

5. 护士分阶段培训

    5.1　新毕业护士在第1年内的培训 *

        a. 院级岗前培训。

        b. 护理部岗前培训,结合新手自学手册参加每月一次组织的新手培训项目和考核包,包括疼痛管理、化疗护理、糖尿病、常用药物作用与不良反应、主动静脉管理、老年病人的护理特点、应急相关知识等。

        c. 科室层面培训:由护士长指派床边带教老师在3个月内完成护理部和部门岗前培训考核清单。

        d. 新护士进入工作前6个月每个月理论考试1次,后6个月每2个月1次(内容参考医院、护理部、科室制订的制度、操作流程和护理常规(3P)并以100分制记录成绩。

        e. 科室组织规定的专科和基础护理技能考试共20多项,以100分制记录,护理教育部在必要时进行抽考。

        f. 在进入工作的第3个月和第12个月科室对其进行2次床边综合考试并以100分记录(对以上的成绩记入个人培训档案中)。

    5.2　工作第2年的护士

        a. 心肺复苏(CPR)(每2年1次)

        b. 模拟抢救(MOCK CODE)(每2年1次)

        c. 全院性岗位业务学习(in-service)(每年4次)

        d. 内、外科成人护理课程

        e. 床边综合能力考试1次

        f. 护理教育部规定的其他必修项目

5.3 工作 3～5 年的护士

    a. 心肺复苏(CPR)(每 2 年 1 次)

    b. 模拟抢救(MOCK CODE)(每 2 年 1 次)

    c. 全院性岗位业务学习(in-service)(每年 4 次)

    d. 个案分析:结合临床写一份完整的护理个案分析(每年 1 次)(书面并与护理同行分享)

    e. 应用关护概念写一份对护理工作的理解和反思(每年 1 次)

    f. 参加临床带教(preceptor)培训 1 次

    g. 床边临床综合能力考核每年 1 次

    h. 护理教育部组织综合理论考试 1 次

    i. 护理教育部规定的其他必修项目

5.4 工作 6 年及以上的护士

    a. 心肺复苏(CPR)(每 2 年 1 次)

    b. 模拟抢救(MOCK CODE)(每 2 年 1 次)

    c. 全院性岗位业务学习(in-service)(每年 4 次)

    d. 参与科室和医院范围的护理教学讲座 / 护理查房 / 学术报告 / 写护理论文或护理综述一次或一篇 / 年(教学讲座 2 学分 / 次,≤10 学分 / 年,护理查房主讲 1 学分 / 次≤10 学分 / 学年,综述 / 论文按论文发表的计算)

    e. 护理教育部规定的其他必修项目

5.5 其他医院调入的护士

    a. 参加当年医院和护理部组织的岗前培训,完成科内岗前培训和技能考核表。

    b. 完成岗前培训后原则上进入 3～5 年阶段的护士培训计划,但护士长应当对每位护士的能力进行评估后制订个体化的培训计划。

5.6 主管护师和以上职称的护士每年必须完成省级Ⅰ类学分 5 分,5 年之内完成国家级Ⅰ类学分 5～10 分(当年晋升的主管护师从第二个学年开始)。

6. 学分授予标准

6.1 Ⅰ类学分为国家卫生和计划生育委员会、卫计厅、继教委批准公布的项目

    a. 国家级项目

    讲   每小时   2 学分

    听   3 小时   1 学分

    b. 省级项目

    讲   每小时   1 学分

    听   6 小时   1 学分

    c. 省级学术会议项目

    大会宣读   1～3 作者   4-3-2 学分

    书面交流   1～3 作者   2-1-1 学分

    列题交流   第一作者   1 学分

    学术讲座   主讲   每小时   1 学分

    听满 12 小时以上者   2 学分

6.2 Ⅱ类学分为单位组织的学术活动、学术会议、刊物发表论文、科研项目、外单位进修、出国培训、自学、翻译与护理专业有关的知识等。

    a. 由医院、护理部组织的二类继续教育学分由护理教育部确定的标准给分。

b. 科室组织的Ⅱ类继续教育项目可以是理论知识和技能考核,由护理教育部审核给分(总分不能超过 10 分)。

c. 学术会议学分计算:第一作者 - 第三作者类推

国际会议	8-6 学分
全国会议	6-4 学分
行政区级	5-3 学分
省级会议	4-2 学分

d. 刊物发表论文每第一作者 - 第三作者类推

国外刊物,有标准刊号	10-8 学分
ISSN 和 CN 刊物	6-4 学分
省级刊物	5-3 学分
地级以下刊物	4-2 学分
内部刊物	

e. 科研项目(立项当年)　　1　　2　　3　　4　　5

国家级课题	10-9-8-7-6
省部级课题	8-7-6-5-4
厅级课题	6-5-4-3-2
出版著作	1000 字　1 学分
出国考察、专题调研报告	3000 字　1 学分

f. 单位组织的学术活动:每次主讲 2 学分(≤10 学分 / 年)

病例讨论会每次主讲 1 学分(≤10 学分 / 年)

g. 外单位进修、出国培训,每 1 个月给 3 学分,当进修≥6 个月,经考核合格视为完成当年学分。

h. 自学、翻译与护理专业有关的知识:应先定出自学和翻译计划,经科室护士长和带教护士同意后执行,最后写出综述,科室交流,每 2000 字授予 1 学分,每年不超过 5 学分。

注:* 因每年 12 月统计学分,因此将工作 8 个月内的护士视为第 1 年护士,以此类推

第二节　新手护士阶段培训方案

新手护士即新毕业工作 3 个月之内的护士,这个阶段的护士没有临床经验,知识的运用以教科书上的原则为准,很难应对变化多端的实际情况,大多是机械地执行任务。如对刚入院的新病人要测量并记录的生命体征、身高、体重,询问并记录有无药物过敏反应;服用洋地黄药物在给药前要听病人的心率 1 分钟,如果病人的心率小于 60 次 / 分,停止给药并通知医生;如果病人的心率小于 50 次 / 分,检查病人有无组织灌注不足和洋地黄中毒的临床表现并做 12 导联心电图。这些规则是发展护士临床实践专业能力的基础。由于缺乏护理病人经历的广度和深度,他们会被临床情境的复杂性弄得手足无措,不能识别不同护理情境中相关的病人特征,不能识别什么样的临床表现与病人的问题最相关,什么样的情境是超越了"一般常规"之外的情况。新手护士在工作上表现为注重细节和任务的完成,缺乏对病人整体情况的关注,缺乏工作的灵活性,不能很好地基于病人的需要来组织安排工作任务的先后顺序,不能灵活地根据病人的需要变通调整已制订的工作流程来进行工作,不

能对临床情境快速地做出判断、决策。因此在培训新手护士的过程中要提供规则并确保他们能理解所要遵循的规则,而不是盲目地遵循。在临床中指导新手工作的最好的老师是处于合格阶段的护士。

一、培训总目标

1. 熟悉医院环境、医院组织管理体系和医院、护理部、科室层面的规章制度和工作流程。
2. 掌握护理基本知识、基本技能和各种应急状况下的处理流程。
3. 如期完成岗前培训项目,并通过考核。
4. 能独立胜任所要求的基本工作职责,顺利地完成从学生到临床护士的角色转换。

二、核心能力绩效要求及培训内容

核心能力概要 如期完成岗前培训及本阶段其他培训项目并通过考核;在高年资护士的指导下进行工作,并随时寻求帮助,在临床工作中不断提高技能。学习、了解并遵守医院及部门规章制度和操作规程;严格按照护理标准,应用护理程序为病人提供持续的优质护理,并做好相应的护理记录;运用评判性思维,利用可及资源,尽力解决病人的问题。新手护士的具体核心能力绩效要求及培训内容详见表3-2。

表3-2 新手护士(岗前培训期间)的核心能力绩效要求及培训内容

核心能力	绩效要求	培训内容
评估与干预能力	1. 病人护理 1.1 采集病史,对病人做系统评估;根据主客观资料做出护理问题判断 1.2 根据病人的需要制订护理计划 1.3 提供安全可靠的生理和心理护理 1.4 客观记录病情,及时准确地反映病情变化及治疗护理要点 1.5 评价病人对所实施护理的效果 1.6 参与病人的抢救工作,紧急抢救时,在监督下实施抢救工作	● 护理评估 ● 护理程序 ● 护理电子病历书写 ● 院内感染预防与控制 ● 床边急救理论知识与实践 ● 疼痛管理 ● 主动静脉管理 ● 伤口观察与压疮预防
	2. 专业技能 2.1 严格按规章制度和操作规程操作 2.2 正确使用科室内的仪器、设备 2.3 协助医生进行各种操作,了解操作相关的注意事项 2.4 了解本部门常用药物的作用和不良反应,发现问题及时报告	● 操作练习并考核(15项) ● 医疗仪器使用注意事项 ● 新护士岗前培训清单 ● 药理学基础知识网上学习与考核
沟通能力	1. 专业素质(工作态度、团队协作) 1.1 尊重病人和家属,保护病人隐私 1.2 关爱病人,善于发现病人和家属的需求,并尽力帮助解决 1.3 关心同事、具有团队合作精神	● 优质服务 ● 同事间支持 ● 护理人文课程 ● 科室床边带教老师的模范作用
	2. 合作交流 2.1 具有积极的态度,能与他人进行专业或非专业的交流、对话 2.2 护理过程中与病人及家属保持良好的沟通 2.3 礼貌待人,仔细倾听,具备一定的交流技巧	

核心能力	绩效要求	培训内容
评判性思维能力	1. 结合病例,不断学习相关理论知识 2. 能识别病人存在的问题,积极寻求帮助,及时解决问题 3. 工作细心,及时澄清医嘱 4. 参加所护理病人的查房,了解病情、治疗方案和护理需要,病情变化时能及时报告组长和医生,并实施措施 5. 发生任何非正常事件,须自觉填写"意外事件报告单",并向护士长报告	• 科室床边带教老师的模范作用 • 营造促进评判性思维的工作氛围
人际交往能力	1. 仪表语言 　1.1 佩戴胸牌,穿着整齐、清洁,着装、发型符合要求 　1.2 表情温和,面带微笑,体现护士职业形象 　1.3 以主人翁的姿态,热情接待病人/家属与来访者 　1.4 礼貌待人,仔细倾听,有较好的交流技巧 2. 团队协作 　2.1 关心同事、自觉合作、乐于助人,能促进护理队伍的团队精神 　2.2 情绪稳定,维护自身形象 　2.3 虚心接受同事的建议和反馈,并及时改进 　2.4 能与医生及其他部门员工合作交流	• 礼仪与行为规范 • 护士礼仪
管理能力	1. 工作态度 　1.1 热爱本专业,具有积极的态度;服从工作安排和调配 　1.2 遵循伦理法律原则,自觉维护科室和医院的形象 2. 工作安排 　2.1 遵守上下班工作制度,工作时间不做与工作无关的事 　2.2 有序地安排工作,合理地利用时间,按时完成班内工作 　2.3 做好交接班前的准备工作,交接班认真、清楚。有疑问及时澄清 　2.4 给病人创造良好的环境,保持所护理病人病室和床单位的整洁;自觉保持办公区域的整洁 　2.5 病人费用统计合理 　2.6 乐于接受科室安排的额外工作	• 员工的绩效考核程序 • 消防安全和车辆管理 • 计算机应用与医院网络 • 职能科室解释制度 • 职业安全防范知识
领导能力	1. 遵循伦理法律原则,维护科室和医院的形象 2. 维护护士职业形象 3. 维护自身形象,换位思考 4. 参与科室讨论和质量改进活动	• 医院及护理部宗旨与哲理 • 医院质量管理 • 安全知识 • 突发事件的处理 • 质量和安全 • 构建团队理念
教学能力	1. 使用通俗易懂的语言,向病人及家属进行健康宣教及相关知识教育 2. 熟悉科室的宣教资料,并根据病人需要及时发放给病人及家属	• 病人教育体系介绍

核心能力	绩效要求	培训内容
知识综合能力	1. 能将理论知识与临床实际相结合,培养评判性思维能力 2. 能识别病人存在的问题,积极寻求帮助,及时解决问题 3. 完成岗前培训及本阶段培训项目,并通过考核 4. 积极参与医院和科室的各项活动 5. 关心医院及科室的发展,了解科室及医院信息 6. 明确自己在本部门工作的学习方向,通过各种渠道不断学习知识 7. 保持部门服务计划内要求证书的有效性,如 CPR 和 MOCK CODE 证书	● 护理部岗前培训 ● 心肺复苏课程培训 ● 阅读科室交流本,科会记录和其他要求掌握的内容。 ● 岗前培训知识考核
专科能力	1. 能独立有效地护理部门内常见病种 2. 能进行一般的抢救配合 3. 掌握与病人及家属的沟通技巧	● 围绕岗前培训清单进行部门内岗前培训 ● 专科相关知识培训

三、培 训 方 式

本阶段培训以岗前培训项目为主,岗前培训项目包含院级培训、护理部培训、护理大科培训及科室培训 4 个层次。采用集体授课、播放 DVD、技能操作室和临床模拟实践示范、网络资源自学、床边带教等方式进行。岗前培训项目的详细内容将在第四章具体阐述。

四、效 果 评 价

新手护士培训效果通过多种方式进行考核,主要有:①岗前培训书面考核,包括药理知识、护理专业知识、专科知识考核;②操作技能考核;③使用岗前培训考核清单(orientation checklist)考核;④床边综合能力考核;⑤通过自我评价、同事间评价、主管评价进行 360° 考核。

第三节 高级新手护士阶段培训方案

高级新手护士即工作一年内的护士,这阶段的护士具有一定的临床经验,能完成病区的常规工作和任务,具有一定数量的类似临床情境经验使他们能够掌握这些情境中的规则和属性特征,并将一些反复发生的有意义现象不断进行总结并综合到自己的实践活动中,逐步学习用经验指导实践活动,而不是死板的规则,对病人情况有一定程度的整体把握。例如当护士有了收治了 10~12 个新病人的经历后,逐步认识到病人在入院时经常问的问题,观察到不同病人的差异性,病人家属对入院过程通常的反应,在入院时病人最普遍存在的需要。对于这一阶段的护士,要帮助他们对临床经历进行反思,以更好地认识在护理病人中最相关的特征;从护理病人不同的情境中,帮助他们逐步形成用经验指导行为;同时要监管他们的工作以确保病人重要的需求和重要的问题得到关注;帮助护士基于临床情况安排工作先后顺序。在临床中指导高级新手护士工作的最好的老师是处于合格阶段的护士。

一、培训总目标

1. 在实践中逐步应用专业知识和技能为病人提供整体护理。

2. 获得和拓展新的专业知识技能。

3. 能独立胜任第一年护士所要求的基本工作职责。

二、核心能力绩效要求及培训内容

核心能力概要 在高年资护士的指导下进行工作,并随时寻求帮助,在临床工作中不断提高技能。进一步学习、了解并遵守医院及部门规章制度和操作规程;严格按照护理标准,应用护理程序为病人提供持续的优质护理,并做好相应的护理记录;评判性地思考,利用可及资源,尽力解决病人的问题;参与科室讨论和部门的质量改进工作。具有团队合作精神,倾心于营造关爱、和谐的工作环境和文化氛围。高级新手阶段是新手阶段的进一步延续,具体的核心能力绩效要求基本相似,在培训内容上进一步深入,详见表3-3。

表3-3 高级新手护士(工作后3~18月)的核心能力绩效要求及培训内容

核心能力	绩效要求	培训内容
评估与干预能力	1. 病人护理 　1.1 采集病史,对病人做系统评估;根据主客观资料做出护理问题判断 　1.2 根据病人的需要制订护理计划 　1.3 提供安全可靠的生理和心理护理 　1.4 客观记录病情,及时准确地反映病情变化及治疗护理要点 　1.5 评价病人对所实施护理的效果 　1.6 参与病人的抢救工作,紧急抢救时,在监督下实施抢救工作 2. 专业技能 　2.1 严格按规章制度和操作规程操作 　2.2 正确使用科室内的仪器、设备 　2.3 协助医生进行各种操作,了解操作相关的注意事项 　2.4 了解本部门常用药物的作用和不良反应,发现问题及时报告	● 护理实践指南中制度和操作流程考核 ● 不同年龄段病人护理特点 ● 给药错误与防范措施 ● 化疗护理 ● 糖尿病病人护理 ● 老年病人特点与护理 ● 床边急救模拟实践考核 ● 基本操作和专科操作的进一步练习与考核 ● 常用药物知识和使用注意事项(网络自学与考核)
沟通能力	1. 专业素质(工作态度、团队协作) 　1.1 尊重病人和家属,保护病人隐私 　1.2 关爱病人,善于发现病人和家属的需求,并尽力帮助解决 　1.3 关心同事、具有团队合作精神 2. 合作交流 　2.1 具有积极的态度,能与他人进行专业或非专业的交流、对话 　2.2 护理过程中与病人及家属保持良好的沟通 　2.3 礼貌待人,仔细倾听,具备一定的交流技巧	● 压力应对 ● 人文关怀反思日志 ● 读书报告 ● 同事之间的支持活动 ● 高年制护士的模范作用
评判性思维能力	1. 结合病例,不断学习相关理论知识 2. 能识别病人存在的问题,积极寻求帮助,及时解决问题 3. 工作细心,及时澄清医嘱 4. 参加所护理病人的查房,了解病情、治疗方案和护理需要,病情变化时能及时报告组长和医生,并实施措施 5. 发生任何非正常事件,须自觉填写"意外事件报告单",并向护士长报告	● 部门内个案学习 ● 全院个案学习 ● 高年制护士的模范作用 ● 营造促进评判性思维的工作氛围

核心能力	绩效要求	培训内容
人际交往能力	1. 仪表语言 　1.1 佩戴胸牌,穿着整齐、清洁,着装、发型符合要求 　1.2 表情温和,面带微笑,体现护士职业形象 　1.3 以主人翁的姿态,热情接待病人/家属与来访者 　1.4 礼貌待人,仔细倾听,有较好的交流技巧 2. 团队协作 　2.1 关心同事、自觉合作、乐于助人,能促进护理队伍的团队精神 　2.2 情绪稳定,维护自身形象 　2.3 虚心接受同事的建议和反馈,并及时改进 　2.4 能与医生及其他部门员工能合作交流	● 礼仪与行为规范 ● 护士礼仪
管理能力	1. 工作态度 　1.1 热爱本专业,具有积极的态度;服从工作安排和调配 　1.2 遵循伦理法律原则,自觉维护科室和医院的形象 2. 工作安排 　2.1 遵守上下班工作制度,工作时间不做与工作无关的事 　2.2 有序地安排工作,合理地利用时间,按时完成班内工作 　2.3 做好交接班前的准备工作,交接班认真、清楚。有疑问及时澄清 　2.4 给病人创造良好的环境,保持所护理病人病室和床单位的整洁;自觉保持办公区域的整洁 　2.5 病人费用统计合理 　2.6 乐于接受科室安排的额外工作	● 时间管理 ● 医院制度(网络自学与考核)
领导能力	1. 遵循伦理法律原则,维护科室和医院的形象 2. 维护护士职业形象 3. 维护自身形象,换位思考 4. 参与科室讨论和质量改进活动	● 护理职业发展
教学能力	1. 使用通俗易懂的语言,向病人及家属进行健康宣教及相关知识教育 2. 熟悉科室的宣教资料,并根据病人需要及时发放给病人及家属	
知识综合能力	1. 能将理论知识与临床实际相结合,培养评判性思维能力 2. 能识别病人存在的问题,积极寻求帮助,及时解决问题 3. 完成岗前培训及本阶段培训项目,并通过考核 4. 积极参与医院和科室的各项活动和继续教育课程 5. 关心医院及科室的发展,了解科室及医院信息 6. 明确自己在本部门工作的学习方向,通过各种渠道不断学习知识 7. 保持部门服务计划内要求证书的有效性,如CPR和MOCK CODE证书	● 床边应急能力自学材料 ● 高年制护士危重病人观察与处理经验分享 ● 阅读科室交流本,科会记录本和其他要求掌握的内容
专科能力	1. 能独立有效地护理部门内常见病种 2. 能进行一般的抢救配合 3. 掌握与病人及家属的沟通技巧	● 继续跟踪岗前培训清单项目并能使所有操作性的护理项目和活动达到独立性实践

三、培 训 方 式

本阶段是继岗前培训后对新护士岗位胜任力的进一步培训,主要采用集体授课法、小组讨论、DVD 演示、演示和回演示、临床个案分析、专家咨询、网络资源自学、书面作业方法等进行教学。具体内容将在第五章详细阐述。

四、效 果 评 价

1. 主要使用的评价方法 ①书面考核,包括医院制度考核、护理流程考核、药理知识考核;②操作技能考核;③心肺复苏和模拟抢救考核、床边应急能力考核、床边综合能力考核;④通过自我评价、同事间评价、主管评价进行 360° 考核。

2. 培训项目单进行系统评价 由于新手及高级新手阶段的培训具有延续性,因此这两阶段的培训结果采用一个培训项目单进行系统评价,见表3-4。

表 3-4　新手 / 高级新手护士培训项目单

姓名＿＿＿＿＿＿＿　科室＿＿＿＿＿＿＿＿＿＿　进入科室时间＿＿＿＿＿＿＿＿＿＿

项目		成绩	时间/指导者	项目	成绩	时间/指导者
院级岗前培训				**操作技能**		
护理部岗前培训考试	专业基础网上考试			测 T、P、R、BP		
	CPR 理论			口腔护理		
	Mock Code 理论			物理降温(酒精擦浴)		
	CPR/Mock Code 操作★			冰袋的使用		
护理部岗前培训项目★				输液泵使用		
科室岗前培训项目单 check-list ★	第3个月			皮囊加压呼吸技术		
	第12个月			留置导尿管病人的会阴护理		
床边综合能力	第3个月			背部皮肤护理		
	第12个月			吸氧		
参加课程并完成相应的作业或考试(根据课程安排时间)	输液安全与输液工具的选择			CPT(肺叩打)		
	皮肤评估与手术切口观察			吸痰		
	老年病人的特点			无菌操作与静脉输液		
	糖尿病与胰岛素注射			PICC 的护理		
	化疗药物与化疗护理			输血		
自学并通过考试	制度、流程客观题网上考试			微泵使用		
	制度、流程主观题考试			指测血糖		
	应急能力文件夹(第6个月)			诺和笔使用		
	病区常用药物(12个月后)			胃肠减压		
科室理论考核:理论每月 1 次,6 个月后每 2 个月 1 次,12 个月后每季度 1 次				灌肠		
				引流管更换		

续表

项目	成绩	时间/指导者	项目	成绩	时间/指导者
1.			应急能力考核(第6个月)		
2.			专科技能		
3.			1.		
4.			2.		
5.…………			3.…………		

注：★为考核项目，以通过(pass)或不通过(not pass)表示

第四节　合格护士阶段培训方案

合格护士一般指在同一类病房工作2~3年经历的护士，这阶段的护士开始有目标、有计划的地实施措施；能结合自己的观点制订计划并能反映病人情境特征，对遇到的许多偶发事件能够处理、调整临床工作，但仍缺乏应变能力；能较长远地来计划护理措施，但仍不能有效把握全局。对这一阶段的护士需要提供练习式学习活动如情景模拟或游戏，训练护士对复杂临床情境的决策能力；复杂病人问题的计划能力和多科协调解决病人复杂健康需求的能力。在临床中指导合格护士的最好的老师是熟练护士和专家护士。

一、培训总目标

1. 能整体地护理楼层收治的各种成人病人。
2. 获得继续教育学分25分或以上。
3. 胜任第二年护士的工作职责要求。
4. 参与科室的质量改进。
5. 获得和拓展新知识、新技术。

二、核心能力绩效要求及培训内容

核心能力概要　在较少的监督下完成工作的人员，仍需在高年资护士的指导下进行工作，必要时寻求帮助。遵守医院及部门规章制度和操作规程；严格按照护理标准，应用护理程序为病人提供持续的、整体护理；如期完成本阶段培训计划并通过考核，在临床工作中不断提高技能；参与科室讨论和部门的质量改进工作。具体核心能力绩效要求及培训内容详见表3-5。

三、培　训　方　式

1. 培训方式　以成人全科护理培训项目为主，采用课前自学指定的"护理实践指南"书籍中相关章节的护理常规内容，3天强化集中授课，组织个案讨论。具体内容将在第六章具体阐述。
2. 其他课程　根据教学需要的评估确定病人教育、主动静脉管理和皮肤压疮的管理、老年病人的护理、疼痛管理与止痛泵的使用、糖尿病和胰岛素注射、护理制度与操作流程的

85

表 3-5　合格护士(2～3 年)的核心能力绩效要求及培训内容

核心能力	绩效要求	培训内容
评估与干预能力	1. 病人护理 　1.1 采集病史,对病人做系统评估;根据主客观资料做出护理问题判断 　1.2 根据病人的需要制订护理计划 　1.3 提供安全可靠的生理和心理护理 　1.4 客观记录病情,及时准确地反映病情变化及治疗护理要点 　1.5 评价病人对所实施护理的效果 　1.6 作为抢救成员参与病人抢救,能适应紧张的工作环境 2. 专业技能 　2.1 严格按规章制度和操作规程操作 　2.2 熟练地使用和保养科室内仪器、设备 　2.3 协助医生进行各种操作,能进行并发症的观察和宣教;发现异常情况及时报告 　2.4 熟悉本部门常用药物的作用和不良反应,发现问题及时报告	● 护理实践指南中全科护理 ● 成人全科护理培训项目 　循环系统护理 3 小时 　神经系统护理 1 小时 　泌尿系统护理 1 小时 　内分泌系统护理 1 小时 　呼吸系统护理 2 小时 　胃肠系统护理 2 小时 　休克 1 小时 　气道急症 1 小时 　MODS 1 小时 ● 基础操作练习并考核(5项) ● 专科护理操作练习并考核
沟通能力	1. 专业素质 　1.1 尊重病人和家属,保护病人隐私 　1.2 关爱病人,善于发现病人和家属的需求,并尽力帮助解决 　1.3 关心同事、具有团队合作精神 　1.4 虚心接受同事的建议和反馈,并及时改进 2. 合作交流 　2.1 具有积极的态度,能与他人进行专业或非专业的交流、对话 　2.2 护理过程中与病人及家属保持良好的沟通 　2.3 礼貌待人,仔细倾听,具备较好的交流技巧	● 愤怒病人处理 ● 书写读书报告
评判性思维能力	1. 结合病例,不断深入学习相关理论知识 2. 有一定的预见性,能发现病人存在的和潜在的问题,及时解决问题;必要时寻求帮助 3. 工作细心,及时澄清医嘱 4. 参加所护理病人的查房,了解病情和治疗方案,能参与医疗及护理计划的讨论 5. 发生任何非正常事件,须自觉填写"意外事件报告单",并向护士长报告	● 部门内个案学习 ● 全院个案学习 ● 高年制护士的模范作用
人际交往能力	1. 仪表语言 　1.1 佩戴胸牌,穿着整齐、清洁,着装、发型符合要求 　1.2 表情温和,面带微笑,体现护士职业形象 　1.3 以主人翁的姿态,热情接待病人/家属与来访者 　1.4 礼貌待人,仔细倾听,有较好的交流技巧	

核心能力	绩效要求	培训内容
人际交往能力	2. 团队协作 2.1 关心同事、自觉合作、乐于助人,能促进护理队伍的团队精神 2.2 情绪稳定,维护自身形象,换位思考 2.3 虚心接受同事的建议和反馈,并及时改进 2.4 与医生及其他部门员工能有效的合作交流	● 同事间支持活动
管理能力	1. 工作态度 1.1 热爱本专业,具有积极的态度;服从工作安排和调配 1.2 处理问题考虑全面,遵循伦理法律原则,维护科室和医院的形象 2. 工作安排 2.1 遵守上下班工作制度,工作时间不做与工作无关的事 2.2 有一定的时间管理能力,合理安排工作,确保工作质量 2.3 做好交接班前的准备工作,交接班认真、清楚。有疑问及时澄清 2.4 给病人创造良好的环境,保持所护理病人病室和床单位的整洁;自觉保持办公区域的整洁 2.5 病人费用统计合理 2.6 乐于接受科室安排的额外工作,有参与病房管理的意识	
领导能力	1. 处理问题考虑全面,遵循伦理法律原则,维护科室和医院的形象 2. 能提出建设性的意见和建议 3. 参与科室讨论和质量改进活动,在各种学习讨论会上有自己的见解和主张	
教学能力	1. 使用通俗易懂的语言,向病人及家属进行健康宣教及相关知识教育 2. 了解病人及家属对宣教内容的掌握情况,能给予补充、强化	● 健康教育程序的系统培训

知识综合能力	1. 结合病例,不断深化学习理论知识,具备评判性思维能力
	2. 有一定的预见性,能发现病人存在的和潜在的问题,及时解决问题;必要时寻求帮助
	3. 积极参与医院和科室的各项活动和继续教育课程,完成本阶段培训计划并通过考核;获得继续教育学分25分/年。
	4. 关心医院及科室的发展,了解科室及医院信息
	5. 明确自己在本部门工作的学习方向,通过各种渠道不断学习知识
	6. 保持部门服务计划内要求证书的有效性,如 CPR 和 MOCK CODE 证书
		● 继续教育(固定课程):
		  1. 老年护理
		  2. 化疗护理
		  3. 疼痛管理
		  4. 静脉管理
		  5. 皮肤护理和压疮防治
		  6. 糖尿病病人护理
		● 阅读科室交流本,科会记录本和其他要求掌握的内容。
		● 床边综合能力考核

专科能力	1. 能独立有效地护理部门内常见病种 2. 能进行一般的抢救配合 3. 掌握与病人及家属的沟通技巧,能处理冲突	● 专科相关知识和技能的培训 ● 专科新知识、新技能的培训

考核和护理常规的考核为全院必修项目,每3年进行一次更新考核。采用授课、自学和操作示范,笔试和操作回演示的方式实施教学。

四、效 果 评 价

1. 主要使用的评价方法 ①书面考核,包括成人全科护理知识、必修课程考核;②操作技能考核;③心肺复苏和模拟抢救考核、床边应急能力考核(每季度巡查)、床边综合能力考核;④通过反思日记、自我评价、同事间评价、主管评价进行360°考核。

2. 培训项目单进行系统评价 见表3-6。

表3-6 合格护士培训项目单

姓名_____ 科室_____ 时间_____

项目		成绩	时间/指导者	项目	成绩	时间/指导者
必修项目(理论)				**必修(操作)(6CE)**		
成人全科护理(8CE)	循环系统			1. 输液		
	呼吸系统			2. 吸氧		
	消化系统			3. 吸痰		
	神经系统			4. 更换引流袋		
	泌尿系统			5. 输血		
	内分泌系统			6. 床边急救		
	急危重病人管理			**医院/护理部选修课程**		
健康教育实施方法(2CE)						
人文关怀读书报告(1CE)						
床边综合能力考试1次(2CE)						
护理实践指南理论/操作考试(教育部组织3CE)						
静脉/皮肤/疼痛/化疗/老年/糖尿病等(2CE)						
CPR Plus(2CE)				**科室业务学习和技能考核**		
个案学习(1CE)				科室技能年度评价		
in-service 至少4次(2CE)						
1						
2				**其他**		
3						
4						
				总学分		

第五节 熟练护士阶段培训方案

熟练护士一般指在同一病区工作 3~5 年的护士,能对临床情境整体地感知并做出应对反应,他们应用准则指导他们的实践行为,准则指一种情境的微妙差异引导护士对某种情境的把握,它源于经验。这阶段的护士能从整体出发,从长远的角度考虑问题;能从众多的问题中识别和处理主要问题;面对复杂的临床情况能冷静决策并熟练应用护理常规。例如护士怀疑病人可能对药物发生了过敏反应,病人的生命体征、皮肤的颜色、呼吸状态可能还处在正常范围,但是病人的脸色和行为上的某种状态(准则)提示病人可能正经历着过敏性休克的早期阶段。具有这种能力的护士能凭经验预见病人发生的各种情况,从而能够预见性采取必要的措施阻止病情向不良的后果发生。3~5 年的临床护理工作经历教会熟练护士在特定的临床情境中知道如何做,当问起应对病人情况做怎样的处理时,熟练者护士常用的一句口头禅"这得取决于不同的情境"。这一阶段护士对病人临床情境的整体把握使这些护士能快速确定临床问题、快速做出决策。综合病人信息识别相关的、重要的信息;当病人呈现的信息与期望的不相同时,会及时地调整干预措施。对熟练护士采用案例法进行教育是最好的,因为他们具有抓住临床情境整体性的能力。通过案例联系到采取的措施在什么样的情境下有效,什么样的情境下无效,哪些是相关的信息,哪些是不相关的信息,针对这些信息采取最恰当的干预措施是什么。这样的讨论对他们是有益的,如果对熟练护士,仍采用了脱离情境的规则或一般的原则来教育培训的话,他们会感到无趣乏味。在临床中指导这一阶段护士的最好的老师是专家护士。

一、培训总目标

1. 有能力胜任 3~5 年护士所要求的工作职责。
2. 完成 25 个或以上的学分。
3. 完成床边带教(preceptor)培训项目,有能力指导年轻护士和临床实习生的临床学习。
4. 如期完成分阶段培训计划并通过考核,掌握本部门专科理论知识,成为骨干护士。
5. 参与科室讨论和质量改进工作,为科室发展提出建设性的意见和建议。

二、核心能力绩效要求及培训内容

核心能力概要 在很少的监督下独立完成工作的人员。遵守医院及部门规章制度和操作规程;掌握全科护理理论及各项临床护理操作,严格按照护理标准,熟练应用护理程序为病人提供持续优质安全的全人护理;如期完成分阶段培训计划并通过考核,掌握本部门专科理论知识,在临床工作中不断提高技能;参与科室讨论和部门的质量改进工作,能为科室发展提出建设性的意见和建议;有一定的带教能力,为新同事及实习、进修人员提供咨询。详细核心能力绩效要求及培训内容详见表 3-7。

三、培 训 方 式

1. 本阶段的培训主要包括床边带教培训项目,该项目采用课前自学床边带教手册及成人教学理论,2 天强化集中授课,同事间经验交流等方式进行。具体内容将在第七章具体阐述。

表 3-7 熟练护士(3~5 年)的核心能力绩效要求及培训内容

核心能力	绩效要求	培训内容
评估与干预能力	1. 病人护理 　1.1　采集病史,对病人做系统评估;根据主客观资料做出护理问题判断 　1.2　根据病人的需要制订护理计划,反映动态变化 　1.3　提供安全可靠的生理和心理护理 　1.4　客观记录病情,及时准确地反映病情变化及治疗护理要点 　1.5　评价病人对所实施护理的效果 　1.6　作为抢救成员参与病人抢救,能适应紧张的工作环境 　1.7　观察判断潜在的问题;能做好预见性的护理 2. 专业技能 　2.1　严格按规章制度和操作规程操作 　2.2　掌握本部门护理常规和各项护理操作 　2.3　协助医生进行各种操作,有预见性地进行并发症的观察和宣教;发现异常情况及时报告 　2.4　掌握本部门常用药物的作用和不良反应,评估药物疗效,鉴别不良反应,发现问题及时报告并处理	● 如何做个案分析 ● 护理实践指南中护理常规每年自学并完成网上考试
沟通能力	1. 专业素质(工作态度、团队协作) 　1.1　尊重病人和家属,保护病人隐私 　1.2　关爱病人,善于发现病人和家属的需求,并尽力帮助解决 　1.3　关心同事、具有团队合作精神 　1.4　虚心接受同事的建议和反馈,并及时改进 2. 合作交流 　2.1　具有积极的态度,能与他人进行专业或非专业的交流、对话 　2.2　护理过程中与病人及家属保持良好的沟通 　2.3　礼貌待人,仔细倾听,具备较好的交流技巧 　2.4　协助处理病人/家属及同事间的问题/冲突	● 冲突管理
评判性思维能力	1. 根据专科特点不断深化学习理论知识,能应用循证来思考问题 2. 有一定的预见性,能发现病人存在的和潜在的问题,及时解决问题;必要时寻求帮助 3. 工作细心,及时澄清医嘱 4. 参加所护理病人的查房,了解病情和治疗方案,主动参与医生讨论医疗护理计划 5. 发生任何非正常事件,须自觉填写"意外事件报告单",并向护士长报告 6. 对安全隐患和低效的工作程序有一定的识别能力,能提出建设性的意见	● 如何做个案分析 ● 循证护理 ● 部门内个案学习 ● 全院个案学习 ● 临床实践反思日志
人际交往能力	1. 仪表语言 　1.1　佩戴胸牌,穿着整齐、清洁,着装、发型符合要求 　1.2　表情温和,面带微笑,体现护士职业形象 　1.3　以主人翁的姿态,热情接待病人/家属与来访者 　1.4　礼貌待人,仔细倾听,有较好的交流技巧	

核心能力	绩效要求	培训内容
人际交往能力	2. 团队协作 　2.1 关心同事、自觉合作、乐于助人,能促进护理队伍的团队精神 　2.2 情绪稳定,维护自身形象,换位思考 　2.3 虚心接受同事的建议和反馈,并及时改进 　2.4 与医生及其他部门员工能有效的合作交流	
管理能力	1. 工作态度 　1.1 热爱本专业,具有积极的态度;服从工作安排和调配。 　1.2 处理问题考虑全面,遵循伦理法律原则,维护科室和医院的形象 2. 工作安排 　2.1 遵守上下班工作制度,工作时间不做与工作无关的事 　2.2 有一定的组织能力,有序地安排工作,合理地利用时间,高质量完成班内工作 　2.3 做好交接班前的准备工作,交接班认真、清楚。有疑问及时澄清 　2.4 有主动参与病房管理的意识;保持病房及办公区域的环境整洁 　2.5 病人费用统计合理 　2.6 乐于接受科室安排的额外工作,具有适应性和灵活性	● 持续质量改进 ● 护理单元管理
领导能力	1. 处理问题考虑全面,遵循伦理法律原则,维护科室和医院的形象 2. 根据病人需要,主动寻求其他帮助途径(如营养师,康复理疗师,呼吸治疗师) 3. 有创新意识,能提出建设性的意见和建议 4. 参与科室讨论,主持质量改进活动,在各种学习讨论会上有自己的见解和主张	● 职业发展 ● 有可能参与某一专业委员会。 ● 实践床边带教工作
教学能力	1. 使用通俗易懂的语言,向病人及家属进行健康宣教及相关知识教育 2. 了解病人及家属对宣教内容的掌握情况,能给予补充、强化 3. 在仪器操作、维护和问题解决方面能为新护士及实习/进修人员提供帮助 4. 指导低年资护士及实习、进修人员的工作	● 床边带教培训项目 ● 参与护生和护士教学工作
知识综合能力	1. 结合病例,不断深化学习理论知识,具备评判性思维能力 2. 有一定的预见性,能发现病人存在的和潜在的问题,及时解决问题;必要时寻求帮助 3. 积极参与医院和科室的各项活动和继续教育课程,完成本阶段培训计划并通过考核;获得继续教育学分25分/年 4. 关心医院及科室的发展,了解科室及医院信息 5. 明确自己在本部门工作的学习方向,通过各种渠道不断学习知识 6. 保持部门服务计划内要求证书的有效性,如 CPR 和 MOCK CODE 证书 7. 不断学习国内外新理论、新技术,积极撰写护理论文;参与护理科研工作	● 继续教育(固定课程): 　1. 老年护理 　2. 化疗护理 　3. 疼痛管理 　4. 静脉管理 　5. 皮肤护理与压疮防治 　6. 糖尿病病人护理 ● 阅读科室交流本,社会记录本和其他要求掌握的内容。 ● 文献检索 ● 床边综合能力考核

续表

核心能力	绩效要求	培训内容
专科能力	1. 能独立护理部门内复杂病历,并能指导科内低年资护士工作 2. 提升临床带教能力 3. 了解最新的医疗护理动态	● 心电图及监护技术 ● 专科相关培训

2. 通过集中授课的方式完成护理部组织的必修项目。

3. 通过书写个案分析和关护日志提高对专科疾病的综合处理能力。

4. 参加各种委员会,如伤口小组、静脉管理、疼痛管理、糖尿病管理、病人健康教育管理、哀伤护理、同事之间的支持、交流委员会等,发展自己的兴趣、特长,成为在科室在这一领域的咨询者和引领人。

四、效 果 评 价

1. 本阶段主要使用的评价方法 ①书面考核:包括护理实践指南考核(1次)、必修课程考核;②操作技能考核;③心肺复苏和模拟抢救考核(每2年1次)、床边应急能力考核(每季度巡查)、床边综合能力考核(每年1次);④通过自我评价、同事间评价、主管评价进行360°考核。

2. 采用培训项目单进行系统评价 见表3-8。

表 3-8 熟练护士培训项目单

姓名＿＿＿＿＿＿＿＿ 科室＿＿＿＿＿＿＿＿ 工龄＿＿＿＿＿＿＿＿ 时间＿＿＿＿＿＿＿＿

项目	成绩	时间/指导者	项目	成绩	时间/指导者
必修项目			**必修(操作)**		
床边带教培训(2CE)★					
心电图及监护技术(2CE)★					
职业发展(1CE)★					
第三年 冲突管理(1CE)					
第三年 如何做个案分析(1CE)					
第三年 书写个案分析并与同事分享(2CE)					
持续质量改进(1CE)(第四年)			**医院/护理部选修课程**		
循证护理/文献检索(1CE)(第五年)					
床边综合能力考核(2CE)					
临床实践反思日志(1CE)					
护理实践指南考核(网上)(2CE)					
护理实践指南理论/操作考试(教育部组织3CE)					
静脉/皮肤/疼痛/化疗/老年/糖尿病等(2CE)			**科室业务学习和技能考核**		
CPR Plus(2CE)			科室技能年度评价		

续表

项目	成绩	时间/指导者	项目	成绩	时间/指导者
个案学习（1CE）					
in-service 至少 4 次（2CE）			I 类学分		
1.					
2.					
3.			其他		
4.					
			总学分		

注：★指 3～5 年间仅需完成 1 次，其他未标记年度项目需每年完成

第六节　专家护士阶段培训方案

专家护士一般指在同一病区工作满 5 年以上的护士，能直觉性地抓住每一个临床情境中关注要点，不再基于分解性和程序性的原则（规则、特征、准则）指导护理实践活动，而是基于直觉把握情境中的相似处与不同之处，快速识别和解决问题。他们具有大量的工作经验，对整体状况了如指掌，面对没有碰到过的临床情况时，能运用高水平的分析技能，并具有预见性。遗憾的是这种专家思维过程往往不是显性的，有时无法用言语表达他们是如何得出某种评价结果或如何做出某种干预决策的，只是直觉告诉他们这样做是正确的，是对的。因此，不断积累的临床经验是成为专家的前提。对于这一阶段的护士要提供专家护士间的学习、讨论机会，共同分享对某种情境和情境下护理行为效果分析是比较有益的。

一、培训总目标

1. 成为科室专业骨干为其他临床护士提供咨询。
2. 协助护士长和带教做好科室的管理和教学工作。
3. 完成 25 个或以上的学分。
4. 能胜任四级护士所要求的工作职责。

二、核心能力绩效要求及培训内容

核心能力概要　遵守医院和部门规章制度、操作规程；掌握全科护理理论及各项临床护理操作，严格按照护理标准，熟练地应用护理程序为病人提供持续优质安全的全人护理；如期完成分阶段培训计划并通过考核，全面掌握本部门专科理论知识，在临床工作中不断提高技能；参与并主持科室讨论和部门的质量改进工作，能为科室发展提出建设性的意见和建议；作为资深护士，为同事及其他护理队伍人员提供咨询，作好模范带头作用。详细核心能力绩效要求及培训内容详见表 3-9。

表 3-9　专家护士(满 5 年以上)的核心能力绩效要求及培训内容

核心能力	绩效要求	培训内容
评估与干预能力	1. 病人护理 　1.1　采集病史,对病人作系统评估;根据主客观资料做出护理问题判断 　1.2　根据病人的需要制订护理计划,反映动态变化 　1.3　提供安全可靠的生理和心理护理 　1.4　客观记录病情,及时准确地反映病情变化及治疗护理要点 　1.5　评价病人对所实施护理的效果,指导并督促护理目标的达成 　1.6　对突然发生的病情变化,有独立分析、思考并组织抢救的能力 　1.7　观察判断潜在的问题;能做好预见性的护理	● 年度必修理论和操作
	2. 专业技能 　2.1　严格按规章制度和操作规程操作 　2.2　掌握本部门护理常规和各项护理操作,参与本部门护理常规和操作规程的修订 　2.3　协助医生进行各种操作,有预见性地进行并发症的观察和宣教;发现异常情况及时报告 　2.4　掌握本部门常用药物的作用和不良反应,评估药物疗效,鉴别不良反应,发现问题及时报告并处理	● 第 6 年护士 5 项护理操作考核
沟通能力	1. 专业素质(工作态度、团队协作) 　1.1　尊重病人和家属,保护病人隐私 　1.2　关爱病人,善于发现病人和家属的需求,并尽力帮助解决 　1.3　关心同事、具有团队合作精神 　1.4　虚心接受同事的建议和反馈,并及时改进 2. 合作交流 　2.1　具有积极的态度,能与他人进行专业或非专业的交流、对话 　2.2　护理过程中与病人及家属保持良好的沟通 　2.3　礼貌待人,仔细倾听,具备较好的交流技巧 　2.4　有效解决病人 / 家属及同事间的问题 / 冲突	
评判性思维能力	1. 根据专科特点不断深化学习理论知识,能应用循证来分析解决问题 2. 有一定的预见性,能发现病人存在的和潜在的问题,及时解决问题;必要时寻求帮助 3. 工作细心,及时澄清医嘱 4. 参加所护理病人的查房,了解病情和治疗方案,主动参与医生讨论医疗护理计划,并提出见解 5. 发生任何非正常事件,须自觉填写"意外事件报告单",并向护士长报告。对意外事件能进行原因分析并提出改进措施 6. 对安全隐患和低效的工作程序有一定的识别能力,能提出建设性的意见	
人际交往能力	1. 仪表语言 　1.1　佩戴胸牌,穿着整齐、清洁,着装、发型符合要求 　1.2　表情温和,面带微笑,体现护士职业形象 　1.3　以主人翁的姿态,热情接待病人 / 家属与来访者 　1.4　礼貌待人,仔细倾听,有较好的交流技巧	

核心能力	绩效要求	培训内容
人际交往能力	2. 团队协作 2.1 关心同事、自觉合作、乐于助人,能促进护理队伍的团队精神 2.2 情绪稳定,维护自身形象,换位思考 2.3 虚心接受同事的建议和反馈,并及时改进 2.4 与医生及其他部门员工能有效的合作交流	
管理能力	1. 工作态度 1.1 热爱本专业,具有积极的态度;服从工作安排和调配 1.2 处理问题考虑全面,遵循伦理法律原则,维护科室和医院的形象 1.3 有创新意识,能提出建设性的意见和建议 2. 工作安排 2.1 遵守上下班工作制度,工作时间不做与工作无关的事 2.2 有一定的组织能力,有序地安排工作,合理地利用时间,高质量完成班内工作 2.3 做好交接班前的准备工作,交接班认真、清楚。有疑问及时澄清 2.4 协作护士长进行部门管理,自觉保持病人照顾及办公区域的环境整洁 2.5 病人费用统计合理 2.6 乐于接受科室安排的额外工作,工作有效并具有创造性 2.7 指导低年资护士及实习、进修人员的工作	• 护理管理培训项目
领导能力	1. 处理问题考虑全面,遵循伦理法律原则,维护科室和医院的形象 2. 根据病人需要,主动寻求其他帮助途径(如营养师,康复理疗师,呼吸治疗师) 3. 有创新意识,能提出建设性的意见和建议 4. 有较强的组织能力,根据护理单元工作量和特点,协助合理调配人员 5. 参与科室讨论,主持质量改进活动,在各种学习讨论会上有自己的见解和主张	• 领导力培训项目
教学能力	1. 使用通俗易懂的语言,向病人及家属进行健康宣教及相关知识教育 2. 指导低年资护士的宣教工作,评价和记录宣教的效果,必要时给予补充和强化 3. 根据病人及家属的学习需求和能力,熟练地应用各种宣教方法 4. 参与本部门宣教资料的制订和更新 5. 在仪器操作、维护和问题解决方面能为缺乏经验的医生和护士提供帮助 6. 指导低年资护士及实习、进修人员的工作	• 护理单元教育护士培训项目
知识综合能力	1. 结合病例,不断深化学习理论知识,能应用循证来分析解决问题 2. 有一定的预见性,能发现病人存在的和潜在的问题,及时解决问题;必要时寻求帮助 3. 积极参与医院和科室的各项活动和继续教育课程,完成本阶段培训计划并通过考核;获得继续教育学分25分/年 4. 关心医院及科室的发展,了解科室及医院信息 5. 明确自己在本部门工作的学习方向,通过各种渠道不断学习知识 6. 保持部门服务计划内要求证书的有效性,如CPR和MOCK CODE证书	• 继续教育(固定课程): 1. 老年护理 2. 化疗护理 3. 疼痛管理 4. 静脉管理 5. 皮肤护理与压疮的防治护理 6. 糖尿病病人护理

核心能力	绩效要求	培训内容
知识综合能力	7. 不断学习国内外新理论、新技术,积极撰写护理论文;组织参与护理科研工作	● 阅读科室交流本,科会记录本和其他要求掌握的内容。
专科能力	1. 在掌握专业技能的基础上,进一步提高临床教学能力 2. 能用循证护理的方法解决临床上的护理问题并指导低年资护士 3. 提高护理科研能力,书写并发表论文 4. 参与制订本部门的各项制度与操作规程	● 专科相关培训 ● 科研循证培训项目

三、培 训 方 式

本阶段是护士专业化发展阶段,不同专业护士的发展具有不同的个体特征,因此本阶段主要偏重知识综合技能的实际应用,主要的培训方式包括:

1. 通过参与各种委员会,甚至在委员会担任核心成员的方式发展专业特长。

2. 通过对新任或拟胜任的不同角色进行专业化培训,如对新上岗的护理单元教育护士进行教育项目培训、对新上岗的护士长进行管理项目培训等。

3. 通过学术交流、参加学术会议、发表论文、主持持续质量改进等方式提升综合能力。

关于护士专业化发展的培训项目将在本书第八章详细阐述。

四、效 果 评 价

1. 主要使用的评价方法　①成果评价:如完成护理论文,完成科室小讲课,主持护理查房等;②操作技能考核;③心肺复苏和模拟抢救考核(每2年1次)、床边应急能力考核(每季度巡查);④通过自我评价、同事间评价、主管评价进行360°考核。

2. 培训项目单进行系统评价　见表3-10。

表3-10　专家护士培训项目单

姓名＿＿＿＿＿＿＿＿＿　科室＿＿＿＿＿＿＿＿＿　工龄＿＿＿＿＿＿＿＿＿　时间＿＿＿＿＿＿＿＿＿

项目	成绩	时间/指导者	项目	成绩	时间/指导者
必修项目			**必修(操作)(6CE)**		
写一篇综述/护理论文/讲课/教学查房/学术报告每年选一项(2CE/次)			1. 输液		
如何书写论文(1CE)			2. 吸氧		
			3. 吸痰		
			4. 更换引流袋		
护理实践指南理论/操作考试(教育部组织3CE)			5. 输血		
静脉/皮肤/疼痛/化疗/老年/糖尿病等(2CE)			6. 床边急救		

项目	成绩	时间/指导者	项目	成绩	时间/指导者
CPR Plus(2CE)			**医院/护理部选修课程**		
个案学习(1CE)					
			科室业务学习和技能考核		
			科室技能年度评价		
in-service 每年4次(2CE)			**I类学分**		
1					
2					
3					
4					
			其他		

第四章
岗前培训项目

美国护理在职培训委员会将岗前培训定义为"新员工熟悉所在医院哲理、核心价值观、目标、制度、工作流程、岗位职责并能胜任岗位要求的过程"。岗前培训的最终目的是为了确保员工能够胜任应聘的工作岗位。

第一节 教学需求评估

一、教学需求评估资料收集

新员工获得胜任新岗位能力的教学培训需要从以下几方面来评估教学需求：①书面工作职责和其他文档；②护士长、带教老师、其他护士和医务人员的反馈；③其他资源：医院质量控制、危机管理和意外事件资料及护士协会规定的护理实践要求和各专科护士实践指南。

二、确定教学需求的优先顺序

4"F"原则来排列岗前培训的优先教学需求，与急救技术相关的如 CPR 操作、抢救车内药物，与常规基础工作相关的如基础护理，与频繁发生的护理实践活动相关的如护理工作程序，有严格时间规定的工作任务如转运危重病人。另外，医院规定的学习内容都应包括在岗前培训中，如火灾应急预案。由于岗前培训的时间有限，有些内容可能不在"4F"范围内的，应酌情考虑，是否纳入岗前培训中。例如内科新护士 3 个月的岗前培训中，上消化道出血的护理是一名内科护士应当具备的能力，但如果所在科室在半年内偶然收治一名急性上消化道出血的病人，即使将此技能纳入岗前培训中，最终也将会因缺乏临床实践的机会，护士可能很快就遗忘。因此，在这种情况下，急性上消化道出血护理不应纳入岗前培训中，但可作为岗位业务培训的内容，每隔4～6个月进行复习。

确定岗前培训的内容后，可以用一份项目清单列出所有条目(表 4-1)。这一岗前培训考核清单综合了学习需要评估所有方面的资料，包括工作职责、绩效评价标准、护理实践标准、制度、流程、护理常规，护士长、临床一线护士和教育护士的建议以及院内、外其他途径的信息反馈。

表 4-1 美国约翰霍普金斯医院注册护士岗前培训考核清单

请在"备注栏"适当地使用下列代码,但不完全要求使用,最后一栏是记录员工能独立执行该条目的操作,所有的条目护士要求能够独立完成,通过核查证明护士能够独立做了,请该核查者签名。

代码:C:在课堂、网络课程和自学课程中已涵盖的内容(content covered in class, online course, self-study activity)

      V:口述如何操作(verbalizes how to do)

      D:演示技能(demonstrates skills)

      N/A:对你部门不适用(not applicable)

所护理的病人年龄组:[　]老年人　　[　]成人　　[　]青年人　　[　]小孩　　[　]新生儿

预期项目 应当完成的 日期	操作技术和护理活动 (skills and activities)	备注 记录代码 核查者缩写名/日期	独立地做或 执行核查者 缩写名/日期
一、普遍性技能			
	1. 护理记录单: (能记录、阅读、找出下列护理记录单)		
岗前培训	● 危重病人病情记录单		
岗前培训	● 护理记录单:		
岗前培训	图表式的护理记单		
岗前培训	病人出入量记录单		
岗前培训	● 神经血管护理记录单		
岗前培训	● 药物核对表		
岗前培训	● 自备药物单		
岗前培训	● 急救临床路径/预先打印好的医嘱单		
岗前培训	● 跨学科诊疗计划(ITP)		
岗前培训	● 多学科合作病人问题清单		
岗前培训	● 病人教育教学工具		
岗前培训	● 标准化教学计划		
岗前培训	● 病人出院计划总结及出院指导		
岗前培训	● 预先打印好出院计划		
岗前培训	● 会诊单		
岗前培训	● 转运到其他机构的转院单		
第一年	● 出院计划工具		
岗前培训	● 公共健康卫生转诊单		
岗前培训	● 营养代谢筛查:如铅中毒筛查		
岗前培训	● 婴儿身份识别		
岗前培训	2. 术后病人出院后电话回访单		
岗前培训	3. 病人入院		
岗前培训	4. 转运病人		
岗前培训	5. 病人出院		
岗前培训	6. 病人转运流程:		
岗前培训	● 病人外出检查		

预期项目 应当完成的 日期	操作技术和护理活动 （skills and activities）	备注 记录代码 核查者缩写名/日期	独立地做或 执行核查者 缩写名/日期
岗前培训	• 转运病人去其他科室		
岗前培训	7. 病人死亡及尸体料理		
岗前培训	8. 病人给药记录单		
岗前培训	9. 病人自控疼痛泵（PCA）用药物记录单）		
岗前培训	10. 清醒病人镇静记录单		
岗前培训	11. 术前检查单		
岗前培训	12. 计算机电子病历：		
岗前培训	• 营养		
岗前培训	• 确定医嘱		
	• ……		
二、各系统评估与工作操作流程			
	（一）神经/感觉系统评估与工作操作流程		
	1. 神经系统/感觉评估		
岗前培训	(1) 神经检查：		
岗前培训	• 意识水平		
岗前培训	• 定向力		
岗前培训	• 瞳孔反射（第3脑神经）		
岗前培训	• 肌力		
岗前培训	• 言语清晰		
岗前培训	• 言辞恰当		
岗前培训	(2) 神经系统评估：		
岗前培训	• 意识水平		
岗前培训	• 定向力		
岗前培训	• 脑神经		
岗前培训	• 肌力		
岗前培训	• 小脑检查		
岗前培训	• 感官检查		
岗前培训	(3) 脑神经反射-角膜反射、窒息、咳嗽反射		
岗前培训	(4) 简易精神状态检查（MMSE）		
岗前培训	(5) 神经血管检查		
岗前培训	(6) 格拉斯哥昏迷量表		
岗前培训	(7) 抽搐（发作时间、持续时间及部位）		
第一年	(8) 各脑叶功能：		
第一年	• 额叶		
第一年	• 顶叶		
第一年	• 颞叶		
第一年	• 枕叶		

预期项目 应当完成的 日期	操作技术和护理活动 （skills and activities）	备注 记录代码 核查者缩写名／日期	独立地做或 执行核查者 缩写名／日期
第一年	● 脑干		
第一年	(9) 脑造影检查		
第一年	(10) 重症肌无力检查		
第一年	(11) 脑动脉介入检查		
岗前培训	(12) 疼痛：		
岗前培训	● 疼痛管理常规（能定位、阅读回顾）		
岗前培训	● 筛选工具（能定位、阅读回顾）		
岗前培训	● 疼痛评估及目标		
岗前培训	● 非药物干预措施		
岗前培训	● 疼痛治疗记录单		
岗前培训	● 疼痛参数记录		
岗前培训	(13) 神经系统病情记录（能找到、阅读及记录）		
岗前培训	(14) 脊髓病情记录单（能找到、阅读及记录）		
岗前培训	(15) 腰椎穿刺引流观察记录单（能找到、阅读及记录）		
	2. 工作操作流程（执行／协助执行）		
第一年	(1) 协助腰椎穿刺		
第一年	(2) 协助腰椎引流管放置：		
第一年	● 物品准备：		
第一年	1) 脑脊液外引流系统		
第一年	2) 脑脊液外引流系统		
第一年	● 平面和零点调整		
第一年	● 腰椎引流管维护		
岗前培训	(3) 腰椎引流管护理常规（能找到资料并复习）		
第一年	(4) 硬膜下引流		
岗前培训	(5) ICP 监测常规（能找到资料并复习）		
	(6) IVC 置入：		
第一年	● 置入前物品准备与安装		
第一年	● 平面调整		
第一年	● 脑脊液引流袋更换		
第一年	● 脑脊液培养		
第一年	(7) 硬膜外导管监测		
第一年	(8) 外脑脊液分流瓣		
岗前培训	(9) 头部敷料更换		
	3. 心理评估及工作操作流程		
岗前培训	(1) 睡眠型态评估		
岗前培训	(2) 情绪评估		

预期项目应当完成的日期	操作技术和护理活动（skills and activities）	备注 记录代码 核查者缩写名/日期	独立地做或执行核查者缩写名/日期
岗前培训	(3) 与年龄或情景相当的行为		
岗前培训	(4) 与年龄或情景相当的交流包括非语言		
岗前培训	(5) 与年龄或情景相当的压力应对方式		
岗前培训	(6) 自杀或/和他杀评估		
岗前培训	(7) 认知评估：对以下方面进行评估		
岗前培训	● 急性应激		
岗前培训	● 幻觉		
岗前培训	● 妄想		
岗前培训	● 偏执狂		
岗前培训	● 躁狂症		
岗前培训	● 精神错乱		
岗前培训	● 退缩		
岗前培训	● 物质滥用：		
岗前培训	1) 强迫思维		
岗前培训	2) 强迫症		
岗前培训	3) 恐惧症		
岗前培训	4) 变态行为		
岗前培训	● 危机干预		
岗前培训	(8) 评估病人及其家属攻击性或暴力倾向		
岗前培训	……		
	(二) 心血管系统评估与工作操作流程		
	1. 心血管系统评估		
岗前培训	(1) 动静脉瘘及分流检查		
	(2) 血压：		
岗前培训	● 手动BP		
岗前培训	● 自动血压袖带		
岗前培训	● 多普勒		
岗前培训	● 直立位生命体征		
岗前培训	● 动脉管路		
岗前培训	(3) CVP测量(传感器/压力计)		
岗前培训	(4) JVD评估		
	(5) 脉搏：		
岗前培训	● 心前区心跳		
岗前培训	● 外周脉搏		
岗前培训	1) 触诊		
岗前培训	2) 多普勒		
岗前培训	● 监护仪上显示的心率数值		

预期项目 应当完成的 日期	操作技术和护理活动 (skills and activities)	备注 记录代码 核查者缩写名 / 日期	独立地做或 执行核查者 缩写名 / 日期
	(6) 体温参数：		
岗前培训	● 口温		
岗前培训	● 肛温		
岗前培训	● 腋温		
岗前培训	● 膀胱温度		
岗前培训	● 颞温		
岗前培训	● 鼓膜温度		
岗前培训	● 中心温度(肺动脉漂浮导管)		
岗前培训	● 皮温		
岗前培训	(7) 水肿评估		
第一年	(8) 肺动脉压(S/D/M)		
第一年	(9) 肺毛细血管楔压(PCWP)		
	(10) 心音：		
第一年	● S_1		
第一年	● S_2		
第一年	● S_3		
第一年	● S_4		
第一年	● 收缩期杂音		
第一年	● 舒张期杂音		
	(11) 基本心律失常心电图解读：		
第一年	● 各波形识别(PR, QRS, ST, QT)		
第一年	● 心率计算		
第一年	● 间歇期测量		
第一年	● 规律性的确定		
	(12) 心律失常识别：		
第一年	● 心房颤动		
第一年	● 室速		
第一年	● 房扑		
第一年	● 一度房室传导阻滞		
第一年	● 心动过缓		
第一年	● 心动过速		
第一年	● 心搏骤停		
	2. 工作操作流程		
岗前培训	(1) 获取 EKG：		
岗前培训	● 12 导联(单波道)		
岗前培训	● 12 导联(多波道)		
岗前培训	● 床边监护仪的 12 导联		

预期项目应当完成的日期	操作技术和护理活动 （skills and activities）	备注 记录代码 核查者缩写名／日期	独立地做或执行核查者缩写名／日期
岗前培训	● 来自监护仪的心律监护条		
岗前培训	● 将心电图转发到心脏中心		
第一年	● 心房追踪		
	（2）心脏监护仪：		
岗前培训	● 电极片的放置		
岗前培训	● 床边监护设置		
岗前培训	● 中央监护设置		
岗前培训	● 远程遥感设置		
岗前培训	● 病人转运中的监护		
岗前培训	● 报警检查及报警设置		
岗前培训	● 走道报警屏幕显示		
岗前培训	● 起搏器模式监护设置		
岗前培训	● ST 段监测		
岗前培训	● 自动漂浮		
岗前培训	● 观察其他病人		
岗前培训	● 心律不齐报警		
	（3）动脉压监护：		
岗前培训	● 辅助置入／置入前物品准备		
岗前培训	● Allen 试验		
岗前培训	● 获取及精确识别动脉压		
岗前培训	● 不正确血压的故障排解		
岗前培训	● 传感器及管路的更换		
岗前培训	● 管路维护和穿刺点护理		
岗前培训	● 抽血：		
岗前培训	1）使用安全型管路		
岗前培训	2）安全型设备及其设置		
岗前培训	3）从安全管路中抽血		
岗前培训	4）送检血标本		
岗前培训	● 动脉导管护理常规（定位与复习）		
岗前培训	● 注册护士拔管（根据各单元规定）：		
岗前培训	桡动脉		
岗前培训	肘动脉		
岗前培训	足背动脉		
岗前培训	股动脉		
岗前培训	● 拔管后评估		
	（4）肺动脉导管：		
岗前培训	● 置入／准备／连管		

预期项目 应当完成的 日期	操作技术和护理活动 (skills and activities)	备注 记录代码 核查者缩写名/日期	独立地做或 执行核查者 缩写名/日期
岗前培训	● 维护		
岗前培训	● 肺动脉置管护理常规(定位、复习)		
岗前培训	● 注册护士拔除		
岗前培训	● 协助医生拔除		
岗前培训	● 获取心排出量/测量		
岗前培训	● 打印		
岗前培训	● 混合静脉血标本		
	(5)左房动脉导管:		
岗前培训	● 维护		
岗前培训	● 管路安装和更换		
岗前培训	● 协助拔管		
	(6)经静脉起搏器:		
岗前培训	● 安装与设备		
岗前培训	● 设置		
岗前培训	● 电安全		
岗前培训	● 附件设备		
岗前培训	● 临时经静脉起搏器/心外膜起搏器的护理 常规(定位、复习)		
	(7)心外膜起搏器:		
第一年	● 安装		
第一年	● 设置		
第一年	● 电安全		
第一年	● 起搏器的附属设备		
第一年	● 协助医生去除心外导联线		
第一年	● 导联线的护理		
	(8)永久起搏器:		
第一年	● 护理		
第一年	● 出院宣教		
第一年	● 起搏模式		
第一年	● MA/心率		
	(9)深静脉血栓预防:		
岗前培训	● 常规穿/脱弹力袜		
岗前培训	● 弹力袜泵		
岗前培训	● 持续挤压装置(SCD)		
岗前培训	(10)心包引流与维护		
	(11)识别、定位、组装紧急设备,包括:		
岗前培训	● 成人和儿童抢救车		

预期项目 应当完成的 日期	操作技术和护理活动 （skills and activities）	备注 记录代码 核查者缩写名/日期	独立地做或 执行核查者 缩写名/日期
岗前培训	• 成人胸腔穿刺包		
岗前培训	• 体外除颤/起搏		
第一年	• 经静脉起搏		
岗前培训	• 组装		
岗前培训	• 设置		
岗前培训	• 经静脉起搏器常规(定位并复习)		
岗前培训	• 起搏/除颤		
第一年	• 电复律		
	1)放除颤仪/起搏器导电板		
	2)使用除颤仪电极片或电极板		
	3)使用手动除颤模式		
	4)使用自动除颤(AED)模式		
岗前培训	• 心电图机		
岗前培训	• 便携式氧饱和度仪		
岗前培训	• 药箱		
岗前培训	• 病人转运药物设备箱		
岗前培训	• CO_2末潮气量监测仪		
岗前培训	• 吸引器		
岗前培训	• 心脏骤停记录单(定位、回顾、记录)		
岗前培训	• 心脏骤停评估单		
岗前培训	• 开紧急门开关		
岗前培训	• 儿童心脏骤停给药剂量卡或网址		
岗前培训	• 呼叫快速反应小组		
岗前培训	• 协助医生紧急插管		
岗前培训	• 提供较难的插管设备		
岗前培训	• 心脏骤停时起搏器的应用		
	1)临时经静脉起搏		
	2)经皮起搏		
岗前培训	• 透照仪		
岗前培训	• 急救设备清单		
岗前培训	(12)启动急救小组		
岗前培训	(13)仅呼叫麻醉小组		
岗前培训	(14)特定急救处理常规(定位、复习)		
第一年	(15)实施CPR		
岗前培训	(16)除颤		
岗前培训	(17)电复律		
第一年	(18)开胸探查		

预期项目应当完成的日期	操作技术和护理活动（skills and activities）	备注 记录代码 核查者缩写名 / 日期	独立地做或执行核查者 缩写名 / 日期
第一年	(19) 成人心肺支持(CPS)(组装、设备、呼叫单及维持):		
第一年	● 建立成人 CPS 系统(搜集设备及 CPS 的建立)		
第一年	● 协助医生进行 CPS 的插管		
第一年	● 协助医生安置病人于 CPS		
第一年	● 确定要求的肝素化		
第一年	● CPS 记录		
第一年	● 协助病人从手术室回病房		
第一年	(20) 儿童 CPS(组装、设备、呼叫单及维持):		
第一年	● 建立成人 CPS 系统(搜集设备及 CPS 的建立)		
第一年	● 协助医生进行 CPS 的插管		
第一年	● 协助医生安置病人于 CPS		
第一年	● 确定要求的肝素化		
第一年	● CPS 记录		
第一年	● 协助病人从手术室回病房		
第一年	(21) Abiomed AB5000 临时心室协助设备:		
第一年	● 协助使用 AB5000 控制台及泵		
第一年	● 协助 MD AB5000 插管		
第一年	● 协助 MD 将 AB5000 与泵相连接		
第一年	1) 双腔 VAD 泵		
第一年	2) LVAD 泵		
第一年	3) RVAD 泵		
第一年	4) 双腔 VAD 心室		
第一年	5) LVAD 心室		
第一年	6) RVAD 心室		
第一年	● 使用 Abiomed AB500 控制台的病人护理		
第一年	● AB5000 泵的闪光监测		
第一年	● 记录 AB5000 参数		
第一年	● 排出口处的敷料更换		
第一年	● 紧急控制台的更换		
第一年	● 协助病人转运 AB5000		
第一年	(22) 心包穿刺术		
第一年	(23) Tandem Heart:		
第一年	● 协助建立		
第一年	● LVAD		
第一年	● 使用 Tandem Heart 的病人的护理		
第一年	(24) 协助食管心超(TEE)		

预期项目应当完成的日期	操作技术和护理活动（skills and activities）	备注 记录代码 核查者缩写名/日期	独立地做或执行核查者缩写名/日期
第一年	(25) IABP 的管理：		
第一年	● 协助 IABP 的置管		
第一年	● 识别 IABP 波形（早期及晚期充气及放气）		
第一年	● IABP 维护		
岗前培训	● IABP 管理方案（定位及复习）		
第一年	● 协助 IABP 的移除		
第一年	(26) 心室辅助设备		
第一年	(27) LVAD 泵		
第一年	(28) Heartmate I(XVE)：		
第一年	● XVE Equipment set-up needed		
第一年	● 病人及设备的评估		
第一年	● HM I(XVE)的管理		
第一年	● 控制器的更换		
第一年	● 模式的转换		
第一年	● 电池的更换		
第一年	● 手动泵的使用		
	● …………		
	(三) 呼吸系统评估与工作操作流程		
	1. 评估		
	…………		
	2. 工作操作流程（执行/协助执行）		
岗前培训	(1) 呼吸功能锻炼仪		
岗前培训	(2) 氧疗常规（定位与复习）：		
	● 氧流量表		
岗前培训	(3) 面罩		
岗前培训	(4) 鼻导管		
	…………		
	(四) 胃肠系统评估与工作操作流程		
	1. 评估		
	…………		
	2. 操作工作流程（执行/协助执行）		
岗前培训	(1) 灌肠		
	(2) 肠管/鼻胃管：		
岗前培训	● 插入口咽管		
岗前培训	● 拔除口咽管		
岗前培训	● 插入鼻胃管		
岗前培训	● 拔除鼻胃管		

预期项目 应当完成的 日期	操作技术和护理活动 （skills and activities）	备注 记录代码 核查者缩写名／日期	独立地做或 执行核查者 缩写名／日期
岗前培训	● 胃肠管饲常规（定位、复习）		
	…………		
	（五）泌尿系统评估与工作操作流程		
	1. 评估		
	…………		
	2. 工作操作流程（执行／协助执行）		
	…………		
	（六）皮肤黏膜评估与工作操作流程		
	1. 评估		
	…………		
	2. 工作操作流程（执行／协助执行）		
岗前培训	（1）冷敷		
岗前培训	（2）热敷		
	…………		
	（七）产后评估		
	…………		
三、静脉治疗			
岗前培训	1. 成分输血		
岗前培训	2. 输血和成分输血常规（定位、复习）		
	…………		
四、感染控制			
岗前培训	1. 标准预防措施		
岗前培训	2. 洗手		
岗前培训	3. 无菌技术		
岗前培训	4. 病人隔离分类：		
岗前培训	● 接触隔离		
岗前培训	● 空气隔离		
岗前培训	…………		
五、给药			
岗前培训	1. 三查七对		
岗前培训	2. 药物记录		
岗前培训	3. 给药制度（定位、复习）		
岗前培训	4. 药量计算……		
岗前培训	5. 静脉给药		
	…………		
六、标准病人管理与病人安全			
岗前培训	1. 吸入预防		

续表

预期项目应当完成的日期	操作技术和护理活动（skills and activities）	备注记录代码核查者缩写名／日期	独立地做或执行核查者缩写名／日期
岗前培训	2. 出血预防		
岗前培训	3. 病人跌倒高危评估与预防		
岗前培训	4. 抽搐护理常规		
岗前培训	5. 放射性有害物质预防与安全		
岗前培训	6. 自杀倾向病人的护理常规		
	…………		
七、病人床边试验			
岗前培训	1. 血糖测定仪：		
岗前培训	● 质控		
岗前培训	● 病人检查与记录		
岗前培训	2. 妊娠试验		
岗前培训	3. 尿糖试验：		
岗前培训	● 质控		
岗前培训	● 病人试验与记录		
	● …………		
八、准备或协助手术或操作检查			
岗前培训	1. 术前或操作检查前检查单		
岗前培训	2. 骨髓穿刺或病理检查		
岗前培训	3. 盆腔检查		
岗前培训	4. 耳冲洗		
岗前培训	5. 眼冲洗		
	…………		
九、其他			
岗前培训	病人呼叫铃使用…………		

第二节　教 学 计 划

一、制订教学目标

新护士岗前培训总目标为：

1. 熟悉医院环境、医院组织管理体系和医院、护理部、科室层面的规章制度和工作流程。

2. 掌握护理基本知识、基本技能和各种应急状况下的处理流程。

3. 能独立胜任一级护士所要求的基本工作职责（表4-2），顺利地完成从学生到临床护士的角色转换。

如果岗前培训项目清单清楚明了，教学目标也就清楚明了，教育者和被培训者可按照培训项目清单的目标完成相关的项目（表4-1、表4-3）。

表4-2 一级护士绩效考核标准

核心能力	考核标准
评估与干预能力	1. 病人护理
	1.1 采集病史,对病人做系统评估;根据主客观资料做出护理问题判断
	1.2 根据病人的需要制订护理计划
	1.3 提供安全可靠的生理和心理护理
	1.4 客观记录病情,及时准确地反映病情变化及治疗护理要点
	1.5 评价病人对所实施护理的效果
	1.6 提供病人恰当的健康教育
	1.7 参与病人的抢救工作,紧急抢救时,在监督下实施抢救工作
	2. 专业技能
	2.1 严格按规章制度和操作规程操作
	2.2 正确使用科室内的仪器、设备
	2.3 协助医生进行各种操作,了解操作相关的注意事项
	2.4 了解本部门常用药物的作用和不良反应,发现问题及时报告
沟通能力	1. 专业素质(工作态度、团队协作)
	1.1 尊重病人和家属,保护病人隐私
	1.2 关爱病人,善于发现病人和家属的需求,并尽力帮助解决
	1.3 关心同事、具有团队合作精神
	2. 合作交流
	2.1 具有积极的态度,能与他人进行专业或非专业的交流、对话
	2.2 护理过程中与病人及家属保持良好的沟通
	2.3 礼貌待人,仔细倾听,具备一定的交流技巧
评判性思维能力	1. 结合病例,不断学习相关理论知识
	2. 能识别病人存在的问题,积极寻求帮助,及时解决问题
	3. 工作细心,及时澄清医嘱
	4. 参加所护理病人的查房,了解病情、治疗方案和护理需要,病情变化时能及时报告组长和医生,并实施措施
	5. 发生任何非正常事件,须自觉填写"意外事件报告单",并向护士长报告
人际交往能力	1. 仪表语言
	1.1 佩戴胸牌,穿着整齐、清洁,着装、发型符合要求
	1.2 表情温和,面带微笑,体现护士职业形象
	1.3 以主人翁的姿态,热情接待病人/家属与来访者
	1.4 礼貌待人,仔细倾听,有较好的交流技巧
	2. 团队协作
	2.1 关心同事、自觉合作、乐于助人,能促进护理队伍的团队精神
	2.2 情绪稳定,维护自身形象
	2.3 虚心接受同事的建议和反馈,并及时改进
	2.4 能与医生及其他部门员工能合作交流
管理能力	1. 工作态度
	1.1 热爱本专业,具有积极的态度;服从工作安排和调配
	1.2 遵循伦理法律原则,自觉维护科室和医院的形象

续表

核心能力	考核标准
管理能力	2. 工作安排
	2.1 遵守上下班工作制度,工作时间不做与工作无关的事
	2.2 有序地安排工作,合理地利用时间,按时完成班内工作
	2.3 做好交接班前的准备工作,交接班认真、清楚。有疑问及时澄清
	2.4 给病人创造良好的环境,保持所护理病人病室和床单位的整洁;自觉保持办公区域的整洁
	2.5 病人费用统计合理
	2.6 乐于接受科室安排的额外工作
领导能力	1. 遵循伦理法律原则,维护科室和医院的形象
	2. 维护护士职业形象
	3. 维护自身形象,换位思考
	4. 参与科室讨论和质量改进活动
教学能力	1. 使用通俗易懂的语言,向病人及家属进行健康宣教及相关知识教育
	2. 熟悉科室的宣教资料,并根据病人需要及时发放给病人及家属
知识综合能力	1. 能将理论知识与临床实际相结合,培养评判性思维能力
	2. 能识别病人存在的问题,积极寻求帮助,及时解决问题
	3. 完成岗前培训及本阶段培训项目,并通过考核
	4. 关心医院及科室的发展,了解科室及医院信息
	5. 明确自己在本部门工作的学习方向,通过各种渠道不断学习知识
	6. 保持部门服务计划内要求证书的有效性,如 CPR 和 MOCK CODE 证书
专科能力	1. 能独立有效地护理部门内常见病种
	2. 能进行一般的抢救配合
	3. 掌握与病人及家属的沟通技巧

表4-3 新护士岗前培训考核清单

部门/楼层
姓名: 总岗前培训完成日期:
部门/楼层带教老师姓名: 考核截止日期:

欢迎您来到我们科室并成为我们中的一员。这份岗前培训清单是你入科后应当完成的培训项目从而体现你能够胜任你目前工作应具有的能力要求。对动作技能性的所有的项目总的目标是你能够独立完成。动作技能性的条目是指各种护理活动和护理操作技术如各种评估技术包括实验室检查和诊断性检查,各种护理操作技术,各种仪器设备的操作,各种工作流程的运行,对各种病人实施的护理,各种应急情景的应对流程运行,各种护理书写。当然在本项目单中也会包括部分知识性的条目,对于这些条目要求你能口头阐述相关的要点。

在岗前培训期间和您参加工作的开始3个月,请您随身带上这份考核表并在3个月内完成各项考核,对你在三个月内还不能独立做的动作技能性条目,带教老师将做进一步的跟踪直到你能够独立执行该项目。

培训人员的目标/责任:
1. 在完成的每个项目后获得带教的签名并附日期。
2. 与您的带教一起讨论需要加强巩固的方面,并采取相应的措施。

3. 能安全、有效地承担科室里常规的工作量。

4. 良好的职业作风,熟练的操作技能。

5. 按时完成岗前培训项目清单。

岗前培训考核表分以下几个部分:

1. 部门概况、角色要求、制度。

2. 护理记录、工作流程、

3. 护理评估/评价的技能。

4. 操作技能。

如何应用岗前培训能力项目清单:

自评部分由护士在三个月内经培训后对相关条目做自我评价并完成记录,3个月内能力评价由你的带教老师评价后签名,对你在3个月内不能独立完成的项目,带教老师将做进一步的跟踪直至你能独立执行该项目。

记录代码:

技能性的操作

V: 能够口头解释讨论如何做 verbalizes how to do

DD: 能够在协助下独立做,需要进一步练习 Demonstrate skill depentently(with help)

DI: 能独立做,已有实践经验 Demonstrate skill Independently

认知性的知识点:

V: 能够口头阐述 verbalizes the key points

整个岗前培训考核表完成时间:(三个月)

护 士 签 名:＿＿＿＿＿＿＿＿＿＿＿＿＿＿＿＿

带教老师签名:＿＿＿＿＿＿＿＿＿＿＿＿＿＿＿＿

日 期:＿＿＿＿＿＿＿＿＿＿＿＿＿＿＿＿

项目/条目	3个月内护士自评	3个月内评价考核/带教老师签名/日期	1年内跟踪考核/带教老师签名/日期
一、护士角色要求			
1. 工作职责			
2. 职业形象要求			
3. 与同事的沟通与交流			
4. 电话礼仪			
5. 接待人礼仪			
二、完成规章制度的阅读			
1. JCI制度(患者服务管理篇)			
2. 科室 P&P			
3. 护理部 P&P			
三、护理表格记录与书写			
1. 入院评估表			
2. 护理计划单			
3. 医嘱执行单			

续表

项目/条目	3个月内护士自评	3个月内评价考核/带教老师签名/日期	1年内跟踪考核/带教老师签名/日期
4. 重症记录单			
5. 体温单			
6. 每日系统评估单			
7. 血糖记录单			
8. 压疮单			
9. 病人教育单			
10. 意外事件报告单			
四、工作程序			
1. 接收新病人			
2. 病人转科			
3. 病人出院			
4. 病人死亡			
5. 如何寻求帮助			
6. 如何联系医生			
7. 熟记常用电话号码(呼吸治疗、应急电梯、医生值班电话、调配部工人电话、麻醉科值班主治医生电话、呼吸师值班电话)			
五、护理评估与操作技能			
1. 基础性操作技能			
(1) CPR			
(2) MOCK CODE			
(3) 便携式监护仪使用			
(4) 墙式吸引			
(5) 除颤仪使用			
(6) 电脑输入:			
收费/费用查询			
化验标签/化验结果查询打印			
医嘱处理			
病人转科			
退药			
(7) 其他仪器:			
病床			
血糖仪			
输液泵			
微泵			
电动吸引器			

续表

项目/条目	3个月内护士自评	3个月内评价考核/带教老师签名/日期	1年内跟踪考核/带教老师签名/日期
2. 心血管系统			
评估:			
心律			
动脉搏动:颈A、肱A、桡A、股A、足背A			
肢体末梢温度、色泽			
毛细血管充盈			
颈静脉怒张			
3. 呼吸系统			
(1)评估:			
呼吸音听诊方法			
识别异常呼吸音:减弱、消失、哮鸣音、喘鸣音、啰音			
与氧合有关的皮肤色泽			
呼吸道分泌物性状			
呼吸困难的症状和体征:呼吸频率、深度、节律,三凹征,辅助呼吸肌的使用			
评估皮下气肿			
(2)操作技能:			
鼻导管给氧			
面罩吸氧:普通、储氧、气切			
吸痰:			
经口鼻			
气管内吸痰			
皮囊辅助呼吸			
口咽通气管放置			
协助气管插管			
协助气管切开			
气切护理			
气切套管意外脱出的处理			
胸管护理:			
准备装置			
负压调节			
识别漏气与气胸			
保持足够的水柱液面差			
观察记录引流量			
观察是否通畅			

项目／条目	3个月内护士自评	3个月内评价考核／带教老师签名／日期	1年内跟踪考核／带教老师签名／日期
正确固定、意外脱出处理			
协助拔管			
协助胸穿			
胸部物理治疗：			
CPT方法			
CPT禁忌证			
雾化			
指导病人呼吸功能锻炼：			
深呼吸			
腹式呼吸			
缩唇呼吸			
4. 神经系统			
（1）评估：			
意识			
瞳孔			
肌力			
肌张力			
感觉			
颅内压增高的表现			
降低颅内压的护理			
神经体征：			
睫毛反射			
角膜反射			
巴宾斯基征			
脑膜刺激征			
（2）操作技能：			
GCS评分			
抽搐的紧急处理、记录			
协助腰穿			
约束带的使用			
5. 胃肠道／泌尿系统			
（1）评估：			
肠鸣音			
胃液性状			
大便性状			

项目/条目	3个月内护士自评	3个月内评价考核/带教老师签名/日期	1年内跟踪考核/带教老师签名/日期
尿液性状			
尿量减少及意义			
尿量增多及意义			
尿崩			
肝功能			
肾功能			
（2）操作技能：			
插胃管			
留置导尿			
鼻饲：			
检查残余量			
防止反流的方法			
并发症			
胃肠减压：			
压力值			
维护管道通畅			
特殊胃管的护理			
灌肠			
T管护理			
造瘘口护理			
协助腹穿			
三腔二囊管：			
充气量或压力			
牵引注意点			
如何放气			
窒息的预防及处理			
拔管的注意事项			
6. 皮肤、肌肉、骨骼系统			
（1）评估：			
水肿			
Braden 评分			
口腔黏膜			
引流管口			
切口			
外伤伤口			
压疮			

续表

项目/条目	3个月内护士自评	3个月内评价考核/带教老师签名/日期	1年内跟踪考核/带教老师签名/日期
(2)操作技能:			
压疮预防方法:气垫床、翻身			
压疮处理			
肛周皮肤糜烂的预防和处理			
外科切口渗出的处理			
静脉炎的观察和处理			
7. 社会心理评估			
(1)评估:			
应对技巧			
支持系统			
心理精神需要			
语言障碍			
焦虑/恐惧			
自杀/自伤倾向			
(2)操作技能			
有自杀倾向病人自杀的防范			
尸体护理			
临终/濒死病人护理			
入院宣教(探视制度)			
病人教育			
8. 疼痛管理:			
评估			
止痛药的不良反应			
电子麻泵的管理			
六、临床化验			
1. 结果判断及处理包括趋势、准确性及处理			
CBC			
CX7			
术前免疫全套			
ABG			
痰培养(绿脓杆菌、耐药金葡菌)			
PT、APTT			
2. 标本采集:			
大、小便			
痰液			

项目/条目	3个月内护士自评	3个月内评价考核/带教老师签名/日期	1年内跟踪考核/带教老师签名/日期
血：常规、电解质、生化、PT、APTT			
备血			
血气			
培养			
乳酸			
引流液			
深静脉管尖培养			
病理检查			
七、给药			
1.抢救车内药物的作用及使用注意事项：			
肾上腺素 Epinephrine			
利多卡因 Lidocaine			
阿托品 Atropine			
异丙肾上腺素 Isuprel			
异搏定 Verapamile			
毛花苷丙（西地兰）Deslanoside			
多巴胺 Dopamine			
胺碘酮（可达龙）Amiodarone			
琥珀胆碱（司可林）Succinylcholine			
维库溴胺（万可松）Vecuronium			
纳洛酮 Narcan			
咪唑安定 Midazolam			
50% 葡萄糖 Dextrose			
2.常用的给药物途径			
（1）医嘱/给药处理程序			
（2）静推/微泵			
（3）皮下注射：			
胰岛素笔的注射			
肝素的注射			
（4）肌内注射：			
铁剂的注射			
（5）口服：			
控释片的使用方法			
华法林			
利尿药			

续表

项目/条目	3个月内护士自评	3个月内评价考核/带教老师签名/日期	1年内跟踪考核/带教老师签名/日期
地高辛			
抗高血压药物			
抗心律失常			
降糖药			
(6)外用			
(7)直肠			
(8)眼用			
(9)皮试:			
抗生素			
碘			
PPD			
需皮试的药物			
(10)静脉输液:			
静脉开通			
静脉维护			
并发症的观察与处理			
(11)TPN 的管理:			
静脉通路的选择			
医嘱处理			
速度的控制			
并发症的观察与处理			
3. 输血:			
(1)不同血制品的作用:			
血浆			
血小板			
红细胞悬液			
白蛋白			
(2)核对			
(3)输注顺序			
(4)观察输血反应			
4. PICC 管的护理:			
敷料更换			
冲管与封管			
协助穿刺			
并发症观察			

项目/条目	3个月内护士自评	3个月内评价考核/带教老师签名/日期	1年内跟踪考核/带教老师签名/日期
5. 深静脉置管的护理:			
敷料更换			
冲管与封管			
协助穿刺			
并发症观察			
6. 化疗:			
医嘱程序			
不良反应管理			
渗出/漏出的处理			
静脉注射部位的选择			
八、院内感染及安全			
1. 针头刺伤的处理			
2. 洗手			
3. 隔离知识(接触隔离、血液/体液隔离、保护性隔离)			
4. 化疗药溅出的处理程序			
5. 垃圾分类			
6. 重要管道的界定			
九、其他			
1. 火灾预防:			
(1)消防设施			
(2)火灾应急预案			
2. 停电应急预案			
十、科室其他项目(科室的特殊需要可以接下去填写)			
1. 实验室和诊断性检查			
2. 操作			
3. 仪器设备			
4. 药物			

续表

项目/条目	3个月内护士自评	3个月内评价考核/带教老师签名/日期	1年内跟踪考核/带教老师签名/日期
5. 各种专科常见的手术或疾病的护理			

List the medical diagnosis of the patients the orientee has taken care of
列出培训者已经护理过特殊病人的医疗诊断/诊疗技术的名称(没有罗列出在项目清单上)

1. _____

2. _____

3. _____

4. _____

5. _____

6. _____

7. _____

8. _____

9. _____

10. _____

科室带教_____

护 士 长_____

评估日期

二、岗前培训内容

　　岗前培训清单项目决定了岗前培训的内容,在此基础上从医院不同的层面组织学习,使护士尽快熟悉医院的环境、制度和基本的工作流程。

　　1. 岗前培训的不同层面　医院对新员工能力的要求具有不同的层面要求,有些是针对所有员工的项目如用火安全、院内感染、危机管理、CPR,有的则是护理部门所特别要求的,有的则是护理单元部门所要求的。因此,新护士的岗前培训一般分为院级培训、护理部培训、护理大科培训及护理单元培训四个层面(图4-1)。院级岗前培训的学习需要是针对所有的员工,是普遍性的;护理部层面是针对所有护理人员包括聘用合同护士和正式编制的护士;大内、外科是针对几个护理单元共性的临床问题如大外科护理、大内科护理、急危重护理;护理单元层面则是针对分配的某一特定护理单元护士的培训。这种多层面岗前培训计划项目有利于提高工作效率,减少人力、物力资源的浪费。

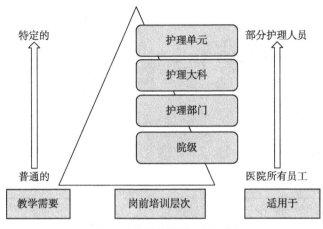

图4-1 岗前培训的不同层面

2. 院级岗前培训内容 院级岗前培训的学习需要是针对所有的新员工,因此是普遍性的,主要内容包括新员工对医院的愿景、宗旨、目标、核心价值观、服务理念等的熟悉(表4-4)。

表4-4 院级岗前培训内容

能力范围	医院员工信息
病人安全	致欢迎辞
员工安全:抬病人、转运病人、称病人体重	医院的宗旨、理念和目标
火警安全	组织结构
电安全	地理环境和建筑
危险物资管理	员工福利
院内感染管理	员工健康保健
质量控制和质量改进	医院安全制度、程序
医院交流系统:电话、电脑	人力制度、程序、服务
病人权利	员工发展培训项目
灾难计划	
病人信息的保密	
优质服务	

3. 护理部岗前培训内容 护理部岗前培训是针对所有护理人员包括聘用合同护士和正式编制的护士,主要内容包括新护士对护理部宗旨、理念、目标、护理部制度、操作流程手册等的熟悉(表4-5)。护理部培训多采用大班授课、自学包和演示法的教学形式进行培训,具体培训课程(表4-9)。

4. 护理大科岗前培训 护理大科岗前培训主要是针对几个护理单元共性的临床问题进行培训,如大外科护理、大内科护理、急危重症护理等,普外科大科岗前培训内容示例见表4-6。

表4-5 护理部岗前培训内容

能力范围	护理员工信息
院内感染制度和流程	宗旨、理念、目标
CPR、MOCK CODE证书	护理部组织结构
护理实践指南	护理部制度、操作流程手册
护理质量改进项目	护理人力制度和流程
火警、安全、灾难管理中护士的职责	岗前职责
医院质量等级评比要求	工作排班和分配
病人护理计划	护理人员使用期的政策
病人教育和出院计划	绩效考核
病人记录	护理人员介绍
药物使用制度、流程	
多学科协作	
护理基本操作	

表4-6 普外科岗前培训内容

培训范畴	具体内容
专业应用知识	• 胆道疾病的护理 • 胃肠疾病的护理 • 胰腺疾病的护理 • 血管外科疾病的护理 • 肠内营养的护理 • 普外科常见检查 • 普外科常见药物 • 普外科手术前、手术后宣教 • 普外科病历书写
专科操作技能	• 胃管护理 • 三腔二囊管护理 • 尸体护理

5. 护理单元岗前培训 护理单元层面的岗前培训则是针对分配的某一特定护理单元护士的培训。通过参加部门的专科岗前培训，获得为病人提供服务必需的专科知识和技能，以保障病人安全。现以肛肠外科为例，展示护理单元岗前培训的具体内容(表4-7)。

表4-7 肛肠外科护理单元岗前培训内容

培训范畴	具体内容
专业应用知识	• 简述结直肠的解剖、生理 • 人工造瘘的护理，进行有效宣教 • 肛肠疾病辅助检查的目的 • 肠镜后的护理 • 围术期宣教 • 结直肠常见疾病的护理 • 肛周常见疾病的护理

培训范畴	具体内容
科室相关制度	● 医院制度、护理制度的介绍
	● 各班职责介绍
	● 科室质量控制项目的介绍
	● 医院各类应急事件的处理的介绍
专科操作技能	● 静脉推注、静脉滴注、皮下、肌注、皮试
	● 更换人工肛门袋
	● CPT（胸部物理疗法）
	● 床边血糖测定
	● 皮肤护理
	● 各种标本采集法
	● 保护性隔离法
	● 吸氧
	● 灌肠
	● 直肠给药
	● 各种引流管的护理（尤其是胃管，T 管，J-P 引流管）
	● 胃管操作
	● 静脉留置针
	● 导尿
	● 化疗
	● 微泵的使用
	● 输液泵的使用
	● 墙式负压吸引
	● 病人转运
	● 诺和灵注射
	● 口服给药
	● 口腔护理
	● 更换引流袋

三、岗前培训模式

对新员工进行岗前培训采用何种方式进行带教，往往根据每个医院、护理单元的人力和护理教学经验采用不同的方式来进行。常用的培训模式有以下几种：

1. 共同分配模式　共同分配模式是让新护士跟班进行培训，即跟随某个班次的护士共同管理病人，完成班内的工作，在与其他护士共同管理病人的过程中熟悉工作。这是一种最古老的培训新护士的方法。这种模式的优点为设计简单，对管理者来说不需化太多时间进行设计和管理，将新护士分配给某个班的护士就可以了。对喜欢经常变换带教老师的新护士来说，这样的模式使他们可以从不同的老师那里学到不同的知识和技术，对带教老师来说没有长时间带教新护士的压力。但它的缺点是缺乏带教的持续性从而不能保障良好的带教质量，新护士由于不断地在更换不同的带教老师，会因不同的带教老师对护士要求不同使新护士有时会感到迷茫；因为没有固定的关系，带教老师缺少帮助护士成长的责任感，缺少对培训的整体协调和监管。因而,新护士的学习缺乏系统性。

2. 伙伴系统模式　将新护士分配给一部分有经验的护士,通过跟随不同有经验的护士一起工作的过程来熟悉工作。与共同分配模式比较,这种模式下新护士相对固定于几位带教老师,因此带教质量相对一致,对护士的行为要求也比较一致,降低了对相同内容的重复培训,对护士有整体的监管。但因缺乏稳定的一对一的关系,带教老师如果变化频繁,会缺乏对新护士监管的协调和持续性,从而不能达到期望的教学效果。此外,这些护士虽然有经验,但没有接受正规教育理论技巧的培训,他们完全是根据自己的能力和经验来影响新护士,在发挥角色模范和教育者的角色作用上技巧不足。

3. 临床带教模式　临床带教模式是一种有组织指导的岗前培训项目,将新护士分配给一位固定的带教老师(preceptor),通过与固定的带教老师一起工作和老师的指导过程来熟悉工作。一般来讲,带教老师是一位有经验、处于从新手到专家发展过程中的有能力阶段的护士,并接受正规教学课程培训以发挥更好的模范带头作用,他们能为新护士提供了很好的咨询,帮助新护士尽快融入新的工作环境,促进其尽快履行角色所要求的职能。临床带教模式具有下列优点:①与护士保持一对一的稳定的带教关系,因此带教质量和性质比较持续。②能够促进新护士尽快地融入所工作的护理团队。③根据相互共同制订的学习目标,学习经历和每周的评价交流,对新护士的工作表现有更系统的监管和监护。④根据新员工个体的需要,可以灵活地调整岗前培训的内容和事件。⑤通过对带教老师的选拔和培训,确保了对新护士培训的质量。

但这种模式也存在着不足之处:①带教老师的角色是富有压力、挑战的,长时间的带教会使老师感到压力、疲乏、耗竭。②如果没有同伴的支持,带教老师会在满足病人需要和学员需要两者上感到应接不暇。③在带教老师和护士之间可能存在个性的冲突。④带教老师可能由于护士长的压力或碍于情面对新护士做出不确切的评价,要么太严厉,要么太宽松。

4. 住院护士培训模式　此模式起源于20世纪60年代的美国,源于"住院医生"培训概念。是一种帮助新毕业护士角色转换和岗前培训的教育项目,与传统的岗前培训比较,它的培训时间更长,为3~12个月不等,课程更全面、对新毕业护士有更密切的临床监管,更系统的、循序渐近的学习经历,尽快达到能独立工作的床边护士要求。住院护士培训项目有双重的目的:第一,在教学上能帮助新护士尽快从毕业生转向临床护士;第二,使组织机构更好地培训新护士而减少新护士的流失。通过调查反馈,这种培训模式下培养的新护士对工作更满意、更自信、更能独立地工作、更全面的发展知识、态度、临床技能,有更好的临床决策和领导技能,能更平稳地从学生过度到临床护士的角色,有更多的时间到不同的护理单元进行轮转,更好地将课程与临床教育结合起来,对独立承担临床护士角色时感到压力较小。对医院来说由于帮助新护士更好地进行了角色转换,使新护士心理更稳定,减少护士的辞职率。但这种方法也有不足之处,这种模式的长期效果比较难跟踪;如果需要培训大量的新护士,在人员轮转安排上会产生冲突;项目设计可能因为需填补人力上的不足而影响其有效性。

几种岗前培训带教模式都有它的优点和不足之处,没有哪一种模式是最好的。具体采用哪种岗前培训模式受医院护理教育条件、人员、设备、教学能力、护理人力资源、培训者的数量、培训人员的工作学习背景、医院对护理和护理教育重视度的影响。每家医院需要根据自己现有的条件和能力来组织新护士的岗前培训。我院结合多年的在职培训经验和护理人力资源状况,采用临床带教模式,对于床边带教老师的选拔与培训将在第七章具体介绍。

四、支持岗前培训带教

带教新护士是一项重要而又艰巨的工作,护理行政管理人员要采取恰当的措施支持这项工作的有效落实,包括带教前、带教中、带教后的支持。

1. 带教前的支持　对担任带教老师角色的护士提供规范的培训项目,使他们具有承担带教工作的能力。培训不仅提供机会让他们学到相关的知识,同时要体验和实践角色的主要技能。行政部门对带教角色的支持,一方面要提供财力让带教老师完成培训项目,另一方面要书写工作职责明确带教老师角色的职责和责任,使带教老师明确要履行的工作任务、功能,对护理单元、护士和病人要承担的责任;带教前的支持还包括护士长要将新护士的个人信息与带教老师分享,从而使带教老师对带教对象有一系统的了解,了解他的工作背景和工作经历。

2. 带教期间的支持　由于带教老师培训项目一般只是 8 小时的培训,不可能涵盖带教老师要遇到所有问题,他们可能需要诸如如何支持新护士度过现实休克的不同阶段、如何教临床技能等方面的额外指导,因此需要得到即刻的帮助和持续的支持。单元教育护士可以提供一些资料来建议带教老师什么是可做的,什么是不可做的(表 4-8),使带教老师不断地得到提醒。每个护理单元的护士长可以采取以下的措施来支持带教工作:①保证足够的

表 4-8　带教老师可以"做"和"不可做"的项目

可以"做"	"不可做"
站在新员工的角色换位思考,对一位新手意味着什么?	把新员工当成学生
将新员工当成是自己的同事	胁迫新员工或被新员工胁迫
由浅入深地了解新员工	一下子讲得太多、太详细让新员工无法消化
探询新员工的感知到的优势和弱势	让培训者处理她能力以外的临床情境
确定学员喜欢的学习方式	除了紧急情况下代新员工做
努力让新员工感到是受欢迎的	批评医院、管理人员和其他员工
尊重新员工的观点、情感和价值观	高估或低估新员工的能力
保持与新员工相互信任的关系	想象地认为有经验的新护士不需要支持或指导
对新员工的表现给予及时的反馈和间断性反馈	对新员工的期望不切实际
当新员工需要你的时候,能够在场	在病人、家属或其他员工面前让培训者感到尴尬
只要在不伤害病人的前提下,允许新员工犯一些错误并从错误中学习	让培训者感到不必要的压力或紧迫
倾听并向新员工学习	不鼓励新员工提问
即使在压力的情况下也要保持镇静	对新员工的表现、选拔不予建设性的反馈
使用学习合约及时管理岗前项目的完成	用负性的反馈来纠正新员工的表现
保持幽默并经常使用	让新员工不清楚他的表现和进步
经常给予表扬、支持和鼓励	很吝啬说对新员工鼓励的话
建设性的反馈,批评要温和	忘记了你对新员工的岗前培训有多重要
需要的时候,寻求教育和管理上帮助支持	

人员使带教老师有足够的时间对新护士提供指导,不要同时在上班时让带教老师承担如组长这样的工作任务,而使带教老师不可能随时在场;分配给带教老师的工作任务应当比平常少些,从而当新护士需要帮助时带教老师能够在场。②把带教老师与新护士安排在同一上班时间。③仔细分配病人的安排,确保带教老师和新护士在工作上的最好搭配。④鼓励其他护士给予带教老师恰当的支持。⑤提供足够时间让带教老师帮助新护士完成培训需要。⑥提供教学工具如参考书、杂志、自学项目、视听项目。⑦不断地了解带教老师与新护士之间的关系进展。⑧把带教老师对新护士的评价作为确定新护士是否完成岗前培训的主要依据。⑨恰当地激励带教老师的带教工作。

3. 带教后的支持　带教后的支持有两种形式。第一种形式是护理部为带教老师提供进一步的高级培训课程。带教培训课程可分成基础和高级培训项目。前者是对带教老师基础能力的培训,后者是对基础培训的扩大和延伸。高级项目更多地包括:①教学类型与新员工认知类型的匹配;②教学类型与学员学习类型的匹配;③带教老师和新员工性格的匹配;④根据 Patricia Benner 从新手到专家专业发展模式对不同阶段护士教学策略的调整;⑤带教老师与新员工工作关系冲突的管理;⑥新员工学习问题的解决;⑦创新性临床教育策略的发展;⑧带教过程中的人际冲突的处理等。第二种形式是护理部每 1 个月、1 季度或半年组织一次集会,邀请不同专科带教老师参加,进行非正式的带教经验分享,组织对问题、事件的讨论,发表不同观点、交换不同的意见。这种定期的集会能促进带教老师之间相互学习,又能获得一种机构支持的满足感,从而使他们继续保持对这一工作的热情和投入。同时护理部可以通过这样的机会听取带教老师对带教工作制度、流程和职能改进的建议。

虽然带教老师做了大量有利于护理团队和医院发展的工作,但大部分医院对他们的贡献在行政上很少或几乎没有给予外在的认可。美国对 352 名 ICU 的带教老师进行了调查,有 62% 的护士反馈没有得到任何奖赏、鼓励和认可。不管怎样,作为护理部还是可以用不同形式对带教老师额外的服务给予一定程度的认可奖赏。这些形式可以是:①物质性的:增加基础的工资,给予一定的带教老师补贴。②教育性的:提供一些机会让他们参加继续教育项目,给予额外的休假,任他们选择护理参考书的机会。③职业发展性的:护士等级的提升。④社交性的:在员工会议上认可他们的工作,提供茶会、会餐。⑤其他:提供带教老师培训的证书,带教老师特别的身份标志,在院报上刊登带教老师的照片,并发表对他们工作认可的文章,授予荣誉头衔等。

第三节　教　学　实　施

如果采用清晰的岗前培训项目清单,即用能力本位教育(CBE)模式指导岗前培训,在教学实施过程中要特别考虑以下几点:①由于 CBE 强调与临床相关的结果而不仅仅是认知上的改变,因此,相对较少使用那些仅为获取信息的教学方法如讲座法,但也不排除在培训大量学员的情况下,使用这样的方法以提供临床实践中需要遵循的事实性知识和原则。②由于 CBE 强调临床实践行为结果,因此,会更多地使用实验室和临床环境下的教学方法来帮助员工练习完善临床实践行为。③由于 CBE 并没有要求用什么样的教学方法或要求所有新员工使用相同的教学方法,因此,教育者可以用任何恰当的教学策略达到学习的目标,也可以为新员工提供不同的教学方法。

一、不同层面的岗前培训课程安排及培训方法

1. 院级岗前培训　根据院级岗前培训的内容要求安排几天课程,由于院级岗前培训的学员较多,而且内容以制度、规则为主,因此一般采用集体讲座的模式进行。课程安排见表4-9。

表4-9　院级岗前培训课程安排

日期	时间	内容
第一天	08:00	医院介绍及对新员工的期望
		致欢迎词
		培训内容、要求及注意事项
	10:00	各职能科室解释相关制度
	12:00	午餐
	13:30	医院质量管理和等级医院评审
	15:00	新形势下如何进一步加强质量和安全意识
	16:30	建立微笑医院——礼仪规范与无烟医院
第二天	08:00	医院内感染预防与控制
	10:00	医院安全知识及突发时间处理
	12:00	午餐
	13:30	医疗仪器使用注意事项
	14:30	院歌
	14:50	给您真诚、信心和爱——员工服务意识培训
第三天	08:00	竞争压力和心理对应策略
	09:00	医院消防安全
	10:00	医院计算机与信息系统
	11:00	岗前培训考核
	12:00	午餐
	13:30	员工代表发言
	14:30	期望、价值与人生规划
	15:00	21世纪最佳医疗实践
	16:00	考核讲评
	16:30	优秀学员颁奖

2. 护理部岗前培训　护理部岗前培训的课程分为集中培训和持续培训两个阶段。其中集中培训阶段安排在院级岗前培训结束以后,集中4天的培训。然后新护士被分配到各个临床科室,采用床边带教模式进行培训。每月完成计划的培训课程,同时提供网络资源,供新护士学习,主要包括各种制度、护理常规、药理知识和各种常用护理操作视频。详细课程内容安排详见表4-10。

表4-10　护理部岗前培训课程安排

	时间	内容
第一天	08：15～09：15	宗旨、哲理和基本要求
	09：15～09：40	护士长见面会
	09：40～09：50	新手培训计划
	09：50～10：50	护理支持系统
	10：50～11：30	病人教育体系
	11：30～12：00	与第一年护士的交流
	13：30～15：00	护理评估
	15：00～16：30	职业防护
	16：30～17：00	同事间的支持
第二天	08：00～10：00	护士礼仪训练
	10：00～12：00	疼痛概论与急慢性的疼痛管理
	13：30～14：15	疼痛药物的合理使用
	14：15～15：15	疼痛管理知识考核
	15：30～17：00	护士礼仪训练演示
第三天	09：00～12：00	CPR 理论
	13：30～17：00	CPR 实践 A
第四天	08：00～12：00	CPR 实践 B
	13：30～17：00	CPR 实践 C
第一个月		完成药理和专业考试
第二个月		老年病人的特点
		疼痛评估与疼痛电子泵的应用
		皮肤压疮评估与手术切口观察
		输注安全与输液工具的选择
第三个月		14项操作考核

3. 护理大科的岗前培训　护理大科的岗前培训根据各个科室的具体情况，采取几天集中培训或每周固定一天时间培训的方式进行。由于护理大科培训的内容更加专业化，因此培训方式也以临床环境下教学为主，多结合临床案例分析进行。仍以普外科大科培训课程为例，见表4-11。

表4-11　普外科大科岗前培训课程安排

	时间	内容
第一天	08：00～08：30	普外科岗前培训说明 相互介绍
	08：30～10：00	胆道系统
	10：10～11：40	普外科病历书写要求
	13：30～15：00	胃肠系统
	15：10～16：40	普外科常见检查准备及药物

续表

	时间	内容
第二天	08:00～09:30	肝脏疾病
	09:40～12:00	应急能力知识(抢救车、除颤仪、监护仪、电动和墙式负压吸引使用说明)
	13:30～15:00	胰腺疾病
	15:10～16:00	手术前后宣教课
	16:00～17:00	肠内营养示教
第三天	08:00～09:30	血管外科疾病
	09:40～11:10	医疗情境中的有效沟通
	13:30～15:00	胃管护理示教+练习
	15:10～17:00	三腔二囊管示教 尸体护理示教

4. 护理单元岗前培训　护理单元层面的岗前培训是获得了为了更快更好地掌握为病人提供服务必需的专科知识和技能,具有极强的专业性。因此,对于护理单元的培训更多采用一对一的床边带教模式。为减少因不同带教老师和不同学员之间存在的差异,在床边带教过程中使用能力考核清单对培训内容和考核要求进行规范。如表 4-12 为肛肠外科岗前培训考核清单。

表 4-12　肛肠外科护士岗前培训考核清单

_____您好:

　　欢迎你来到我们科室并成为我们中的一员。这份岗前培训清单是你入科后应当完成的培训项目从而体现你能够胜任你目前工作应具有的能力要求。对动作技能性的所有的项目总的目标是你能够独立完成。动作技能性的条目是指各种护理活动和护理操作技术如各种评估技术包括实验室检查和诊断性检查,各种护理操作技术,各种仪器设备的操作,各种工作流程的运行,对各种病人实施的护理,各种应急情景的应对流程运行,各种护理书写。当然在本项目单中也会包括部分知识性的条目,对于这些条目要求你能口头阐述相关的要点。

　　在岗前培训期间和您参加工作的开始 3 个月,请您随身带上这份考核表并在 3 个月内完成各项考核,对你在 3 个月内还不能独立做的动作技能性条目,带教老师将做进一步的跟踪直到你能够独立执行该项目。

如何应用岗前培训表:

自评部分由护士自己完成记录,3 个月评价和一年内跟踪评价由带教老师/护士长记录并签名

记录代码:

V: 能口头解释、讨论如何做(verbalizes how to do)

DD: 能在协助下独立做,需要进一步练习(demonstrate dependently)

DI: 能独立安全地做,有些经验(demonstrate independently)

项目	3个月内护士自评	3个月内评价考核/带教老师签名/日期	1年内跟踪考核/带教老师签名/日期
一、各类制度			
部门的组织结构/目标			
部门概况及角色要求			

续表

项目		3个月内护士自评	3个月内评价考核/带教老师签名/日期	1年内跟踪考核/带教老师签名/日期
部门优质服务的准则				
部门内护士阶段培训计划(与带教联系)				
部门的重要制度(查对、交接班、物品管理)				
排班、休假、夜班制度				
各班职责				
READ BACK 制度				
意外事件报告制度				
NEAR MISS 报告制度				
药物不良反应汇报制度				
紧急事故安全防范				
职业形象要求				
病人安全(床栏、陪客、外出制度)				
安全培训(病人、自身、环境设施)				
二、工作环境及各项医疗设施				
同事之间的相互介绍及熟悉				
楼层环境及物品放置				
病房呼叫系统				
轮椅及平车的放置位置及使用				
应急灯的使用				
体重秤的使用				
医院制度、护理部制度、护士必读及参考书位置				
获取最新信息的途径(交流本、排班本、通知栏)				
环境保持(与秘书联系)				
常用工作电话号码				
肛肠外科医生的熟悉及联系方法				
三、工作程序				
各种标本的收集与发送				
物品清点与保管(仪器、被服、药品)				
抢救车管理				
HIS 系统	护士电子病历(查看医嘱、执行护嘱、病案日报,修改护理信息,制订护理计划等)			
	放射报告			
	库房管理(领用物品及查询)			
	门诊系统			
	检验系统			
	院内网系统			

项目		3个月内护士自评	3个月内评价考核/带教老师签名/日期	1年内跟踪考核/带教老师签名/日期
EDA 使用	医嘱规范执行			
	护理评估写入与修改			
	生命体征录入与查询			
	报告查询			
	其他:基本信息、医嘱信息、手术信息等查询			
入院处理	接待礼仪			
	入院介绍			
	病史采集			
出院处理	出院教育			
	费用与退药			
	病历整理			
病人转运	转 ICU 病人的转运			
	转其他楼层的转运			
护理程序的应用				
病人及家属术前宣教				
术前评估单(check list,手术标记)				
手术等待区(位置、介绍)				
术前用药(全麻、局麻)				
急诊手术病人术前准备				
接收术后病人	体位安置			
	生命体征监测			
	切口及管道观察			
	术后疼痛管理			
	病人及家属教育			
	交接班及记录			
四、专科疾病护理				
肛瘘术前、术后护理				
肛周脓肿术前、术后护理				
混合痔术前、术后护理				
肛裂术前、术后护理				
结肠癌根治术前、术后护理				
MILES 术前、术后护理				
DXION 术前、术后护理				
Hartmann 术前、术后护理				
人工肛门的护理				

项目	3个月内护士自评	3个月内评价考核/带教老师签名/日期	1年内跟踪考核/带教老师签名/日期
留置肛管的护理			
FOLFOX4方案化疗			
粒细胞缺乏、粒细胞减少病人的护理			
化疗病人的健康宣教			
口服化疗药物的宣教(卡培他滨)			
化疗药物溢出的防护和自我防护			
保护性隔离			
五、心理护理			
临终病人的护理			
癌症晚期病人及家属的关爱及语言技巧			
术前术后心理护理			
六、各类检查			
肠镜检查前准备			
离子泻药的使用方法			
ECT及FDG的检查			
七、技能			
口腔护理			
会阴消毒			
指测血糖			
卧床病人的皮肤护理			
更换引流袋			
无菌操作			
输液(留置针)			
更换造口袋			
动脉血气标本采集			
血氧饱和度仪监测			
膀胱冲洗			
八、各种应急情况的处理			
术后大出血处理			
手术切口裂开的处理			
吻合口瘘的处理			
引流管意外拔出			
过敏性休克			
重症脓毒血症的处理			
急性肺水肿			

项目	3个月内护士自评	3个月内评价考核/带教老师签名/日期	1年内跟踪考核/带教老师签名/日期
肺不张			
窒息			
九、其他			
科室CQI项目			
出院病人电话回访			

科室带教_____

护 士 长_____

评估日期_____

必须阅读的制度和资料：

1.《医院制度》《护理部制度》

2.《护士必读》

3. 护士长会议和院行政会议记录

4. 科室护士大会会议记录

5. 科室质量管理资料

6. 业务学习和护理查房资料

二、新毕业护士岗前培训

在新毕业护士岗前培训过程中要特别考虑以下3个方面：①促进新护士的社会化（尽快融入护理团队）；②促进新护士对护士角色的认同；③遵循临床护理实践能力的发展阶段。

1. 促进新毕业护士尽快融入护理团队　在岗前培训的过程中，除了要将新员工介绍给她的工作同伴外，也要帮助新毕业护士通过正式或非正式的介绍进入每个工作团体小组，促进一种团队工作的氛围。促进新毕业护士的社会化还包括支持、尊重新毕业护士的能力，看到新毕业护士的进步，增强他们自信心，让他们看到自己在医疗团队所发挥的作用。

2. 促进新护士对护士角色的认同　新毕业护士进入临床工作岗位初期，他们在护理院校习得的价值观可能会与医院的护士和其他医务人员的价值观发生冲突。因此他们在岗前培训期间需要完成从学生角色到护士角色的转换，这种角色转换将经历现实休克的4个阶段——蜜月阶段、休克阶段、恢复阶段、解决阶段。①蜜月阶段：感到新的工作各方面都很好，积极地投入掌握各种技术、日常工作、融入到其他员工中去。②休克阶段：在个人或组织中出现了明显的障碍，阻碍了新员工满足他的需要和目标，由于挫败表现出愤怒、乏力、感受扭曲，放弃对在学校或工作中习得价值观。③恢复阶段：回归对生活的幽默和整体的认识，认识到当前的工作状态与以往的经历和期望比较并不是每样事情都是不好的。开始从正负两方面来看待当前的状况。④解决阶段：通过某种方式解决学校与工作单位之间的价值矛盾。可能会出现以下的一些情况：①放弃学校学习到的价值观（可能改变职业）；②放弃工作单位中的价值观（可能改变单位）；③或者继续在矛盾中挣扎（留在单位，但不停地抱怨）；④努力保持从当前和过去习得的价值观并很好地继续工作。如果不能很好地帮助新毕业护士完成从学生到护士的角色转换,他们就会对现实中的护理工作感到失望,不仅会离开医院甚至可能不再从事护理工作。因此在对新毕业护士的岗前培训中,必须认识和支持新毕业护士从学生到护士角色转换的这种特殊需要。

3. 遵循临床护理专业能力的发展阶段 根据 Patrician Benner 的护士"从新手到专家"的理论,新手护士没有应对临床情境的经验,他们往往按书本和老师教的理论即规则和脱离临床情境一些客观的、可测量的特征指导工作。Patrician Benner 在她的著作里提到对于新毕业护士的培训要关注到下面的几个方面:①在新毕业护士岗前培训开始前,带教老师应当评估新毕业护士是否了解指导着病人具体工作实施的规则和特征,并提供必要的教育指导和对这些规则的强化。如新毕业护士能按护理单元的入院流程(规则)评估入院病人一般资料,同时要评估护士是否会评估与病人入院诊断和正在接受的治疗相关的特征性资料,如当收治一位正在注射胰岛素的糖尿病新病人,护士除了新病人一般资料评估外,还要评估病人上午的胰岛素是否注射了。②在护士能展现出对普遍规则(如对概念、原则、理论、流程的应用)掌握之前,避免或尽可能少地涉及普遍规则外的情况。只有学习了普遍的规则后,新护士才能发现例外情境对他的帮助,不然会导致新护士更为迷茫。③帮助新毕业护士综合尽可能多的特征和层面形成自己的工作思路来指导工作。如帮助新护士对外伤病人入院时形成这样一种工作思路:先完成细致的全面评估,再核实有无被漏掉的任何损伤没有评估到,然后采取一些能稳定病人状况的措施,准备病人家属到达现场需要提供的信息和心理支持。④在每天带教工作完毕前花几分钟时间帮助新员工回顾反省这一天的经历,从而使他们能从不同病人护理情境中学习到一些显著的特征,如接收创伤后手术回病房的病人与收治择期手术后回病房的病人有什么不同?⑤帮助新手和高级新手识别不同种类病种在评估不同特征和层面的关注重点。如外科病房,要关注询问病人的年龄、以往疾病史、外科手术类型等特征,这些特征对病人发生术后并发症有一定的影响。⑥在带教新毕业护士期间,让新毕业护士发展以下能力:随着病人需要的变化,调整护理工作的优先顺序;根据病人护理的优先性,合理地安排工作时间和工作量;当病人情境允许时,调整规则和流程以更整体地满足病人和家属的需要。⑦要密切地监管新护士的临床护理工作,确保病人的重要需要被关注到,能够获得更整体的护理如心理社会需要、家庭支持、病人教育等。⑧对新毕业护士期望要切合实际,在岗前培训的早期,新护士只关注他们工作分配任务的细节,不关注病房中其他事务,工作以任务为指导而缺乏整体性,对自己缺少信心不知道该做什么,做事慢,只知道一种做事的方法。这些表现对新毕业护士来说都是正常的。⑨对新手或高级新手最好的带教老师是处于高一级的护士即合格护士而不是熟练护士或专家护士。Patrician Benner 在这里强调这一点是因为熟练者和专家阶段的护士对病人情境的认识并做出的应对反应与新手或高级新手有很大不同,这些临床能力较高水平的护士不能清楚地用新手或高级新手能够联系的或理解的语言来说明他们是如何得出这样的评估结论、如何做护理计划或如何来评价效果的。而那些接近新手或高级新手即有能力阶段的护士,因为刚从新手或高级新手过渡过来,因此更能清楚地与他们进行经验的交流。

三、有经验护士岗前培训

有经验护士调入新的工作单位,需要对他的工作背景做广泛的了解。如从事护理工作时间、从事的专科领域、护理的病种、原单位对护士的工作质量要求等,这些因素都将影响有经验护士入科时的临床实践能力水平。由于背景的不同,有些护士可能是专家水平阶段护士,有的可能只是处于有能力水平阶段的护士。但是对于有经验的护士不能假定他们所具有某些能力和素质,而应当对他们的临床实践能力要进行全面的评估、核实并记录。

任何一名新雇用的员工都不能跳过岗前培训的过程,每一个人都应当能够展现出岗前培训项目所要求达到的期望。而在带教有经验护士时带教老师要了解他们的特点,他们在自我感知、承认自己知识技术的不足、对学习新知识的开放性、学习的习惯、家庭责任等方面与新毕业护士是不同的。因此,对有经验的护士进行岗前培训时,要注意下列几点:①尊重有经验护士的知识、技术和能力。②当有经验护士被重新安置到一个新环境,并以一名被培训者的角色出现时会感到焦虑与不安,因此要明锐地感知他们的需要。③帮助有经验护士尽快地成为护理团队的一员参与到工作中。

第四节　教学评价

一、课程评价

新员工可以针对某一特定的学习经历如课程学习、临床学习或自我指导的学习做出评价(表4-13),可以让新员工做出总结性评价,包括对岗前培训整个项目的管理进行评价(表4-14),也可以要求新员工对带教过程和特定的临床带教老师进行评价(表4-15)。

表4-13　课堂学习经历评价

| 培训的题目＿＿＿＿＿＿＿＿＿＿＿＿ | 日期＿＿＿＿＿＿＿＿＿＿＿＿ | | | | | |
| 培训老师＿＿＿＿＿＿＿＿＿＿＿＿ | 时间＿＿＿＿＿＿＿＿＿＿＿＿ | | | | | |
特征	极好	非常好	好	一般	差	不适用
内容的深度和广度						
教学水平						
教学组织						
教学清晰						
教学方法						
视频和教学工具						
讲义和阅读材料有用性						
个人目标达到						
提供足够的练习						
提供足够的时间						
其他意见或建议:						

表4-14 新员工对岗前培训项目的评价

新员工姓名＿＿＿＿＿＿＿＿＿＿＿ 岗前培训开始日期＿＿＿＿＿＿＿＿＿＿＿

护 理 单 元＿＿＿＿＿＿＿＿＿＿＿ 岗前培训结束日期＿＿＿＿＿＿＿＿＿＿＿

特征	极好	非常好	好	一般	差	意见
课堂教学质量						
实验室教学质量						
临床教学质量						
教学的深度和广度						
教学水平						
教学清晰度						
教学方法						
视频和教学工具						
讲义和阅读材料有用性						
个人目标达到						
提供足够的练习						
提供足够的时间						
带教老师的支持						
临床护士的支持						
护士长的支持						
书面练习的有益性						
书面考试的公平性						
临床技能项目单的清晰性						
与带教老师交流的有效性						
与护士长交流的有效性						

开放性问题:

1. 在今后的一年里,你需要的额外指导或临床实践是什么?

2. 请列出你对岗前培训的任何其他意见或建议。

表4-15 新员工对带教过程的评价

新员工姓名＿＿＿＿＿＿＿＿＿＿＿＿＿＿ 岗前培训开始日期＿＿＿＿＿＿＿＿＿＿＿＿＿＿

护 理 单 元＿＿＿＿＿＿＿＿＿＿＿＿＿＿ 岗前培训结束日期＿＿＿＿＿＿＿＿＿＿＿＿＿＿

特征	极好	非常好	好	一般	差	备注
1. 带教老师的模范带头作用						
(1) 临床操作与工作流程						
(2) 与其他护理人员的合作						
(3) 与其他医疗团队的合作						
(4) 与护士长的合作						
(5) 专业角色责任如质控、实践标准、病情汇报等)						
2. 帮助新护士融入护理团队						
(1) 介绍给其他护士						
(2) 感到自己是受欢迎和被接受的						
(3) 感到自己是医疗团队的一分子						
3. 协助新员工评估学习需要						
(1) 了解护士的教育和工作经历背景						
(2) 核实学习需要						
4. 帮助计划学习经历						
(1) 分配给你能力相匹配的病人						
(2) 提供更自主工作的学习机会						
(3) 提供必要的班次轮转						
5. 协助学习计划的实施						
(1) 临床指导质量(清晰、有组织、有次序)						
(2) 临床教学方法的有效性						
(3) 足够的临床实践						
(4) 生理、病理、治疗、药物的解释						
(5) 当需要时有带教老师在场						
6. 协助教学评价						
(1) 对你每天工作表现回顾的帮助						
(2) 工作表现反馈的清晰性						
(3) 恰当地给予正性和负性的反馈						
(4) 提供建设性反馈						
(5) 反馈及时						
(6) 帮助你技能项目清单每条条目的完成						
7. 带教的整体质量						

二、目 标 评 价

岗前培训项目学习目标的评价可以通过书面测试、操作技能考核、提问法、观察法、完成作业法、床边综合能力考核法等来评价新护士在知识、情感、动作技能上的改变(表4-16)。操作技能考核建立各个操作的能力考核单,既是一种教学培训工具,又用于示教室或临床上的考核(表4-17),不仅要书面考试,更强调床边带教老师床边观察以及护士长和带教老师对其进行床边综合能力的考核。床边综合能力考核见第九章。

表4-16 岗前培训考核安排表

项目	时间安排
● 药理知识考试	第一个月(护理部层面)
● 护理专业知识考试	第一个月(护理部层面)
● 岗前培训课程和岗前培训手册中相关知识考核	第一个月(护理部层面)
● 专科护理知识考试	每月1次(科室层面)
● 床边综合能力考核	第三个月(科室层面)
● 技能考核:静脉输液、输血、输液泵、微泵使用、背部皮肤护理、更换引流袋、插胃管、胃肠减压、吸氧、吸痰、CPT、PICC置管/颈部深脉置管维护、灌肠、导尿、指测血糖、诺和笔使用、无菌操作	第三个月(护理部层面各操作考核小组完成)
● 岗前培训清单(表4-3和表4-12)用V、DD、DI代码记录结果	3个月内(科室层面)

表4-17 PICC/深静脉维护能力考核单

用物

1. 清洁手套	2. 换药方盘	3. 酒精棉球	4. PVP-I棉球	5. 无菌薄膜敷贴
6. 肝素帽	7. 生理盐水	8. 肝素稀释液	9. 10ml或20ml注射器	10. 7号头皮针
11. 黄色垃圾袋	12. 锐器盒	13. 无菌盘	14. 纸胶	15. 治疗巾

	考核标准	分值	扣分点
准备	仪表整洁	1分	
	态度镇静	1分	
	洗手,戴口罩、帽子	3分	缺一项扣1分
	用物准备及检查一次性物品质量(有效期、有无膨胀、外包装有无破损)	5分	缺一项扣1分,最多扣5分
操作程序	携用物至病人床边	1分	
	核对病人身份	1分	
	向病人解释	1分	
	询问有无过敏史(酒精、碘伏、肝素、敷贴)	2分	
	安置舒适体位,如是颈内及锁骨下导管头转向对侧	1分	
	戴清洁手套	1分	
	★打开肝素帽的无菌包装,用生理盐水预冲肝素帽	2分	
	反折导管,取下原有肝素帽	1分	

考核标准	分值	扣分点
★消毒接头的横切面及外围20下,15秒	2分	次数不够扣1分,时间不够扣1分
连接新的肝素帽,确保连接紧密	1分	
★缓慢回抽,见回血,用脉冲方式冲入生理盐水	5分	未抽回血扣2分 非脉冲法扣3分
★连接含有2~3ml肝素稀释液的针筒,缓慢推注,在注射器内还有最后0.5ml封管液时,以边推注药液边退针的方法拔出头皮针头。有止水卡片的,在靠近导管近心端夹闭止水卡片	6分	非正压封管扣3分 封管液量过大扣2分 止水夹未正确夹闭扣1分
★敷贴与皮肤成0°或180°,撕除敷贴	5分	张力撕除扣1分 导管外移大于1cm扣2分 污染无菌区域扣2分
★观察局部有无红肿、渗液及导管置入深度。	2分	
★皮肤消毒 1. 用酒精棉球由内向外螺旋擦拭穿刺点周围皮肤3遍,直径至少10cm,用力适中	6分	直径太小扣2分 方向错误扣2分 消毒液过多扣2分
2. 用PVP棉球由内向外螺旋擦拭消毒穿刺点及周围皮肤3遍(包括导管、接头),直径至少10cm,用力适中 (必要时可重复上一步骤)	6分	直径太小扣2分 方向错误扣2分 消毒液过多扣2分
★等待消毒剂自然干燥	3分	未干扣2分 未自然待干扣1分
★以穿刺点为中心贴上新的无菌薄膜敷贴,在敷贴的小标签上注明更换日期、时间、缩写名	5分	张力粘贴扣2分 未标明日期、时间,缩写名扣1分 未交叉固定扣2分
观察病人情况	1分	
整理用物	2分	
脱手套、洗手	2分	
记录穿刺部位情况、导管深度、敷贴更换时间并签名	3分	少一项扣1分
1. 说出常见风险名称与原因	2分	
2. 纱布及纱布用于无菌薄膜敷贴下的敷料形式,应至少每48小时更换敷料	1分	
3. 每3~7天更换1次无菌薄膜敷贴	1分	
4. 以下情况应缩短敷料更换间隔时间,必要时随时更换: (1)出汗 (2)穿刺处局部皮肤感染 (3)油性皮肤 (4)敷料松脱、污染、破损	1分	

操作程序 / 操作风险防范注意事项

考核标准	分值	扣分点
操作风险防范注意事项 5. 抽血、输血或输注其他黏滞性药物,应立即先用 20ml 生理盐水用脉冲方式冲洗导管后再接其他输液	1分	
6. 封管液采用稀释肝素溶液	1分	
7. 下列情况需要冲管 (1) 输血或血制品及输注 TPN (2) 通过静脉导管采血后 (3) 输注不相容液体或药物 (4) 输注药物后 (5) 持续性治疗结束,进入治疗间歇期	2分	
8. 封管液量 为了达到适当的肝素化,根据美国静脉输液护理学会(INS)推荐,封管液量应 2 倍于导管及辅助装置的容积,导管容积通常为 1～2ml	1分	
9. 稀释肝素液的浓度根据使用频率而定 一天 3 次或更多,每次 10U/ml 或每 12 小时或 24 小时 1 次,每次 100U/ml。病人的凝血功能障碍时,向医生咨询肝素液的可用浓度	1分	
10. 回抽未见血液或推注生理盐水遇阻力,切勿强行推注	1分	
11. 不可以用静滴方式替代脉冲方式冲管	1分	
12. SASH 程序 S=生理盐水 A=药物注射 S=生理盐水 H=肝素溶液	1分	
13. SAS 程序 S=生理盐水 A=药物注射 S=生理盐水	1分	
14. 何时更换肝素帽 (1) 至少每 7 天 1 次 (2) 肝素帽的完整性有损坏时 (3) 经由肝素帽采血后 (4) 不管什么原因取下肝素帽后	2分	
其他 1. 操作过程体现人文关怀	5分	
2. 操作熟练,动作优美,衔接流畅	10分	
总分	100	

注:★表示该项操作的核心考核标准或核心行为

三、结 果 评 价

对岗前培训结果评价是确定在课堂、实验和临床环境下获得的知识是否应用到护理单元中真正病人的日常护理实践中。这种评价可以是短期性或长远性的评价。短期性评价指培训后几小时、几天、几星期后的表现评价,长远性指岗前培训完后6个月、12个月或18个月对学员临床工作绩效的评价,它可以对护士所有能力或部分能力体现在临床实际工作表现中的评价。可通过护士对临床工作的自我评价、同事间评价、主管评价等方面进行360°评价(表4-18、表4-19)。

四、影 响 评 价

影响评价是确定岗前培训是否影响了医院护理质量的提高。教学项目影响层次的评价由于受人力、有效评价工具、多种干预因素等影响很难测量。但如果将CBC中的能力考核标准行为作为护理质量监控指标的话,测量这些指标便可用于监测岗前培训后对病人护理质量的影响。目前我们的培训还没有做到这样的结合。

表4-18　员工考核评价表

员工填写	姓　名		人员编号					
	部　门	护理部	岗位名称	一级护士				
	职务/职称		类　型	□3个月　□年度　□试用期　□中期				
	进院日期		填表日期					
自评部分请员工填写相应分值　主管评价部分请主管在相应分值栏打√	评价标准	4=优秀	工作具有不同寻常的兴趣、主动性及专业性					
		3=称职	令人满意地达到工作要求					
		2=基本称职	最低限度地符合工作标准					
		1=不称职	工作达不到最低标准					
	考核评价内容				自评	主管评价		
	专业技能					4	3	2	1
	1. 病人护理							
	1.1　采集病史,对病人做系统评估;根据主客观资料做出护理问题判断							
	1.2　根据病人的需要制订护理计划,包括持续观察、治疗和病人宣教;当病人病情变化时,能及时修改护理计划							
	1.3　提供安全可靠的生理和心理护理,护理措施与治疗落实及时,符合要求							
	1.4　客观记录病情,要求文字清晰,及时准确,内容能反映病情变化及治疗护理要点							
	1.5　评估并记录病人对所实施护理的效果							
	1.6　参与病人的抢救工作、紧急抢救时,在监督下实施抢救工作							
	2. 护理操作							
	2.1　严格按规章制度和操作规程进行操作							
	2.2　正确使用科室内的仪器、设备							

续表

考核评价内容	自评	主管评价			
专业技能		4	3	2	1
2.3 了解本部门常用药物的作用和不良反应,发现问题及时报告					
2.4 向病人和家属解释操作规程,护理过程中与病人及家属保持良好的沟通					
2.5 协助医生进行各种操作,了解操作相关的注意事项					
2.6 操作过程中善于观察,对操作及程序有疑问时及时提问					
3. 咨询教育					
3.1 使用通俗易懂的语言,向病人及家属进行健康宣教及相关知识教育					
3.2 熟悉科室的宣教资料,并根据病人需要及时发放给病人及家属					
4. 评判性思维					
4.1 结合病例,不断学习相关的理论知识					
4.2 能将理论知识与临床实际相结合,培养评判性思维能力					
4.3 能识别病人存在的问题,积极寻求帮助,及时解决问题					
4.4 工作细心,及时澄清医嘱					
4.5 参加所护理病人的查房,了解病情、治疗方案和护理需要,病情变化时能及时报告组长和医生,并实施措施					
4.6 发生任何非正常事件,能自觉填写"意外事件报告单",并向护士长报告					
5. 工作安排					
5.1 遵守上下班工作制度,工作时间不做与工作无关的事					
5.2 培养时间管理能力,有序地安排工作,合理地利用时间,按时完成班内工作					
5.3 做好交接班前的准备工作,交接班认真、清楚,有疑问及时澄清					
5.4 给病人创造良好的环境,保持所护理病人病室和床单位的整洁;自觉保持办公区域的整洁					
5.5 病人费用统计合理					
5.6 乐于接受科室安排的额外工作					
专业素质		4	3	2	1
1. 工作态度					
1.1 热爱本专业,具有积极的态度;服从工作安排和调配					
1.2 关爱病人,善于发现病人和家属的需求,并尽力帮助解决					
1.3 尊重病人和家属,保护病人隐私					
1.4 遵循伦理法律原则,自觉维护科室和医院的形象					
2. 仪表语言					
2.1 佩戴胸牌,穿着整齐、清洁、着装、发型符合要求					
2.2 表情温和,面带微笑,体现护士职业形象					
2.3 以主人翁的姿态,热情接待病人/家属与来访者					
2.4 礼貌待人,仔细倾听,有较好的交流技巧					

自评部分请员工填写相应分值

主管评价部分请主管在相应分值栏打√

	考核评价内容	自评	主管评价			
自评部分请员工填写相应分值	**专业素质**		4	3	2	1
	3. 团队协作					
	3.1 关心同事、自觉合作、乐于助人,能促进护理队伍的团队精神					
	3.2 情绪稳定,维护自身形象,能为他人考虑(换位思考)					
	3.3 虚心接受同事的建议和反馈,并及时改进					
	专业发展		4	3	2	1
主管评价部分请主管在相应分值栏打√	1. 完成岗前培训及本阶段培训项目,并通过考核					
	2. 保持部门服务计划内要求证书的有效性,如 CPR 和 MOCK CODE 证书					
	3. 关心医院及科室的发展,积极参与医院和科室的各项活动和继续教育课程					
	4. 阅读科室交流本、科会记录本和其他要求掌握的内容,了解科室及医院信息,并按要求签名					
	5. 明确自己在本部门工作的学习方向,虚心好问,通过各种渠道不断学习知识					
	6. 参与科室讨论和质量改进活动					
	综合评价		4	3	2	1
	员工综合表现					
自我总结(员工填写)	自我总结:					

表 4-19 护士同事间评价表

科室: 被评价者姓名: 护士长: 日期:

注:(1)此表用于护士间工作的评价,为同事今后发展提出建设性的意见和建议

(2)1＝明显需要提高 2＝需要提高 3＝达到标准 4＝高于标准 N/0＝从未观察过

(3)备注栏用于补充/特别说明

评价内容	评价结果				
专业技能					
1. 病人评估认真、及时、正确	1	2	3	4	N/0
2. 护理记录规范准确,反映病情	1	2	3	4	N/0
3. 护理措施及时、有效	1	2	3	4	N/0
4. 落实基础护理,确保病人舒适、安全	1	2	3	4	N/0
5. 在紧张的工作环境下,能正常开展工作	1	2	3	4	N/0
6. 各项操作规范、熟练	1	2	3	4	N/0
7. 熟练地使用科室内仪器、设备	1	2	3	4	N/0

评价内容	评价结果				
8. 熟悉本部门常用药物的作用和不良反应	1	2	3	4	N/0
9. 主动与病人交流,具备良好的沟通技巧	1	2	3	4	N/0
10. 需要时及时寻求帮助,虚心请教	1	2	3	4	N/0
11. 健康教育及时有效	1	2	3	4	N/0
12. 具备评判性思维能力,能主动学习理论知识	1	2	3	4	N/0
13. 工作细心、考虑周全,及时澄清医嘱	1	2	3	4	N/0
14. 了解病人的病情和信息	1	2	3	4	N/0
15. 意外事件及时呈报	1	2	3	4	N/0
16. 准时上班,无早退离岗,不做与工作无关的事	1	2	3	4	N/0
17. 合理安排工作,时间利用充分	1	2	3	4	N/0
18. 交接班认真、清楚	1	2	3	4	N/0
19. 保持办公区域、病房的整洁	1	2	3	4	N/0
20. 费用统计合理	1	2	3	4	N/0
21. 乐于承担额外工作	1	2	3	4	N/0
专业素质					
1. 情绪稳定具有积极的态度	1	2	3	4	N/0
2. 关爱病人,尽力满足病人的需求	1	2	3	4	N/0
3. 遵循伦理法律原则,尊重病人,保护病人隐私	1	2	3	4	N/0
4. 微笑服务,体现良好职业形象	1	2	3	4	N/0
5. 穿着整齐,仪表符合着装要求	1	2	3	4	N/0
6. 关心同事,乐于助人,具备团队精神	1	2	3	4	N/0
7. 虚心接受建议和反馈,并及时改进	1	2	3	4	N/0
专业发展					
1. 认真参加继续教育课程	1	2	3	4	N/0
2. 及时了解医院及科室信息	1	2	3	4	N/0
3. 积极参与医院和科室活动,敢于表达自己的见解	1	2	3	4	N/0

备注栏:

第五章
高级新手培训项目

对高级新手护士的划分是指工作 3 个月至工作 18 个月的护士,这阶段的护士完成了岗前培训,在带教老师的帮助下已具有一定的临床经验,能完成病区的常规工作和任务,他们开始逐步学习用经验指导实践活动,对病人情况有一定程度的整体把握,对于复杂的情况有一定的认识,但大多数情况下仍然缺乏解决复杂问题的能力。对于这一阶段的护士,要帮助他们对临床经历进行反思,以更好地认识在护理病人中最相关的特征;从护理病人不同的情境中,帮助他们逐步形成用经验指导行为;同时要监管他们的工作以确保病人重要的需求和重要的问题得到关注;帮助护士基于临床情况合理地安排工作先后顺序,有效地利用时间。因此,本阶段的培训是继岗前培训后围绕进一步帮助护士胜任工作岗位职责而展开的能力获得和能力维护的岗位业务培训。

第一节　教学需求评估

一、根据岗前培训评价结果收集教学需求

通过岗前培训,护士已熟悉了医院和护理部的基本工作流程,掌握了各种常规的护理操作,并且对一些专科的疾病有了一定的了解,基本能够完成常规的护理工作。但是他们仍然缺少临床经验以及独立面对问题的体验,因此,他们对专业知识的把握还是处在比较孤立的阶段,不能有效地将理论与临床实践相结合。教育者通过岗前培训后的床边综合能力考核不难发现这点。因此,在高级新手阶段,仍需要对他们进行进一步的指导。一方面需要他们通过不断的自学回顾各种专业知识,达到熟练。另一方面,要培养他们在临床实践工作中不断发现问题、分析问题和解决问题的评判性思维能力。

二、根据医院规定的必修项目收集教学需求

本阶段的护士,已经不再与一对一的带教老师共同进行工作,而是需要独立地完成大部分的临床工作,仅在少数复杂情况下需要老师进一步的指导。因此,护士需要具备为病人提供整体护理所必需的能力,如健康教育的能力;一些不断在更新的、临床上使用频率较高的知识和技能,如糖尿病病人管理、疼痛管理、静脉管理、皮肤管理、老年病人管理、肿瘤化疗管理等;以及一些应急的处理能力。这些都是本阶段护士必须培训的能力。

第二节　教 学 计 划

一、教 学 目 标

高级新手阶段继续围绕提高护士的岗位胜任力开展，是护士逐步学习各种专业技能、积累经验的阶段，要求护士能将一些反复发生、有意义的现象整合到自己的临床实践活动中，从而进一步培养护士的评判性思维能力。因此，本阶段的培训总目标是在实践中逐步应用专业知识和技能为病人提供整体护理。

在培训总目标的指导下，本阶段教学目标的设计以专业技能为框架，具体的能力陈述和考核目标见表5-1。

表5-1　高级新手护士阶段培训教学目标

能力陈述	考核标准（教学目标）
1. 能在指导下为病人提供整体护理	1. 能采集病史，对病人作系统评估，并提出相应的护理问题
	2. 根据病人的需要制订护理计划，当病人病情变化时，能及时修改护理计划
	3. 根据护理实践指南为病人提供相应的护理措施
	4. 客观及时地记录病情，反映病情变化及治疗护理要点
	5. 评价并记录病人对所实施护理的效果
	6. 给病人创造良好的环境，体现人文关怀
2. 规范的执行各项护理操作	1. 严格按规章制度和操作规程进行操作
	2. 正确使用科室内的仪器、设备
	3. 了解本部门常用药物的作用和不良反应，发现问题及时报告
	4. 协助医生进行各种操作，了解操作相关的注意事项
3. 为病人提供咨询教育	1. 评估病人及家属的健康教育需求
	2. 根据病人需要向病人及家属发放相关宣教资料
	3. 使用通俗易懂的语言，向病人及家属进行健康宣教
	4. 运用沟通技巧与病人及家属进行有效的沟通
4. 在指导下为危重病人提供急救措施	1. 能识别病人病情的危重变化，并及时寻求帮助
	2. 参与病人抢救，紧急抢救时，在监督下实施抢救工作
5. 合理安排工作和有效的自我管理	1. 运用时间管理知识，有序地安排工作，合理地利用时间
	2. 做好交接班前的准备工作，交接班认真清楚
	3. 遵守各项工作制度

二、教 学 内 容

在确定好教学目标以后，我们就可以根据教学目标的能力陈述和考核标准确定具体的教学内容，详见表5-2。

表 5-2 高级新手护士培训教学内容

能力陈述与考核标准（教学目标）	教学内容
能力陈述：能在指导下为病人提供整体护理 **考核标准：** 1. 能采集病史，对病人做系统评估，并提出相应的护理问题 2. 根据病人的需要制订护理计划，当病人病情变化时，能及时修改护理计划 3. 根据护理实践指南为病人提供相应的护理措施 4. 客观及时地记录病情，反映病情变化及治疗护理要点 5. 评价并记录病人对所实施护理的效果 6. 给病人创造良好的环境，体现人文关怀	● 不同年龄段病人护理特点 ● 糖尿病管理 ● 化疗护理 ● 人文关怀 ● 个案管理 ● 进一步复习巩固以下内容： 　　护理实践指南 　　护理病例书写 　　护理评估
能力陈述：规范的执行各项护理操作 **考核标准：** 1. 严格按规章制度和操作规程进行操作 2. 正确使用科室内的仪器、设备 3. 了解本部门常用药物的作用和不良反应，发现问题及时报告 4. 协助医生进行各种操作，了解操作相关的注意事项	护理质量管理（意外事件的呈报） 给药错误及防范措施 药理知识（院内网自学） 护理实践指南 护理操作和仪器设备使用练习与考核
能力陈述：为病人提供咨询教育 **考核标准：** 1. 评估病人及家属的健康教育需求 2. 根据病人需要向病人及家属发放相关宣教资料 3. 使用通俗易懂的语言，向病人及家属进行健康宣教 4. 运用沟通技巧与病人及家属进行有效的沟通	健康教育总论
能力陈述：在指导下为危重病人提供急救措施 **考核标准：** 1. 能识别病人病情的危重变化，并及时寻求帮助 2. 参与病人抢救，紧急抢救时，在监督下实施抢救工作	床边应急能力自学材料 MOCK 考核 高年制护士应急抢救经验分享 情绪病人的管理
能力陈述：合理的安排工作和自我管理 **考核标准：** 1. 运用时间管理知识，有序地安排工作，合理地利用时间 2. 做好交接班前的准备工作，交接班认真清楚 3. 遵守各项工作制度	压力应对 时间管理 护理职业发展 护理资源（各种护理委员会、院内护理网上资料）

三、教 学 方 法

本阶段的培训采用集体授课法、小组讨论、演示法、VCD、临床个案分析、专家咨询、角色扮演、书面作业和日志法、考核法等多种方式进行教学。其中给药错误及防范措施、护理质量管理（意外事件的呈报）、糖尿病管理、化疗护理、时间管理、护理职业发展、健康教育总论采用集体授课结合小组讨论的方式进行，每月安排 1～2 项课程内容。护理实践指南中的操作部分采用观看 VCD、演示和回演示的方法进行强化练习。人文关怀主要采用案例分析、角色扮演及反思日志法进行学习。而对于药理知识、护理实践指南则要求护士运用护理院内网进行自学，并在 1 年内进行网上考试。床边应急能力的学习也是采用自学为主，向护士发放床边应急能力自学材料,也可在护理单元教育护士的指导下进行自学,并通过每季度巡查的方式促进护士的自学效果。

第三节　教 学 实 施

在高级新手阶段,护士经过岗前培训已对基本的工作流程,专科的常规工作基本熟悉。本阶段是不断积累经验,逐渐学习用经验指导实践的过程。因此,本阶段的培训一方面仍以专业知识技能的培养为重点,另一方面也要逐渐培养护士所需的其他核心能力,在专业知识技能逐渐丰富的同时,可逐渐培养护士的评判性思维能力。而沟通和人际交往能力的培养可以从同事间支持和人文关怀两方面入手。对于教学能力、管理能力则从对病人的健康教育开始。下面将阐述一些具体的能力培养方法。

一、护理专业知识技能培养

护士的专业知识和技术能力的培养是护士在职培训的核心工作之一,一般采用护理部与科室两个层面相结合的方法进行培训。主要包括3个方面的培训:

1. 护理基本专业知识和基本技能　护理基本专业知识和基本技能是护士开展工作的必要条件。为使资源共享,护理部可组织对具有共性的专业知识和技能进行统一培训,如基础护理知识、药理学知识、内外科各种疾病的护理知识,医院编写的护理实践指南等。对于常见的护理操作,护理部制作了各种基础护理操作包括静脉输液(留置针)、输血、输液泵、微泵使用、背部皮肤护理、更换引流袋、插胃管、胃肠减压、吸氧、吸痰、胸部叩打、PICC置管/颈部深静脉置管维护、灌肠、指测血糖和胰岛素笔使用、无菌操作。采用自学、授课、操作现场和VCD示范的方式进行学习。

在此基础上,各个专科针对本专科的具体情况可做进一步的培训。通过本阶段的培训能护理本专科的各种常见疾病,能够熟练地操作本专科所涉及的各种仪器和各项操作。

2. 新知识和新技术的培训　在进行基本专业知识技能培养的基础上,还需要根据收治的病人群体的需要和新技术、新项目的开展,及时提供新知识、新技术的培养。通过临床反馈和专家讨论,确定护理部层面进行统一培训的新知识、新技术,包括:糖尿病病人管理、疼痛管理、静脉管理、皮肤管理、老年病人管理、肿瘤化疗管理等六项核心课程。在教学需求和教学资源评估的基础上,采用自学法、授课法、操作现场和视频示范学习相关的知识和技术。

3. 急救知识和技能培训　普及急救知识和技术,在欧美一些发达国家是一项全民性的工作和任务。急救知识和技术得到普及的国家据统计可使突发的死亡率大大降低,因此,培训在职护士的急救能力对提升医院危重病人的救治效率具有十分重要的意义。急救培训包括心肺复苏术(CPR)、急救术(MOCK CODE)及各种急性病情突变的紧急处理。心肺复苏术、急救术具体内容将在第九章详细阐述。

通过各种急性病情突变的紧急处理的培训使护士能够达到以下目标:①识别并处理不同阶段全身炎症反应综合征(SIRS);②识别需呼叫快速反应小组(RRT)的临床情景;③按照各种疾病临床危急症处理流程配合治疗与护理。呼叫快速反应小组(RRT)的临床情景:如气道紧急情况如窒息、呼吸窘迫、呼吸暂停、明显发绀、RR<8次/分或RR>30次/分,

$SpO_2 < 85\%$（鼻导管供氧状态下）；突然语言障碍、意识改变、癫痫大发作；收缩压 $< 90mmHg$ 或低于原基础血压值的 20%，$HR > 140$ 次／分或 < 40 次／分。各种危急症临床表现与处理流程，如高血压危象、急性肺水肿、心脏压塞、呼吸困难、肺栓塞、大咯血、消化道出血、抽搐、脑疝、甲状腺功能亢进危象、糖尿病酮症酸中毒、糖尿病高渗性酸中毒、高钾血症、低血糖和 T 管滑出等，如图 5-1 上消化道出血的急救流程为例。教学方法采用授课法、案例分析例法、模拟案例法、制订和自学各种应急处理流程。教学评价采用书面考核法、模拟应急情景设置问题方法和护士应急能力巡查的方式（详见第九章）来强化护士对紧急情况的判断、处理能力。

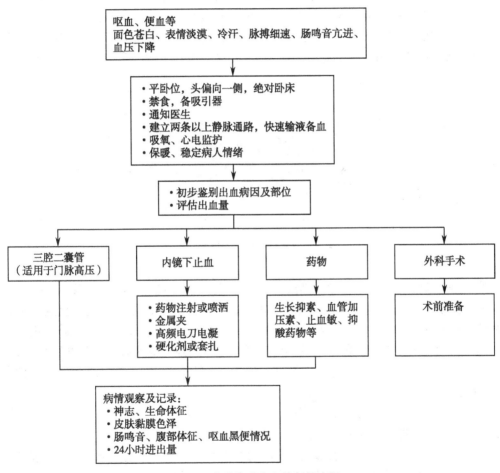

图 5-1　上消化道出血的急救流程

二、健康教育能力培养

健康教育是指有目的、有计划、有组织的系统活动，旨在使病人的行为或态度发生可观察的变化，健康教育的过程是一个积极的过程。但从广义上讲，健康教育应包括护士就事论事地告诉病人该做什么、不该做什么或临时解答病人提出的问题，尽管是无计划的，但却是有目的的。

自从护理程序引入护理后,其中与健康教育相关的一项护理诊断命名为"知识缺乏","知识缺乏"这一护理诊断真那么简单可以通过给予病人所缺乏的知识就能解决的吗? 事实上单纯地传递信息并不能解决病人真正的问题。例如:吸烟有害健康,烟盒上都有这样的信息,为什么吸烟的人没有因为这条信息而改变吸烟的习惯呢? 因此,健康教育不仅是单纯的信息传递,而是需要护士帮助病人解释疾病,并使病人将其疾病的经历和疾病所提示的含义进行透彻地理解,融入其生活中。对健康教育的这种新的认识,使健康教育成为一种"工具",而不是一个"目标",这样"知识缺乏"的护理诊断对临床实践就缺乏实际指导意义,而"提升病人的健康行为"才是引导护士开展健康教育真正有价值的一项护理诊断。国外的文献表示,给予信息只是健康教育的第一步,而第二步是教会病人怎么做,第三步是怎么应用到生活中。目前,健康教育的开展,大部分是做到第二步,很少也无时间去促进病人有信心去实施教育的内容,这是涉及自我效能的问题。自我效能理论表明如果病人不相信自己能做的话,接受的信息并不能产生行为。图 5-2 根据自我效能理论,表达了健康教育达到最终行为改变的过程:

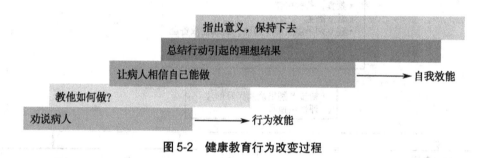

图 5-2 健康教育行为改变过程

因此,有效的健康教育需要护士精心地设计,有技巧地实施,才能达到最终的目标。

健康教育是护理工作中不可分割的部分,健康教育许多时候是即时的,但这并不意味着我们不需要有意识地去掌握技巧、培养我们的思维模式,健康教育程序基础理论是一项基本工具,不管是即时的,还是有组织、有计划的,正确地运用健康教育程序的思维模式,能够指导我们有条不紊地工作。健康教育程序包括:教育评估、教育诊断、教育计划、教育实施、教育评价。

1. 健康教育评估 实施健康教育前,护士一定要了解病人的所有情况,包括阻碍学习的因素,才能顺利、有效地实施教育。健康教育的评估项目包括:

(1)评估病人和家属的学习预备性:评估病人和家属对学习保健护理知识的心理和情绪的准备可以帮助护士确认何时做教育、做什么教育。通常需了解以下几方面的问题:①病人目前的情绪状态适合学习哪些方面的知识;②对疾病或残疾的适应阶段;③病人的心理成熟度是否适应这方面的学习;④病人过去的经历是否有助于他理解您所要教的知识或技能;⑤评估病人和家属所关注的内容和学习目标。

1)病人常见的心理和情绪反应:病人的心理和情绪反应会影响病人对环境、人和物的看法,也会影响他的学习动机,面对突如其来的疾病,有些人会产生悲观的心理,丧失信心,这种情况下,学习是很难进行的。反之,如果病人看到自己的身体在恢复,学习如何使自己早日康复的动机就会增强,变得充满自信。常见的情绪反应有以下几种:①焦虑:很多有关焦虑对学习影响的研究表明，焦虑不但使学习者丧失学习的兴趣，且使记忆力下降、思想不能集中，使学习不能很好地产生效果。因此，如给处于焦虑中的病人灌输一些新的知识和技巧，不是一个合适的时机，但护士不能就此不做教育，而是应该做一些能安慰病人、减轻病人焦虑的教育。②愤怒：愤怒的情绪常出现在不能客观地接受自己的病情而对治疗和护理的效果抱有不切实际想法的人身上，也可常见于原来比较有权势（住院前），在家庭和工作场所总处于"中心地位的人"。这些病人会因治疗效果"不理想"，疾病恢复不够"快"，而迁怒于医护人员，或抱怨医护人员对其关心不够，此时，假如我们指导病人一些与操作有关的教育，病人很有可能是根本不听，因此必须先解决这个情绪反应，使病人情绪稳定后，再进行必要的其他教育。③恐惧／害怕：当病人对自己的疾病和治疗方案不很清楚，尤其会产生恐惧的心理。④不信任：不信任可能是因为病人以前生病或住院的不愉快的经历所产生，也可能因为医务人员之间的不一致而导致的结果。例如：腹腔镜胆囊切除术后，护士告诉病人术后第一天就可起床活动，而医生告诉他3天后下床活动，又因为大部分的老百姓认为动手术后应该多在床上休息几天，病人就对护士产生了不信任感。尽管腹腔镜胆囊切除术后常规是术后第一天下床，但因为这位病人的其他身体状况，不允许其早期下床。因此，临床护士应该综合地考虑问题，不应用常规去套，还应经常与医生沟通。另外，在自制宣教手册时，应该找各相关部门的专家商量后定稿，不然，手册是由护士发放给病人的，病人也会因此对护士产生不信任感。护士要不断地学习新的知识，来满足临床健康教育的需要，让病人尽量地信任我们。总之，作为一名护士，我们会经常碰到许多类似的情况，有时，急于想把原先的教育计划实施，往往忽略了病人的情感，而导致了教育效果的不理想。

2）评估病人对疾病的适应阶段：每个人对自己的疾病都有一个适应、接受的过程，对疾病的心理适应程度的速度，可因疾病的缓、急、重、轻和个人应对方法的不同而不同。心理适应阶段由以下6个阶段组成：不相信、意识到疾病的存在、重整、寻找解决方案、识别变化、适应。每个适应阶段的思想和行为见表5-3。

表5-3　病人对疾病的适应阶段特征

阶段	病人的思想	病人的行为表现
不相信	"不可能发生在我身上的" "我没有病"	否定疾病的存在及其严重性 忽视别人有关疾病问题的讨论
意识到疾病的存在	"我稍微小心点，可能不会生这个病" "别碰我"	把得病的原因归咎于自己或他人 打击他人，发泄压抑的恶劣的心境
重整	"我在想，家里人是怎么想的？" "我会痛多久？"	避免讨论他的病情 更多地询问自己的病情
寻找解决方案	"与我情况相同的人，好像还好" "我现在看到了，我的生活变了"	寻找患同种疾病的病人，了解情况 可能更公开一些，讨论自己的想法
识别变化	"怎样能好起来？" "我的生活与以前不一样了"	寻求病情的相关信息 希望更独立
适应	"我接受这种改变" "我会珍惜每一个时刻"	遵循医疗方案 与家属随意地讨论病情

大部分病人不一定按照以上的顺序，适应和接受自己的疾病，在评估时，要注意识别病人正处于哪个阶段，可避免把一些内容在不适当的时机教给病人，影响学习的效果。

3)病人的心理成熟度：评估病人的心智发展水平和自我看法，有助于护士明确病人是否能决定、能否为结果和管理自己的生活担负责任。评估病人的发展水平，主要是评估病人在人生的每个阶段是否完成了自身的发展任务，详细内容见第九章中系统个案分析中的爱瑞克森心理社会发展理论介绍。另外，评估病人对自身的看法非常重要，对自身的看法比较积极者，对战胜疾病的信心大，也容易接受有关疾病的治疗和护理的信息，并愿意配合。相反，消极者的心态有碍于学习。

4)生活经历：一个人在成长的过程中，会不断地积累知识和技能，经验会让人更好地接受新的知识和技能，使学习新的知识和技能变得更有意义。比如，要教病人学会怎样把造口袋用黏胶剂固定在造瘘口上，如果病人以前干过类似的活，如黏合家具，病人就更容易学会把造口袋固定好。

5)病人和家属的关注点和目标：护士必须了解病人和家属的关注点和目标，才能及时地给予答复，解决他们的合理期望后，才能让病人和家属集中思想学习护士想要教给他们的知识和技能。另外，了解他们的目标后，还可帮助他们设立正确的、合适的学习目标，使学习的内容更实用和可行。

(2)评估病人是否愿意学习：当病人意识到自己应该要学的知识与已掌握的知识间存在差距时，才会产生学习的念头。因此，在教病人前，必须了解病人对所学知识持何种态度，认为有用或是浪费时间？影响病人是否愿意学习的因素包括健康信仰、社会经济文化背景。

1)健康信仰：病人的健康信仰影响其对疾病的态度。比如病人说"每年体检非常重要"，表明其相信体检能预防某些疾病的发生，这种态度能帮助病人愿意学习。评估病人的健康信仰，能预测病人会做出怎样的决定以及对治疗方案的依从程度。

2)社会文化背景：每个人都有在特定的社会和家庭环境下形成的价值观、信仰和文化，这些不同的价值观、信仰和文化会强烈地影响病人对食物和自己疾病的看法，同时也会影响一个人的生活方式。护士要评估病人的经济社会文化背景怎样影响病人的健康？怎样影响病人对目前要学的内容的态度？

(3)评估病人的学习能力：病人的学习能力与身体、智力情况、学习类型、支持系统和社会经济状况有关。

1)身体状况：评估病人的有碍于学习的身体状况，比如，病人处于疼痛、虚弱、发热或有恶心、呕吐时，会倦于学习；另外，病人如果有听力、视力的问题，护士应该采取合适的教育方法。

2)智力情况：病人必须要有足够的智力才能学习，护士应该大致评估并识别可能的学习障碍。可以通过病人对病情的描述和所用的词汇、语言，判断病人的智力情况。询问病人对过去医护人员教育的理解程度和依从性，也可从另一个角度评估病人的智力。另外，护士应注意病人的其他学习障碍问题，比如有无失语情况、教育程度、年老等。如果病人是文盲，就不能用书面的教育材料。

3)学习类型：实践证明当教育的方式与病人的学习类型相符时，学习的效果更好，因此，要快速而简单地评估识别病人是视觉型、听觉型还是触觉型的学习者。有许多方法可以评估病人的学习类型，最简单的方法就是直接询问病人喜欢听讲解还是自己阅读、观看。也可以问病人海边给他留下了什么深刻的印象，如果病人回答说海水的颜色或湛蓝的天空之类的,这样的人是视觉型的学习者;但如果病人说是细腻的沙和温暖的阳光,这样的人是触觉型的学习者;如果病人说是海浪的声音或海鸥的叫声的话,那这位病人是一个听觉型的学习者。

4) 支持系统:病人的家属、朋友、社区,为病人提供心理的支持,形成病人强大的心理支持系统。强大的心理支持系统可以减轻病人的压力,提高其自信心和自我看法,学习思想更集中。在评估时,观察家庭成员之间是如何交流的? 病人有问题时,一般向谁求助? 都有哪些朋友和同事来访?

5) 社会经济状况:研究表明,社会经济状况良好的病人一般有一份良好的工作,经济收入不错,对于住院焦虑的程度较小,更容易集中思想学习。而经济状况差的病人,相对会把生病看得更重,是对人生的一种极大打击,无心学习。

2. 健康教育诊断 经过以上系统的评估后,确认病人学习需求和对教育的接受能力,护士制订教育诊断,并根据教育诊断进行计划和实施。可以从整体的角度做出教育诊断:①生理:疾病的病理生理、发展、转归、预防;②心理:解除焦虑、惧怕;③社会:日常生活、工作、社交、交友;④文化:指出误区、鼓励有利健康的生活习俗;⑤精神:满足精神需求,解除精神窘迫。

3. 健康教育计划 在教育诊断的基础上,护士要做出教育计划,理想的计划应该是灵活的,包括教育目标、教育内容大纲、教育方式、教育工具和教育评价。所有的教育内容可以按学习的 3 个领域归类,即认知领域、动作技能领域和情感领域。比如,你要教会病人给自己做皮下注射,掌握皮下注射的合适部位是认知学习的重点,注射技术是动作技能领域,最后,病人对自己注射这一动作的反应是乐意接受还是很焦虑,这就是情感领域。教育计划制订时应从以下几方面来考虑:

(1) 目标设定:设定目标时,要遵循以下几点:①目标的设定必须让学习者和(或)家属参与;②目标简单、可测量和有特定时间;③决定教育对象和(或)家属的学习目标。

(2) 教育内容:教育内容的组织要遵循从简单到复杂、从形象到抽象、生命周期、时间的连续性等原则,确定教育的先后顺序。

(3) 教育方法:教育方式包括集体教育、讨论、演示、实践和学员演示、角色扮演、案例讨论、自我监测、讲座。

(4) 教育工具:护理书籍和杂志、教学手册、录音磁带、工作中的模式、录像带、角色扮演、社区资源和活动。

(5) 教育评价:教育评价包括过程评价、结果评价。根据临床经验,护士在做教育评价时,往往会问"懂了吗?"病人往往会因为面子问题,回答"懂了"。这样的评价方法不能客观地评价教育的效果,护士要非常慎重地对不同的教育内容进行恰当的评价。针对认知领域的学习,复述、开放式的提问往往是最佳的方法;而对于精神运动领域的学习,回演示才是最好的方法。在计划时,护士就应该想好如何评价病人。

4. 健康教育实施 当准备好计划后,就开始实施计划,实施前要先想办法避开所有的障碍,临床上常见的障碍包括教育资源缺乏、护士时间有限和病人合作不够等。如果没有足够的教育资源如书面资料、影视材料和其他工具,护士应充分利用与病人之间的交流来教育病人。另外,护士要学会怎样利用与病人接触的时间如操作时实施教育计划。如果遇到复杂的教育内容,如药物的服用时间安排或更换敷料等,可以分段向病人介绍。

　　实施教育计划时，要充分了解病人的需求，先解决病人关注的问题后，才能有的放矢地将其他计划实施下去。对于不同年龄段的病人可采用不同的教育方法进行教育(表5-4)，根据不同的发展阶段，采用不同的教学方法。

表 5-4　不同年龄阶段健康教育策略提示

年龄阶段	住院时典型的表现	教学方法
婴儿	7个月以下：允许护士直接照顾；父母可以离开 7个月以上：焦虑、不开心；粘住父母，父母离开时要哭	教会父母参与照护 轻柔地接触婴儿，说话细声细气 用安全的玩具或安抚奶嘴减轻婴儿的交流，促进配合
初学走路的儿童	与父母分离，产生焦虑 哭泣、摇床栏 拒绝护士 可能变得很痛苦、间隙性或持续性哭泣 可能拒绝父母，但愿意与护士接触	教会父母参与照护 治疗前或手术前，简单直接地、如实地解释 用木偶或涂色本解释手术或操作 让孩子玩一下仪器以减轻焦虑 让孩子选择，如打针时，选择左侧还是右侧
学龄前儿童	与父母分离，产生焦虑、恐慌或发脾气，尤其父母离开时 常常退回到更小时候的表现 常常出现饮食和睡眠的不正常	教会父母参与照护 用简单、中性的词汇描述手术或某个治疗操作 鼓励孩子应用想象力计划如何应对不同的情况 用自身人体或洋娃娃指出身体的解剖部位和操作部位 做操作前，让孩子试着操作设备或仪器 用游戏的方法让孩子表达自己的情感并趁机让孩子尝试一下现实的模拟情景
学龄儿童	因为不知所措和焦虑而导致会失眠、做噩梦、遗尿 不遵守大人的嘱咐，甚至出现反抗情绪	用身体外形或模型解释身体功能和治疗操作 有逻辑性地解释为什么要做某种治疗 描述治疗过程中可能出现的感觉 鼓励孩子积极参加学习 治疗时，要及时表扬孩子的配合
青少年	青少年需要独立和得到他人的承认，参与照护的意愿不稳定 担心治疗操作或手术会影响外表	征求病人的意见，在学习和治疗时是否需要父母在场 科学地解释并应用身体图片、模型或影视资料
成人	指挥和参与自己的照护 遵守医院的规章制度 有问题或有不定感时，会频繁地问问题 对自己需承担的任务表现出持续的关注 对住院造成的家庭和经济的影响非常关心	与病人商议学习的目标 让家属成员参与学习 以问题为中心的教学方法 提供立即应用所学知识的机会 让病人自己检测自己的观点、勇于探索、创新，对自己的行为和行为的改变进行评价 了解病人过去的经历，将其作为学习的资源

年龄阶段	住院时典型的表现	教学方法
老年人	对新的操作或日常安排改变产生焦虑 对新的知识容易忘记,需较长的时间做一个决定 对个人的事物非常在意 需要重复所学的内容 参与照护和决策制订 需要频繁地休息	与病人商议学习的目标 需要家属参与学习 安排短时间的学习(最长不超过15分钟)避免把学习时间安排在病人沐浴后、散步后或打坐后,这些都会影响学习效果。

实施病人教育需要时间,而护士需要学会在繁忙的工作中如何节省时间为病人提供有效的教育,常见方法包括:①教育前,让病人先阅读书面材料、观看影视材料或者听录音带。②画出图表或边写边说增加病人学习的速度。③多部门合作,比如请营养师向病人介绍其饮食问题,康复理疗师介绍康复锻炼事宜。④如果病人出院后将由家属照顾的,健康教育的时间可安排在家属探视的时间。⑤把教育与其他的护理操作结合起来,根据病人的提问进行教育。⑥经常评估病人是否理解和技能掌握情况,确保教育的有效性。⑦教育内容的记录要避免不必要的重复。⑧对那些不断抗拒学习的病人做好记录,以便把时间花在愿意学习的病人身上。⑨制订每个病种的疾病教育计划。同种疾病可实施集体教育,如糖尿病、高血压和新生儿照护的教育,可以节省很多护士的时间。⑩在入院处设立当天手术病人围术期的教育护士。

5. 健康教育评价和记录

(1) 健康教育评价:根据教育理论,评价的方法有书面考试、提问、回演示等,在临床上,方便于实际操作的评价为提问和回演示。按照教育内容的性质进行选择,如知识性的问题,一般通过提问;操作性的问题,一般采取回演示的方法方法。提问时,避免采用闭合式的提问方法。

(2) 健康教育记录:没有记录就没有教育,因此,教育记录是非常重要的。表5-5为根据教育程序设置的教育表格样板。

三、人文关怀能力培养

护士的人文关怀贯穿在每一项护理操作实践和与病人交往的每一个瞬间中,是护士专业素质、价值观和品格培养的体现,是护士情感领域(affective domain)能力培养的一部分。根据布鲁姆能力培养的不同目标层次的分类,情感领域教学目标由低到高分别为接受、反应、重视、价值内化、价值品格化5个阶段。布鲁姆的情感领域教学目标的不同层次划分虽然在日常工作中很难有非常明显的标志去测量,但它提示了我们对护理情感领域或价值观的培养不是一朝一夕或通过1~2堂课所能达到的,而是一个不断反思、不断受组织价值文化环境影响的过程。因此对护士人文关怀能力的培养,需要每一个护士认识到关护的重要性并在工作中体现出这种价值,尤其对护理管理者和护理教育者更是要在人文关怀护理中起模范作用,不仅对护士和病人要体现关心、爱护,也要努力去营造相互协作、相互支持和关心的工作文化氛围,使新人在充满关爱的组织文化中,受到陶冶并内化这样的价值,促进

表 5-5 健康教育记录单

日期＿＿＿＿＿＿＿＿＿＿＿＿＿＿＿＿＿＿＿＿ 签名＿＿＿＿＿＿＿＿＿＿＿＿＿＿＿＿＿＿＿＿

影响病人学习能力障碍：

病人	病人照顾者	病人	病人照顾者
□	□无＿＿＿＿＿＿＿＿	□	□听力＿＿＿＿＿＿
□	□需翻译＿＿＿＿＿	□	□视力＿＿＿＿＿＿
□	□心理＿＿＿＿＿＿	□	□语言表达＿＿＿＿
□	□识字＿＿＿＿＿＿	□	□无照顾者＿＿＿＿
□	□失忆＿＿＿＿＿＿	□	□其他＿＿＿＿＿＿
□	□宗教/文化习俗＿＿＿＿		

项目	对谁		准备学习情况				健教方法			评价			备注	签名/日期
	病人	家属	首次宣教	跟随宣教	否认需要	感兴趣	书写/印刷	讨论	示范	口述理解	回演示	需强化	出院教育	
入院宣教														
坠床/跌倒														
饮食														
体位与活动														
疼痛宣教														
胸部物理疗法														
疾病相关防护知识														
术前														
术后														
特殊操作治疗与检查														
药物														
康复及功能锻炼														
注意事项														
随访														
其他														

和强化整个团队的文化建设。因此，在进行关护能力的培养过程中，护理部需要营造一种良好的管理文化，如同事之间的支持、对顾客服务质量的重视、对病人心理精神护理的重视。而这种管理文化的建立也有赖于整个护理团队对护理核心价值的认同和实践。因此，在创建这样的文化过程中，需要尽早对全体护士进行人文知识和关护理念的培训，可以对实习生和新毕业护士一进院就开始这些的价值观和理念的培养，使他们在职业生涯的初期认识并实践人文关怀的理念，在实践中不断内化形成一种品格。我们主要从以下几个方面对护士进行人文关怀能力的培养：

　　1. 人文基础知识的学习　包括世界观与健康服务的关系、整体护理的概念、护理关爱、护患的治疗性关系与沟通、团队建设与协作、同事之间支持原则和技巧、哀伤护理的原则和技巧等人文学科的内容。采用授课法、角色扮演、案例法、小组讨论、自学法和观看充满人文关爱的电影如《妙手情深》和《再生之旅》，拓展护士人文知识与技巧。

　　2. 反思日志法　用临床反思日志法将学习到的人文精神知识、原则应用于生活和工作中，在临床中总结反思对人文关怀精神的认识。护士通过这样的反思将人文关怀的理念深入思想，内化成一种品格，从而在日常护理实践中对病人实施人文关怀(示例5-1、示例5-2)。

示例 5-1

我的一位病人

——来自一位护士的反思日志

　　这个故事没有曲折的情节，但却如一杯暖茶，不知不觉地暖了你的胃。

　　病人是一名服刑犯，因为下肢深静脉栓塞导致下肢肿胀化脓而入院。下肢肿胀得厉害，可以和大象腿有一比，渗出也很多。24小时有两个警察叔叔看守，病人消瘦的脸上没有我们想象中的凶神恶煞般的蛮横，总是蜷缩在床上不动。一张脸几乎没什么表情，除了必须要说的话，他从来没有主动和我们搭过一句话。眼神很复杂，警惕？躲避？自卑？还是空洞？这个来自西南边远地区的中年男人，肯定也是上有高堂，下有妻儿，只是人生的路他迈错了一步，一失足成千古恨。人生啊，没有彩排，天天现场直播。

　　故事的内容是我的同事告诉我的，也是这个故事里的夜班小护士——小杨，听她说：

　　"那天我夜班，白班的同事告诉我，病房里来了一个服刑犯，挺吓人的，让我晚上值班注意安全，不过有两个警察叔叔看守着。当我怀着忐忑的心进入病房时，见病人一动不动地躺在床上，一条腿肿得惨不忍睹，活动是严重受限的。两个警察叔叔顾自坐在外间客厅，没人理会他。病人把我当隐形人一样，视而不见。我刚开始愣了一下，不知如何打开这个僵局，毕竟这个病人不同于其他病人，有着这么特殊的背景。后来我想，他也是一个人啊，虽然他是一名犯人，但在我的眼里他只是一个需要治疗的病人而已。这么一想，我就坦然了。我轻轻地做了一番自我介绍，告诉他如果夜里有事情，可以打铃叫我，他也没反应，头也没抬起来，看都不看我。冷漠的脸上没有喜怒哀乐。

　　晚上病人很安静，次日早上我再进去时，他依然没有理会我，一份早餐远远地放在移动桌子上，他的手够不着。我问他是否现在要吃，他轻轻地点点头，眼睛始终不看我。我把桌子移到他的手能够得到的地方，他很别扭地躺在床上，一只手拿着调羹慢慢地舀着稀饭，我问他是否需要帮忙，他用很轻很轻的声音说他自己能行。看着他手腕上红红的手铐印，突然觉得他很可怜，虽然他曾经因为一念之差走上歧途。等他吃完，我看他脸很脏，我问他是否需要洗脸刷牙？他突然很惊讶地抬头看着我，眼神是非常复杂的，但我凭着直觉，他对我没有一点恶意。他咬牙点头了，我帮他洗脸、漱口、更换衣服。病人非常小心翼翼地配合我，没有说一句话。我当时就是这么简单的想法，他也是一个人，他也有最基本的需求，他也渴望被关怀。

　　我夜班休息了两天，当我再次去上班时，我进入到他的房间，照样像问候其他病人一样问候了他，这次他抬头看我了，没说话。夜里他打铃了，非常怯懦为难地告诉我，他想解手。

我马上意识到他的难处，赶紧把便盆准备好，在床单上铺好中单，让他解完后打铃叫我。你知道吗？当再我进去时，看到的景象真可以用'惨不忍睹'四字描述，因为他3天没有解手了。

第二天早上，我进入到病房，还没等我开口，他突然很主动地轻轻地问我：'小杨，你还没有下班啊？'我突然很感动，他竟然记得我姓杨，我以为他谁也不理会。在那一刻，我内心特别开心，我开心的是他把自己人性中的善表现出来了。通过这几天的接触，我知道他肯定很自卑，觉得没人会把他当一个正常人看，生命中的污点是永远抹不去的。我只不过做了一个护士应该做的，但我希望他能悔过改过，走向正常的人生，以后好好做人。"

我看着小杨脸上激动的表情，我说："小杨，我很敬佩你。这个病人我虽然没有管过，但我知道他对谁都不理睬，戒备心很强。却被你的用心和细心感化了，我想在他以后的人生里，他肯定会永远记得有这么一个小护士曾经那么关心过他，让他感受到了人性的温暖。希望他能重新做人，做个好人。"

示例 5-2

与病人的 3 次握手
—— 来自一位新护士

"向病人表达治疗者乐于接受病人、理解病人，同时关心和帮助病人，在任何时候对病人以诚相待，这些都必须是发自内心深处的，这样使病人把治疗者当做一个倾听和理解并且接受他的思想和感受的人，感到这个世界有人能够真正理解、关心和帮助他。"

曾经在学校上课时看到这段话，并没有太多感触。在临床工作几个月后，再重新审视这段文字，尤其是"以诚相待、理解、关心、倾听"这几个词语，特别有感触。我所理解的关爱护理就是除了为病人做好生理上的护理，还要用发自内心的真诚去关心、倾听病人，让他们感受到理解和支持。

我曾经读过一篇文章，讲述了一位护士在术前对一位病人握手而未与另一病人握手形成的两种情况：握手病人的恢复时间远短于未握手病人。当时很震惊，我不理解为何一个小小的握手动作有那么大作用，但在实习期间，与病人的3次握手使我有了更深刻的领悟：

第一次是一个小女孩，因为很胖，留置针很难打，换了两个老师，到第三个老师才打进。在这个时间里，她很勇敢，一直忍着没哭，但是她脸上的痛苦让人心疼，我试着轻握住她的手，没想到她居然紧抓住我，我说："你真地很勇敢了，再忍一下，就打好了。打好了你爸爸就把好吃的买回来了。"自始至终她都很配合，没有哭闹。

第二次是一位孕妇剖宫产腰麻时，我在另一边扶着她。她很紧张，我明显感觉到她的肩膀在发抖，就握住她的手，告诉她："知道吗？再过半小时你的宝宝就要出来了。不知是男孩还是女孩呢，你眼睛那么大，宝宝肯定也很漂亮。""是啊，我也很期待，有点激动。"就这样我们断断续续说着话，慢慢地感觉她的肩膀放松，没有发抖……松了一口气。

第三次是一位重症胰腺炎病人，气管插管呼吸机维持呼吸。一次呼吸师给她吸痰时，她很难受，手在那里一伸一伸的，我赶紧跑过去，握住她的手，她却死死抓住我，"你要好好透气，深呼吸，放松，痰吸干净了呼吸就通畅了。"她眼睛眨眨，表示理解，然后又用手握紧我一下。当时看着她痛苦的样子，自己心里也很难受，心里默念："你要快点好起来，不要让你的女儿看到你现在这个样子……"

在这3次握手里中，其实我做的事情很简单。可是就是这个简单的动作，使我与病人之间有了更深刻的沟通。我感觉自己能够设身处地地理解他们的痛苦、他们的不安全感，这样才能发自内心地关心、爱护他们。

通过查阅文献，再把实习的感想和亲身经历联系起来，有太多的感动，使我对护理工作有了更加深刻的认识：用发自内心的真诚与爱去护理我们的病人。今后，我会把我理解的关爱理念融入到我的日常护理工作中，一边工作一边加深。同时我也很喜欢这种将理论知识与临床案例结合起来的学习方法，能够发挥自己积极主动学习的能力。其实这也是一个审视自身的过程，是对自己内心的训练和提升，这样对我以后的临床工作也很有帮助。

3. 开展读书报告会　以科室为单位或以全院 in-service 的方式开展读书报告，护士在阅读完成一本书后，就书本的内容和自身的感想和体会组织成文字或者 PPT 的形式与科室成员或全院的护士交流分享；本着自愿参与和知情的原则，鼓励全院护士积极参与临床护理日志的撰写，通过收集、整理，最后整编成册分发给全院护士，供护士及科室成员交流和分享。示例5-3是一次读书报告会。

示例5-3

读书报告会

书目：《妞妞：一个父亲的札记》——周国平

书目内容概要：该书系周国平所写的一部纪实文学，以其个人经历写成。该书的主角是一个仅活了两年多便夭折的小女孩——妞妞。其母雨儿在怀孕5个月时感冒，医生执意以大量X线照射。妞妞出生后左眼瞳孔与别的孩子不同，最终被确诊为恶性眼底肿瘤。父母给她以最细心的照料，最终还是无法挽回。父母也最终分手。全书是以父亲日记为形式，记录妞妞成长的各种细节。该书通过剖析生命的诞生与消亡的过程来辨析人生的意义和爱的真谛。其行文的哲学意味，让人们在感叹一个具体生命生死的同时，也关注人类普遍的生命意识，将生命个体的悲剧意识泛化到人类的苦难中。

体会分享：

钱护士：沉浸在书里的那几天，每天洗完脸照镜子的时候，我都会格外认真地端详自己的眼睛。我开始原谅它的近视，原谅它的单眼皮，原谅它的不亮不清澈，而格外感恩父母给予自己一对完好无损的瞳孔，因为没有什么比阻碍我与世界自由的视觉接触更为可怕。要学会珍惜身边的每一分每一秒，珍惜身边的每件事每个人。

李护士：看了妞妞一书之后，我深刻地体会到了父亲对女儿的爱，以及在面对死亡时的悲痛和无奈。在女儿患病期间，父亲只能眼睁睁地看着她一天天消瘦，一天天被病魔吞噬，自己却帮不上什么忙。尽管她有时被病魔折磨得睡不着觉，常常半夜疼痛地哇哇大哭，那种感觉真是心如刀割，想让女儿去做手术，又害怕更早失去她，毕竟手术成功的概率又很小。这也让我想到了在临床工作中，我们有时候在面对病人或家属一次次询问或质疑时表现得不够耐心，或者对他们生死看得过于平常和冷漠，没能很好地体会到他们的无助和无奈，也没有给予足够的心理支持。尽管有时候作为护士，我们也希望做得更好，但真地很无奈，觉得自己在死亡面前很无力。这是临终关怀的大课题，目前我们还缺乏这方面的专业训练。

张护士：周国平先生说："人生中不可挽回的事太多，既然活着，还得朝前走。经历过巨大苦难的人有权利证明，创造幸福和承受苦难属于同一种能力。没有被苦难压倒，这不是耻辱，而是光荣。"人要学会在痛苦中成长，看到希望。事实上，临床中有很多动人和感人的情节，他们在面对苦难时表现出来的信心和勇气、坚持和忍耐，让我受益颇深。尽管有时候难免遇到挫折和委屈，但更重要的是我们要明确自己的职责和使命，坚定信念，尽量减轻病人的身心痛苦，促进康复。

由书本引出的主题讨论：

(1) 你是如何看待死亡的？

(2) 怎样看待肿瘤晚期病人的知情同意或伦理问题？

(3) 简述预期性悲伤/哀伤的过程。

(4) 护士如何做好哀伤护理？

练习：

组织科室护士进行读书报告会一次，时间为 2 小时。选择 3～5 位护士分享读书感想，每人 10 分钟，最后由科室成员共同讨论，并说一说对我们临床护理工作的启示。

4. 创建各种人文关怀护理委员会　如哀伤护理、同事之间的支持、沟通交流工作委员会等，委员会通过培训培训者的方式，使委员会成员在各自的专业领域中起到良好的模范引领作用，使人文关怀精神渗透到每一个护士，每一个工作细节和每一个角落。形成人文关怀的护理组织文化与团队。

四、评判性思维能力培养

近年来无论是国内和国外护理教育和管理专家都非常重视护士的评判性思维能力的培养，并做了大量的研究探讨影响评判性思维能力的因素，结果证明评判性思维能力的培养是一个多层面、多因素的培养过程，不是单凭一堂课或一件事所能够培养起来的，而是要把评判性思维培养的理念贯穿在护理专业培养的每一个领域中。

1. 培养护士评判性思维的策略　护理管理和教育者要从营造良好的工作文化氛围，采用恰当的教学方法，以及在日常工作实践中和护理考核中体现评判性思维等方式来促进护士的评判性思维发展。

(1) 从管理层面营造促进评判性思维的工作氛围：国外的许多研究表明当带教老师能真诚地爱护、支持同学，能平等地对待学生并与他们一起工作，实习科室的其他护士把实习生当做护理团队成员，让学生能大胆地提问，大胆地面对、接受挑战并能创造性地解决问题时，能促进护生评判性思维的训练。因此，无论作为护理管理者还是教育者，在教学和管理上要充分体现"以人为本"的人文精神，如认真地倾听他人、尊重他人、支持学生和员工等，才能让学生大胆地思考、愿意表达自己的思想和观点、愿意探索解决问题的新方法，敢于创新。

(2) 行为的角色模范作用：根据班杜拉社会学习论，学习可以通过模仿别人的行为而发生。学习者通过观察别人、模仿他周围人的行为，尤其是学习者认可的人或者能提供他们行为能获得某种奖赏的人。因此，护理管理者和带教老师对护士的评判性思维发展发挥着模范带头的作用。而良好的评判性思维模范者应具有下列特征：①清晰性：良好的角色模范行为方式能被观察者清晰地感知到,即人们能很容易地指出他们的模范行为和品质。②稳定性:良好的角色模范者行为是稳定的,他们对类似的情景表现出相同的行为和反应。③开放性:良好的角色模范者让人感到他们是诚实而尊重他人的,他们愿意解释自己的行为,承认自己的焦虑、挫败或者成功和喜悦的感受,承认他们面临的困境,他们对自己的行为开诚布公,不怕自己的观点受到质疑。④交流性:良好的角色模范者总是能够用他人能够理解的语言解释自己的行为理由,在讨论中能用举例、比喻的方式达到交流的目标,能够对他人的观点、建议公开地发表自己的看法。⑤特定性:良好的角色模范会有一些特定的外在表现,使旁人能理解并进行模仿,并在某种情景下恰当地应用这些行为。⑥可及性:良好的角色模范者是可及的,他们不会高高在上,让人感到高不可攀,如何努力都是无济于事的。他们让他人感到他们之间是平等的,是可以模仿的。

(3) 主动参与式的教学方法:能促进护士评判性思维的训练。大量的研究显示让学生主动参与教学过程能促进学生的评判性思维,因此在各种专业知识技能的培训中除了讲授法外,可以经常采用不同的教学策略来促进护士的评判性思维如讨论与辩论(discussion and debate)、个案讨论与病例分析(case studies and case presentation)、记日志(keep journal)、阅读评论文献(read and critique peer literature)、小组合作项目(group projects)、临床查房(clinical rounds)、以问题为本的学习(problem-based learning)、角色扮演(role playing)、反思性实践(reflective practice)、读书报告等。

(4) 革新不同的教学评价方式,引导护士的评判性思维

1) 认知领域的书面考核:在前面书写教学目标时谈到认知领域可分为知识、理解、应用的低层次目标和评判性思维这一高层次目标,因此,在对认知领域进行考核时要注意出一些题型来考核和训练护士的评判性思维。如与临床密切结合的选择题(单选或多选)可以训练护士对原则的应用、分析、判断思维活动。

2) 对临床工作的反思性实践的描述:对实践的反思既是一种教学方法,也是一种教学评价法,护士通过对临床情景的描述,对问题的分析和解决思路,进一步训练护士的评判性思维能力。

3) 床边综合能力考核:床边综合能力考核既作为一种评价方法又作为一种教学方法应用于临床护士综合能力的培养中。这种考核方法更加注重如何帮助护士解决实际问题,可以促进护士系统地分析问题,培养评判性思维能力(详见第九章)。

(5) 评判性思维测量:评价护士的评判性思维就如评判性思维内涵一样,是一种多维度评价。虽然有一些标准化的评判性思维评价量表可用于护士评判性思维能力的测定,但护士的评判性思维能力也可以通过他人的观察包括护士长、护理同事观察和自我评价进行评价,简单方法可以用表5-6的一些简单问题来测评自己是否是一个评判性思维者,提高对评判思维的自我意识,促进思维的改变。

2. 评判性思维应具备的技巧　思维是积极的、有组织、有目的地把概念、信息、知识、判断、情感有逻辑地联系在一起的一个过程。评判性思维要求我们在分析问题、解决问题和做决策时,运用一定的思维技巧,包括感知、信念、澄清、比较、判断与评价、推理、语言应用等技巧,在实际应用中,这些技巧往往是互相重叠、密切相关的,整体地加以应用。

(1) 感知(perceiving):人们通过看、听、触、嗅、味感觉器来体验认识世界,在生活中的每一刻,成千上万种刺激碰撞着人们的感官系统,但人们并不是对所有的刺激都有感知。一

表 5-6　评判性思维自我测评简表

- 你认识到自己是个有实力、有能力的护士吗？
- 你认识到自己的弱点吗？
- 你能听取新的思想、观点吗？
- 你承认自己并不能回答所有问题吗？
- 你有创造力？你能寻找解决问题的更好的方法吗？
- 对你的行为负责任吗？
- 你灵活吗？
- 你能承认自己的错误，做到吃一堑长一智吗？
- 遇到复杂、困难的问题时，你愿意花更多的时间找到更好的答案吗？
- 你是否觉得有时你的回答并不是最完美的答案吗？
- 你常保持询问的姿态吗？
- 你能用你以往掌握的知识来处理现在遇到的问题吗？
- 你是根据事实，而不是个人的感情和情绪来做出判断吗？
- 你能在做出决定前权衡利弊吗？
- 你会寻找需要的帮助吗？

应用逻辑推理：
- 你会检验你对事物的第一印象吗？
- 你会辨别出事实和主观推断吗？
- 你能对你所持观点提供证据吗？
- 你能确立什么是有关的，什么是无关的吗？
- 你能应用"原因和效果"吗？
- 你能在收集好相关事实后再做出判断吗？

方面人们的感官接受刺激的范围有限，另一方面人们自然地选择感知一部分引起你注意的刺激。通过对某些感觉的选择，使我们能相对有序地认识周围的世界。用感官来体验认识世界的活动和过程称为感知。对外界事物的感知有不同的层面，人们通过感知的选择、组织、理解3种活动来形成对外界世界的认识。人们在不知不觉中感知外界，并认为世界就如我们感知到的那样。只有当我们发现他人对同一事物的感知与自己不同时，我们才会意识到我们感知外界方法与他人的不同。

　　不同的人有不同的感知，不同的感知源于不同的思想观点。因此，在护理工作中当你的感知与别人不同时，要检查一下自己的观点、偏见。

　　（2）信念（believing）：当评判性地评价我们感知的信息后，便形成了人们的信念，最后形成人们对世界总的认识。信念与感知是相互联系、互相影响的，一方面感知是形成了人们信念的基础，另一方面人们的信念又影响人们的感知，具有评判性思维者通过不断地评价、检查"信"和感知之间的相互影响，才得以更好地认识世界。

　　对大部分人来说，知识和真理是不可改变的。人们像海绵一样学习吸收前人总结的知识，但是我们不能简单地认同权威人士如父母、老师、书本等所说的一切，作为评判性思维者往往会主动地参与学习，通过分析提高自己对世界的认识。提高对世界的认识，掌握正确的知识并不是件容易的事，需要我们不断地探讨、学习。人们可以从直接的生活经验和间接的生活经验两方面获得"信"。当你根据经验获得知识时，要了解这些知识的可靠性和可信度有多大？循证护理便是让我们学会如何决定是否应用他人的新发现，我们用证据等级的形式来评价他人的文献或经验，确定这些知识是可靠的、可信时，我们才能认同和应用这些新知识。

（3）澄清（clarifying）：评判性思维者经常用提问的方式来澄清复杂的概念和情景，这样做避免了得出肤浅的、不精确的结论。他们提问题不是为了让别人难堪，而是为了进一步地了解别人所想的，并对他们的陈述做出自己的判断。例如要理解所应用的一个单词或一个概念，应当能举出明确、具体的例子来。

（4）比较（comparing）：比较是对同类事物进行相同点和不同点检查。例如，护士需要去比较不同文化背景的人们表达哀伤的方式有何不同，仔细系统地进行比较有助于改进我们的决策能力。比较常常包含以下几种类型：

1）检验相同和不同点：评判性思维者能通过仔细全面的观察，注意事物之间的相同点和不同点，有时事物表面上似乎相同，实际上在一些重要方面会有很大的不同。例如：一位护士照顾两位中年男性，他们具有相同的医疗诊断——心肌梗死，尽管这两位病人在年龄和诊断上相似，但他们对疾病的反应很不同，一位伴有恶心、严重的胸痛；而另一位没有恶心，只是轻微的胸痛，但主要表现为因不能继续他的工作而感到非常焦虑不安，护士认识到尽管这两位病人有相同点，但他们有非常不同的护理需求。

2）分类：是根据事物的相同点或共同属性进行组合的过程，大部分情况，我们在组织和体验经历时就在不断地自发地对事物进行分类，分类可以促使我们进一步明确事物的特点及不同类事物间的主要区别。

3）将认识应用到新的情景中：评判性思维者会经常将对某一事物理解所得到的知识应用到其他事物情境中。例如，护士在护理病人时需要结合应用各学科的知识，如心理学、社会学、人际交流、生理学、药理学、营养学等，当你学习新的知识时，可以将这些新知识应用到新的情境中从而增加、丰富你的理解。

（5）判断与评价（judging and evaluating）：判断是指明某一对象是否具有某种属性的思维过程。评价是对评价对象的各个方面，根据一定标准进行量化和非量化的测量和判断过程，最终得出一个可靠并且符合逻辑的结论。

1）用证据支持判断：不是所有的判断都是正确的，判断的可信度取决于我们进行判断采用的标准是什么和支持这些标准的证据是什么，当你的判断不同他人时，我们可遵循以下两步来分析你的判断是否正确：把标准具体化或数字化和明确确立这些标准的理由。

2）建立评价标准：评价和判断一样，都是对事物价值的一种确定过程，不同于判断的是，评价要求你先确定使用的标准，达到怎样的程度来符合这些标准，评价标准应当是具体的、清晰地陈述，并能持续地被应用。

（6）推理（reasoning）：推理是由一个或几个已知判断推出另一个新判断的思维形式，是应用论据来支持结论的过程。论据是指支持结论的一种陈述。结论则是在论据的基础上得出的一种陈述，往往来解释、预见事物的发展。

推理和评判性思维有时可互相替代。推理过程是一个复杂的过程，涉及社会心理因素，在生活中我们经常通过推理帮助我们做出重大决策，处理重大问题，不良的推理会对我们造成很大损失，有逻辑地进行推理能帮助我们认识和纠正错误。

(7) 语言应用技巧(use of language)：语言和思维是密切联系的，语言是人们表达思想的一种方法和形成，反映了人们的思维活动，清晰的语言表达说明了清晰的思想，反过来清晰的思想是通过清晰的语言来表达。

改进语言应用技巧能改进我们的思维能力，评判性思维者避免用模糊的、一般性、非特定的语言来描述情景。如何使我们的语言表达具体、特定、精确、准确呢？我们可以从以下几方面来考虑：谁(who)；发生了什么(what)；什么时候发生的(when)；怎样发生的(how)；发生在什么地方(where)。

3. 评判性思维应具备的态度　评判性思维者的态度是一种思维的倾向和素质，包括独立思考、谦逊、勇气、移情、一致性、好奇、公正等，这些是能进行评判性思维的重要素质。当一种评判性思维态度发生改变时，同时也会影响另一种评判性思维态度的改变和提高，例如当我们能去公正地检查自己会导致他人不良情绪的观点时(勇气)，我们就会认识自己知识上的不足即谦逊。

(1) 独立思考(independent thinking)：独立思考是不被动地接受别人的观点和思想或简单地跟从别人。独立思考不意味忽视他人的思想、为所欲为，而是广泛地考虑别人的各种观点、思想，然后做出自我判断，摒弃你不能理解、不能认同的观点、思想。评判性思维者一般不易被人操纵，具有评判性思维的护士会挑战没有循证依据的传统做法。

(2) 谦逊(humility)：谦逊指意识到自己知识上的局限性。评判性思维者，不害怕承认自己有知识或技能上的不足。例如：一位护士刚转到血透室工作，她感到自己缺少一种安全感，也不明确应该怎样开展工作。于是要求与护士长见面会谈并一起讨论她自己在业务上存在的优势以及在哪些方面还缺乏经验，护士长与她一起制订学习计划。她很快熟悉了科室的制度和工作程序，工作得很出色。在这一例子中，这位护士能承认自己的不足并寻求别人的帮助，使之获得了支持。

(3) 勇气(courage)：勇气是指敢于公平地检查自己的信念和他人的观点，尤其是会产生负面反应的观点。这种自我剖析的勇气，使自己有机会认识到自己一直坚持的信念有时可能是错的，有时可能是合理的。当认真检查这些观点时，我们会发现我们曾认为错误的观点包含着正确的思想，在这种情况下，需要有勇气去思考面对。例如护士小王是某个社区护士，这一社区的人对同性恋和艾滋病有成见，她的朋友们相信同性恋生活方式是不健康的，患上艾滋病是对这种不健康生活方式的惩罚，但在护理艾滋病病人的过程中，小王逐步认识到应当把艾滋病病人当做有尊严的人来看待，而不是歧视他们。由于她的一些朋友很难接受她的这种观点，小王可能会失去这些朋友，这时她需要有勇气坚持她认为正确的观点和信念。新观念会引起人们的不安，而旧观念能让人有安全感，因此，当人们缺乏这种勇气可导致人们对改变的抵触，护士需要有勇气去应对工作环境中不断变化的事物。

(4) 移情(empathy)：移情是把自己想象站在别人的位置去理解他人，理解他们的行为和信念的能力。因不同文化、社会经济背景，通常我们容易对他人的行为或产生误解，因此我们要想象、试图去理解自身没有经历过而别人正在经历事情的感受。例如：张女士患有癌症，她的丈夫不希望妻子知道她自己的诊断，而护士小王认为病人有权利知晓自己的医疗诊断，因此护士就对病人的丈夫产生了一种反感的情绪，但当她开始反思这种情绪时，她问自己"我不明白王先生为什么要这样做？他们的夫妻关系如何？他对婚姻关系和知情权持何观点？他这样做的理由是什么？"移情需要重新去整理他人的观点、理由或者从别人的观点上进行推理,我们经常会错误地认为现实就像我们所看到的那样,但却不然,如果我们换个角度,站在别人的位置去看事物,可能所看到的情景是不一样。

(5)正直一致性(integrity):正直一致性指应用统一的思维标准来评判自己和他人的观点。但人性的弱点往往使人们难于保持这种一致性,倾向于抬高自己的想法或自己喜欢的想法,而贬低自己不喜欢的想法。此时,思维往往出现双重标准,即对自己一套,而对病人另一套。意识到这一点是很有必要的,因为具有评判性思维的人在挑战别人的推理时,也会对自己的推理进行全面的检查,他们能诚实地承认自己思想和行为上的错误和不一致性。

(6)持久性(persistence):持久性是指对模糊、不确切的问题会坚持一段时间进行反复探讨,以达到理解和掌握的程度。对护士来说,持久性意味着要用最有效的方法来解决病人的问题,而不是用简单或常规的方法来解决。尽管我们遇到的问题往往是困难复杂的,但持久性使我们更好地辨清事情的真相,即使在别人反对的情况下,也能做到。而且,重要的问题往往是复杂、模糊的,因此,需要大量的思考和探索,评判性思维者能持久地进行深入思考,而不是贪图省事,用快速而容易的方法来解决复杂的问题。

(7)探索精神(inquiry):探索是以询问的态度对待周围发生的事,通常在头脑中充满了许多问题:为什么要相信这些?是什么导致了那样的结果?事情是怎样发生的?怎样解决?有其他解决方法吗?如果用另外一种方法会是怎样的结果?是谁这样说的?评判性思维者会考虑别人的观点是否真实的、有效的,而不是盲目地接受,当听到他人说"小马比小李更好",评判性思维者会问:"你所说的'更好'是什么意思?哪些方面更好?有什么证据?"向人提问往往会让周围的人感到不安,因此有些人把喜欢提问的人当做是危险人物,而事实上思维僵化、固执的人才是危险的,他们没有意识到自己陈旧的观点和做事的方法需要检验和改变。这些人经常会说的一句话是:"我们就是这样做的,人人都知道这是最好的方法。"

(8)相信推理(faith in reasoning):是指人们能够、也应当学会进行逻辑地思考。评判性思维者相信通过充分地推理、思考能得出可信的结论。因此,他们相信在推理过程中要用归纳和演绎推理的技巧,对感性的判断进行逻辑性检查。自信的思维者不怕有不同的意见,相反地,当人们达成一致的过程太快时他反而感到担心。

(9)公正思维(Fair mindedness):公正思维是不受个人感情、利益、人际关系而影响而平等地对待所有人的观点。个人偏见、社会压力和习惯会影响我们的思考判断,公正思维者深切地意识到这一点,并在思考或做决策时主动检查自己这些方面对自己的影响。例如:一位护士花了很多时间教一位糖尿病病人掌握饮食的知识,但是病人似乎不感兴趣,拒绝接受护士的建议,护士感到很诧异。在这个案例中,反映护士没有意识到自己对病人学习需要的判断是基于这样的思想假设:认为所有的病人都有兴趣和动力学习预防性知识,带着思维偏见导致护士没有恰当地评估病人的学习意愿,结果浪费了病人和护士的时间,达不到健康教育的效果。而评判性思维者会先评估病人的学习意愿,根据病人的需要进行预防性知识的宣教。

(10)情感调控(emotional adjustment):不同的想法会产生不同的情感反应,一个人的情感会随着想法的改变而发生变化。评判性思维者会理智地调控自己的情绪和思考,最终做出正确的选择和决策。例如:一位急于想要学习护理操作技术的护生去护理一位不需要做许多护理操作的病人时,她非常失望、恼火,但当老师解释说,这是为她提供很好的机会学习与病人的交流，发现和满足病人的需要，而不是只满足自己练习操作的需要时，这位学生对此表示理解，想法发生了改变，进而她的情感感受也发生了改变，尽管有些失望，但她已不再感到恼火。护士在工作中经常会碰到问题，此时，最重要的是认识、检查、控制并调整影响思考的情感感受，如果产生了不良情绪，可采取以下措施：①限制行为以防做出仓促和冲动性决定；②与你信赖的同事或朋友讨论不良的情绪；③消耗情绪激动产生的能量，例如行走或锻炼；④反思，判断当时的情绪反应是否恰当；⑤当强烈的不良情绪缓解后，再去面对处理事情。

　　以上几种能力的培养不但是本阶段护士在职培训的重点，同时也贯穿于整个护士在职培训的各个阶段，并应随着护士"从新手到专家"的成长过程而不断的深入。例如：①新知识、新技术更新：根据收治的病人群体的需要和新技术、新项目的开展，及时为临床护士提供新知识、新技术的培训。临床上常见的新知识、新技术的培养包括糖尿病病人护理知识新进展与胰岛素注射和口服降糖药的使用、疼痛管理和止痛泵的操作使用、主动静脉管理、老年病人的特点、肿瘤化疗药物知识和临终病人关怀，以上内容每隔3年进行一次考核，其他内容在教学需求和教学资源评估的基础上，以作为临床护士当年的"必修项目(理论或操作技术)"形式采用自学法、授课法、操作演示和视频示范、个案讨论、参与各种继续教育学习班等方式学习相关的新知识和新技术；以书面网上考试、操作考核的方式对其知识的掌握进行评价。②基本护理操作技能的培养：全院由护士长和带教老师组成护理技术考核小组，制订操作考核项目标准清单如表4-17，对每一项操作按照操作流程制作视频，分发给各个楼层和护士，使全院护士的基本操作按照统一的标准进行操作练习和考核。可对不同阶段的护士进行不同操作项目的抽查，如第一年的护士为14项操作；第二年的护士为床边急救模拟考试、人工呼吸皮囊、静脉输液(留置针)、输血、更换引流袋、吸氧、吸痰、第六年的护士重复第二年护士的6项考核项目。每年抽取1~2项基础操作，让全院护士复习和强化，通过反复的培训、考核使护士能够按医院的操作要求规范地进行各种护理操作。同时护理部组织操作技能巡查小组每季度对各个科室随机抽查2~3项护理操作进行床边实际操作考核，如吸氧、吸痰、胃管护理、静脉输液、更换引流袋、深静脉置管维护、胰岛素注射等，以强化护士临床操作的规范性。③急救能力的培养：除了每2年进行CPR/MOCK证书的再培训外，还组织全院抢救案例的分析学习、每年组织对第二年与第五年护士床边急救模拟抢救考核，其目的促进不同年资护士在抢救过程中的密切配合能力，有助于护士在临床遇到急救时能有条不紊地采取紧急应对，同时要求各科室也采用床边模拟抢救考核模式每年在科室层面对护士进行一次模拟抢救的演练；护理部组织巡查小组每季度到各楼层进行急救能力的巡查(见第九章)。④健康教育能力：建立医院健康教育制度、健康教育委员会、专人负责健康教育工作和健康教育质控的内部管理体系，营造良好的工作氛围，引导护士积极参与健康教育各种活动如健康教育手册的制订、健康博览、健康教育小组活动、质量检查等，找到护士在健康教育工作中的价值，使健康教育成为护士日常护理工作中的一大习惯，促进护士健康教育的实践和能力进一步提高。⑤人文和评判性思维能力：属情感领域能力的培养，在掌握基本知识、理念的基础上，重要的护理管理者和教育者要营造一种正性积极的护理文化，促进护士在实践中不断内化、提升护理职业价值观和理念。如护士长和教育护士的模范带头作用，对正性行为的认可、开放思维、能够包容不同观点和意见的胸怀、换位思考等。

第四节　教　学　评　价

本阶段的教学评价包括护士对各个培训课程或培训方法的满意度评价；护理单元教育护士将对护士进行学习目标的评价；护理教育部和护理单元教育护士及护士长将对护士培训结果做综合性的评价以及根据其临床表现进行360°评价。

一、课　程　评　价

本阶段的课程评价主要是指对各个课程的教学内容、教学方法和效果的评价，采用如表4-13所示的课堂学习经历评价表进行评价，也可对本阶段所有的课程进行满意度的评价（表5-7）。

表5-7　新手对过去一年相关培训项目的满意度评价

请对下列问题在你所认为的数字上打"√" 评价标准： 1=极不符合或极没有帮助　　　2=不符合或没有帮助帮助　　　3=基本符合或基本有帮助 4=符合或有帮助　　　5=极符合或极有帮助					
条目	评价				
1. 14项操作考核符合我的需要	1	2	3	4	5
2. 14项操作考核对我临床工作有帮助	1	2	3	4	5
3. 医院制度和操作流程考核符合我的需要	1	2	3	4	5
4. 医院制度和操作流程考核对我临床工作有帮助	1	2	3	4	5
5. 压力应对课程学习符合我的需要	1	2	3	4	5
6. 压力应对课程学习对我临床工作有帮助	1	2	3	4	5
7. 给药错误及防范措施课程学习符合我的需要	1	2	3	4	5
8. 给药错误及防范措施课程学习对我临床工作有帮助	1	2	3	4	5
9. 糖尿病与胰岛素课程学习符合我的需要	1	2	3	4	5
10. 糖尿病与胰岛素课程学习对我临床工作有帮助	1	2	3	4	5
11. 化疗课程学习符合我的需要	1	2	3	4	5
12. 化疗课程学习对我临床工作有帮助	1	2	3	4	5
13. 护理职业化发展课程学习符合我的需要	1	2	3	4	5
14. 护理职业化发展课程学习对我临床工作有帮助	1	2	3	4	5
15. 护理人文课程学习符合我的需要	1	2	3	4	5
16. 护理人文课程学习对我临床工作有帮助	1	2	3	4	5
17. 情绪病人管理课程符合我的需要	1	2	3	4	5
18. 情绪病人管理课程学习对我临床工作有帮助	1	2	3	4	5
19. 同事间支持活动符合我的需要	1	2	3	4	5
20. 同事间支持活动对我临床工作有帮助	1	2	3	4	5
21. 科室岗前培训符合我的需要	1	2	3	4	5
22. 科室岗前培训对我临床工作有帮助	1	2	3	4	5
23. 科室安排的一对一临床带教符合我的需要	1	2	3	4	5

条目	评价				
24. 科室安排的一对一临床带教对我临床工作有帮助	1	2	3	4	5
25. 科室3个月内完成的岗前培训项目清单符合我的需要	1	2	3	4	5
26. 科室3个月内完成的岗前培训项目清单对我临床工作有帮助	1	2	3	4	5
27. 科室组织的床边综合能力考核符合我的需要	1	2	3	4	5
28. 科室组织的床边综合能力考核对我临床工作有帮助	1	2	3	4	5
29. 科室组织的各种业务学习符合我的需要	1	2	3	4	5
30. 科室组织的各种业务学习对我临床工作有帮助	1	2	3	4	5
31. 对1年护理部组织的培训考核总的感到满意	1	2	3	4	5
32. 对1年科室内组织的培训考核总的感到满意	1	2	3	4	5
33. 我对自己1年来的成长感到满意	1	2	3	4	5
34. 我对自己能胜任我的工作感到满意	1	2	3	4	5
35. 我对自己能够接受护理这份工作感到满意	1	2	3	4	5
36. 我对我1年来学到的专业知识和技能感到满意	1	2	3	4	5
37. 我对1年来同事给予我的帮助和支持感到满意	1	2	3	4	5
38. 我对1年来护士长给予我的帮助和支持感到满意	1	2	3	4	5
39. 我对1年来科室总带教老师给予我的帮助和支持感到满意	1	2	3	4	5
40. 我对1年来我的带教老师给予我的帮助和支持感到满意	1	2	3	4	5
你对整个1年的培训有什么改进意见？					

二、目标评价

1. 专业知识理论考核　建立各病区常用和高危药物药理知识、使用注意事项、护理制度和操作流程知识点考试题库，采用网上考试的方式进行考试，85分为及格分。

2. 操作考核　根据操作考核项目标准清单和视频，对14项常规操作，包括静脉输液（留置针）、输血、输液泵、微泵使用、背部皮肤护理、更换引流袋、插胃管、胃肠减压、吸氧、吸痰、胸部叩打、PICC置管/颈部深静脉置管维护、灌肠、指测血糖和胰岛素笔使用、无菌操作在科室层面进一步强化考核。

3. 应急能力考核　第六个月考核应急能力的理论部分，对CPR证书的实践部分再次进行实验环境下的模拟考核，强化操作。同时护理部组织应急能力巡查小组每季度进行实景模拟抽查（见第九章）。

三、结果评价

1. 高级新手阶段的护士　分别在工作后第六个月和第十二个月时进行床边综合能力考核，评价护士对各种制度、操作流程、基本知识、基本技能和人文关怀知识、沟通技巧、护理评估技巧的综合运用能力。考核评价表如表5-8所示，具体考核见第九章中的床边综合能力考核。

表5-8 新护士综合能力考核表

项目	项目总分	细则	评分等级				实际得分	扣分原因	备注
			A	B	C	D			
护理评估	28分	1. 病史采集全面(包括主诉、现病史、医疗诊断、治疗、辅助检查)	4	3	2	1			医疗诊断名称
		2. 系统地有针对性地收集相关的资料(包括学习需求)	4	3	2	1			
		3. 良好的交流技巧	4	3	2	1			
		4. 敏锐的观察力	4	3	2	1			
		5. 护理体检方法恰当、熟练	4	3	2	1			
		6. 资料:组织层次分明、重点突出	4	3	2	1			
		7. 汇报病史语言清晰、连贯、有针对性	4	3	2	1			
护理诊断	16分	8. 诊断和相关因素符合病情	4	3	2	1			护理诊断名称
		9. 诊断依据明确	4	3	2	1			
		10. 诊断阐述、记录符合要求	4	3	2	1			
		11. 体现个体差异、动态性和阶段性	4	3	2	1			
护理计划	16分	12. 护理诊断排序合理	4	3	2	1			
		13. 预期目标陈述规范、切实可行	4	3	2	1			
		14. 措施有针对、可操作性	4	3	2	1			
		15. 病人教育符合病人需要	4	3	2	1			
措施实施	32分	16. 按病人问题的轻重缓解排列护理措施的要点	4	3	2	1			操作项目:
		17. 病人教育恰当有效	4	3	2	1			
		18. 病人突发变化的处理(实际存在或假设)	4	3	2	1			
		19. 准备工作充分(用物及自身)	4	3	2	1			
		20. 操作规范,不违反原则和无菌操作	4	3	2	1			提问内容
		21. 操作熟练、有效	4	3	2	1			
		22. 态度认真、关心爱护病人,用物处理正确	4	3	2	1			
		23. 熟悉相关理论知识	4	3	2	1			
护理评价	4分	24. 护理措施有效(包括平时)	4	3	2	1			
理论知识	4分	25. 病理生理分析病例	4	3	2	1			

2. **高级新手培训后期** 对护士在护理单元中的实际临床工作的表现通过自我评价、同事间评价和主管评价等进行360°评价。评价指标与新手阶段评价指标相同。

3. 结果评价　通过护士的自我反思日志,可以对本阶段培训进行结果评价。如示例 5-4 所示为护士工作 1 年的感想。

示例 5-4

一年的工作感想

——来自工作一年的护士

不得不感叹时间飞快——2 年前的 7 月 12 日,我第一次到医院实习;1 年前的 8 月 1 日,我正式到医院报到上班,成为医护理团队的一员。

回首一年来的成长历程:忐忑不安、兴奋、焦虑、担忧等,可以说五味俱全,"回味无穷"! 刚开始上班时,经常担心自己班内会出现各种突发紧急情况而束手无策,怕和医生交流时 不自信,怕病人、家属不信任等。对一个新人来说,在工作最初的适应阶段,都会感到迷茫 无助。但我感到自己是幸运的,因为在这个非常的过渡期,有我们医院这个团结友爱的护 理团队的支持,我们有同事间支持、工作经验的交流,有我的护士长、教育护士循循教导,有 同事姐姐们的友善帮助……为了尽快让我们进入更好的工作状态,适应角色,科室教育护 士会对我们新员工进行每个月 1 次理论考核和操作考试,同时护士长也会定期跟我们新同 事进行谈话交流,及时帮我们解决各种迷惑和难题。

记得刚进科室的时候,我们护士长就跟我们新同事分享她在临床上的工作经验,跟我 们讲解一种工作和生活的心态——"同理心",教导我们在护理工作中遇到各种难题,要学 会运用"同理心",学会换位思考,学会将心比心,设身处地为病人和家属着想。举个例子, 我们每天上班的时候,都会遇到病人或家属问——"护士小姐,我能够吃些什么?""我什么 时候能出院回家?""护士小姐,我爸手术已经做好一个小时了为什么还没有回病房?"等,被 问多了之后再加上手头上有很多事情要处理,可能我们会觉得这些问题是多么简单无聊, 可能我们会回答得很不耐烦。但是,换个角度想一想:谁没事情会想着来住院? 谁会在自 己清楚明了的事情上还要反复问别人呢? 所以,现在想来,他们的问题并不是无事找事,而 是迫切需要被解决和帮助的问题,这些居于马斯洛需求层次理论最基础的生理与安全的问 题,我们怎么可以不帮忙解决? 有了这样的认识后,我现在每当遇到各种琐碎小事、心情相 当烦躁时,会暂停手头上的活,做几个深呼吸,或者喝水之类,调整烦躁的情绪,等心情平静 了之后才继续干活,这样才能够把最基础的护理工作做好,虽然这不一定能减轻多少病人 及家属因病魔带来的折磨,但我想,在他们住院期间,我诚心的服务,真诚的微笑,多少能给 他们带去一丝丝温暖。

在实习期间我的带教老师跟我说过这样一句话:"病人的安全就是我们的安全。"经过一 年的工作,我深切地体会到这句话相当正确! 举个反例,如果某天你给病人进行了错误的 治疗,如发错了药物,即使这个错误不会对病人的生命构成威胁,但在你第二天上班甚至接 下来比较长的一段时间里上班,你都会感到一种无形的压力——愧对病人及他的家属,这 样不仅仅加重了心理压力,更让你自己厌恶眼前的上班环境。所以,平时工作中,一定要谨 记并且做到"三查七对",避免错误的发生,同时在上班过程中尽量找到一个快乐的支撑点, 让自己觉得为病人做得每一件事都很有意义的,感到一种快乐和成绩感,这样,就会形成一 个心态的良性循环,快乐地工作和生活。

自己刚开始上班的时候，最怕给医生打电话。记得有一次不愉快的经历：有一天，我给其他科室的某位医生打电话说某条医嘱有误需要修改，否则药房没法发药了。出乎意料的是，电话那头传来的是："我知道了，知道了！"声音相当高亢，好像很不耐烦，还没等我反应过来电话已挂断。当时我真的郁闷了，医嘱有误不是我的错，为什么我要被吼两句呢？当时委屈得泪水就不住地流，后来我向带教老师讲起这件事情，她告诉我说，这位医生可能本来说话语气就是这样的，也可能他当时心情不好，我们的出发点都是希望病人早日康复，他们没有理由向我们发火。尤其是在外科病房，医生都在手术台上做手术，找医生比较困难，如果事情不那么紧急的情况下，我们可以集中几个问题一起打电话汇报，这样避免了医生被不断的电话干扰。同时，在汇报病情时一定要说明是××楼层××号床位，××医生的××病人，挑重点汇报，尽量简明扼要地传达给医生最想了解的病情信息。通过这件事使我认识到，病情汇报、如何与医生交流都需要经验的积累，需要很深的技巧，需要我们好好向科室里高年资同事学习。从这件小事中我懂得了一个小小的生活道理：不管何时、何地、何种心情，不管是与人面对面交流还是打电话交流，要保持自己的嘴角轻轻上扬，保持最美的微笑表情，礼貌友好地说话，让对方觉得我们是受过良好教育的新一代好青年！

一年来，我觉得自己最大的收获是心态的渐渐成熟。这与我工作的环境是密切相关的。如果说昨天的自己还有些浮躁、有些飘摇，那今天的自己则更加成熟、更加稳重，对护理工作也有了新的认识，更加明白自己的职责和重担，也能更好更用心地为每一个病人服务。在医院这个特殊的环境里上班，工作的分分秒秒都是与"生命"打交道，让我的心理年龄略微成熟于同龄的同学，更加明白"责任心"这三个字沉甸甸的含义。我很珍惜这份工作带给我别样的成长，也很珍惜这个特殊环境带给我的特殊经历。我想，不管在生活中还是在工作中，带着一份"责任心"上路出发，总是正确的，总是能够让前进道路显得更加明朗清晰、更加坦荡宽阔。与此同时，我也学会用一颗"感恩的心"看待生活中给予我们的各种"惊"与"喜"，在感恩中学会珍惜，珍惜这份工作带给我们的成长。

第六章
成人全科护理培训项目

第一节　教学需求评估

随着医学科学的进步和医学模式的转变,现代护理学理论的建立和发展,极大地丰富了成人护理学的内涵,对从事护理专业者的要求也越来越高。新的医学模式拓宽了护士的职能,要求护士在现代护理观的指导下,本着"以人为本,以服务对象为中心"的服务理念,对病人进行系统的评估,提供身、心整体的护理和个体化的健康教育,而不再以病人的某种疾病为中心。另外,很多病人往往不止一种疾病,常常会合并多种或多系统的疾病。要做到系统的评估病人的整体状况,就要求临床护士需要对成人各个系统的疾病都有较全面的了解。虽然在护理学校期间对各个系统疾病有系统的学习,任何专业知识的半衰期只有2~3年,护理专业也摆脱不了这种状态,护士需要了解新的疾病谱,新的科研发现或对科研发现的认识理解,对疾病病因、病理生理、诊断、治疗有新的理解等。因此,我们需要对成人全科护理进行新的系统的学习。这不但可以提高护士护理各类病人的能力,还有助于提高护士的综合分析与评判型思维能力。

在合格护士培训阶段(即工作第二年的护士)设计了成人全科护理培训项目。因为处于此阶段的护士已熟悉了医院的各种规章制度和流程,能够运用各种基本护理知识和技能完成常规的护理工作。他们开始有目标、有计划地实施措施;能结合自己观点制订计划并能反映病人情境特征,对遇到的许多偶发事件能够处理、调整临床工作,但仍缺乏应变能力,还不能有效把握全局。因此,在此阶段为他们提供成人全科护理课程能有效地帮助他们提升对病人的整体护理。借鉴美国医院对医院床边资源进行充分地利用和主诊医生(attending physician)负责制的特点,尽管专科疾病相对收治到专科病房,但不排除经常会收治其他专科的病人,例如内分泌科病房由于没有收满足够的病人,它经常会收治到患有神经系统、心血管系统等疾病的病人。因此对临床一线护士掌握各系统的常见护理问题的护理非常重要,从而有必要设置各系统常见护理问题处理为主的成人全科护理培训项目,旨在使临床护士有能力护理各种疾病种类的病人。

从以上的目的出发,成人全科护理培训项目教学需求主要来源于以下几个方面:①成人护理各个系统的新知识、新技术;②护士长、带教老师、其他护士和医务人员的反馈;③医院规定的护理实践要求和护士实践指南。

第二节　教学计划

一、教学目标

成人全科护理培训项目的总目标为：通过学习，临床护士能掌握循环系统、呼吸系统、消化系统、神经系统、泌尿系统、内分泌系统常见疾病的护理关键点，临床急症的观察与处理及实验室检查相关知识，提高临床观察和决策能力。

根据项目培训总目标及教学需求评估所收集到的信息，成人全科护理培训课程设计以病人的生理系统为组织框架，教学总目标的能力陈述见表6-1。

表6-1　成人全科护理教学总目标

能力陈述1：护理循环系统功能异常的病人
能力陈述2：护理呼吸系统功能异常的病人
能力陈述3：护理消化系统功能异常的病人
能力陈述4：护理神经系统功能异常的病人
能力陈述5：护理泌尿系统功能异常的病人
能力陈述6：护理内分泌系统功能异常的病人
能力陈述7：护理气道急症的病人
能力陈述8：护理休克的病人
能力陈述9：护理多器官功能衰竭(MODS)的病人

以上是以各个生理系统为框架的总能力陈述，而每个系统又根据不同的疾病类型区分亚能力，详见表6-2。

表6-2　成人全科护理各系统能力陈述

总能力陈述(总目标)	亚能力陈述(子目标)
护理循环系统功能异常的病人	1. 护理高血压的病人
	2. 护理急性冠脉综合征的病人
	3. 护理心力衰竭的病人
	4. 护理主动脉瘤的病人
护理呼吸系统功能异常的病人	1. 护理呼吸衰竭的病人
	2. 护理支气管哮喘的病人
	3. 护理慢性阻塞性肺疾病的病人
	4. 护理肺栓塞的病人
	5. 护理肺炎/肺部感染的病人
护理消化系统功能异常的病人	1. 护理消化道出血的病人
	2. 护理炎症性肠病(IBD)的病人
	3. 护理急性胰腺炎的病人
	4. 护理胆石症的病人
	5. 护理胃癌的病人
	6. 护理肠梗阻的病人

续表

总能力陈述(总目标)	亚能力陈述(子目标)
护理消化系统功能异常的病人	7. 护理原发性肝癌的病人
	8. 护理胰头癌的病人
	9. 护理结/直肠癌的病人
护理神经系统功能异常的病人	1. 对神经系统功能异常的病人进行系统评估
	2. 护理颅脑损伤的病人
	3. 护理颅内压增高的病人
	4. 护理癫痫及癫痫持续状态的病人
	5. 护理脑卒中的病人
	6. 护理高血压性脑出血的病人
护理泌尿系统功能异常的病人	1. 护理慢性肾衰竭的病人
	2. 护理前列腺增生的病人
	3. 护理前列腺癌的病人
	4. 护理肾、输尿管结石的病人
	5. 护理膀胱癌的病人
护理内分泌功能异常的病人	1. 护理低血糖的病人
	2. 护理非酮症高渗性昏迷的病人
	3. 护理糖尿病酮症酸中毒的病人
护理气道急症的病人	1. 识别和评估呼吸困难的病人
	2. 护理气管插管的病人
	3. 护理无创机械通气的病人
	4. 护理有创机械通气的病人
护理休克的病人	1. 护理心源性休克的病人
	2. 护理低血容量性休克的病人
	3. 护理感染性休克的病人
	4. 护理过敏性休克的病人
	5. 护理阻塞性休克的病人
护理多器官功能衰竭(MODS)的病人	1. 护理全身炎症反应综合征的病人
	2. 护理全身性感染/脓毒(血)症的病人
	3. 护理严重感染的病人
	4. 护理感染性休克的病人
	5. 护理多脏器功能障碍综合征的病人

各个系统在能力陈述的基础上进一步制订考核标准,示例 6-1 为护理神经系统功能异常的病人的考核标准。

示例 6-1

能力陈述与考核标准示例

组织能力的框架:生理系统。

能力陈述:护理脑卒中的病人。

考核标准

1. 在病人的评估记录单上记录以下资料：
   - 神经系统异常病史
   - 近期服用的药物
   - 对人、地方、时间的认知
   - 瞳孔的大小、两侧大小的一致性、对光反射
   - 感觉缺失
   - 运动缺失
   - 意识水平
   - 惊悸活动
   - 生命体征：血压、体温、呼吸频率、脉率
   - 诊断性检查结果
2. 在入院 8 小时内，制订护理计划包括病人健康问题的优先顺序
3. 根据护理部的实践标准提供与确定的健康问题相关的护理措施
4. 评价病人对提供的每项护理措施的反应
5. 每班工作结束前在病人记录单上记录所有相关的护理信息

每个系统的具体考核标准可根据每个系统的具体特点加以制订，制订考核标准的注意事项在第二章已有详细的阐述，考核标准条目数量以能展现这一能力的必要的核心成分为标准。

二、教 学 内 容

根据各个系统的能力陈述和考核（教学）目标拟定具体的教学内容，以消化系统为例说明成人全科护理教学内容的确定，见表6-3。

表 6-3　消化系统能力陈述、考核标准及教学内容

系统分类	能力陈述	考核标准	教学内容
消化系统	护理消化道出血的病人	1. 系统评估消化道出血的病人 2. 观察消化道出血情况 3. 根据护理实践指南提供相关的护理措施 4. 为消化道大出血的病人提供急救处理 5. 护理留置三腔二囊管的病人 6. 护理胃镜下止血的病人 7. 护理消化道出血手术病人	1. 临床表现（上消化道出血与下消化道出血的特点、失血性周围循环的表现） 2. 护理评估（全身表现、出血量的估计） 3. 护理要点（消化道大出血的急救处理） 4. 消化道出血的治疗及相应的护理措施 5. 健康教育 6. 个案分析
	护理炎症性肠病（IBD）的病人	1. 系统评估 IBD 的病人 2. 根据护理评估制订护理计划 3. 根据护理实践指南提供相关的护理措施 4. 护理肠镜检查的病人	1. 病因及发病机制 2. 鉴别诊断及分型、临床表现 3. 护理评估 4. 治疗方案及对应的护理要点

续表

系统分类	能力陈述	考核标准	教学内容
	护理炎症性肠病（IBD）的病人	5. 护理使用激素治疗的病人 6. 护理使用免疫抑制剂的病人 7. 为IBD病人提供健康教育	5. 并发症的观察 6. 健康教育 7. 个案分析
	护理急性胰腺炎的病人	1. 系统评估急性胰腺炎的病人 2. 根据护理评估制订护理计划 3. 根据护理实践指南提供相关的护理措施 4. 护理急性重症胰腺炎的病人 5. 护理使用肠外营养的病人 6. 为急性胰腺炎的病人提供健康教育	1. 病因、诊断及分型 2. 护理评估 3. 治疗方案及护理要点 4. 肠外营养护理 5. 并发症的观察与处理 6. 健康教育 7. 个案分析
	护理胆石症的病人	1. 系统评估胆石症的病人 2. 护理ERCP的病人 3. 护理腹腔镜胆囊切除术的病人 4. 护理T管引流的病人 5. 护理重症胆管炎的病人 6. 为胆石症的病人提供健康教育	1. 护理评估 2. 胆石症的治疗及相关护理措施 (1) 介入治疗 (2) 手术治疗 3. 术后护理要点 4. 并发症的观察与处理 5. 健康教育 6. 个案分析
消化系统	护理胃癌的病人	1. 系统评估胃癌的病人 2. 为胃癌术后的病人提供适当的护理措施 3. 观察和识别胃癌术后并发症 4. 护理留置胃管的病人 5. 护理留置腹腔引流管的病人 6. 为胃癌术后的病人提供健康教育	胃癌的护理评估、护理要点、呕血及黑便的护理、幽门梗阻的护理、胃管护理、并发症的观察及护理、健康教育、个案分析
	护理肠梗阻的病人	1. 观察和识别不同类型的肠梗阻 2. 护理肠梗阻的病人 3. 为肠梗阻的病人提供健康教育	肠梗阻的特点、护理评估、护理要点、并发症的观察与处理
	护理原发性肝癌的病人	1. 系统评估原发性肝癌的病人 2. 为肝癌术后的病人提供适当的护理措施 3. 观察和识别肝癌术后并发症 4. 为肝癌术后的病人提供健康教育	原发性肝癌的护理评估、护理要点、并发症的预防与护理、个案分析
	护理胰头癌的病人	1. 系统评估胰头癌的病人 2. 为胰头癌术后的病人提供适当的护理措施 3. 观察和识别胰头癌术后并发症 4. 护理留置胰管的病人 5. 为胰头癌术后的病人提供健康教育	胰头癌术后护理要点、引流管的护理、并发症的观察与处理、个案分析
	护理结/直肠癌的病人	1. 系统评估结直肠癌的病人 2. 为结直肠癌术后的病人提供适当的护理措施 3. 观察和识别结直肠癌术后并发症 4. 护理人工肛门的病人 5. 为结直肠癌术后的病人提供健康教育	护理评估、临床表现、护理要点、人工肛门的护理、并发症的观察与处理、健康教育、个案分析

其他系统也按照能力本位教学模式的方法确定教学内容。

三、教学方法与时间安排

通过自学护理实践指南奠定内外科各系统疾病的相关理论基础，然后护理部组织3天的集中授课、个案分析、小组讨论等方式进行学习。通过理论与实践相结合的方式，使参与课程的护士掌握各系统常见疾病的护理关键点，临床急重症的观察，提高第二年护士的临床观察力和决策能力。然后在临床工作的应用中由护理单元教育护士进行进一步的指导和考核。

第三节 教 学 实 施

由于护士在学校期间已经对成人全科护理的各种疾病有了系统的学习，如果在职培训的成人全科护理项目仅仅是对学校课程的重复，护士必然会产生厌学的情绪，也不能起到预期的培训效果。因此，成人全科护理的在职培训项目必须重视培养护士在临床情境中处理问题的能力。不但在课程内容的选择和设置上选择临床常见的疾病和更新的知识，在教学方法上也要结合多种方法进行教学实施。

一、采用基于问题的学习方式进行集体授课

对于护理部层次的培训项目，采用集体授课的方式是便于操作和经济有效的，对成人全科护理进行集中3天的授课，详细课程安排见表6-4。

表6-4 成人全科护理课程安排

时间	课程内容	时间
第一天上午	课程介绍	08:05～08:15
	循环系统护理(内科)	08:15～10:00
	循环系统护理(外科)	10:15～12:00
第一天下午	呼吸系统护理	13:30～15:30
	泌尿系统护理(内科)	15:45～17:00
第二天上午	神经系统护理	08:00～10:00
	胃肠系统护理(内科)	10:15～12:00
第二天下午	胃肠系统护理(外科)	13:30～15:30
	内分泌系统护理	15:45～17:00
第三天上午	泌尿系统护理(外科)	08:00～09:20
	电解质、酸碱平衡紊乱	09:30～10:30
	实验室检查	10:40～12:00
第三天下午	气道急症	13:30～14:45
	休克	14:55～15:55
	MODS	16:00～17:00

3 天的集体授课并不是采用传统的灌输式教育方式,而是采用**基于问题的学习(problem based learning, PBL)方式**进行。PBL 是一种以问题为核心,以解答问题为驱动力,以分组阐述、展示、讨论及相互交流为手段,以激发学生积极主动自学、培养学生创新性思维为主要目标的全新的教学模式。PBL 最早起源于 20 世纪 50 年代的医学教育。加拿大 McMaster 大学医学院对医学毕业生的抽测发现,学生对前几年所学内容的遗忘率竟然高达 90%,经过进一步的调查后发现,医学院的教学与学生未来在工作场所中所面临的真实情境和复杂问题之间的联接并不紧密,由于学生在校的学习往往强调背诵所学知识,无法及时应用于实际的工作情境,导致他们无法确实掌握病症。于是 1965 年该校的神经病学教授 Barrows 首创了 PBL。该方法与传统以学科为基础的教学法有很大的不同,PBL 是基于现实世界的问题的以学生为中心的教育方式。它强调把学习设置到复杂的、有意义的问题情境中,通过学习者的合作来解决真正的问题,从而学习隐含在问题背后的科学知识,形成解决问题的技能和自主学习的能力,而不是传统教学中强调的以教师讲授为主。

PBL 通过使学习者投入于问题中,鼓励自主探究,鼓励争论,鼓励对学习内容和过程的反思等,从而能使学习者建构起宽厚而灵活的知识基础;发展有效的问题解决技能;发展自主学习和终生学习的技能;成为有效的合作者;并培养学习的内部动机。因此在护士在职培训成人全科护理培训项目中使用 PBL 可以使护士更有效地将理论知识与已有的实践经验相结合,可以更有效地调动他们学习的主动性,通过探究、辩论与反思的过程,可以更有效地培养他们的评判性思维能力。

PBL 在于通过提出和解决问题实现知识经验的获得,根据 Barrows 的模型,经典 PBL 在实施过程包括以下环节:①组织小组:在学习开始前将学员分为若干个小组,一般以 6~8 人为一个小组。②提出问题:一般由老师为学员提供一个或几个带有若干重要问题和学习目标的临床病案。③学员的探究:学员将围绕老师提供的病案及一系列与临床密切相关的实际问题进行循序渐进且多次反复的讨论学习,如果时间允许应鼓励学员通过查阅有关书籍、杂志、文献或网络信息获取问题解答所需的新知识与新信息。④学员讨论:小组成员再次集合,沟通他们所学的知识,基于他们新学习的东西生成新的解决问题的假设。在分享他们的学习成果时,很重要的一点是学生们要评价自己的信息以及他人的信息,看信息是怎样得来的,来源是否可靠等,这是促成自主学习的重要途径。⑤学习汇报:各小组利用各种不同形式来报告自己的结论以及得出结论的过程,比如数学分析、图表、口头报告、戏剧表演等。PBL 所强调的不只是让学生解决问题,而且要让他们理解问题背后的关系和机制。⑥反思:为了提炼他们所学到的东西,学员要有意地反思问题解决的过程。要考虑这个问题与以前所遇到的问题的共同点与不同点,这可以帮助他们概括和理解新知识的应用情境。这对于高级的思维技能的发展来说是很有意义的。

由于 PBL 是以学生为中心的学习方式,老师要更好地控制学习的效果,需要在教学设计的过程中注意以下问题:①病案应由真实病例写成,学习过程中鼓励学生自由提问,允许学生通过病例观察、询问及回顾文档记录以获得支持或证实各项假设所需要的各种信息。② PBL 病案及问题一般应来自临床病人的病情与问题总结;经验经历丰富的病例书写者或者某疾病的亲身经历者。③提供病例的格式包括病人一般资料、病例病史描述、讨论目的、学习目标、需解答的问题、推荐查阅的参考文献、参考书籍及音像资料等。④必要时,聘请其他学科专家,结合多学科领域或多主题学习,以扩大学生所涉及的知识面。

⑤学习过程中同学间相互合作和沟通是非常必要的。相互合作能提高学生的学习效率，增强对各知识信息的理解，使学生在解答问题时感到更安全、更自信、更准确。⑥学生在PBL教学过程中所获得的新信息、新思路或新方案必须再回到临床上的现实问题中，用以分析问题并解决临床问题。⑦PBL病案中所涉及的问题应为现实临床上常遇到的重要问题。

护理教育自2000年以来，针对临床护士学习特点和习惯，将PBL教学理念用于授课中，以增强护士在授课过程中的参与度以达到高层次的教学目标，具体方法和特点将在第九章做进一步的阐述。

下面以Whipple手术的教学为例，进一步说明PBL教学设计在全科护理授课中的应用，见示例6-2。

示例6-2

PBL教学设计

Whipple术病人的护理

1. 教学目标　①说出Whipple术的手术名称、适应证和禁忌证；②描述Whipple术的手术方式；③列举Whipple术后常见的并发症，并能阐述其发生的原因、表现及处理；④根据病人的特点适当计划实施病人的护理。

2. Whipple手术相关的专业理论知识学习与回顾

(1) 定义：Whipple术又名胰十二指肠切除术。

(2) 手术适应证：胆总管中、下段癌、乏特壶腹周围癌（胆总管下端、胰管开口处、十二指肠乳头及其附近的十二指肠黏膜）、十二指肠恶性肿瘤、胰腺头部癌早期、严重胰、十二指肠伤。

(3) 禁忌证：腹腔内已有广泛转移、胰腺癌侵犯肠系膜上血管、严重营养不良、重度梗阻性黄疸、全身情况差、70岁以上高龄、重要器官功能衰退，不能承受重大手术者。

(4) 手术方式：切除范围、消化道的吻合。

3. 案例呈现

(1) 病人病史

一般情况：夏某，男，58岁，汉族，××省××市，已婚，有医保。

主诉：因"皮肤瘙痒，尿黄3个月，发热2个月"予2011-4-12入院。

现病史：病人3个月前无明显诱因下开始出现全身皮肤瘙痒，小便颜色发黄，无腹痛腹胀，无恶心、呕吐，无畏寒发热，无陶土样大便，未予重视。2个月前晚上病人无明显诱因下出现发热，体温未测，伴轻度畏寒，无寒战，无腹痛、腹胀，无恶心呕吐，次日即好转，未诊治。1月余前到当地医院B超和CT示：肝内胆管及胆总管轻度扩张，胆囊增大，提示胆总管近端梗阻，建议ERCP进一步检查。2011-3-31在××市立医院行ERCP+EST+胆道扩张+ENBD，植入支架一枚，术后考虑胆总管下端狭窄（可能性大）。术后短暂性血淀粉酶升高，予抑胰酶、抗感染等治疗后，病人皮肤瘙痒、尿黄症状明显好转。现病人为求进一步治疗至我院，门诊拟"梗阻性黄疸"收住入院。

入院时生命体征：T：36.5℃　R：20次/分　P：58次/分　BP：126/68mmHg。

问题1：对该病人收集的资料完善吗？还需评估哪些内容？

答案：资料不完善，还需要评估：①过敏史：NKA；②既往史：体健；③腹部体征：无压痛、反跳痛；

（2）实验室检查

血常规：WBC $2.8×10^9$/L↓　Hgb112g/L↓　中性粒细胞 $1.1×10^9$/L↑。

肝功能生化检查：示各项酶稍有偏高。

腹部 B 超：胆囊肿大，肝内胆管积气，主胰管扩张，考虑胆总管下段梗阻；胆总管上段管壁增厚可能。

胸片：双肺纹理增多，主动脉迂曲。

大小便常规、凝血功能、术前免疫、心电图未见明显异常。

问题2：病人白细胞低的可能原因是什么？如何进行护理干预？

答案：原因：感染、血液系统疾病、理化损伤、单核 - 巨噬细胞系统功能亢进、免疫性破坏增加等。

干预措施：①白细胞在 $(2.0～4.0)×10^9$/L：注意个人卫生，保持室内空气流通，避免去公共场所，遵医嘱用升白细胞药物；② WBC≤ $0.5×10^9$/L：严格无菌操作，予保护性隔离，做好基础护理（皮肤、口腔、上呼吸道、泌尿道）。

2011-4-14 经血液科会诊后考虑为继发性白细胞下降，经小檗胺、利可君治疗后，复查血常规 WBC $3.6×10^9$/L, Hb 111g/L, 中性粒细胞：$2.1×10^9$/L

（3）术前诊断

梗阻性黄疸

胆总管中下段狭窄：胆管癌？胆总管结石？节段性硬化性胆管炎？

问题3：你认为哪些原因可引起黄疸？

答案：梗阻性黄疸是指由于各种原因引起的从肝内毛细胆管至胆总管下端的整个胆管系统发生的梗阻，由此引起的全身皮肤、黏膜及巩膜黄染。如胆总管结石；肿瘤：胆管癌、胆囊癌、胰腺癌、肝癌和肝门部转移癌等；胆道狭窄；胆道寄生虫。

（4）病情发展1

完善各项术前检查，病人予 2011-4-20 在全麻下行剖腹探查＋胰十二指肠切除术，术中出血 1000ml，术中输血浆 1020ml，输红细胞 700ml，术后返病房，右颈内双腔深静脉留置 13cm，PCIA 泵固定妥，腹部切口敷料干洁，带回胃管、左右腹引管、导尿管各一根固定妥。

问题4：术后需评估哪些内容？

答案：①术后回病房时的评估（手术方式、术中情况）；②病人心理状态；③生命体征、疼痛；④两肺呼吸音、咳嗽咳痰及痰的性质，必要时行呼吸功能锻炼；⑤切口敷料及切口愈合情况、腹部体征；⑥病人的活动能力；⑦营养状况：肛门排气、排便情况，病人进食情况；⑧引流管；⑨放射和实验室检查；⑩用药情况。

问题5：手术后护理干预有哪些方面？

答案：①体位与活动；②输液及饮食；③心理支持；④呼吸道管理；⑤切口护理；⑥疼痛护理；⑦引流管护理：如胃管的护理、腹引管的护理、导尿管的护理等；⑧营养支持：TPN 护理、肠内营养的护理；⑨皮肤护理；⑩并发症的观察。

问题6：手术后主要并发症有哪些？

答案：出血、胰瘘、胆瘘、胃排空延迟。

（5）病情发展2

2011-04-21　01：28病人突发心率加快，P 132～160次/分，T 36.7℃，R 20次/分，BP 118/78mmHg，腹部切口敷料干洁，胃管未引出液体，腹引1(胰肠吻合)引出30ml淡血性液，腹引2(胆肠吻合)引出220ml淡血性液，尿量1300ml，尿色清黄。

问题7：术后病人心率加快的可能原因是什么？

答案：可能的原因有容量不足、发热、感染、疼痛、心脏疾病、缺氧等。

处理：根据不同的病因进行处理。

该病例心率加快的原因为：

01：40：经心内科会诊，考虑为一过性心动过速，医嘱予异搏定50mg静脉注射，

02：35：P 126～134次/分，医嘱予胺碘酮150mg＋GS20ml，iv

02：49：P 134次/分，RR 20次/分

（6）病情发展3

术后第二天，胰肠吻合、胆肠吻合引流量增加，测淀粉酶胰肠吻合：1.47U/L、胆肠吻合：2.66U/L。术后第三天：胰肠吻合：3.96U/L(10ml淡血性)，胆肠吻合：1.802U/L(700ml淡血性)。术后第四天：病人于凌晨起出现畏寒、高热，体温高达39℃。查体：心肺听诊未见明显异常，腹部切口可见少量胶冻样乳白色渗液，腹平软，未及明显压痛、反跳痛，肠鸣音0～1次/分。

问题8：病人可能发生了什么情况？

胰瘘、胆瘘？脓毒血症。

该病人考虑引流管引流通畅，继续抗炎、补液治疗，输注血浆、清蛋白对症治疗并要密切观察腹部体征及腹引管情况。

（7）病情发展4

术后第四天17：00，病人体温仍无明显下降，且自感腹部切口周围疼痛，急诊行剖腹探查＋胃造瘘术，术后转ICU，术后第二天转病房，转入病房后出现高热、胸闷、气急，给予面罩吸氧、胸腔穿刺抽液等对症处理后症状无好转，SpO$_2$ 80%～85%，体温39.5℃，考虑ARDS，转入ICU。

问题9：一起讨论胰瘘—脓毒血症—急性肺损伤(ARDS)的演变过程？

问题10：术后出血发生的时间与原因？

①术后24～48小时：术中止血不完善、创面渗血未完全控制、原痉挛的小动脉断端舒张结扎线脱落。②术后7～10天：后期手术野的感染、应激性溃疡、消化液外渗。

如某病人，男，34岁，入院诊断为"胰头区囊性占位"，完善术前检查，行胰十二指肠切除术，术后返回病房，病人恢复可，术后第三天肛门排气，第六天拔除胃管，第七天进流质，病人胰肠吻合口前方腹腔引流管量较多，30～450ml/d不等，淀粉酶升高，考虑有胰瘘，查B超腹腔无积液，考虑引流通畅，术后第八天病人活动后腹腔引流管引出900ml血性液体伴有血凝块，考虑腹腔内出血。急诊手术，术中见腹腔内积血和血凝块2000ml。该病人为胰管腐蚀血管导致出血。

问题11：如何评估病人存在出血的可能？如何处理？

要评估病人的切口敷料情况、引流管液、腹部体征、全身情况包括神志与口渴、皮肤黏

膜的色泽/温度、脉搏、血压、体表血管、尿量、估计失血量。

病人的处理：确诊病人术后出血→迅速建立静脉通道→及时通知医生→完善术前准备→再次手术止血；如果术后出血导致低血容量休克应立即通知医生，护士应：①立即处理：低平卧位或平卧位、保暖；建立静脉通路；吸氧；心电监护；心理安慰。②确认有效医嘱并执行：快速补液，必要时备血、输血；药物治疗：扩容剂、血管活性药；维持水、电解质及酸碱平衡；积极准备手术。③监测意识、生命体征；尿量；皮肤黏膜出血、出汗、皮肤弹性；CVP。

问题12：术后胃排空延迟的临床表现？如何处理？

临床表现为术后10天以上病人仍不能耐受流质饮食，进食后上腹饱胀感，胃纳差、恶心、呕吐，其发生率高达8%～45%，平均为30%。

处理：①心理支持；②禁食，胃肠减压，洗胃；③维持水、电解质平衡；④营养支持；⑤用药：口服全胃肠动力药（西沙必利）和红霉素，静脉给予洛赛克，补液营养支持；⑥中药、理疗。

二、自　　学

由于集体授课多采用PBL方式进行，这就要求学员在课前对相关的基础知识进行复习和更全面的了解。因此，在集体授课之前，要求护士自学护理实践指南的相关内容。另外，还可通过院内护理网站获取相关信息。

三、临 床 实 践

集体授课3天的课程并不能完全地达到教学目标的要求，因此，成人全科护理培训项目还包括护士在各个护理单元的实际工作中的不断强化。由于本院病人采用专科相对集中，统一收治的模式。因此在各个护理单元均有可能收治不同系统疾病的病人，这不但是我们开展成人全科护理培训模式的必要性，同时也使处于不同护理单元的护士可以进一步在护理各种疾病的病人时不断积累经验，巩固学习知识。在临床实践的过程中教育护士会根据收治的不同疾病的病人进行提问，要求护士收集资料，并在下一次晨间学习或科会时进行汇报。

第四节　教 学 评 价

一、课 程 评 价

成人全科护理培训课程结束后，学员要对老师和课程协调者提供即刻的反馈，以改进今后的教学。表6-5为针对课程项目的评价。此外，也可以让学员做出总结性评价，包括对整个成人全科护理培训项目的管理进行评价（表6-6）。

二、目 标 评 价

本阶段的学习目标评价以书面考核为主。但根据能力本位教育的要求，在设计书面考核题目时，应尽量避免只是对知道、记忆、理解等认知领域较低层次的评价题目，而应以实际案例分析等应用性评价题目为主。可以设计不同的题型，如判断题、单项选择题、多项选择题、配对题、排序题、问答题等（示例6-3）。

表6-5　课堂学习经历评价

培训的题目	日期				
培 训 老 师	时间				
特征	极好	非常好	好	一般	差	不适用
内容的深度和广度						
教学水平						
教学组织						
教学清晰						
教学方法						
视频和教学工具						
讲义和阅读材料有用性						
个人目标达到						
提供足够的练习						
提供足够的时间						
其他意见或建议：						

表6-6　学员对成人全科护理培训项目的评价

学员姓名	成人全科护理培训开始日期				
护理单元	成人全科护理培训结束日期				
特征	极好	非常好	好	一般	差	意见
课堂教学质量						
实验室教学质量						
临床教学质量						
教学的深度和广度						
教学水平						
教学清晰度						
教学方法						
视频和教学工具						
讲义和阅读材料有用性						
个人目标达到						
提供足够的练习						
提供足够的时间						
带教老师的支持						
临床护士的支持						
护士长的支持						

续表

书面练习的有益性					
书面考试的公平性					
临床技能项目单的清晰性					
与带教老师交流的有效性					
与护士长交流的有效性					

开放性问题：

1. 在今后的6~12个月，你需要的额外指导或临床实践？

2. 请列出你对成人全科护理培训课程的任何其他建议？

示例 6-3

成人全科护理考核题目

一、判断题

1. CBDE术后，一般T管放置在胆总管。（　　）

2. 长期服用降压药病人行脑血管造影术日晨因禁食须暂停服用降压药。（　　）

3. 脑梗死病人存在轻中度吞咽困难，在饮水时应选用吸管。（　　）

二、单项选择题

1. 病人，男，晨起床时发现言语不清，右侧肢体不能活动。发病后2小时，体检发现神志清楚，血压120/80mmHg，失语，右中枢性面瘫、舌瘫，右上、下肢肌力2级，右半身痛觉减退，颅脑CT未见异常，病变的部位可能是

  A. 左侧大脑前动脉　　　　　　B. 左侧大脑中动脉

  C. 右侧大脑前动脉　　　　　　D. 右侧大脑中动脉

2. 病人因腹痛拟"急性胰腺炎"入院，当日查血淀粉酶基本正常，第二天医嘱要求复查，病人拒绝，下列解释最合理的是

  A. 医生要求查，必须配合治疗

  B. 血淀粉酶发病后6~12小时开始升高，48小时开始下降，持续3~5天，所以需要复查

  C. 血淀粉酶发病后12~14小时升高，可持续2周以上，所以需要复查

  D. 血淀粉酶正常代表胰腺炎为轻症，复查再次正常即表示病情稳定

3. 一溃疡性结肠炎的病人抱怨最近颜面和双下肢水肿，以前从未出现过。最近胃纳也特别好，睡眠欠佳。病人的这些表现，你考虑与病人服用以下哪种药物有关

  A. 颇得斯安　　B. 泼尼松　　C. 速立菲　　D. 艾迪沙

三、多项选择题

1. 重度脓毒症救治 6 小时之内须达到的目标有

   A. 平均动脉压≥65mmHg　　　　B. 中心静脉压 12～15mmHg

   C. 尿量≥400ml/24h　　　　　　D. ScVO$_2$≥70% 或 SVO$_2$≥65%

2. 一自发性气胸病人置有胸腔闭式引流，当你在观察引流瓶时发现病人深吸气时无水柱波动，出现这种情况可能的原因有

   A. 胸腔闭式引流管阻塞　　　　B. 胸腔闭式引流管受压

   C. 患侧肺已完全扩张　　　　　D. 胸腔闭式引流管已滑出胸腔

四、案例分析（共 10 分）

病人，男，33 岁，今在全麻下行根治性远端胃大部分切除＋毕Ⅱ式消化道重建＋胆囊切除术，术中出血 300ml，18:40 回病房，T 36.5℃，P 85 次/分，BP 126/73mmHg，SpO$_2$ 100%，腹引 1/2：10ml/40ml，术后查血红蛋白 121g/L。21:00 P 118 次/分，BP 122/73mmhg，SpO$_2$ 100%，腹引 1/2：110ml/180ml。病人主诉口渴，急查血红蛋白为 117g/L。

问题 1：病人目前发生了什么？（2 分）

问题 2：还需评估哪些内容？（3 分）

问题 3：目前的护理措施有哪些？（5 分）

三、结 果 评 价

不同于书面评价或模拟评价，对成人全科护理培训应用层次的评估是确定学员在课堂和模拟临床环境下获得的学习是否应用到护理单元的日常护理实践中。可以通过床边综合能力考核来评价护士对全科护理知识的应用。另外，教育护士和护士长还通过对护士的临床工作表现进行年度评价。最后，通过护士的反思日志也可以看出培训项目在护士的临床工作中所发挥的作用。如示例 6-4 是一位来自消化内科护士的日志，从她的日志中可以看出通过 2 年的不断学习和培训她所得到的成长。

示例 6-4

2 年来的工作体会

——来自消化内科护士

刚进医院的情景还历历在目，不知不觉自己已跨入了工作的第三年，这两年说长不长，说短不短，其中有欢笑，有泪水，当然更多的是收获，收获了很多的经验，有些是自身的体会，有些来自我那些可爱的同事们。

其实从小我就是个内向的人，不是很善于和别人沟通，可是偏偏又选择了这样的工作。刚开始真的是很让我头痛，而且护士长很注重和病人之间的沟通，经常强调进病房要与病人多交流，其实我不是不会与别人沟通，只是不知道和病人说些什么。但是经过了这两年的经历及与身边同事的相处，我明白了其实我不能很好地与病人沟通是因为我自己理论知识的不足而导致我的词穷，通过不断的临床积累和各科知识的系统培训，我的理论知识丰富了，同时还会对病人的情况进行一定的评判性分析。当我在对病人进行宣教时就会讲述得非常清晰，当然也就会得到病人的认可，同时和病人的共同话语也就多了。但是我们面

对的病人素质不一，遇到有些"难搞"的病人有时真让你感到很无奈，记得刚开始，遇到那些说话难听的病人我会心情很不好，甚至会哭，这时候我的同事安慰我说："你如果站在病人的角度替他们多想想，这样你就不会这么在意，其实病人有时候根本不是针对你，完全是因为生病了心情不好，想发泄一下，或者是因为家里人的漠不关心。"记得前段时间我遇到这样一个病人，他就是没事找事，鸡蛋里挑骨头，后来我们叫了隔壁一个大叔去和他聊聊天，果然他就不闹情绪了，其实病人有时候还是很可爱的，如果我们把他们当作自己的家人，那就更容易相处了。

胆子小对护士来说也是个致命的弱点，可是我又偏偏摊上了。刚开始上班的时候，我最怕遇到重病人，最怕出现抢救。记得有一次病人出现血氧饱和度下降，呼吸困难，当时我几乎愣在那里了，都不知道从何下手，幸亏同事上来帮我，指导我下一步该干做什么。记得当时我准备负压瓶时双手都在颤抖的，脑子里一片空白。还有一次就是病人出现大出血，我除了让他头侧位，测了生命体征，接下来竟然什么都没做了，现在想想真是后怕，我竟然连基本的护理都没做到，没给他输液，没给他备血，但是现在我想如果再遇到这样的事情我就不会那样了，因为经历的事情多了，加上医院的培训，积累了很多宝贵的经验，知道了抢救的流程，就会从容不迫了。

由于我们医院的床位是统一收治的，所以我们也常常会收治一些非专科的病人，特别是上夜班时，有时会收治一些非专科的急诊病人，这对于经验还不足的我来说是非常可怕的事情，但是通过一件事我改变了这种看法。一次在我班内来了一位脑出血的病人，当我接到急诊室同事通知的电话时，我非常紧张，我从来没有单独护理过脑出血的病人。我马上开始在脑海里回忆所学到的关于脑出血护理的内容，刚好在前一个月我接受了成人全科护理的培训，神经外科的老师曾通过一个案例给我们讲解了脑出血病人的护理。虽然一个月过去了，但我还清晰地记得那个案例。这种案例分析的方法在临床教学中的效果真的非常明显。我仔细回忆了如何对病人进行评估，如何观察病情，如何提供有效的护理措施。当病人来到病房时，我已经比先前镇静了很多。我对病人进行了系统的评估，但是对于Glasgow评分标准我还有点模糊，于是我又通过院内护理网查看了护理实践指南，并电话询问了神经外科护士。通过这些途径我为这位病人提供了相应的护理措施。我想，如果我再遇到这类病人，我一定不会再紧张了。回想起来是医院给我们提供的各种培训、医院的资源共享以及不同科室同事间的相互帮助使我们在处理此类非专科病人时能够有条不紊。最终也使我们积累了经验，得到了成长。

总结了这两年的工作，我觉得有些事情真的只有经历了才会真的掌握，所以要不断地在工作中学习，积累经验，才能做一个合格的护士。

第七章

床边带教老师培训项目

床边带教老师教学能力的培养是提高护理人员的综合素质、使护理人员专业能力得到可持续发展的保障。许多临床经验的护士具有丰富的临床知识和经验，但不知道如何有效地将自己的知识、经验传授给学生和年轻的护士。通过教学能力的培养，使临床护士更清楚自己在护理专业发展中和年轻护士成长中所担当的责任和义务，促进他们努力去学习、积累经验，在临床工作中做好言传身教的模范带头作用，积极正性地影响年轻护士的成长。同时通过培训，使临床护士能够系统地、有计划地、专业化地有效地做好临床教育工作，通过不断的实践，提升自身综合能力，促进每一位临床护士综合能力的提升。不少床边带教老师通过床边带教的实践被提拔为教育护士，顺利完成教育护士角色的转换。总之，对临床护士教学能力的培养是医院护理队伍可持续发展不可或缺的战略方针，是对护士其他能力的保障，是提升护理质量和提高护理专业水准的前提。因此，各医院一定要重视护理人员教育体系的建立和临床护士教育能力的培养，以培养一支有能力的护理教育队伍，促进护理专业学科的发展和护士整体素质的提高。

床边带教老师是指接受过教育方面能力培训，为新员工和护生充当角色模范和提供资源的有经验的、有能力的护士。

带教对象是指参与到分配的护理单元岗前培训项目中的新聘用的护士和轮转到该单元的实习护士。

带教老师候选人一般由护士长和教育护士根据科室的需要，选择工作态度认真负责、具有一定临床经验的(一般工作3年后)护士，将其吸收到带教工作中来，协助科室教育护士管理、带教实习生和新护士的工作，并在工作实践中培养他们的教育能力。

第一节　教学需求评估

根据床边带教老师的定义与要求不难看出，进行床边带教老师培训的前提是护士具有合格护士的能力(图7-1)。除此之外还要求床边带教老师具备以下几方面的资质，这些要求也是床边带教培训项目的教学需求。

1. 知识　床边带教老师应较熟练地掌握所在护理单元的专科护理知识、护理记录相关知识、护理制度和工作流程、护理临床实践常规和护理单元工作常规。

2. 临床经验　从事护理工作至少3年、在某一专科领域工作一段时间、有满意的工作表现评价、能解决病人护理上的问题和根据病人需要调整工作流程。

3. 态度　要求护士对教育愿意奉献、有带教的愿望；能积极合作的参与临床带教；能成熟、开放、真诚地对待带教对象；能耐心地倾听，能换位思考。

4. 技能　需要具有临床护理操作技能、人际交往和交流技能、使用仪器设备技能、病人家属教育技能、组织协调管理技能；具有评判性思维能力、决策和解决问题的能力；有较强的时间管理和安排工作优先性的能力。

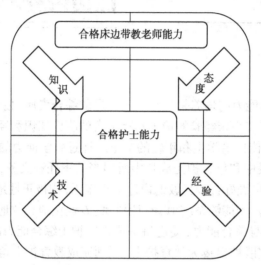

图 7-1　临床护士能力与带教老师能力之间的关系

第二节　教学计划

一、教学目标

本项目以能力为本的教育模式为依据,采用床边带教老师的角色转变为组织框架来设计。床边带教老师的角色包括模范者、引导者、教育者 3 个方面,如图 7-2。模范者角色是一个人认同并采用另一个人的价值观和行为,最终导致行为永恒改变的过程。引导者角色主要是帮助带教对象感到自己是受欢迎的,并促进他们融入到护理团队。教育者角色是带教老师重要的工作部分,通过评估学员的学习需要、计划教学活动、实施教学计划、评价教

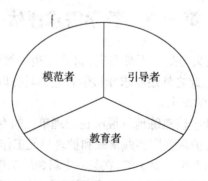

图 7-2　床边带教老师的 3 个角色作用

学效果即教育程序来指导带教对象。根据床边带教老师的角色要求拟定该培训项目的能力陈述和考核标准(表7-1)。

表7-1　床边带教老师能力陈述与考核标准

能力陈述	考核标准
履行模范者的角色作用	1. 认识到自己的行为对带教对象的影响 2. 实践保持模范者作用的具体方法
履行引导者的角色作用	1. 认识带教对象面临的新情况 2. 在现实休克的不同阶段为带教对象提供支持帮助
履行教育者的角色作用	1. 运用教学程序评估教学对象的学习需求 　(1) 确定带教对象完成培训后要达到的预期行为要求 　(2) 确定带教对象的学习需要 　(3) 确定带教对象当前的工作表现 　(4) 区别学习和非学习需要 　(5) 对教学需要的优先性达成共识 2. 运用教学程序拟定教学计划 　(1) 与床边带教老师确定共同的学习需要 　(2) 确定你可使用的教学方法 　(3) 根据学习需要制订恰当的教学方法 　(4) 形成双方接受的共同学习契约 3. 运用教学程序实施教学过程 　(1) 展示如何教会带教对象承担工作职能所需要的能力 　(2) 展示如何应用教学原则 　(3) 展示如何应用成人教学原则 　(4) 展示如何教团队协作、解决问题的技巧 4. 运用教学程序评价教学效果 　(1) 展示应用岗前培训清单评价工具来评定和记录新护士的工作能力表现 　(2) 展示对带教对象的工作表现如何进行有效的、建设性的反馈 　(3) 展示有效的工作方法处理床边带教老师与带教对象之间可能的问题

二、教 学 内 容

根据床边带教老师的能力要求和培训目标拟定床边带教老师培训的具体内容(表7-2)。

表7-2　床边带教老师培训项目内容

能力陈述	教学内容
1. 履行模范者的角色作用	• 模范作用的内涵 • 床边带教老师做好角色模范作用的实践
2. 履行引导者的角色作用	• 引导新员工社会化 • 如何帮助带教对象度过现实休克的四个阶段 • 医院的支持系统 • 正式的工作关系和行为规范 • 非正式的工作关系和行为规范

能力陈述	教学内容
3. 履行教育者的角色作用	● 评估教学需要并建立教学需要的优先顺序。 ● 如何与带教对象共同计划教学活动：如学习契约，确定契约的具体内容 ● 如何实施教育计划： 成人学习方法 临床教学策略 怎样教临床技术 怎样培养评判性思维能力 如何安排工作的优先性 ● 评价教学效果：如何提供正性、负性、建设性的反馈，临床评价工具的应用 ● 实践教育程序

在进行表 7-2 的教学内容之前，还应进行床边带教培训项目的总体介绍，包括带教培训项目概况、带教老师的角色转换、带教老师的职责描述和带教老师的支持系统等内容。

三、教 学 策 略

临床教学是护理教育的重要组成部分。参与床边带教老师培训的护士都是成人学员，因此应遵循成人学习特点，组织相互交流的成人教学策略。在床边带教老师培训中采用多种教学策略（表 7-3）。

表 7-3　应用于床边带教老师培训课程的教学策略

教学策略	应用示例
布置书面阅读	◆ 事先阅读床边带教老师培训相关内容
视听工具	◆ 结合授课与讨论来应用
游戏	◆ 认识成人教育和教育学原则
小组讨论	◆ 床边带教老师与带教对象关系的建立 ◆ 帮助带教对象度过现实休克阶段 ◆ 交流和反馈技巧 ◆ 床边带教老师现有的支持资源
讲义	◆ Benner 从新手到专家临床能力发展的不同阶段 ◆ Kramer 现实休克不同阶段 ◆ 病人支持系统
讲座讨论	◆ 相关培训的内容
视频教育	◆ 练习教临床技能 ◆ 练习对现场或摄像的技能演示进行评判
实践练习	◆ 应用岗前培训清单 ◆ 教临床技能 ◆ 制订和谈判学习契约 ◆ 为带教对象提供咨询 ◆ 记录带教对象的进步

教学策略	应用示例
反思法	♦ "新"人是怎样的感受
	♦ 新毕业护士是怎样的感受
	♦ 接受到负性反馈时是怎样的感受
角色扮演	♦ 为带教对象提供工作表现的反馈
	♦ 处理冲突和问题
小组讨论	♦ 配对练习教育者角色的每个阶段
价值澄清法	♦ 临床护士和带教老师工作价值
	♦ 如何处理不同的意见和观点

第三节　教　学　实　施

一、培　训　方　式

采用课前预习床边带教老师自学包、集中授课、课后复习、完成作业4种方式进行培训。

1. 课前预习和思考　上课前将授课时用的材料(整理成床边带教老师自学包)分发给参加培训的临床护士,让他们课前自学并思考下列问题:①你想要达到的教学目标是什么?②你在工作中,如何起好模范带头作用?③回忆你作为新护士和学生时的感受,你有什么样的建议?你能够做什么来促进新护士融入你的护理团队和对护理专业的认同性?④思考成人教学的原则如何应用于带教你的学生和新护士中?⑤在你所在科室,你常用的教学方法有哪些,用于什么情境下?⑥你如何来教你的学生达到情感领域、知识领域和技能领域的目标?⑦思考一下你是如何对你的带教对象的工作表现做出反馈的?⑧示例说明向你的带教对象做建设性反馈、正性积极反馈和负性消极反馈之间有什么差别。⑨保持与你的带教对象和谐的工作关系,哪些应当做,哪些不应当做?⑩在以往的带教中遇到什么样的困难?你有何建议?

2. 集中授课　采用讲座法、小组讨论法和角色扮演法进行授课,通过老师的讲解和学生之间的互动使学员掌握带教老师作为模范者、引导者和教育者的基本知识和技巧。集中授课时间一般为1~2天。

3. 课后复习与实践　课后复习相关的知识点并实践带教老师的3个角色作用,完成书面作业。

4. 完成课后作业　因集中授课1~2天时间授课内容不能完全覆盖带教老师应掌握的内容。因此,我们还采用自我为导向的教学方法发放自学包,由学员本人以及在他人的帮助下完成课程的学习并完成课后作业(详见示例7-1)。

二、培训课程示例

课程一　床边带教老师的角色转换

1. 带教老师基本的角色作用　带教老师有3个最基本的角色作用:①临床护士的模范角色作用;②帮助新员工融入工作团队的社会化引导者作用;③实施教学程序的教育者作用。

2. 从临床护士到带教老师角色的价值观转变　临床护士和带教老师工作价值是不一样的。只有当我们认识到它们之间的不同，我们才能很好地面对在带教工作过程中所遇到的角色矛盾和冲突。通过采用价值澄清法使床边带教老师主动思考临床护士和带教老师工作价值差异(表7-4)，从而帮助他们内化带教老师的价值观，明确带教老师应当承担的责任。

表7-4　临床护士与带教老师工作价值的比较

请思考临床护士与带教老师两者之间的不同并记录下来：

特点	临床护士的价值	带教老师的价值
主要功能		
服务的接受者		
服务的类型		
所担负的责任		
工作的优先权		

3. 带教老师需要的知识、态度和技术　当我们适应一个新角色时，不但需要内化新角色的价值观，还需要获得新角色责任所需的知识、态度和技术。我们采用小组讨论的方法概括出一个理想的带教老师需要的知识、态度和技术。

4. 实现带教老师的角色转换　角色转换意味着工作形式从一个角色到另一个角色的改变，也包括与之相关的思维方式的改变。带教老师的发展也是一个从新手到专家的成长过程，因此管理者需要培训带教老师，创造合适的条件，促进带教老师角色的成长。大多数新带教老师都有工作的内在动机和动力，谁都有愿望把自己工作做好。新的带教老师有时会向学生展示他们所具有的丰富临床知识、技能而让学生对他们感到佩服、惊讶，而不顾学生的需要和学生当前的水平，想把自己所知道的全部一股脑儿传授给学生。事实上，最好的老师是把复杂的概念简单化，帮助学生掌握最基础的知识和技能。采用自我反思的方法可促进床边带教老师思考优秀带教老师的特点(表7-5)。

表7-5　带教老师的特点反思

请你回想在自己的学习过程中，你最喜欢的带教老师的特点和你最不喜欢的带教老师的特点，并把它写下来。

积极的	消极的
1.	1.
2.	2.
3.	3.
4.	4.

美国 Lynn Wieck 在 2003 年调查了得克萨斯州护理院校的学生和老师,让老师和学生分别选择最期望看到的老师特征和最不期望看到的老师特征,结果惊讶地发现学生最期望的老师特征为"可亲近的人",能包容他人,思想开放,能够接受新思想,而不是以老师的"临床能力"作为好老师评判依据。他们把老师当做是"知识的传授者"、"能力的培训者"或"学习的促进者",希望老师具有幽默感、良好的交流技巧、能够清楚地向学生说明他们对学生的要求、期望和达到这些期望、要求的期限,同时在他们单独做事时,老师能作为他们的教练,在旁指导他们的成长。如何让一名临床护士完成角色的转换成为一名合格的带教老师呢?下面从几个方面加以阐述:

(1) 明白学生对老师的期望:在美国学者 Caille 和 Oermann 2001 年的一项研究中,学生指出了他们认为一位有效的临床老师所具有特征包括:展现很好的临床技能和判断能力,解释清晰,重点突出;在他人面前不批评学生,平易近人,帮助学生纠正错误但又不贬低他们;其中平易近人是带教老师最重要的特征。在国内,曾对学生进行过问卷调查"在实习期间你感受最深和最满意的是什么?"及"在实习期间你感受最不满意的是什么?"来了解学生对带教老师的期望。结果显示,学生在实习期间感受最深和最满意的是:带教老师的带教过程充满人性化;带教老师对病人认真、负责、细致、热心、富有爱心的服务态度;带教老师对学生尊重、信任、鼓励和支持;带教老师能够主动讲解重要的知识,并创造机会让学生多学习;带教老师与学生有融洽的朋友般的关系。学生在实习期间感受最不满意的有:被称为"同学"而不称呼他们的名字;把实习生当做"劳动苦力",只让学生呆板地做些机械的工作;分配学生去做毫无头绪的操作;带教老师把工作完全交给学生;在病人面前指出学生的缺点,伤害学生的自尊心;对学生的作业没有及时反馈等。因此,床边带教老师在带教过程中应尊重、帮助、指导学生。2013 年对 400 名实习生对问题"您希望在实习期间遇到的带教老师是____"这一选项调查,结果希望老师"对学生有爱心和耐心"选项为 87.2%,"为人善良友好"为 86.1%,"临床经验丰富"为 82.9%,"操作技术熟练"为 74.3%,"专业知识丰富"为 72.7%,"对你认真负责"为 73.8%。

(2) 理解临床实践给学生带来的压力:研究显示,临床实习对学生来说是相当有压力的学习过程。因为临床学习是一个完全开放式的环境,在这样的环境里,学生不可能像在课堂一样可以隐藏他们理解或技能上的不足,他们的不足都将暴露在老师、病人、同学、护士以及其他医务人员面前,这就会给他们带来很多心理上的压力。害怕自己没有能力做好事、担心犯错误、害怕伤害到病人是常见压力源。除此之外,学生一致认为带教老师是他们临床学习过程中主要压力源,尽管老师并没有对他们做什么,也无伤害同学,但在学生心目中,老师是很有权威的,即使是一位最友好的老师也会让学生感到压力。因此,老师要与学生建立信任关系,创造一种对学生支持性的氛围。美国护理学者 Smith 在她的著作中指出,带教老师要站在同学的角度,同理心地倾听学生、包容学生的优点和缺点、与同学真诚的交流、逐步增加学生在实习期间的责任,可以有效地影响和帮助学生减少焦虑、维护学生的尊严。

(3) 控制自己的情绪:为了不让自己成为学生紧张的来源,作为老师必须控制好自己的情绪。即使当你感到紧张时,也尽量不要让它表现出来。研究显示,学生认为能保持镇定是一个床边带教老师重要的特性。他们期望你在面对冲突和危急时,既不崩溃,也不狂怒,尽量避免陷入人事的纷争中。

(4) 把自己当成学生的伙伴:老师的为人处事在临床教学中相当重要,因为学生是从老师所倡导的环境中逐渐认识、内化护理职业及其价值的。一个老师应当成为学生树立正确的价值观和行为的模范。如果你期望看到学生对病人有关爱行为，那么你应当对你的学生和病人表现出关爱的行为。成人学生不喜欢传统教育所形成的僵化和受压迫的氛围，他们不喜欢自己被当成儿童一样，希望自己的生活经验能够受到重视和尊重。带教老师应当尽快和学生建立相互尊重和信任的合作关系，这样学生会放心地向老师提问，会在老师面前承认自己的错误。当学生觉得老师总会在那里支持他们时，他们会更愿意尝试新的工作，他们的信心和自尊也会得到提高。反之，他们就会害怕老师，丧失信心和自尊。

(5) 恰当地使用幽默：美国学者 Hayden 和 Miles 在 2002 年一项研究中探索了幽默在护理学生与老师关系中的意义。在这项研究中，学生肯定了幽默的积极作用，幽默不是哄堂大笑，而是看到事物光明积极的一面。你可能认为在临床中运用幽默不太合适，因为教育学生和照顾病人都是严肃的事情，但是谨慎地使用幽默能缓解非常紧张的气氛。有幽默感的老师被学生认为更人性化，更平易近人。但要记住，嘲笑和讥讽不是幽默。

(6) 提问、提问、再提问：回答和提出问题是临床老师对学生指导的一种形式。然而，带教老师常常会因学生提一些很基础的问题而感到恼怒。但要记住，学生向你提问题其实是件好事，这说明了你在学生的心目中是一个容易接近的老师。如果学生害怕向你提问，可能是因为他们看到了你对别人的提问给予讽刺或歧视的回应，如"自己去查书"，或者"你应该知道这个的"。学生提问可以避免因为不敢向你提问而犯错伤害到病人。另外，你也必须向学生提问，作为一个临床老师，提问学生可以让你深入了解学生的思考过程和知识掌握情况。提问的技巧和方法详见本章末附件。

课程二 床边带教老师3种角色的能力要求

本课程是基于"能力本位教育模式 competency-based Education)"而设计的，采用床边带教老师的3种角色能力要求和考核标准进行阐述。

能力陈述1 带教老师履行模范者的角色作用

模范角色是一个人认同并采用另一个人的价值观和行为，最终导致行为永恒改变的过程。作为带教老师首先应履行一名合格护士的工作职责。包括根据医院、护理部、护理单元的实践标准为病人提供护理；根据医院、护理部、护理单元的制度和工作程序完成工作任务；正确地、安全地操作各种设备；有效地、恰当地、高效地运用各种资源，与医疗团队保持有效的工作关系。通过这些日常工作中做好一名合格护士的具体行为表现向带教对象展示如何做一名合格护士就是实现带教老师模范角色的过程。这一能力要求达到两项考核标准(即教学目标)，具体教学目标及课程设计如表7-6。

表7-6 带教老师履行模范者的角色作用课程示例

考核标准1 认识带教老师行为对带教对象的影响
课程 讲座——学做海豚式老师
带教老师的言谈举止对新员工和实习生影响是巨大的，我们要学做海豚样的老师，而不是鲨鱼样的老师。海豚和鲨鱼都是非常有影响力的鱼类。但鲨鱼凶残，一张血盆大口，整天吞食幼小鱼类，让幼小的鱼类一看到它就感到害怕、恐惧。鲨鱼老师，在管理学生时，强调的是一种刚性管理。嗜好权力、严厉无情、强调竞争，效率和成就高于一切。对待学生如同对待战场上的士兵，强调服从命令是天职。在这种高压政策下，会培养出一批精英。因此，鲨鱼式老师在很长的一段时间里起到培养人才的作用。但

是在一切讲究人性化的 21 世纪,学生更加向往自由,反对压制,传统的鲨鱼式老师的教育风格已渐渐不适应社会的发展,而要求我们学做海豚式的老师。海豚式的老师具有慷慨的气度和宽广的胸怀,懂得尊重学生,听取学生的意见,支持、爱护学生,辅导学生成长,这样的老师对学生是一种正性积极的影响。这些都是以"关爱"为核心价值的护理带教老师应该具备的优秀品质。

考核标准 2　实践保持带教老师模范角色的具体方法

　　课程　通过个人思考和小组讨论剖析保持良好模范作用的具体方法

　　带教老师如何保持其模范角色在他们的角色转变过程中是一个极大挑战。我们通过对以下的思考练习,来剖析带教老师可以从哪些方面保持和进一步提升带教老师良好的角色模范作用?

具体的活动	思考你具体怎么做?
◆ 提供合格的病人护理	
◆ 跟上最新临床实践	
◆ 参与科室管理	
◆ 成为他人的咨询者	
◆ 保持与同事(包括医生、护士和其他工作人员)有效的工作关系	
◆ 很好地时间管理和工作组织	
◆ 有效的交流	

能力陈述 2　带教老师履行引导者的角色作用

　　带教老师引导者的角色作用指协助、推进带教对象融入组织和工作的团队,包括个人社会化和专业社会化。前者通过参与部门护士活动增强团队精神,创造积极的工作氛围来实现;后者通过设计有计划的教学活动培养护士的专业认同性,建立专业信心和能力得以实现。此能力要求有两方面的考核标准,具体课程设计见表7-7。

表 7-7　带教老师履行引导者的角色作用课程示例

考核标准 1　认识到带教对象当前要面临的新情况

　　课程　采用反思法和小组讨论法促进带教老师的换位思考

　　意识到学生或新护士要面临的新的挑战、思想、情况和情境,是带教老师发挥引导者作用的重要前提。想一想当你是一名新护士或学生时,有多少新的事物需要你去适应,在以下的空格上写出你能想到的新事物。

思考分享下列问题:

　　1. 你认为所有的带教对象有类似的需要吗?

　　2. 当你同时需要应对许多新情况时,你有什么样的感觉?

　　3. 你认为所有这些"新事物"会影响带教对象的学习需要和接受学习的心理预备性吗?

考核标准2　帮助带教对象度过现实休克的不同阶段

课程1　讲座——现实休克的不同阶段

Marlene Kramer 定义现实休克指新员工发现他为之而投入的职业实际上并不像他在学校学到的那样有价值或有理想状态时，从而体验到一种类似休克样的反应。带教老师应当预见到新毕业生可能经历到现实休克的4个阶段。有关现实休克4个阶段的描述详见第四章第三节。

课程2　通过反思和小组讨论得出帮助学生度过现实休克不同阶段的方法

回忆你作为新护士是如何度过现实休克的。在每一个阶段哪些对你有帮助？请写出你的建议，从而当你带教新毕业护士时，你可以应用这些策略去帮助他。

_____

_____

回忆你作为实习生或新护士你是如何融入护理团队的，老师们做了什么对你有帮助，列出这些建议并在带教中去实践。

_____

_____

思考练习：就以下几方面你对新员工有什么样的建议？

1. 让新员工尽快地熟悉科室里没有明文规定的行为潜规则和社交原则。
2. 有效地与护理同事建立相互支持的合作关系。
3. 有效地与上司保持良好的工作关系。
4. 有效地与医生、工人和其他工作人员进行交流。
5. 把握专业成长和职业发展的机会。

_____

_____

能力陈述3　带教老师履行教育者的角色作用

带教老师作为教育者的角色作用包括了教学程序的4个阶段即评估、计划、实施、评价阶段。因此，将能力陈述进一步分为4个亚能力陈述。教学程序在第二章有详细的阐述，因此对带教老师的教学能力培养可以第二章作为课程内容并结合一些练习和讨论进行培训，即可有效达到考核标准的要求。具体亚能力陈述及课程安排见表7-8。

表7-8　带教老师履行教育者角色作用课程示例

亚能力陈述1　评估带教对象学习需要

带教老师需要确立学生或新护士完成这一阶段学习培训后应达到预期教学结果—教学目标或考核标准，确立带教对象的学习需要，确立带教对象当前的工作表现与培训后预期要求的工作表现之间的差距，识别真正的学习需要或非迫切学习需要，与带教对象对学习需要优先性达成共识。

考核标准1：确定学生或新护士完成培训后的预期教学目标或能力表现

考核标准2：确立带教对象的学习需要

考核标准3：确立带教对象当前的能力表现

考核标准4：区别不同的学习需要

考核标准5：与带教对象对学习需要优先顺序达成共识

课程　讲座——教学设计之教学需求评估(详见第二章第一节)

课堂及课后思考讨论

练习1　列出你确立带教对象学习需要的方法。

练习2　请思考以下例子哪些是学习需要? 学习兴趣? 非学习需要?

(1) 在成人 CCU 工作的护士表达了想要学习儿童心脏外科的护理。

(2) 一位最近被聘用的内/外科护士,她平常的工作表现都很好,但这几天出现了一些状况,偶而会不按规定时间给药。

(3) 一名护士为了多挣钱做了2份工作,经常不能完成应当完成的工作任务。

(4) 一名新聘用在肿瘤科工作的护士要求学习肿瘤病人放射治疗安全方面的知识。

(5) 一名 PACU 的新护士要求学习该医院常做的外科手术相关知识和麻醉药物。

(6) 一名在急性创伤科工作的新护士要求学习慢性神经性损伤病人的康复护理。

亚能力陈述2　计划教学活动

考核标准1:与带教对象确立共同的学习需要

考核标准2:确立在你部门可使用的教学方法

考核标准3:根据学习需要制订恰当的教学方法

考核标准4:形成双方接受的共同学习契约

课程　讲座——教学设计之教学计划(详见第二章第二节)

课堂及课后思考讨论

(1) 一种机构里往往有多种教学方法,请列出你部门使用的一些教学方法。

(2) 在岗前培训项目上,你喜欢用哪些教学方法?

(3) 当带教对象喜欢的学习方法与你喜欢使用的教学方法不一致时,你该怎么办?

(4) 选择一种学习需要,思考可以选择的方法。

亚能力陈述3　实施教学计划

考核标准1:展现如何教会带教对象承担工作职能需要的能力

考核标准2:展现如何应用成人教学原则

考核标准3:展现如何运用教与学的原则

考核标准4:展现如何教团队工作技术

课程1　讲座——教学设计之教学实施(详见第二章第三节)

课程2　讲座——如何促进团队工作

团队工作技术是每个员工应当具有的技术从而能有效地与你的同事和其他医务人员交流。这些团队工作技术包括责任心、交流技巧、工作的组织安排、决策能力及评判性思维。

1. **责任心**　是指某人对某事负有责任或做出反应。可通过以下思考练习加强理解:

思考练习:

(1) 在临床工作中由于缺乏责任心所造成后果的案例。

(2) 缺乏责任心对团队工作有什么样的影响。

(3) 讨论纠正责任心缺乏建设性的方法。

2. **交流技巧**　交流是个体之间信息的相互交换,交流可以是书面的、口头的和非口头的。

　　成功举行口头交流的前提是有效地倾听(又称主动倾听),也就是说应用所有的感官确定对方语言和非语言的内涵。有效倾听的原则包括:①表现你的兴趣和对他人的接纳;②保持目光的对视;③先听而后回答;④保持思想的开放,避免对讲者或信息的偏见;⑤注意传递字句、含义和情感;⑥关注传递的中心信息;⑦注意他人的体态语言反应;⑧对交流的内容而不是信息如何传递做出反应;⑨提问明确你对信息的理解。

　　有效交流的基本原则为:①交流是双方之间的信息传递。②用"我"(我认为或我觉得)比用"你"(你应当或你是错的)更有效。因为这样做可使对方对进一步交流抵触和自我防御最小化。③交流时和谁谈比针对谁谈更有效。

　　通过角色扮演练习如何进行有效的交流。

　　3. 工作优先顺序安排和工作任务的组织　工作的优先安排是安排某些事情优先于其他事情来做,工作的优先权受许多因素的影响,关于教学需求优先排序的4F原则也适用于这里,即致命性的(fatal)、基本的(foundamental)、频繁的(frequent)和时间固定的或机构规定的(fixed)。涉及这4方面的工作应优先安排。

　　4. 决策能力　做决策的基本步骤包括:第一,明确要采取某种行为决定的情境;第二,分析不同的行为决定和为之带来的可能结果;第三,选择最佳的决定;第四,实施选择的决策;第五,监测这一决策的结果;第六,根据这一决策的结果重新评价这一决策。

　　思考练习:

　　(1)需要新护士或实习生做决策的临床情境举例。

　　(2)决策无效的举例。

　　5. 评判性思维　评判性思维涉及了护士许多思考的技巧,如区分信息中哪些是事实,哪些是假设,哪些是推断,区别信息的相关性和不相关性,应用归纳性和演绎性推理,认识存在的问题,对问题和事件采用循证的方式来解决,衡量各种解决方法的有利和不利,安排事情解决的优先顺序,形成可信的观点,得出有逻辑的结论,做出有说服力的决策等。

　　促进评判性思维的一些方法有:①病人查房当场评估当前的治疗计划;②根据真实情境的个案分析,而这种真实情境需要解决模糊的、矛盾的、没有正确答案的不确定状况;③对普通的一天工作过程提问,建设性地评价行为和决策的有效性和可信性;④视听媒体如录像、计算机辅助下指导要求学员学习确定相关的问题、事实、事件,区分出事实与假设,头脑风暴可能的解决方法,选择不同的行为途径,评价行为的效果;⑤带教老师在日常的工作中运用评判性思维的模范行为作用。

　　思考练习:

　　(1)思考:在护理单元里,需要带教对象进行评判性思维的情境。

　　(2)角色扮演:在护理单元向新护士或实习生教育评判性思维情境。

　　课程3　自学——床边带教中的原则与方法(详见本章末附件)。

　　课堂及课后思考讨论

　　思考实践不同知识领域(认知、动作、情感)的教学内容和方法。

　　亚能力陈述4　评价教学效果

　　考核标准1:展现怎样运用教学评价工具来评定和记录带教对象的能力表现

　　考核标准2:展现对护士的行为如何进行有效的、建设性的反馈

　　课程1　讲座——教学设计之教学评价(详见第二章第四节)

续表

课程2 讲座——如何进行有效的、建设性的反馈

反馈是控制系统的输出部分对系统输入的回馈,通过评价性和纠正性学习来调节系统的工作。反馈可以是正性的,也可以是负性的。正性反馈是对系统的输出部分给予肯定和强化。负性反馈是对系统的输出部分给予抑制和纠正。

整个反馈系统可用图7-3表示,在岗前培训项目中,新护士是控制的系统,输入的信息是新护士的知识、态度和技术,输出信息是新护士的工作表现。

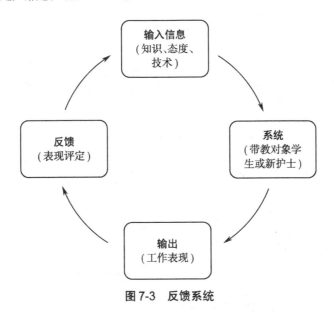

图7-3 反馈系统

有效反馈应当包括:即时反馈;信息是特定的而不是笼统的;是事实而不是观点;使用描述性语言而不是判断性语言;能被对方清楚地理解;对个体的成长是建设性的而非破坏性的;针对学员的行为而不对学员本人的攻击;能注意到对方的感受。

在进行反馈时要包括以下几点:①描述观察到的:谁、什么时候、在哪里、怎样?②描述尽可能是特定的,而不是判断性的、笼统的。③联系观察到的行为让你的感觉是什么,如你刚才的操作让我感到对病人不安全或会增加病人感染的危险、缺氧的严重度等。④建议替换的行为(当有的话),因此我建议你……

思考练习:

(1)用至少一种评价工具来评价新护士工作能力表现。

(2)角色扮演:练习怎样对学生或新护士进行评价性反馈?

第四节 教 学 评 价

一、课 程 评 价

课程评价是对整个课程满意度的评价,我们从以下几方面进行资料的收集(表7-9),为今后课程的改进提供建议。

表7-9　床边带教老师课程评价

一般资料：

所在科室 _____　　学历 _____　　职称 _____　　工作时间 _____

是否有过带实习生的经历　　有◇　　没有◇　　如果有，多长时间 _____ 年

是否有过带新护士的经历　　有◇　　没有◇　　如果有，多长时间 _____ 年

是否参加过带教方面的培训　　有◇　　没有◇　　如果有，在哪里？怎样的学习方式？

对以下条目在你认为的数字上打√

条目	非常 不同意	不同意	一点 同意	同意	非常 同意
1. 整个课程内容符合你的学习需要	1	2	3	4	5
2. 整个课程提供了很多新理念	1	2	3	4	5
3. 整个课程提供了很多新知识	1	2	3	4	5
4. 整个课程中的课前自学材料很有帮助	1	2	3	4	5
5. 整个课程中课前的问题思考很有帮助	1	2	3	4	5
6. 整个课程学习对我从事实际的带教工作帮助大	1	2	3	4	5
7. 整个教学过程新颖、有效、有趣	1	2	3	4	5
8. 整个课程很大地改变了我对带教角色作用的认识	1	2	3	4	5
9. 整个课程使我学到了实用的带教理念和方法	1	2	3	4	5
10. 带教老师的角色和能力要求这一内容有帮助	1	2	3	4	5
11. 带教老师模范和促进者的作用这一内容有帮助	1	2	3	4	5
12. 学习方法测量和不同学习方法的优势与缺点这一内容有帮助	1	2	3	4	5
13. 布鲁姆目标教学这一内容有帮助	1	2	3	4	5
14. 促进评判性思维的策略内容有帮助	1	2	3	4	5
15. 如何教操作技能这一内容有帮助	1	2	3	4	5
16. 成人教学原则这一内容有帮助	1	2	3	4	5
17. 对带教对象的能力评价与反馈这一内容有帮助	1	2	3	4	5
18. 优秀带教老师经验分享这一内容有帮助	1	2	3	4	5
19. 整个课程促进了我带教能力的提升	1	2	3	4	5
20. 整个课程帮助我带好学生或新护士	1	2	3	4	5

其他意见或建议：

二、目　标　评　价

采用课后作业的形式评价床边带教培训项目的教学效果。具体题目及回答见示例7-1。

示例 7-1

课后作业的形式评价床边带教培训项目的教学效果

问题 1 通过整个课程的学习，请举例说明你将学习到的哪些理念和方法应用到临床实习生或新护士的带教工作中？（不少于 600 字）

回答示例 1：

通过整个课程的学习让我深切地体会到临床护士的模范角色作用对学生的影响。最近的带教经历让我明白，刚进入实习岗位的实习同学在某种程度上如同刚出生的婴儿，对医院的每件事物都充满了好奇，对每项操作都想尝试去做。但同时又如一张白纸，我们的一举一动都会影响着他们，如果我们的操作不规范，我们评估病人马马虎虎的话，实习同学就会以为带教老师都是这样做的，那他们这样做也没有问题了。这样对实习生的危害很大，甚至会影响到他们的就业以及整个职业生涯。所以在带教工作中我们必须起到好的模范作用。同时在这个过程中让我觉得实习同学也像一面镜子在反射着我们的工作。如果我们当天工作情绪饱满，对病人热情，评估病人仔细到位，同学工作时也会更加积极主动，反之同学也会消极对待。所以在工作时，同学就像鞭子在时刻鞭策着我们，比如在评估病人时我会思考我这样评估是否还有不到位的地方，在操作时会思考我的操作是否规范，有无违反无菌操作原则，在与病人的交流过程中会思考这样的言行是否恰当。因为我知道实习同学在看着我的一举一动，一旦我某个方面做得不恰当的话，实习同学也许就会受到我的不良影响。

通过整个课程让我明白，对实习同学即时表扬和鼓励是非常重要的。在带教过程中不要为了树立自己老师的威信，而刻意表现得严肃。实习同学做得好的地方觉得理所当然，而不去表扬他们，当实习同学某项操作不成功时只表现出失望，而不鼓励同学的话，这样会很大的挫伤同学的积极性，同时也会拉开我们与同学之间的距离，所以在临床带教过程中要学会表扬及鼓励，只有这样才能很好的促进同学的成长。

回答示例 2：

带教老师的服务对象是刚走出校门接触社会、工作经验缺乏的新人，带教老师就像在这样的一张白纸上写上第一行字的人，因此一个合格的带教老师对于新护士、实习生，对于一个科室，对一个医院，甚至对于整个护理行业都是非常重要的。如何理解带教老师需要的能力和职责对于实际带教工作至关重要。以下是我对带教老师工作的一些认识：

1. **榜样的力量** 带教老师的角色模范作用属于一个潜移默化的过程，带教老师需要具备丰富的理论和熟练的实践技术，具备学习和自我学习的示范能力以及优秀的品质，这样才能在实践中示范标准护理操作的要领和技巧，选择或设置合适的场景来教授一个操作，展现自己优异的职业素养，同时在精神层面上成为道德模范。最终，经过带教老师角色模范的影响，实习生或新护士能够认同并采用带教老师的价值观和行为，并导致行为的永恒改变，这就是榜样的力量。

在实际的带教工作中，带教老师需要认真示范、耐心教学、一丝不苟、言传身教，通过自己的示范使实习护士对操作要领深刻理解并能通过练习熟练掌握。在医德医风方面，通过严格自律加博大的同情心和对病人的关爱，使实习护士对自身工作的内涵有更深刻的理解，使之明白娴熟的技术与高尚的情操二者同等重要。南丁格尔说过："护士的工作对象不是冷冰冰的石块、木头和纸片,而是有热血和生命的人类。护理工作是精细艺术中之最精细者,其中有一个原因就是护士必须具有一颗同情的心和一双愿意工作的手。"如果仅有合格的操作技术而缺乏对护理对象的同情心和精神关爱,从小的说,是工作态度问题,没有真正热爱自己的工作,从大说是人生价值观的扭曲。因此,带教效果的终点不仅受带教老师的知识水平、技术水平影响,更受老师的道德水平的影响。

2. 团队建设 社会化促进者的角色需要带教老师营造一个全面支持性的工作文化氛围,促进新员工与他的同伴、上司保持融合的工作关系,使新员工感受到自己是受欢迎和重视的,是团队的一员,以便早日融入科室和医院的团队,认同科室和医院的文化与价值观。在实际的带教工作中,带教老师一方面在工作上,要严格要求新护士,同时要注意工作方式方法,不伤害新员工的感情和自尊心,尊重他们的观点、感情、信仰、价值观和学习方式,持开放的态度互相学习,全面地倾听带教对象的诉说,建立顺畅的沟通渠道。作为老师要想一想,自己是实习生的时候有什么样的感受,学会换位思考,当对方需要你的时候,你能够在场,如对方做得好的话,要大方地给予表扬、支持和鼓励,使带教对象感到受到了重视和平等的对待。在生活方面,关心新员工的生活起居、业余生活,努力化解新护士之间以及新人与老员工之间的矛盾和冲突,这些虽是小事,也容易被忽略,恰当的处理往往能迅速拉近带教对象与带教老师的距离,使带教对象对你产生亲切感,感受到自己是受欢迎的,从而对于整个团队充满信心和期待,意识到自己是团队的一份子。这样的正性效应能使带教对象迅速融入团队。

3. 教育者角色 带教带教,分为带和教。带为引导,教为示范和授受。作为教育者,需要事先评估带教对象的学习需要,区别地对待学生、新护士和有经验的护士,基于他们的学习需要制订计划、明确目标、实施计划,并不断评价带教对象在工作中的表现,讨论实施过程中出现的问题,及时改正,认可学生或新护士的能力,增强他们的自信心。

在教学实施过程中,带教老师用得比较多的教学方法就是演示法。演示法有4个阶段:准备阶段、指导演示阶段、回演示阶段和复习阶段。特别是学生在练习操作的初始阶段,适当的监护是必要的,因为学生实际操作的准确性和速度与要求可能会有很大的不同,学习者需要时间和练习来掌握每一步正确的做法,老师主要针对技能动作本身,对学生加以指导,纠正错误的做法,提供积极的强化。理论到实践总是存在一定差距,大量的实践练习是弥补两者之间距离的方法。作为带教,应该给带教对象营造一个安全的学习环境,在病人安全不受到威胁的前提下,鼓励带教对象独立动手,放手不放眼,不吝啬表扬,要容忍带教对象在做事过程中犯一些小的错误,即时地纠正错误、及时地反馈。要从简到繁、由浅入深地实施教学。

最后,我想要说的是:"教书育人"是指教师关心爱护学生,在传授专业知识的同时,以自身的道德行为和魅力,言传身教,引导学生寻找自己生命意义,实现人生应有的价值追求,塑造自身完美的人格。带教工作也是教学工作,如果能在完成单位交给自己的护理工作同时,还能培养出技术合格、素质过硬、品质优秀、道德高尚的新人,那也是实现自己人生价值一种体现。

问题2 列出至少一条成人教学原则并举例说明。
回答示例1:
成人教学的一条原则是:尊重个体。成人学习者要求他人能把自身当成是一个成熟的个体来尊重,其学习的动力不同于普通未成年学生,对学习有自己的追求目标和方向。对于这一条原则在实际教学应用中,我会避免把他们当做小学生似的来对待,当需要我认真教授时,我当仁不让,当需要与学生交流意见时,我会认真倾听,开放性、评判性地接受不同意见和观点,建立融洽的人际关系,为他们营造一种平等、尊重的良好教学氛围以帮助他们的成长。

回答示例2:

成人学习者是围绕解决实际问题来学习的。某位新护士每次给她灌输疾病知识她都记不住。自从她亲自护理了一位新确诊的克罗恩病病人后,她就对这种疾病相关知识记得很清楚,问她怎么记住了啊?她说那位病人每天都要跟她探讨疾病知识,她发现自己作为一名专业人员却不能给病人有用的建议,暗下决心一定要学好知识来自信地与病人交流。她就跟带教老师讨论,向医生讨教,扎实掌握后再去为病人做教育解释时就胸有成竹了,而且做了这些事后,病人非常感激她,让她感受到自己工作价值和意义。自那以后,她就对这个疾病相关知识掌握得很好了。这就是成人教学中主动学习的效果,也体现了成人学习者按需学习,围绕解决问题来学习的特点。

问题3　举例说明不同领域的教学目标、不同的教学方法和评价。

回答示例1:

一般来说,教学目标包括认知、情感和动作技能这3个领域,每个领域又分为若干个层次。不同领域或不同层次的教学目标必须要借助于相应的教学方法。例如,如果教学目标强调知识的接受,则可相应注重采取以语言传递信息为主的讲解的方法,通过笔试或口试的考核方法来评价。如果以学生掌握动作技能为主要教学目标,可以采用以实际操作训练为主的教学方法。通过回演示来评价效果。

回答示例2:

在临床教学中,我们的施教对象可以是护生、新护士、进修护士、病人及家属。由于不同的对象所要求的受教内容不同,因此我们要区别对待。比如,对护生来说,他们要求的是从书本到临床的跨越及实践操作,因此对他们的教学,就要从最基础理论开始,可以授课及操作演示的方法来进行教学。通过考核进行评价。而对于新护士而言,他们已经有了一定的临床实践经验,对他们来说,受教的内容已不仅是简单的理论及操作,而是更加深入的专科知识和过硬的操作技术,及如何处理好与病患、同事间的人际关系。这可以通过授课、演示、交流等多种方式的综合来进行教学。而对于进修护士来讲,因为他们已经有了丰富的临床经验,因此,更高层次的如管理、科研方面的内容才是他们感兴趣的东西,对于他们交流讨论是最简单有效的方式。最后还有病人及家属,这是我们工作中最大的教育群体,对于他们来说,如何运用通俗易懂的语言消除他们诊疗过程中的疑虑才是我们应当关注的。因此,我们要通过评估施教对象的身份来确定教学内容。

问题4　讨论带教老师引导者作用的概念并举例说明。

回答示例1:

带教老师引导者的角色作用指协助、推进带教对象融入组织和工作的团队。包括个人社会化和专业社会化。带教老师可以设计有组织的学习经历来培养护士的专业认同性,建立信心和提高能力。

学生刚到科室会面临着很多的挑战,包括环境和老师的不熟悉、理论知识的不完善、操作技能的不熟练,以及由此带来的在病人及家属面前的不自信,操作时家属及病人的不谅解等。为让他们尽快融入团队,在他们来到科室时,我们热情欢迎他们的到来,护士长和总带教会先对我们科室做一个总体的介绍。我通常会再带同学熟悉科室环境,尤其是各种物品的摆放,希望他们自己去把每个柜子都打开看看,介绍他们认识各位老师。鼓励同学在病人及家属面前做自我介绍,引导他们与病人及家属进行交流,使病人和家属对他们不熟练的技能给予支持和谅解,提升他们的自信心。同时可以让同学也参与到科室的建设中,科会时总带教和护士长会给他们展现自己和提建议的时间,使他们感受到自己是这一科室团队的一份子,拥有强烈的归属感。带教老师除了工作也会关心同学的生活,建立如朋友般的关系,有时能给予一些生活上的建议,毕竟老师的社会经验丰富些。

回答示例2:

平庸的老师告诉,伟大的老师启发。所谓教书育人,教书是传授知识、技能,使学生具备工作能力,育人则需要言传加身教,使学生树立正确的观念、态度、人生观和世界观。举例来说,在实际教学工作中,以身作则,在教授新护士或实习生专业知识和技能的同时,注重团队和文化建设,把医德医风教育融入到实际护理工作当中,使之能从内心热爱自己的工作,从而启发新护士或实习生的工作灵感,用语言把学生的心灵点亮,从而解决学校与工作单位价值观的矛盾,加深其内心深处对行业或职业的认同感,形成正确的价值观,为今后的工作打下坚实的基础。

问题5 为保持与带教对象良好的关系,解释带教老师"该做的"和"不该做的"一条原则。

回答示例1:

"该做的":包容新人犯错——即只要安全不受到威胁的前提下,允许带教对象犯些小错误并能从错误中学习。人非圣贤,初学者难免会出现纰漏和犯错,当这种情况发生后,不能当场发飙,假设不管病人或家属及其他新人、同事是否在场,完全不顾及带教对象感受,使之感觉十分尴尬,全然忘记了因为什么犯错,怎样改正,从而产生负面的反馈和回应。相反,应该耐心解释,考虑场合和方式方法,使之下一次避免出现同样的错误,并能感受到团队整体的文化氛围。

"不该做的":不能揠苗助长——给带教对象的工作任务和责任超越了他们能够完成的能力范畴。不应该一开始就把非常复杂或难以理解的工作交给新人,因为他们需要时间学习。如果布置工作任务超越了带教对象能完成的能力范畴,带教对象就会更容易发生工作上的失误或错误,导致带教对象的学习积极性甚至自信心受到打击,最终对自己工作的胜任能力产生怀疑,导致负性的学习效果。

回答示例2:

"该做的":大方表扬、支持和鼓励带教对象。带教对象得到正性反馈后才能对自己有信心,感到自己能够做好,接受老师提出的建议和意见,在今后的工作中扬长避短。

"不该做的":负性反馈,当带教对象得到的是负性反馈,会打击他们的自信心和积极性,使得教学关系紧张,很难听取真正的改进意见,反而会让他们觉得反正我就是不行的,懒得去进步了。

三、结 果 评 价

床边带教老师培训项目的最终目标在于让带教老师在临床实践中展现出一个好的带教老师应当有的素质。因此可以采用通过带教老师的自我评价、实习生对带教老师评价，以及对带教老师的带教方面的绩效考评来评价床边带教护士实际的教学能力。

1. 带教老师的自我评价　见表7-10。

表7-10　实习生带教老师的自我评价表

评分标准：1. 从来没有；2. 很少；3. 有时；4. 经常；5. 总是	
条目	评分
1. 在带教过程中，你把自己当成一个学习者	
2. 我尊重我的学生	
3. 带教学生时，我会想起自己当初当学生时的感受	
4. 我的学生会向我提问	
5. 我会向我的学生提问	
6. 当学生需要时，我会在场	
7. 我对学生的表现会做出即时的、积极的、建设性反馈	
8. 带教过程中，我会评估学生当前能力并基于学生当前的能力给予恰当的指导	
9. 带教过程中，我会考虑到学生当前生理、心理、思想状况对学生学习的影响	
10. 带教过程中，我会考虑自己当前的生理、心理、思想状况对学生学习的影响	
11. 带教过程中，我会考虑到我自己和学生在学习方法上的不同，从而调整对学生的教学方式	
12. 带教过程中，我会和学生一起，根据学习目标，进行恰当的教学活动	
13. 带教过程中，我会和学生一起评价学习目标的完成情况	
14. 我会和我的总带教老师沟通学生的情况	
15. 我对学生起模范带头作用	
16. 带教过程中，我关注对学生评判性思维的训练	
17. 我为学生提供了开放、轻松、支持的学习氛围	
18. 我对学生实习提供必要的监管，但又提供学生足够的动手实践机会	
19. 我常常与学生进行交流	
20. 我会应用其他工作人员的资源让学生学到更多	

2. 实习生对带教老师的评价　所在的实习科室在每轮实习结束时，收集学生对每位带教老师带教情况的反馈(表7-11)，听取学生对整个教学过程的意见，及时地调整带教老师和科室的带教工作。护理教育部在学生实习的初期、中期和后期，随机向学生发放问卷，了解各护理单元床边带教老师的带教情况(表7-12)，及时把存在的问题反馈给科室，科室根据反馈的情况及时地调整老师的情况。

表 7-11　科室层面实习生对带教老师评价表

同学你好：
请你能真实地完成该表格,所有评估信息我们将反馈给每位老师,我们会根据你的意愿决定是否提供你的姓名给带教老师,此评估不会对你的工作分配产生影响。我们的目的是为了更好地提高我们的带教质量。

带教老师姓名＿＿＿＿＿＿＿＿＿＿＿＿＿＿＿　　带教日期＿＿＿＿＿＿＿＿＿＿＿＿＿

评分标准：1＝差　2＝一般　3＝满意　4＝好　5＝优秀　NA＝不适用

	评分
1. 能详细地介绍规章制度、操作规程、护理常规、环境介绍	
2. 对你提供持续的评价和反馈	
3. 带教老师具有丰富的专业知识和标准、正确的操作技能	
4. 经常与你交流,明确对你的期望	
5. 能刺激和提高你的学习欲望	
6. 对带教工作表现出极大的热情	
7. 能及时地指出你的优点和缺点	
8. 能针对你的个性使用有效的教学方法	
9. 能与病人、家属、同事和你良好相处	
10. 当你有疑问时,能及时提供帮助、咨询和监督	
11. 能有效地解决专业上的难题及人事矛盾	
12. 给予你很多精神上的鼓励	
13. 利用各种学习机会帮助你完成学习目标	
你认为整个带教工作有何需要改进的地方？	

表 7-12　护理教育部层面实习生对带教老师教学工作评价

所在科室＿＿＿＿＿＿＿＿＿＿＿＿＿＿　　带教老师＿＿＿＿＿＿＿＿＿＿＿＿＿＿

评分说明：4分＝好　3分＝较好　2分＝一般　1分＝差　　　必要时用文字说明

	评价内容	1分	2分	3分	4分
态度	遵守劳动纪律				
	对学生专业思想的引导				
	对学生的态度(关心、耐心)				
	对本职工作负责				
	对病人关心体贴、奉献精神				
	礼仪				
知识	专业知识丰富				
	理论能与具体病例联系				
	指导同学参与各种书写				
	指导同学病人教育				

续表

	评价内容	1分	2分	3分	4分
知识	清楚而简要地回答同学的提问				
	随时利用各种学习机会,如有特殊体征的观察				
	基础知识扎实				
技能	专业技能熟练				
	能在示范操作前作好充分准备				
	示范操作正确、娴熟、标准化				
	提供尽可能多的机会让同学进行操作				
	同学操作时,能认真检查,及时发现问题加以解决				
	能指导学生进行较复杂的操作而非包办				
	能与同学一起从事基础护理				
教学管理	每周与学生进行评估,完成周目标				
	带教方法灵活性				
	批评注意方式、方法,保护学生的自尊心				
	给学生有效的反馈				
	对学生综合能力的培养				
总分	带教老师:				
其他建议和反馈:					

3. 床边带教老师工作绩效考评　科室护士长或教育护士从带教对象中收集意见,及时地调整床边带教老师的工作。整个带教过程结束后,根据床边带教老师角色期望要求进行绩效考评(表7-13)。

表 7-13　床边带教老师工作绩效考评

床边带教老师的准入条件: 1. 至少有3年临床工作经验 2. 经过临床床边带教老师课程的培训并获得证书							
自评部分请员工填写相应分值 主管评价部分请主管在相应分值栏打√	评价标准	4=优秀	工作具有不同寻常的兴趣、主动性及专业性				
		3=称职	令人满意地达到工作要求				
		2=基本称职	最低限度地符合工作标准				
		1=不称职	工作达不到最低标准				
	考核评价内容			自评	主管评价		
					4	3	2	1
	专业技能						
	1. 本专科领域专业知识扎实						
	2. 本专科领域操作技能规范熟练						
	3. 本专科领域工作流程熟悉规范						
	4. 系统地评估、判断、处理本专科领域各种临床应急情景						
	5. 有预见性地进行并发症的观察和宣教						

续表

考核评价内容	自评	主管评价			
专业技能		4	3	2	1
6. 与病人、家属保持良好的护患关系					
7. 与本专科领域的其他医务人员保持良好的协作关系					
专业态度		4	3	2	1
1. 热爱护理工作,态度积极、正性,具有良好的专业职业形象					
2. 对教学工作感兴趣,工作严谨,对学生起到积极引导作用					
3. 自觉合作、乐于助人,能促进护理队伍的团队精神					
4. 关心、爱护学生,待人真诚、耐心					
5. 对学生行为起良好的模范带头作用					
交流与教学能力		4	3	2	1
1. 具有一定的教学经验和方法					
2. 评估学生的能力,结合教学目标开展教学工作					
3. 根据学生的临床表现,与学生做互动交流,及时地给予建设性的反馈、建议和指导					
4. 教学方法得当,有针对性的实施教学方法					
5. 对学生要求严格,能将带教过程中发现的问题及时反馈给总床边带教老师和护士长					
6. 恰当地监管好学生的临床工作,无差错事故的发生					
7. 经常向学生提问和讲解					
8. 规范地教和评价学生的操作技能					
综合评价		4	3	2	1
员工综合表现					

左侧说明栏（自上而下）：

自评部分请员工填写相应分值

主管评价部分请主管在相应分值栏打√

部门的评价与期望描述（主管填写）	评价: 期望:——即在来年,为达到或超过现有管理及业务水准而制订的目标
主管签名	我已经对该员工的工作表现进行客观、全面的评价。 签名:　　　　　　　　　年　　月　　日
员工签名	我认可主管对我工作表现的评价及对我今后工作的期望。 签名:　　　　　　　　　年　　月　　日

四、影响评价

实习生在结束整个实习之前对整个教学过程的评价以及通过学生的反思了解整个带教工作对学生成长的影响。见表7-14和示例7-2。

表7-14　实习生对实习过程的满意度调查结果

亲爱的同学： 　你们马上就要结束临床实习，奔赴临床第一线工作，请就如下问题予以反馈，以便我们进一步做好我们的工作。 　评分标准：1＝很不满意；2＝不满意；3＝一般；4＝满意；5＝很满意				
条目	评分	2010年 反馈	2011年 反馈	2012年 反馈
对医院临床教学管理的满意度		4.40	4.53	4.50
对实习前二天的岗前培训满意度		4.31	4.29	4.39
对内科组织的小讲课满意度		4.18	4.31	4.61
对外科组织的小讲课满意度		4.33	4.56	4.68
对医院组织的大讲座满意度		4.38	4.57	4.43
对内外科组织的综合出科考试		4.21	4.46	4.36
对内科实习总的满意度		4.22	4.29	4.50
对外科实习总的满意度		4.24	4.43	4.57
对手术室实习总的满意度		4.06	4.25	4.43
对急诊室实习总的满意度		4.08	4.43	4.46
对ICU实习总的满意度		4.33	4.55	4.57
对带教老师的带教技能		4.33	4.40	4.54
对带教老师的教学态度		4.49	4.51	4.61

示例7-2

一位学生对整个实习反思

　　时光如梭，十个月的实习生活即将结束，乍到医院开始实习生涯的那种紧张与迫切，现在依然历历在目。

　　医院领导的热情接待，科室老师的认真教学，医院环境的安然舒适，这一切都使我们心怀感激。我们接受了医院外科、内科、妇科、急诊、重症监护室还有手术室的系统而全面的教学，这让我们更有效地将书本理论知识与临床实践相结合，同时实习医院的管理模式以及追求的护理人文关怀，对我们来说既前沿而又深有感触。我们不仅在护理实践操作上有所提高，更在综合素质的操练上有所长进。

　　护理教育部安排的内外科大小讲课以及每月一次的交流和沟通，实习组之间实习心得的共享与互勉，老师与学生间默契地相处和友情的建立是我们内心共同的感受与收获。医院的护理不仅工作流程细腻有序，而且工作人员谦卑有礼，对学生的尊敬和体恤，都让我们感动、铭记在心。

这里是我们从校园过渡到社会，从象牙塔过渡到人生战场的驿站，我们即将起航，驶向我们未知但憧憬的工作之旅，医院为我们提供了成为水手的必备条件，我们无不感叹，医院是我们成长的催化剂，让我们从懵懂的少年蜕变成一个为理想不懈努力的青年，让我们改变自己、突破自己，做更好的自己，让我们更有信心接受未来人生的挑战，更有毅力追逐自己坚持的梦想，更有勇气规划自己美好的明天。

在此，我们对医院领导和老师表示致敬，表达我们至深的谢意，这十个月的时光将是我们人生记忆 U 盘中一段美丽的故事，刻录着孜孜不倦的护理前辈对我们的谆谆教导，还有我们这群渴望成长，像海绵一样汲取营养的孩子的种种成长经历，故事很美，有一天，当我们细细回味，娓娓道来时，这将是我们记忆中最璀璨的一缕阳光，温暖着我们所有实习生的心房。

附件

床边带教培训项目自学材料
——临床教学过程中的原则与方法

一、为实习生分配工作任务的原则

实习生进入临床后，在熟悉各种操作技能和工作流程后，可以从管理一个病人开始逐步分配给更多的病人让学生去照顾，以提升学生的临床实践能力。在给学生分配工作任务的过程中要注意以下几项原则：

1. 病人的诊断和（或）治疗所要求的理论知识和临床操作技能与该学生的能力相匹配。如果学生在临床上遇到了一项老师还没有教过的操作技能时，学生可能会觉得紧张退缩，但这又是一个难得的学习机会。是否能让学生去尝试这样的操作，需要从以下两点因素来考虑：第一，让学生尝试去做某种他还没有学过的护理操作对病人是否安全，有多大的风险；第二，在临床上帮助学生掌握一项她还没有学习过的临床操作需要花费多长的时间。为了加深对以上两点原则的理解。我们来看下面两个例子。

例 1　一位学生被分配护理一位病人，该病人需要做"从湿到干"的换药操作，而学校老师还没有教过学生"从湿到干"的换药程序，但学生已经学过"从干到干"的基本换药技能，如戴无菌手套和消毒技术。对于临床老师，这是一个极好的教学机会，"从湿到干"的换药虽与学生学过的"从干到干"的操作有所不同，但老师可以在旁指导学生，帮助护生完成"从湿到干"的换药，这样既为学生提供了一个极好的学习机会，又因有老师在旁指导着学生而确保病人的安全。

例 2　一位学生被分配护理一位气管切开病人，该病人需要进行气道护理和气管内吸痰操作，而学生还没有学过为气管切开病人进行气管内吸痰的操作，他仅仅学过经口、咽吸痰的操作，那么这项操作就不适合让学生去尝试。因为气管内吸痰是一项复杂的操作，当病人因为气道阻塞需要吸痰时，如果学生还不能对病人情况做出很好的判断，会对病人造成严重的伤害。因此，不建议将这样的操作让一个初学的学生去完成，而应在多次模拟练习后方可在老师的指导下进行。

2. 合理地分配复杂的工作和复杂的病人。学生在实习过程中，每个学生的操作水平和能力会有较大的差异性。很多老师会习惯地将复杂的工作和复杂的病人分配给能力强的学生去做。这种分配方法对能力差的学生来说是不公平的。能力差的学生更需要护理复杂病人的机会与实践，才能积累护理经验，更好地成长与进步。因此，可将复杂的工作和复杂的病人轮流分配给能力好的学生和能力差的学生，让每个学生都有同等的实践机会。如果护生实习的楼层收治的病人总数不能满足护生每人护理一个病人，如在 ICU 实习的学生和新护士较多，而病人数较少时，老师需要把学生进行分组，再按组分配病人，确保每个学生都有机会在病人身上实践操作、实施护理。学生们从中也可获得了团队合作的经验，学会明确各自的护理分工。

3. 预先分配，给学生一定的准备时间。对刚到临床不久的实习生，老师最好在前一天下班前把分管的病人分配给学生，学生可以到病房按照表格和护理计划表的要求收集病人信息，然后在晚上为第二天的临床实习做准备，了解病人的诊断、正常和异常的实验室检验值的临床意义、病人口服和静脉用药等，基于病人诊断和其他相关信息制订病人的护理计划等。对于实习后期的学生，老师可以在每天交班前分配病人给学生或者学生自己选择病人，因为后期的学生已经接触了足够多的不同诊断和治疗的病人，他们可以在没有事先准备的情况下安全地护理病人。

二、在临床环境中提高学生的评判性思维——恰当地提问

美国学者 Paul Tillich 说过："老师致命的教学错误是在还没有提出问题之前，就已经把答案像扔石头一样扔给学生"。也就是老师没有给学生思考的时间，没有鼓励学生评判性思维（critical thinking）。从 20 世纪 80 年代以来护理教育及护理管理都很注重对学生的评判性思维培训，并努力将评判性思维培养融入到护理专业各个课程中。但作为一名新手是无法在课堂上学好评判性思维的技巧的。只有在老师的指导影响下，在临床实践中培养和提升评判性思维，这是临床带教老师的重要责任之一。有些带教老师总是习惯性地、无意识地阻碍学生评判性思维的发展，如为学生考虑好一切，主动讲出学生所要想讲的话，只注重常规技术的实践而忽略对学生临床决策能力的培养及角色的发展。老师要鼓励学生进行挑战性地学习，就是用问题来挑战学生储备的知识和实践，使他们充分思考自己所做的是什么？为什么要这样做？例如，老师采用这样的方式来提问"你的看法如何？"或者是"你为什么这么认为？"时可以促进学生去思考，学生也会分享他所观察到的或他的观点与想法。然后带教老师可以进一步帮助学生概括，形成概念，这样有助于学生日后工作思路的形成与培养。提问后给予学生有效的反馈也是非常有益的，这样会让学生相信自己正在取得进步，而这种反馈最好在提问或者病例分析后给予会产生更好的教学效果。下面介绍几种提问方法：

1. 苏格拉底提问法（Socratic questioning） 苏格拉底（公元前 469—公元前 399），是一位经典希腊哲学创始者之一，他自己没有留下著作，但是他著名的学生柏拉图在他的著作中描述了苏格拉底的教学方法，就是"苏格拉底对话和辩证法"。苏格拉底教学法就是教师只负责提出问题，然后在讨论与评判之下，不断地修正观点，所有的答案都必须由学生自己提出来，教师用一连串相关的问题，去激发学生思考，铺成一条探求真理之路，教师所扮演的是知识"接生婆"，而不是"填鸭者"。

2. 按照护理程序进行提问 护理程序是护士进行临床工作的思维框架，就护理程序的不同阶段：评估、计划、实施、评价提出与病人相关的问题，能促进学生进行评判性思维技巧的训练和提升。可以就不同的阶段提出相关的问题：①这些病人评估资料正常吗？病

人的哪些评估资料引起了你的高度重视？在这种情况下你需要考虑的问题是什么？(评估)
②关于这个问题你的结论判断是什么？(诊断)③你还需要收集什么资料来支持你的结论？
(计划)④你会采取什么措施？为什么？(实施)⑤你怎么知道你的结论是对的？(评价)。

3. 一分钟提问或讨论　这种方法要求带教老师让学生先去评估一个病人，然后根据所评估的资料，进行提问和分析病例。这样使学生能够从以往的临床经验中汲取知识，参照现有的病人病史体检结果等进行分析。在提问后给予学生反馈，给出正确的答案，提出改进措施将有助于学生临床能力的提升。如附表 7-1 列举了不同学习目标的提问方式及选择这些提问方式的理由。

附表 7-1　一分钟提问或讨论

学习目标	问题	理由
让学生根据现有病案做决定	你的看法如何？	这样的问题在整个做决定或计划过程中都是很有帮助的，学生不会简单给老师一些信息
探查支持性依据、评价评判性思维、让学生做决定	为什么你这么认为？为什么你下这个结论？还有没有其他结论？	评价学生的理解能力和错误的认识，不要直接问书本上的知识
告诉学生结论中哪些观点是对的	这样的想法很正确，这就是为什么我们要这样做很重要	向学生陈述怎样做是对的，并强调这样做的结果的重要性
纠正学生的错误	你在这方面做得很好，但是……	纠正能够强化正确的做法并去除错误的做法
教学生一个总的原则	关键的一点我需要你记住的是……	从众多的想法或做法中指出关键点
一分钟反馈	你从我所教的当中学到了什么？我们从中学到了什么？	把所学的知识放在更广泛的病人情景中去应用

4. 反向提问法　这是让学生学会从病人的临床症状和体征中正确判断病人问题并能针对性采取相关措施的一种训练方法。例如，不是问学生心动过速病人有什么样的症状和体征？而是先先给出心动过速的症状或体征，然后提出如下问题：①这些症状和体征提示病人发生了什么？②你接下来应该怎样做？③最恰当的护理措施是什么？④你会向谁咨询这些问题？

这样的提问法能够鼓励学生去学，提高评判性思维能力，能够运用知识点去付诸实践，促进教学质量提高。老师的责任不是让学生去背书上已有的知识，重要的是如何将这些书本知识转化为学生自己的经验，学会分析总结，从而提高护士的综合素质。

三、带教老师与带教对象保持和谐的工作关系

1. 为保持与带教对象良好的关系，带教老师"可做的"和"不可做的"。保持两者和谐的关系，在第四章"岗前培训项目"中谈到作为一个带教老师哪些是"可以做的"，哪些是"不可做的"(表 4-8)，这些应包括在带教老师的培训课程中，让带教老师进行针对表中"可做的"和"不可做的"条目说出理由的练习讨论，通过这样的思考讨论强化对这些要点的认识，从而在带教过程中实践"可做的"，避免"不可做的"要点。

2. 有效地处理带教过程中的一些问题 在带教过程中,可能会遇到一些问题学生,这些问题学生可能是:①学习进步太慢了;②高估或低估自己的能力;③工作缺乏组织条理,很难在合理的时间内完成工作;④不寻求老师指导和监管,自管自做一些不熟悉的操作;⑤自以为都知道,对老师的建议或指导不予以理睬;⑥多次重复地教过如何做这项技术,但仍继续错误地做着;⑦当他的行为受到评判时,表现出明显的不快;⑧当发生了非常危险的错误时,她显得无所谓;⑨做事犹豫不决,易慌乱,害怕犯错误;⑩上班常想个人的事,与同事相处困难等。在带教培训中对以上的问题可以进行思考讨论,对那些存在问题的带教对象做些必要的调整以帮助他们达到期望的教学目标。

带教老师的培训是一项不可忽视的工作,带教质量极大地影响了年轻护士和实习生的培养和发展。以上内容是临床护士参与床边带教培训的资料,当然光有这些材料还不够,培训者还需要组织一些教学的材料供学员自学,同时要根据学员的水平设计1～2天不等的集中授课和一系列的课堂活动让学员参与培训过程,并对学员的讨论进行反馈,从而达到所期望的教学效果——有效地指导、教育、培养年轻的护士和实习生。

四、床边带教过程中的重要环节

在床边带教的过程中,学生每班从上班到下班会完成很多操作、记录、学习新的理论知识等。在这个过程中一些学生会觉得整个过程杂乱无章,特别是进入临床实习的初期这种感觉更甚。如何有效地帮助学生抓住学习的重点,理清学生的学习思路呢?这就需要重视在每日的临床实习过程中的一些重要环节。主要有以下几个方面:

1. 交接班 每日交接班一般只有短短几分钟时间,而且在工作开始和结束的时间段,学生往往不能专注于此,甚至会怀疑是否值得花那么多时间去听质量并不怎么高的交接班。然而交接班其本身和整个过程是一个学习临床护理经验的机会。美国学者 Wolf 说过交接班是"护理职业社会活动和交流的最重要的舞台之一"。当病人的信息在交接班交流时,交班护士使用的专业语言对实习生来说是很好的学习,而且交班也是学生必须掌握的一项技能。交接班一般包括以下特定的部分:病人的一般情况、入院的原因、护理诊断、病人病情或者治疗方案的变化、病人目前的情绪状况以及其他信息(比如血气、心电图、治疗、用药等情况等)。带教老师常常会认为学生通过听老师的交接班后能够仿效他们所看到的和听到的进行交班,而事实并非如此,大多数学生仍然需要老师指导来学习如何进行交接。因此,老师要指导和帮助学生来学习如何进行交班。一种方法是把学生做的交班过程录音下来,再请老师和其他同学一起对交班进行评价反馈;另一种方法是对初学的学生,让他们先写好交接班内容,再让他们自己向主管护士汇报病人的情况。另外还需注意以下几点:①应要求学生在交班前到达工作地点,清楚当天要进行的护理工作。②交接班后,带教老师要听取学生们的感受,帮助他们分析交接班中的不足之处,明确练习的必要性。③当学生与主管护士接班时,尽量让学生把需要当班完成的护理任务记下来,以提醒自己要完成的工作。

2. 实习前讨论会(pre-conference)和实习后讨论会(post-conference)

(1)实习前讨论会:是在学生开始一天的临床活动前组织的讨论,讨论会由临床老师主导,为学生提供了向老师提问、澄清有关临床实习活动中的一些问题提供了机会,老师也可以在交流中了解学生是否已做好了安全护理好病人的充分准备。在实习前讨论会中老师的一个重要角色作用就是评估学生们是否掌握了足够的知识和能力去完成他们要做的临床工作任务,必要时,给予适当的建议和指导,填补学生知识上的一些空白。实习前讨论会可以是一对一形式或一个教师对若干名学生的形式。对初学者来说,组织参加这样的讨论会受益匪浅,老师要鼓励学生认真听取其他同学和老师的陈述与经验的分享,因为学生可能也会遇到与其他同学类似的问题,从而能从别人的经验中学到的知识并能应用到自己的病人护理中,避免相同的错误发生在自己的身上。这样实习前讨论会一般安排在学生听完交接班,完成了基本的生命体征测量和生理评估后进行,持续时间不要超过 30~45 分钟。如果学生要离开楼层参加这样的讨论会,带教老师要告知其他护士,以便在学生不在时有人照护病人,同时提醒临床护士将一些有学习价值的护理工作任务留给学生来做。

(2)实习后讨论:是在实习活动结束后举行的讨论,给每位学生提供了深刻分析其实习经历的机会。这种方法被广泛地运用于各种医学专业的临床教学实践中,其目的在于从临床实践中去发现问题,探讨、分析、澄清和解决问题。在护理临床教学中,一般用于学生们讨论这一天护理活动,分享彼此的感受与学习的心得。学生介绍自己当天对病人采取的主要措施、措施的有效性、这些措施与护理目标和理论的相关性、实习中遇到了哪些问题以及是如何处理的、自己的感受和意见。同时学生可以将自己护理病人方面疑虑向同伴或教师提出,同伴或老师可提出自己的观点和建议,或向汇报的学生提问,请求进一步的解释。通过这样的讨论,小组成员分享彼此之间的经验和感受。老师在讨论会中的角色主要是引导学生思考和讨论提出的问题,必要时对问题进行澄清,对讨论进行总结和概括。这样的讨论会一般不超过 30~45 分钟。一般程序为:①学生甲汇报病史,并把病人的护理问题提出;②学生就问题进行讨论;③学生代表进行发言,总结自己的观点;④带教老师对学生的讨论结果进行分析和讲评,澄清观点;⑤最后总结讨论的内容。

3. 教学评价　评价定义为通过收集各种信息对护生的综合素质进行分数及等级的评估。通过评价不仅了解学生对既定目标所取得的成绩,同时也促进学生进一步提高成绩并获得新的技能。评价是一个动态连续的过程,有正式的和非正式的形式。在评价过程中临床老师对学生评价应当准确、公正。

临床老师的评价结果对学生来说非常重要,他们希望得到好的等级。临床带教老师的责任是提供尽可能多的机会让学生展示他们的能力并最终达到有能力进行临床实践的目的。老师的评价必须是真实的、公正的、有标准或规范可循的。在开始新一轮的实习之前,应了解要使用的评价工具或表格,如科室内制订的周目标,学生实习手册中要求的目标,出科考核使用的表格和要求等。

在给学生进行评价时,要遵循下列几点:①引导学生进行自我指导下的学习:老师虽然承担着提高和促进学生临床技能的责任,但老师要引导学生对自己的学习负起责任,提供机会让他们自己去学习要掌握的技术,在临床实践中应用学到的知识并进行评判性思维分析解决病人的问题,这样的引导有助于老师与同学建立相互尊重、相互信任的伙伴关系,也有助于培养学生终生学习的能力。美国护理学者 Obermann 和 Gaberson 指出学生成长的最终目标是让学生自己能判断他们的工作表现,寻找学习资源并能利用这些资源进一步发展他们的能力。②提供反馈:学生在完成一项操作时往往渴望得到老师的反馈,有什么需要改进的? 有什么好的建议? 可否再有机会展现自己的表现? 要尽量在你和你的学生记忆还非常清楚的时候反馈、讨论此事,对学生来讲,正性反馈往往更能刺激学生学习的欲望以进一步提高学生的专业技术与能力。③公正性:学生需要得到公正的评价。比如当你让一位注射技术差的学生注射时,要确保让其余有类似缺陷的学生一起去练习。临床实践的失败会给学生造成很大的压力,使他们感到焦虑和不安,学生会非常好奇地把自己的表现与其他同学的表现作比较。在临床实习中学生之间的竞争会比较强,老师不应参与到学生的比较中,对某个学生的临床缺陷应当做为隐私加以保护,并提醒喜欢探询的学生专注于自己的学业。尽量不要在其他同学面前讨论、纠正另外一个同学的表现。平均分配你的时间给你的学生,让每个学生有同等的机会进行临床实践。④谨慎地处理实习不能过关的学生:判断一个学生不及格往往让老师感到挫败感。而学生也常有不满的情绪,看不到自己的不足而责怪带教老师。老师应保留评价时对学生的详细反馈记录,对学生提出的改进建议,给学生提供新的机会但仍不能达到要求的记录等,所有这些记录要体现你的评价的规范性和公正性,这样可以减少你的心理压力。在实习过程中,老师要关注学生的情绪变化,当一个学生的行为和工作表现让你担心病人、工作人员、其他学生或你自己的安全时,你应当马上让这样的学生离开临床。

五、临床教学中的法律和道德

什么是法律?什么是道德?法律讲的是社会的制度,法律关心的是人的行为和社会活动,法律对每个人是一致的。道德讲述人的价值观、信仰和内在的素养,道德关注的是动机、态度和文化内涵,道德在不同的人之间是有很大区别的。

1. 与法律相关的问题 ①护理标准:学生在进行护理实践时有相关的操作标准,目的在于保护病人安全的同时保护自己。②学生的义务:学生跟正式护士一样,为自己的行为负全部的责任。如偷东西、扰乱公共秩序等一样会受到惩罚。③准备阶段:学生在给病人行使某项操作前,是否已完全做好准备,他是否已经掌握了或练习过了此项操作。学生有责任向老师汇报你所分配给他的任务是否能胜任。④实践水平:临床带教老师必须经常与学院老师取得联系,了解学生目前的知识能力状况。例如前面讲到的气管切开病人气管内吸痰的护理操作,虽然这是学生练习实践此项操作难得的机会,作为老师很想让学生有这样的机会实践操作,但学生还没有掌握无菌技术,还没有在示教室练习过这一操作,而要一下子掌握此操作很难。因此,老师不应该让学生来做这样的操作,要告诉学生医院的相关制度,如学生做超出他实践能力范围的事而导致病人的伤害,学生应当负有责任。⑤带教老师的责任:作为学生的指导者有持续评价学生的责任,有经常学习新知识、新操作、新的制度,以便能够指导学生的责任。

2. 与道德相关的问题 当有学生问你有关道德矛盾的问题时,你最好不要凭借个人的价值观给予答案,而是给学生设置相关的道德冲突情境让学生自己去分析。在临床教学中,老师应监督教育学生将病人最大利益放在第一位,在专业范畴内尊重病人,学生不能参与病人的私人业务或从病人身上获利。作为临床带教老师在临床教学中要履行下列道德义务,包括:①不要滥用老师的职权:作为学生,他们是脆弱的,而带教老师的权力是巨大的,滥用职权也是一种不道德。不恰当的行为如嘲笑、挖苦、威胁学生,在他人面前批评学生,表现为高高在上,在学生面前表现出对某一学生特别喜爱,拒绝回答学生合理的问题是不符合临床教学中的伦理道德的。②尊重学生的隐私权:没有经得学生本人的同意向不相干的人透露学生个人信息是不符合道德的,学生的成绩和分数应当是保护的信息。教师彼此之间交流学生的实习情况有助于了解学生的学习需要和学习特点,但在介绍学生情况时,应侧重对学生实习表现实际情况的描述,而不应对学生的智力等进行评判,如某学生很聪明或某学生反应迟钝等。③给学生写推荐信：学生在找工作或进一步学习时，可能要求你给他写推荐信。当你不能提供正面的信息时，要及时拒绝学生，通常学生就会自动撤销他的请求。你的推荐信如带有诽谤，中伤学生的成分，学生有可能会起诉你。

第八章

护士专业化发展培训项目

第一节 护理单元教育护士培训项目

在每个护理单元设立主管在职培训和实习生教学工作的教育护士(educator)岗位。教育护士一般采用公开招聘的方式,选拔出对教学感兴趣、专业能力和英语都比较好的护士担任,在科室内协助护士长做好科室的管理以及护士、实习生的培训工作,在全院范围内,协助护理教育部做好全院护理教学工作,对推进医院护理教学质量提高和护士的专业成长发挥着重大的作用。因此,要使这些教育护士发挥好有效教育者的作为,需要对其提供恰当的培训。

一、教育护士的岗位要求与岗位职责

1. 岗位要求

(1)教育:护理院校毕业,拥有注册护士执照。

(2)证书:获得 CPR、MOCK CODE 和 ACLS 证书及部门服务计划内要求的其他证书。

(3)技能:具有 5 年以上的临床护理工作经验和一定的教育能力,有良好的英语口语、阅读、书写能力,包括医学术语;具备计算机运用、打印机运用及软件应用能力。

(4)人际交流能力:具备积极的态度,能与他人进行专业或非专业的交流,沟通;具备领导、监督、组织、协调的能力。

(5)身体要求:健康的身体、充沛的精力、持久的工作干劲。

(6)职业素质要求:具有评判性思维能力和护理专业影响力;能有效分解压力,具备在紧张的环境中有序地安排工作、解决问题的能力;具备一定的病房管理的能力;注意工作细节,慎独的工作态度和良好的合作精神。

2. 岗位职责 教育护士的工作职责主要包括在职护士培训和实习护生临床教学工作、促进护理教学团队的成长与发展和全院护理教学质量的提升、促进本科室护理团队内部成员及与其他医护人员的交流以及自身专业的发展职能,详细职责见表8-1所示。

表 8-1　教育护士工作职责

部门：护理	岗位名称：教育护士	岗位编号：
		执行日期：

工作概要　为本部门的护士综合能力的提高提供教育方向,应用成人教育原则和教育程序有效地计划、实施本科室内新护士和在职护士继续教育项目,参与全院护理相关的教育项目包括岗前培训、IN-SERVICE、全科护理、CPR、MOCK CODE 等。有效地计划组织护校学生和进修生学习目标的完成。作为一名专业化护理教育者能发挥其模范带头作用,为同事及其他护理队伍人员提供专业化的指导,与其他教育护士一起协作,不断地改进护理教育质量,共同提升护士专业能力。

请示上报　护理教育科护士长 / 部门护士长。

工作职责：

在职护士教育

1. 与护士长、护士一起评估护理教育的需求。
2. 设计全年的计划和继续教育目标以指导护士的专业成长。
3. 就护理部有关护士教育的需要提出建议。
4. 根据全院继续教育方案,制订部门继续教育课程。
5. 参与护理操作标准的制订,帮助护士实施护理操作。
6. 参与科室内病人护理指南和护士必读的制订。
7. 设计或参与科室内的岗前培训。
8. 按照质量标准,参与病房和护理部 QI/QA 活动。
9. 协助开展 1 月 1 次的科室内护理查房 / 业务学习。
10. 与护士长一起对护士的专业技能进行评估。
11. 指导床边带教老师教学能力的提高。
12. 根据科室和病人需求,参与制订病人宣教资料和宣教活动。
13. 鼓励护士对继续教育提出建议,阐明学习需要。
14. 督促护士年继续教育项目的完成。
15. 记录并保存科室有关护士继续教育项目和成绩的资料。
16. 应用成人学习原则,实施各种教学活动。
17. 应用恰当的评价系统,确定教学活动的有效性。

护校实习生 / 进修生

1. 根据学生的学习需求,制订有效的学习目标。
2. 采用有效管理和教学帮助学生完成学习目标。
3. 有效地评价学生目标的完成。
4. 与护生进行有效地沟通并及时地对学生的学习进展予以反馈。
5. 与科内其他床边带教育老师就学生的情况进行有效地沟通。
6. 协作完成进修生的目标与任务。

专业团队协作

1. 支持医院和护理部的宗旨和目标。
2. 参加护理教育会议。

3. 协作护理教育部做好相关的工作。

4. 对医院护理教育工作提出建设性的建议。

5. 与其他带教者协作保持和提高全院护理教育项目的质量。

人际关系 / 交流

1. 能为护理同事提供必要的咨询，积极充当一名咨询者。

2. 给予和接受恰当的建设性批评。

3. 恰当地处理敏感的、保密性的信息。

4. 恰当地使用教学资源和分配教学任务。

专业自我发展

1. 制订现实的、可测量的、短期的和长期自我发展目标。

2. 保持部门服务计划内证书的有效性，如 CPR、MOCK CODE 和 ACLS 证书。

3. 不断学习国内外新理论、新技术，参与护理科研并积极撰写护理论文。

4. 参与有关专业组织活动和护理教学活动，以满足自身的学习和发展需要。

员工签名：＿＿＿＿＿＿＿＿＿＿＿＿＿＿＿ 主管领导：＿＿＿＿＿＿＿＿＿＿＿＿＿＿＿

签约日期：＿＿＿＿＿＿＿＿＿＿＿＿＿＿＿ 修订日期：＿＿＿＿＿＿＿＿＿＿＿＿＿＿＿

二、教育护士教学能力培养

1. 教学目标 根据教育护士的岗位要求和岗位职责可以明确教育护士培训的教学需求和教学目标，其核心能力为：运用各种教学理论和教学技巧为在职护士和实习护生提供有效的培训。具体教学目标包括：

(1) 阐述行为主义学习论、认知主义学习论、人本主义学习论和成人学习论的核心思想。

(2) 应用成人教育理论的原则进行课程的设计与实施。

(3) 根据科室的需要设计并进行一堂课程的授课。

(4) 根据科室教学资源和对实习生的评估，制订实习生的实习周目标。

(5) 根据在职护士教育需要评估，设计制订科室在职教育培训年计划。

(6) 按在职护士教育程序设计实施在职教育项目。

(7) 在护理教育中运用"以问题为本"的教育方法和个案法。

(8) 对实习生和护士进行整体护理考核或床边综合能力的考核。

(9) 解释反思日志法、系统个案法、概念图、主题讨论法、角色扮演、模拟教学法、小组讨论法、视频教学等教学策略的特点并能恰当地应用。

(10) 根据书面出题的原则与技巧，科室考核需要出一份有质量的书面试卷。

2. 教学内容和教学方法

(1) 理论学习：采用自学方法学习"在职培训工作实践指南"自学包即本书的第一、二、三、九章以及不同教育理论在护理教学中的应用意义(见本章末附件)。然后组织授课强化教育理论在实际教学中的应用包括成人教学原则、目标教学，在职培训教学评估、教学评价、不同的教学方法、应用范围、注意事项、多媒体的使用、以问题为本的教学法、个案分析、如何上好一堂课、如何出一份有质量的试卷等,并每年院内组织一次为期一天的教学研讨会和每月一次的教育护士会议,相互交流、学习共同提高。

(2)观摩有经验老师的授课:在实践中练习掌握教学技巧和策略,教学能力如同其他任何操作技术能力一样,可以通过观摩有经验的教育护士授课和教学的实施来吸取好的教学技巧和策略应用到自己的教学实施中。一般在医院建设过程中,可借鉴和引进国内外先进医学中心派遣的护理管理、教学、临床高级护理专家到医院指导培训,他们会组织各种护理教育项目,以引进先进的护理知识和技术,同时也进行了先进护理教学理念、教学技巧和策略应用的模拟示范,使医院护士在学习中不仅学了国内外先进的护理知识和技术,也吸取了国内外先进的护理教学理念、教学方法和工具的应用,并在医院的教学活动中应用这些技巧。

(3)不间断地在每月一次护理教育会议中对新的教学方法和教学策略进行示范点评,使所有的教育护士能够交流学习新的教学方法和策略,不断地提升教育护士的教学能力。

3. 教学评价

(1)课程满意度评价:通过长期持续的培训,教育护士能够掌握教学的各种理论,对教学设计、教学方式等也都有了系统的认识,通过他们的学习反思日志可以看出他们对课程满意的评价,见示例8-1和示例8-2。

示例8-1

在职培训工作实践指南自学后反思体会
——来自普外科教育护士

应聘了教育护士,开始心里感到很迷茫,缺乏与带教相关的系统理论知识、教育技巧、工作要求等,不知道该怎么做,心里很没底。没想到医院护理教育部早已为我们考虑到,为我们准备了这些学习资料。

通过学习,应该说是自己进行了一次护理教育理论大灌输。这些知识,是我以前没有接触过,或部分接触但理解得很表浅,现在就像重新学习一个新的专业。虽然以前担任过科室的部分带教工作,也得到了实习生、进修生等的肯定,但学习了相关资料后,感觉自己以前所做的教学工作还是比较肤浅,缺乏系统性、计划性和理论性。

通过学习,我意识到自己的工作角色和思维方式要发生改变。就像资料中提到的“医疗优质服务能力”,针对同样一个内容,不同的考核对象、考核要求,培训的内容设计是不同的,这在刚开始给了我一个思想上的冲击,这些出题方式是我以前根本没有考虑到的,而这种意识和技巧,是作为一个带教老师应当具备的。

学习了“从事在职培训人员素质要求、工作职责等”,清楚了解了自己的工作职责,且意识到了从事在职教育,需要加强以下方面的知识:成人教育理论、教学策略、教学需要评估、项目设计、评价、出题技巧、授课等。这些都是以后工作中重要的指导思想。

整个资料学习中,“教学理论与在职护士培训教学程序”对我冲击最大,因为以前这部分内容从未涉及,但现在是急需了解掌握的!

通过学习,清晰了教育护士的职责、工作内容,初步地转变了一些思维方式,掌握了一些简单的带教技巧,对以后开展教育工作能够做到心中有数,指引了自己的努力方向。医院护理教育部给予的"护士在职培训和临床教学培训手册",也将是我在以后的学习中需要去仔细推敲、取之参考的宝贵资料。

顿感自己是很幸福的,刚上任,就已经有很多的宝贵资料及经验让我们分享,希望自己能尽快地适应带教工作,且能把它做好,为医院护理教育的发展做自己的一份贡献!

示例 8-2

参与在职教学培训课程后的体会
——来自骨科教育护士

通过这三天在职护理教育培训课程的学习,使我这样一个长期以来被动接受医院护理教育的、对医院护理教育内容不是很了解的普通护士,全面了解了护理教育部制订的有关临床实习护士教育和在职护士继续教育的工作理论框架和工作程序;学习了讲课的技巧,具体了解了内、外科对实习护士和在职护士的护理教育计划、考核的内容及考核的方法;了解了 ICU、手术室等科室对护士进行的"从新手到专家"的分阶段培训的具体实施方法;了解了医院急救培训的计划和实施及管理;了解了护理试卷的出题原则与技巧等。有些课程的内容是第一次学习,真正地了解到医院的护理教育内容是如此的具体和完善。有些课程的内容,原来已经学习过,甚至不止一次学习过,但以前一直没有好好地领会其中的指导意义,当我以一位新上任的教育护士这样的身份再次聆听时,真是受益匪浅。实习护士和新护士马上要进入科室学习,对在职护士的教育学习计划也需要立即制订,对没有什么护理教育管理经验的我来说,这些课程真的是"雪中送炭"。有些科室护理教育的相关内容非常详尽合理,其中有些内容可以提供给像我这样的刚开始工作的教育护士参考学习,缩短了我自己摸索的时间,提高了我的工作效率和效果。

在短短的时间里,学习到了这么多先进的、实用的、详细的护理教育管理的内容,让我为能在这样一家医院工作感到自豪,真想说一声"谢谢!"感谢各位老师的无私奉献,老师们的实际行动是我今后学习的榜样。通过学习,我也深切地体会到了我本人与各位优秀老师的差距,为此感到强烈的工作压力和责任,不过我相信在有经验老师的不倦指导下,这些压力一定会成为我积极向上的工作动力。

(2) 目标评价:教育护士结合科室和个人的具体情况制订自己的发展计划、科室教育年计划。根据构建试卷的要素和要求出一份试卷,如示例 8-3 为泌尿外科教育护士完成的一份试卷。为实习生制订学习目标,如示例 8-4 为心内科教育护士为实习生制订的学习目标。根据科室的需要按照教学计划设计表(表 8-2)设计一堂课并在教育护士会上进行 20 分钟授课。由其他教育护士利用表 8-3 对其课堂的教学行为对其整个教学课程设计和授课技巧进行点评,要求每一项目栏能够达到 3 分或 3 分以上。

示例 8-3

一份试卷作业

——来自泌尿外科教育护士

泌尿外科试卷

姓名　　　　　　成绩

一、是非题(每题 2 分,共 10 分)

培训老师修正:用 T 代表正确,F 代表错误,如果判断错误纠正错误的部分。

_____ 1. 前列腺电切术后可以插双腔导尿管进行持续性膀胱冲洗止血。

_____ 2. 膀胱部分切除术后导尿管引流不畅,护士要用高压生理盐水灌注冲洗。

_____ 3. 前列腺电切术后当天导尿管纱布牵引,做会阴护理时应松解纱布。

_____ 4. 伴有高血压病人行肾癌根治术术前禁食,术晨不需要口服降压片。

_____ 5. 泌尿外科 D-J 管置入术后应保持导尿管通畅,拔管前无须夹管。

二、配对题(每题 2 分,共 10 分)

培训老师修正:请将右侧栏中的缩写所代表的字母填入左侧相应手术名称之前。

手术名称	缩写名
1. _____ 经尿道膀胱肿瘤电切术	A. TURP
2. _____ 经皮肾镜钬激光碎石术	B. ESWL
3. _____ 体外碎石术	C. TURBT
4. _____ 经尿道前列腺电切术	D. TVTO
5. _____ 无张力性尿道肌悬吊术	E. PCNL
	F. BPH

三、单选题(每题 3 分,共 27 分)

案例:67 岁男性,体检发现 PSA(前列腺特异性抗原)增高入院,入院后主诉无任何症状,直肠指检前列腺质地硬,初步诊断为前列腺癌。

1. 临床上,当 PSA 大于多少时,病人可疑为前列腺癌(　　)

　　A. >4ng/ml　　　B. >6ng/ml　　　C. >8ng/ml　　　D. >10ng/ml

2. 医生要求护士先抽 PSA 血,再进行直肠指检,这是基于什么样的原因(　　)

　　A. 做直肠指检比较花时间

　　B. PSA 值和直肠指检两者结合才能诊断前列腺癌

　　C. 直肠指检可能影响 PSA 值

　　D. 两者之间先后没有关系

　　老师点评:D 选项太容易判断,可以删除或重写另一个选项。

3. 病人行前列腺穿刺前,常规使用 1:4 PVP-I 灌肠,病人询问为什么,你如何回答病人(　　)

　　A. 排除肠内积气,减轻腹胀　　　　B. 清洁肠道

　　C. 减轻中毒　　　　　　　　　　　D. 肠道杀菌

4. 病人行前列腺癌根治术后留置导尿的护理应注意什么,下列哪项是错误的(　)

　　A. 使用胶布固定导尿管,以防脱出　　　　B. 一旦脱出,难以重新留置

　　C. 脱出后不能起到压迫止血作用　　　　D. 因膀胱与后尿道重新吻合

老师点评:D 选项与其他三个选项不是在同一类别中的问题,差异太大,很容易判断为错的选项。

5. 病人术后当天使用硬膜外镇痛泵镇痛,回病房 4 小时后诉疼痛 8 分,使用按钮后仍不能忍受,作为当班护士你首先应处理什么?(　)

　　A. 报告主管医生　　　　　　　　　　　B. 遵医嘱予度冷丁 50mg 肌注

　　C. 再评估,看麻醉泵是否脱出　　　　　D. 重新设置数据,加大麻醉药量

6. 病人术后卧床休息 2 周后下床活动,主诉左下肢小腿处疼痛不能着地,护士检查左下肢略肿胀,你认为该病人的症状是什么问题引起的(　)

　　A. 缺钙　　　　B. 深静脉血栓　　　　C. 痛风　　　　D. 低蛋白

　　案例:60 岁男性,因无痛性肉眼血尿 1 周来院检查,尿常规检查红细胞 +++,B 超显示膀胱内肿物,医生初步诊断为膀胱癌。

7. 为确定膀胱癌诊断,对该病人必须做的检查是(　)

　　A. 尿脱落细胞学检查　　　B. B 超　　　C. CT　　　D. 膀胱镜检查

8. 病人行经尿道膀胱肿瘤电切术后带回留置导尿一根,回病房后主诉腹痛、腹肌紧张、压痛、反跳痛,根据病人的以上表现,病人最有可能发生的并发症是(　)

　　A. 出血　　　　B. 其他脏器受损　　　　C. 肠穿孔　　　　D. 膀胱穿孔

9. 王女士,因输尿管结石行输尿管镜下钬激光碎石术,19:00 返回病房,测体温 36.5℃,P 80 次 / 分。血压 110/65mmHg,夜班护士巡视病房发现病人尿液浑浊且量少,面色苍白,诉畏寒,测体温 37.5℃,P 96 次 / 分。血压 90/60mmHg,你首先考虑发生什么(　)

　　A. 出血　　　　B. 感染性休克　　　　C. 穿孔　　　　D. 尿漏

四、多选题(每题 3 分,共 12 分)

1. 尿脱落细胞检查正确采集标本的方法是(　)

　　A. 晨起第一次尿液　　　　　　　　　B. 晨起第二次尿液

　　C. 连续 3 天每天一次　　　　　　　　D. 每次留尿 100～200ml

2. 王大伯输尿管切开取石后输尿管内留置一根 D-J 管,护士出院时做相关的宣教,以下大伯的哪些回答说明大伯已经理解你的教育(　)

　　A. 要多饮水　　　B. 勿弯腰　　　C. 勿憋尿　　　D. 避免剧烈运动

3. 对患有结石的病人,护士正确的饮水教育为(　)

　　A. 饮水量确保每日尿量在 2000ml　　　　B. 可以饮用普通的饮用水

　　C. 夜间睡觉后饮一定数量的水　　　　　D. 可以饮用茶

4. 下列哪些是 ESWL 术后常见并发症(　)

　　A. 血尿　　　　B. 肾绞痛　　　　C. 心脏并发症　　　　D. 消化道并发症

五、简答题(共 20 分)

1. 说出前列腺穿刺术后护理。

2. 描述促黄体释放激素类似物缓释剂作用机制。

六、案例分析(共21分)

　　田先生,63岁,因主诉排尿不畅以前列腺增生收住入院。入院后在腰硬联合麻醉下行前列腺电切术,术中予4%甘露醇持续冲洗创面,术毕安返回病房。回病房后1小时,护士发现病人烦躁不安、恶心、呕吐、呼吸促、神志欠清,血电解质检查示血钠112mmol/L,血钾3.49mmol/L,Hb 100g/L。

　　(1)考虑该病人最有可能发生了什么?(3分)

　　(2)为何会发生,请解释发生机制。(8分)

　　(3)应该如何处理?(10分)

示例8-4

心内科实习生专科教学目标
——来自心内科教育护士

第一周实习目标

知识目标:1. 说出心脏电传导机制。

　　　　2. 说出心血管疾病的常见症状和体征。

　　　　3. 描述循环系统疾病病人的饮食管理要点。

　　　　4. 说出12导联心电图各电极放置的具体位置。

应用目标:1. 独立完成入院病人的宣教。

　　　　2. 能正确指导病人健康饮食。

技能目标:1. 正确放置12导联心电图。

　　　　2. 正确地完成新入院病人的即刻评估和持续评估。

第二周实习目标

知识目标:1. 说出皮下注射低分子肝素针的注意事项。

　　　　2. 陈述慢性心力衰竭的发病机制、病人的临床表现和护理要点。

　　　　3. 描述高血钾/低血钾病人的病因、临床表现及处理要点。

应用目标:1. 能正确评估病人的水肿程度。

　　　　2. 根据具体的心力衰竭病人,判断出病人的心衰程度。

　　　　3. 能识别因高血钾/低血钾引起的心电图的改变。

技能目标:1. 能正确的为水肿病人进行皮肤护理。

　　　　2. 能独立为病人皮下注射低分子肝素针。

　　　　3. 能简单操作床边监护仪及正确放置EASI导联。

第三周实习目标

知识目标:1. 说出心内科常用药物的分类、药理作用和不良反应。

　　　　2. 说出急性心肌梗死病人的宣教要点。

　　　　3. 描述期前收缩、心动过速、心房颤动、房室传导阻滞的心电图诊断要点。

　　　　4. 简述急性冠脉综合征的病理生理及护理常规。

5. 说出以下检查的意义及准备：24 小时心电图、24 小时动态血压、ECT、平板试验、TEE。

应用目标：1. 能识别常见的临床心律失常。

2. 能正确指导病人进行各种诊断性操作检查前准备。

3. 能为服用华法林的病人进行宣教。

4. 能独立完成急性心肌梗死病人的健康宣教。

5. 主动巡视病房尽力满足病人的需求。

技能目标：1. 在老师的帮助下能接收介入术后回来的病人。

2. 协助医生进行胸穿、骨穿、心包穿刺。

第四周实习目标

知识目标：1. 说出心脏介入治疗的类型、目的及术前术后护理要点、并发症。

2. 阐述心搏骤停病人的急救流程。

3. 描述心源性休克的定义。

应用目标：1. 主动乐意为病人实施健康教育。

2. 能主动指导家属参与病人的康复护理活动。

3. 能识别心源性休克的早期症状和体征。

4. 主动巡视病房，观察病情，发现问题及时汇报，正确处理。

技能目标：1. 对所管的病人进行交接班。

2. 能准备电击复律的物品。

3. 可能情况下参与病人的抢救。

表 8-2 教学计划设计表

1. 学习班情况
2. 学员的特征
3. 课程介绍
4. 教学时间
5. 教育方式
6. 教育工具
7. 内容
8. 评价

总目标					
子目标	内容	教学方式/活动		教学工具	评价	时间
		教师	学生			

表8-3 教师课堂教学行为评价

教师姓名_____ 年龄_____ 护龄_____

请在合适的数字上画圈

1. 课堂大纲	1	2	3	4	5
2. 仪表	1	2	3	4	5
3. 声音	1	2	3	4	5
4. 目光对视	1	2	3	4	5
5. 态度	1	2	3	4	5
6. 姿势	1	2	3	4	5
7. 速度	1	2	3	4	5
8. 教学工具	1	2	3	4	5
9. 教学方式	1	2	3	4	5
10. 课堂互动	1	2	3	4	5
11. 内容组织	1	2	3	4	5

要求每个项目的评分在3分或3分以上

(3) 结果评价:通过听取其他教育护士、护士、护士长的反馈,可以对教育护士的工作表现进行评价。护士长和护理教育部对新上岗的教育护士6个月后按教育护士的工作职责进行绩效考核(表8-4),以后每1～2年一次,通过交流反馈肯定取得的成绩,对不足之处再进行培训和提高。

表8-4 教育护士工作绩效考核表

员工填写	姓 名		人员编号					
	部 门	护理部	岗位名称	教育护士				
	职务/职称		类 型	□年度 □试用期 □中期				
	进院日期		填表日期					

自评部分请员工填写相应分值	评价标准	4 = 优秀	工作具有不同寻常的兴趣、主动性及专业性				
		3 = 称职	令人满意地达到工作要求				
		2 = 基本称职	最低限度地符合工作标准				
		1 = 不称职	工作达不到最低标准				

主管评价部分请主管在相应分值栏打√	考核评价内容	自评	主管评价			
			4	3	2	1
	在职护士教育					
	1. 与护士长、护士一起评估护理教育的需求					
	2. 设计全年的计划和继续教育目标以指导护士的专业成长					
	3. 就护理部有关护士教育的需要提出建议					
	4. 根据全院继续教育方案,制订部门继续教育课程					
	5. 参与护理操作标准的制订,帮助护士实施护理操作					
	6. 参与科室内病人护理指南和护士必读的制订					

续表

考核评价内容	自评	主管评价			
在职护士教育		4	3	2	1
7. 设计或参与科室内的岗前培训					
8. 按照质量标准,参与病房和护理部 QI/QA 活动					
9. 协助开展一月一次的科室内护理查房 / 业务学习					
10. 与护士长一起对护士的专业技能进行评估					
11. 指导带教老师教学能力的提高					
12. 根据科室和病人需求,参与制订病人宣教资料和宣教活动					
13. 鼓励护士对继续教育提出建议,阐明学习需要					
14. 督促护士年继续教育项目的完成					
15. 记录并保存科室有关护士继续教育项目和成绩的资料					
16. 应用成人学习原则,实施各种教学活动					
17. 应用恰当的评价系统,确定教学活动的有效性					
护校实习生 / 进修生		4	3	2	1
1. 根据学生的学习需求,制订有效的学习目标					
2. 采用有效管理和教学帮助学生完成学习目标					
3. 有效地评价学生目标的完成					
4. 与护生进行有效地沟通并及时地对学生的学习进展予以反馈					
5. 与科内其他床边带教育老师就学生的情况进行有效地沟通					
6. 协作完成进修生的目标与任务					
专业团队协作		4	3	2	1
1. 支持医院和护理部的宗旨和目标					
2. 参加护理教育会议					
3. 协作护理教育部做好相关的工作					
4. 对医院护理教育工作提出建设性的建议					
5. 与其他带教者协作保持和提高全院护理教育项目的质量					
人际关系 / 交流		4	3	2	1
1. 能为护理同事提供必要的咨询,积极充当一名咨询者					
2. 给予和接受恰当的建设性批评					
3. 恰当地处理敏感的、保密性的信息					
4. 恰当地使用教学资源和分配教学任务					
专业自我发展		4	3	2	1
1. 制订现实的、可测量的、短期的和长期自我发展目标					
2. 不断学习国内外新理论、新技术,参与护理科研并积极撰写护理论文					
3. 参与有关专业组织活动和护理教学活动,以满足自身的学习和发展需要					
综合评价		4	3	2	1
员工综合表现					

左侧说明栏:自评部分请员工填写相应分值

主管评价部分请主管在相应分值栏打√

续表

部门的评价与期望描述（主管填写）	评价： 期望：——即在来年，为达到或超过现有管理及业务水准而制订的目标。
主管签名	我已经对该员工的工作表现进行客观、全面的评价。 签名：　　　　　　　　　　　年　　月　　日
员工签名	我认可主管对我的工作表现的评价及对我今后工作的期望。 签名：　　　　　　　　　　　年　　月　　日
医院综合评价	 院长签名：　　　　　医院盖章：　　　　　年　　月　　日

第二节　护理管理培训项目

　　本项目主要针对新上岗的护士长进行培训，首先对新上岗护士长进行学习需求评估，在此基础上进行系统课程设计。通过培训学员将理解 21 世纪护理领导力的变迁，全方位地发展领导艺术和能力，学会用科学和系统的管理理念指导实践，为今后的护理管理工作奠定基础，促进创建专业、学术、标准和自主的护理团队。

一、教 学 计 划

　　1. 教学目标
　　(1) 提出一个模拟护理团队的组织架构。
　　(2) 在分析岗位的基础上草拟一份岗位职责说明书。
　　(3) 应用 PDCA 循环进行质量改进。
　　(4) 应用护理教育程序设计一项护士培训项目。
　　(5) 模拟进行一次 360° 考评。
　　(6) 以护理单元为核心对团队提出综合管理维度。

(7)明晰自身心理素质和护士心理支持的方法。

(8)结合各科室状况,提出护理管理改进计划及可行性分析。

2. 教学内容与方法　培训项目选择的主要内容包括护理团队的建设、团队领导和管理、护士培训系统设计和实施、质量管理、护士心理支持等护理管理相关内容和技巧。培训方式以组建模拟护理团队为基础,采用综合讲座、小组讨论、学习报告、模拟案例、导师辅导、自习作业和自我评价等多种方式相结合的模式。

二、教 学 实 施

课程开始前学员需自行预习护理管理的相关理论如"系统理论"、"变革理论"、"马斯洛需要层次论"、"X理论"、"Y理论"等预备知识,以便能顺利完成培训。

本培训课程采用"模拟团队训练"的模式进行,"模拟团队训练"是指在教学过程中让学员组成团队进行案例分析或讨论的训练形式,其核心是充分挖掘学员的学习潜能,最大限度地进行多角度、多层次的互动,从而达到"学有所获,教学相长,日学日进"的目的。"模拟团队训练"的优点有:第一,培养学员的团队意识。第二,可以促使学员把理论和实践联系起来,使抽象的理论具体化。管理学是一门理论性较强的学科,通常学员们会对抽象的理论知识感觉到单调、乏味难以理解,运用模拟团队训练,可以使学员处于一个真实的情景中去体验抽象的理论。第三,可以活跃课堂气氛,充分发挥学员的积极性和主动性。

在培训过程中,我们将5~8人分为一组,形成若干个模拟护理单元,为了使各位学员在培训中都具有相当的机会,每组每半天推选一名最高领导人及其他关键角色(如带教、干事、秘书等),每次集体汇报推选不同发言人。

根据选择的教学内容,集中5天培训,培训详细内容见表8-5。

表8-5　护理管理培训项目课程安排

时间		学习活动	作业
第一天	上午	项目介绍(30分钟)	
		团队组建:(5人一组)初步设立模拟护理单元,取队名、选导师(30分钟)	每组2分钟,介绍队名、导师
		21世纪护理领导——转换型领导(60分钟)	每组用5分钟时间介绍模拟护理单元
		实践课:为模拟护理单元制订使命等(40分钟)	
	下午	续上午汇报(30分钟)	
		岗位管理(90分钟)	
		工作系统设计(60分钟)	
第二天	上午	实践课:为模拟护理单元设立一个岗位/工作职责(30分钟)	每组用5分钟时间汇报
		护士培训(90分钟)	
		实践课:设计一个培训项目(40分钟)	每组5分钟汇报
	下午	健康教育体系设立(60分钟)	
		信息化与护理安全管理(60分钟)	
		合作与交流(60分钟)	
		两天培训反馈(15分钟)	

续表

时间		学习活动	作业
第三天	上午	实践课:根据以上两天课程,个体结合科室的情况,列出学习内容对工作改进的参考价值,提出工作改进的初步设想,各组综合个人意见,进行汇报(50分钟)	综合个人意见各组进行汇报
		质量管理与病人安全(60分钟)	
		实践课:各组应用PDCA,为模拟护理单元设立一个质量改进项目(60分钟)	各组用5分钟提出质量改进项目设计,他组及老师点评
	下午	360°绩效考评(60分钟)	
		实践课:绩效评价活动(60分钟)	学员间相互评价
		小组讨论,多媒体汇报(90分钟)	
第四天	上午	护理单元管理(90分钟)	
		实践课:根据模拟护理单元的情况,起草模拟护理单元管理计划(90分钟)	
	下午	护士心理支持(60分钟)	
		实践课:心理测量(30分钟)	
		书写护理管理工作改进计划(90分钟)	
第五天	上午	各组汇报(120分钟)	每组20分钟汇报,提问解答提交护理管理工作改进计划
		网上管理技巧测验(60分钟)	以小组为单位进行网上测试

三、教 学 评 价

1. 课程评价 课程结束后通过满意度调查表进行课程的评价(表8-6)。

表8-6 护理管理培训项目效果评价及满意度调查

尊敬的各位参会嘉宾:

您好!感谢您在百忙中参加本次护理管理培训项目!为更好地促进交流,改善我们的工作,请留下您的宝贵意见,谢谢您的配合!

以下问题请各选择一个选项!

1. 通过培训,您的学习目标是否完成

很好完成(　　) 基本完成(　　) 未完成(　　)

2. 本次培训对您实际工作的指导意义

很大(　　) 较大(　　) 一般(　　) 不大(　　) 没有(　　)

3. 您对本次培训课程内容是否满意

很满意(　　) 较满意(　　) 一般(　　) 不太满意(　　) 很不满意(　　)

4. 您对主讲专家的讲课

很满意(　　) 较满意(　　) 一般(　　) 不太满意(　　) 很不满意(　　)

5. 您对本次培训课程安排

很满意(　　) 较满意(　　) 一般(　　) 不太满意(　　) 很不满意(　　)

续表

6. 您对提供的资料
很满意（ ） 较满意（ ） 一般（ ） 不太满意（ ） 很不满意（ ）
7. 您对本次培训的总体评价是
很满意（ ） 较满意（ ） 一般（ ） 不太满意（ ） 很不满意（ ）
8. 您今后还会继续参加此类型培训或推荐其他同事参加吗
会（ ） 有可能（ ） 不会（ ）
9. 您的期望和建议:(以上各选项中如有不太满意或很不满意的也请特别说明,以便我们今后改进,谢谢!)

2. 目标评价

(1) 采用现场汇报的形式评价各队虚拟护理单元组建情况、对模拟护理单元管理工作的设想,以及设计一项持续质量改进项目等。

(2) 通过学员课后作业,并在培训结束时总结汇报,如汇报护理管理工作改进计划,内容包括:学习总结、最有用的相关知识点和技能、工作改进计划、可行性分析等。如示例8-5所示。

示例8-5

护理管理培训班鸿雁队结业汇报

——2013年乳腺外科护理单元的工作计划

一、护理单元的使命

通过专业的护理技术、优质的护理服务,最大可能地促进乳腺疾病病人的身心健康。

二、护理单元的目标

总目标:构建专业、优质的护理团队。

子目标:

1. 不断完善专科各类工作指引,满足临床需求。

2. 完成专科培训计划,保证足够资质的护士为病人提供专业的护理服务。

3. 为病人和家属提供乳腺疾病相关知识的宣教和资料。

4. 护士对护理工作满意度≥90%,病人出院回访满意度≥95%。

三、科室概况

1. 服务范围 ①部门基本情况:乳腺专科病房,25张开放床位,为需要住院的乳腺疾病病人提供诊疗、观察及护理。②病人类型:各类乳腺疾病。③病人年龄:14周岁以上病人。④服务时间:每天24小时。

2. 人员配备 主任护师1名,副主任护师1名,主管护师3名,护师2名,护士3名。

3. 护理人员岗位职责 一级至四级护士

4. 人员的数量和类型 总人数10人,其中:护士长1名;带教护士1名(兼组长);组长2名;护士6名;护理秘书1名。

5. 护理单元的组织架构　见图 8-1。

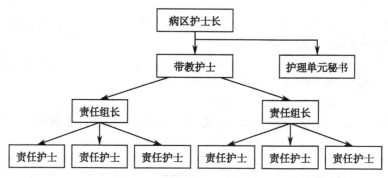

图 8-1　护理单元的组织架构

四、2013 年工作计划

(一) 人员与业务管理

1. 建章立制　岗位管理、建立 360° 绩效考评。

2. 合理弹性排班。

3. 护士、护生培训

(1) 按照层级落实护士培训，培训计划详见表 8-7。

表 8-7　护理单元护士分层培训计划

护士分级	培训及考核内容
第一年	定人带教，通过专科操作、仪器使用、常见疾病护理常规考核，完成培训清单，通过床边综合能力考核
第二年	阅读两本推荐书做 1 次读书报告，汇报危重病人护理 2 次，完成 1 次护理查房，通过床边综合能力考核 1 次
第三～五年	科内床边带教 1 次，参与 CQA 项目，负责晨间讨论 2 次，完成 1 次护理查房，通过床边综合能力考核 1 次
第六年	完成或主持 CQA 项目，给护生或新护士上课 1 次，加入护理单元质量管理委员会，参与科室或医院质量检查

(2) 在职护士培训方式：①业务培训：护理查房、业务学习、小讲课；②业务考核：书面考试、床边考核、操作考核(包括床边抽考)。

(3) 完善护生的带教工作：①建立评学评教制度；②修订入科的风险管理制度。

(二) 环境与设施管理

1. 建立各项制度　如病房管理制度、探视陪护制度。

2. 环境管理纳入绩效考核内容之一。

3. 病房物资和设施导入"五常管理"、"JCA"。

(三) 时间与信息管理

1. 时间管理　①护士长个人管理层面：按照"ABC 时间管理"模式。②护士管理：制订各班次的主要护理工作职责，用时钟图表的方式粘贴在各病区。

2. 信息管理　采取"复读"程序(READBACK)、SBAR(即状态、背景、评估、建议)各种交流方式,确定信息交流有效。

(四) 服务与质量管理

1. 制订质量方案与计划。

2. 建立质控小组　开展"降低乳腺术后导管脱管率"CQI项目。

3. 优化临床专科护理质量监测指标。

4. 护理安全管理　营造"自愿、保密、非处罚的不良事件报告氛围;做好高危人群、高危药品、高危环节管理等。

5. 多渠道方式开展健康教育。

6. 护理单元质量架构。

7. 建立护理单元管理委员会　包括急救小组、专科小组、基础护理、护理礼仪小组。

8. 建立护理质量管理流程　①建立制度;②制度执行;③进行资料收集与质量巡查;④进行分析与改进;⑤进行持续质量改进。

(五) 合作与发展管理

1. 合作与交流　采取SBAR有效的交流方式,例如护士与医生汇报病情、护理质量督查等。与社区合作建立"粉红家园-乳腺癌病友活动中心"。

2. 发展管理　①培养高级责任护理1名;②培养专科联络员2名;③组织实施有关乳腺疾病护理科研1项。

(六) 附件

1. 质量配套计划表

2. 科室培训计划

(七) 支持文件

1. 院部及护理部工作计划

2. 科室工作计划

3. 三甲医院评审标准

4. 护理管理规范

5. 临床技术规范

6. 临床护理文书规范

7. 专科参考书

编制:×××　　　　　　　审批:

日期:2013年1月1日　　　日期:

第三节　护士领导力培训项目

护士领导力是一种影响力,能够激励引导护理服务对象或家人、服务环境中的其他人(下级、同事和其他医务工作者)及组织,采取一定的措施和行为,共同促进服务对象维持健康、恢复健康。因此,护士领导力并不单纯要求护理领导者所具有,也是护士必须具备的能力之一。

一、教 学 评 估

1. **培训对象的选取** 本项目的培训对象要求具有本科及以上学历，5 年以上临床工作经验，已完成院内规定的规范化同层次继续教育培训项目，有志于成为未来的护理管理者、教育者和护理专家等不同领域的护理人才。以护士长推荐和护士自荐进行报名。报名后由护理副院长及科护士长组成的评审小组，根据员工考核评价量表从专业技能、专业素质、专业发展 3 个维度对每位报名的护士进行考评，并结合 360° 评价（包括护士长评价、同事评价及自我评价），择优录取。

2. **教学需求调查** 护理部自行设计培训认知及培训需求调查问卷，内容涉及培训现状信息、培训需求信息及对培训期望三部分内容，具体包含参加培训的主客观原因、对培训形式及内容的要求、对培训的建议以及个人规划等。第一届护士领导力培训调查显示：潜力护士对参加培训具有很大的主观能动性，91% 希望通过培训提升自己的领导力、洞察力，挖掘自身潜力，为自己的护理职业生涯添砖加瓦，81% 希望获得自我管理、管人、管事的知识和技能。91% 护士注重领导力理论、技能和思维理念的学习，72% 护士希望提升沟通协调能力。

二、教 学 计 划

1. **教学目标** 根据教学评估调查结果设定教学目标如下：
(1) 讨论行为改变的特点和目标导向思维的管理策略。
(2) 阐述转换型领导的类型和特点，运用转换型领导理论完成模拟场景任务。
(3) 运用聚焦解决模式解决模拟问题。
(4) 应用有效倾听、提问及面谈的技巧，并报告一个用提问解决的沟通案例。
(5) 完成一篇关于护理职业价值观和信念的报告。
(6) 完成护理职业化的小组讨论，并进行汇报。

2. **教学内容** 根据护士领导力培训需求调查结果，结合培训目标况，确定了护士领导力培训的内容，包括领导力的知识、技能和态度。其中领导力知识包括：行为改变的分阶段特点，价值观及态度的多样性，理解自己的个性特点，转换型领导。领导力技能包括：有效的面谈和倾听，提升提问能力，建立匹配的沟通策略，平衡力的建立，目标导向思维的管理策略。领导力的态度包括：价值观和信念，护理的职业化。

3. **教学方法及时间安排** 为促进将领导力的理论知识运用于临床实践，进一步提高领导力和思维能力。我们采用课程培训和临床科室轮转实习相结合的方式进行培训。
(1) 课程培训：以授课、小组讨论、游戏互动、个案分享等多种教学方式结合的模式开展，达到针对性和实用可操作的目的。课程安排每月 1 次，共 12 次，每次 3～6 学时。
(2) 科室轮转实习：根据每位学员的个性特点、现有条件及水平、管理能力、兴趣方向和需求确定轮转科室。学员与实习科室护士长一起讨论确定预期目标，其中涉及相关的专业技能、专业素质和专业发展内容。轮转时间 1 年以上。

三、教 学 实 施

1. **课程培训** 聘请专业的心理学教授及海外客座教授授课，以讲授、小组讨论、游戏互动、个案分享进行授课,同时穿插提问、他评及自评。①小组讨论:由老师根据每次课程设定主题,分成4个小组,针对主题进行讨论,并自由选择成员进行汇报;②游戏互动:在系列培训后将课堂主题词及护理相关词汇总,由成员互猜主题词,以评估潜力护士对课程的理解;③个案分享:老师随机发放正性能量牌,护士根据牌面显示内容,如"幸福"、"成功"、"感恩"等词语,结合课程主题分享各自的案例。

详细课程安排见表8-8。

表8-8　护士领导力培训项目课程培训安排

日期	教学目标	课程内容
第一周	1. 说出培训课程的目的和意义 2. 说出医院的使命和愿景 3. 说出领导力的基本概念和现实意义	1. 课程介绍 2. 使命和愿景 3. 领导力
第二周	1. 讨论育人在现代管理中的重要性 2. 在管理中应用目标导向的系统性思维策略 3. 建立"以解决方法为导向"的思维方式	1. 育人在现代管理中的重要性 2. 利用目标导向思维的管理策略激励下属 3. 聚焦解决问题模式
第三周	讨论非评判性助人态度的特征	1. 价值观及态度的多样性 2. 多元价值文化取向所导致的理念改变
第四周	说出并练习有效面谈的技巧	1. 理解接纳、真诚、同理心的重要性及价值 2. 沟通的几个层次:听清、听懂、听出言外之意。强调:清楚地讲但首先要用心地听
第五周	练习有效倾听的技巧	开放式提问、肯定、反馈以及回答、小结等技巧的应用
第六周	通过提升提问能力建立系统思维习惯	1. 通过提问,学会系统性思维 2. 对问题原因多样性的分析和判断
第七周	1. 阐述行为改变理论 2. 识别不合作心理 3. 发展匹配的沟通策略	1. 行为改变理论 2. 交流中的匹配策略
第八周	1. 通过个性测试识别自己的个性 2. 讨论个性差异在思维和沟通中的影响	1. 个性测试分析 2. 个性差异对思维和沟通的影响
第九周至 第十一周	阐述转换型领导特点	1. 不同的领导类型 2. 转换型领导的特点 3. 如何成为转换型领导
第十二周	策略管理	1. 宏观和微观思维策略 2. 如何提升规划能力
第十三周	讨论价值观和信念在生活中的重要性与意义	价值观和信念对平衡人生各方面的重要性和意义
第十四章	发展建立信任关系的能力	如何在工作中建立相互的信任关系
第十五周	讨论护理的职业化管理	1. 护理职业化的特征 2. 护理职业化的发展趋势 3. 护理管理、教育和护理研究在职业化过程中的作用
第十六周	总结和评价课程	分组讨论,对课程进行总结和评价

2. 科室轮转实习　轮转实习过程中要求护士树立模范带头的榜样形象,不但为轮转科室的护士提供护理理论和技能方面的支持和指导,还在一定程度上分担护士长或带教护士的工作,做好同事支持和压力舒缓工作,成为临床护士与护理管理者间沟通的桥梁;参与科室的持续质量改进项目和继续教育,至少主持1项轮转科室的持续质量改进项目,带领小组讨论并提出建设性意见;通过科室轮转实习,将领导力的理论知识运用于临床实践,进一步提高领导力和思维能力。

四、教 学 评 价

1. 课程评价　在培训中期和培训结束后3个月,护理部以书面调查和实地访问的方式调查潜力护士培训效果。调查内容包括潜力护士对培训的反应、对培训过程的评价(如手段、方法是否合理、有效)、培训后的行为改变以及行为改变对工作绩效的影响,满意度调查问卷见表8-9。

表8-9　潜力护士培训课程评价调查问卷

您好:

　　首先感谢大家参加2010年度潜力护士领导力培训,为了解培训效果和潜力护士的成长现状,特制作本调查问卷。请根据您的实际情况作答。答案将只被用于培训效果评价。衷心感谢您的合作!

年龄_____岁　　　　　文化程度　中专　大专　本科　本科以上

工作时间_____年　　　岗　　位　护士长　带教　组长　责任护士

培训时间:　　年　　月　至　　年　　月

1. 请你对参加过的潜力护士培训进行整体评价

　　培训内容:□非常满意　　□满意　　□一般　　□不满意　　□非常不满意

　　时间安排:□非常满意　　□满意　　□一般　　□不满意　　□非常不满意

　　培训方式:□非常满意　　□满意　　□一般　　□不满意　　□非常不满意

　　培训讲师:□非常满意　　□满意　　□一般　　□不满意　　□非常不满意

　　培训效果:□非常满意　　□满意　　□一般　　□不满意　　□非常不满意

2. 对于本期培训,你觉得哪些方面达到了你的期望?

3. 请反思一下,谈谈本期培训对你的思想观念、行为态度和人际能力提升有何影响?

4. 你认为本期培训哪些方面还有待提高?

5. 今后如有机会,你还想学习哪方面的知识或技能?

调查结果显示,潜力护士对培训内容、时间安排和培训方式均表示满意,92%认同培训改变了自身的行为态度,并通过自身改变影响了周围的同事,95%认为培训对日常工作开展和职业规划发展有不同程度的帮助。

2. 目标评价　以书面调查和实地访谈的形式了解培训目标的实现状况,调查结果显示学员对护士的定位特别是专业信仰和价值观有了更深的理解,学会了以多角度视角、平和心态去宽容、善待别人,学会了如何走出负性情绪,以积极的心态投入生活,有效提高了自身的人文素质。在临床工作中运用聚焦解决、有效倾听和面谈等技巧更好地解决了临床问题。

3. 结果评价　通过护士领导力培训项目显著提高了临床护理质量。对第一届53名护士领导力培训学员的调查显示:通过培训,护士掌握了更多的领导力知识,促进了对护理管理的积极配合与参与。2010年全院护理持续质量改进项目中培训学员负责完成的占35%,参与完成的占60%。护士通过领导力培训,将思考转化为行动,使领导力得到更有效发挥,护理管理人才不断涌现,团队人员职业发展方向也更多样化,在第一届护士领导力培训的学员中已有4名新任护士长、3名新任教育护士、5名新任高级临床护士、安全协调员3名。可见护士领导力的培训促进了护士职业的专业化发展。2010年对住院病人满意度调查中,得到病人提名表扬中培训学员占23.5%。

第四节　护理科研及循证护理培训项目

在过去的几十年,护理学科发生了巨大的变化,护理不在仅仅局限于依靠常规和经验为病人提供服务,而是通过全面护理质量改进,逐渐转变为用批判性思维寻求以最低的成本提供最优质的服务。同时,有关临床实践和健康服务的护理研究论文显著增多,而循证护理的发展更将护理研究和护理实践有机地结合起来,使护理真正成为一门以研究为基础的专业。

目前,循证护理已经成为护理专业发展的必要成分,也是卫生保健系统和21世纪护理实践发展的方法论指导。国外不少护理院校已将循证护理纳入研究生及在职护理人员的继续教育中。虽然近几年循证护理在我国也得到了迅猛发展,但临床护士对循证护理的理解尚处于初级阶段,表现在护士缺乏文献查询的训练;文献质量评价和文献汇总能力不足;在证据临床应用过程中也存在诸多的问题。可见护理科研和循证护理已成为护士在职培训的重要部分。

一、教 学 评 估

1. 教学对象　循证护理培训需要护士具备医学统计学、临床流行病学、文献检索、护理研究及英语等基础知识和一定的临床护理能力。因此本项目的培训对象一般为工作5年以上的专家护士,要求具有护理本科以上学历。

2. 教学需求评估　培训前通过调查自行设计的培训认知及培训需求调查问卷,内容涉及已具备的科研循证基础知识,如统计学、文献检索、护理科研知识等;培训需求信息及对培训的期望三部分内容。

二、教 学 计 划

1. 教学目标　根据教学评估调查结果设定教学目标如下：

(1) 根据临床问题提出一项科研项目。

(2) 根据科研项目进行文献检索。

(3) 针对提出的科研项目进行综述写作。

(4) 根据提出的科研项目设计研究方案。

(5) 根据提出的科研项目撰写标书。

(6) 能够基于临床具体问题提出一项循证护理项目。

(7) 应用循证护理的理论知识指导循证实践。

(8) 对循证项目进行文献检索并对证据进行评价。

(9) 使用证据进行临床实践。

2. 教学内容与方法　培训项目选择的主要内容包括循证护理的理论知识、循证护理的具体方法介绍、科研的选题、文献检索、常用统计学方法、文献综述的书写、科研标书的书写等具体内容。培训方式在分组的基础上，采用综合讲座、小组讨论、实际演练、小组汇报等多种方式进行。

三、教 学 实 施

在培训过程中，将护士进行分组，一般 5～8 人分为一组，且避免同一科室的护士分为一组，以促进跨专科的发展。每组选取组长和项目负责人，为了使各位学员在培训中都具有相当的机会，每次由不同的护士进行汇报。每一周期培训时间为 1 年，每月组织讲座 1 次，课后根据课程进度完成科研或循证的具体步骤，期间各小组可以小组会议的形式进行讨论或利用网络资源促进各成员间的交流，在下一次讲座前各小组进行前阶段的汇报。采用这种分组实际演练的方法不但能促进护士对科研和循证护理理论的理解，也能结合临床实际真正地将其运用到工作中，从而提高了护士的学习积极性。在课程结束时，还能收获数个科研或循证项目，进行进一步的实践。

培训详细内容安排见表 8-10。

表 8-10　循证护理与护理科研培训项目课程安排

时间	培训内容	具体课程
2012.7	循证护理介绍	● 循证护理(EBP)基本知识及其对临床护理的重要性
		● 护理质量改进、护理科研及科研成果应用与 EBP 的关联和区别
		● EBP 的 ACE Star 模型
		● 根据大专科进行分组
2012.8	问题确立	● 选题：临床中问题确认
		● 解释 PICO 问题及实践中的问题，PICO 工具介绍
		● 案例分析：应用循证护理建立化疗病人口腔护理流程
		● 小组练习：创建 PICO 问题及实践问题，明确 EBP 问题的范围及涉及人员职责

时间	培训内容	具体课程
2012.9	证据综合	● 小组汇报：选题，每组 2～5 分钟 ● 证据类型介绍，区分科研及非科研证据 ● 证据搜索方式、策略及收集来源 ● 实例展示如何搜索证据 ● 文献阅读的建议方法：采样规模、统计、临床重要性等 ● 小组练习：证据筛选分类
2012.11	证据转译评鉴 （一）	● 小组汇报：证据综合，每组 3～5 分钟 ● EBP 工具介绍 ● 证据级别及推荐级别评价介绍：新九级、老五级、Johns Hopkins ● 科研证据类型及级别评价 ● 小组练习：阅读并评价指定的文献
2012.12	证据转译评鉴 （二）	● 小组汇报：科研证据评价，每组 5～10 分钟 ● 非科研证据类型及级别评价 ● 小组练习：阅读并评价指定的文献
2012.1	整合实践	● 小组汇报：非科研证据评价，每组 5～10 分钟 ● 案例分析：预防神经外科病人导管相关性尿路感染 ● 小组练习：总结证据，形成建议 ● 小组练习：制订实践计划，包括实践范围、技术路线、措施、时间、成本、预期成果等
2013.3	循证应用及效果评价	● 小组汇报：循证项目实施计划，每组 5～10 分钟 ● 介绍应用及效果监测：应用的方式和策略，应用中的障碍 ● 案例分析：建立并实施皮下注射抗凝剂的护理规范
2013.4	循证项目汇报	● 分组汇报：每组 10～15 分钟，项目实践成果、培训收获及建议 ● 项目评价
2013.5	科研选题确立	● 根据选题采取报名和分配相结合的方式进行分组 ● 小组练习：确定命题、文献检索方向、关键词，明确小组成员分工
2013.6	综述汇报 研究方案	● 小组汇报：综述总结讲读，每组 5～10 分钟 ● 小组间评价：综述质量、价值、项目可行性 ● 科研设计方法介绍，区分定性和定量研究，确定研究对象 ● 研究方案：文字描述、技术路线制作 ● 小组练习：形成研究方案
2013.7	标书撰写	● 标书基本格式介绍 ● 标书案例讨论
2013.8	科研项目汇报	● 分组汇报：每组 10～15 分钟，项目标书呈报、培训收获及建议 ● 项目评价：小组间评价、专家评价

四、教 学 评 价

1. 课程评价　在培训结束后采用调查问卷对学员进行课程满意度调查，详见表 8-11。

2. 目标评价　采用项目清单评价学员对培训目标的达到程度，采用自评和组长评价相结合的方式进行评价，详见表 8-12。

表 8-11　循证护理与护理科研培训项目课程评价

请在相应的栏目上打√，谢谢你的配合。

1. 通过培训，您的学习目标是否完成

　　很好完成（　　）　　　　基本完成（　　）　　　　未完成（　　）

2. 本次培训对您实际工作的指导意义

　　很大（　　）　　　　较大（　　）　　　　一般（　　）　　　不大（　　）　　　没有（　　）

3. 您对本次培训课程内容是否满意

　　很满意（　　）　　　较满意（　　）　　　一般（　　）　　　不太满意（　　）　　　很不满意（　　）

4. 您对主讲专家的讲课

　　很满意（　　）　　　较满意（　　）　　　一般（　　）　　　不太满意（　　）　　　很不满意（　　）

5. 您对本次培训课程安排

　　很满意（　　）　　　较满意（　　）　　　一般（　　）　　　不太满意（　　）　　　很不满意（　　）

6. 您对提供的资料

　　很满意（　　）　　　较满意（　　）　　　一般（　　）　　　不太满意（　　）　　　很不满意（　　）

7. 您对本次培训的总体评价是

　　很满意（　　）　　　较满意（　　）　　　一般（　　）　　　不太满意（　　）　　　很不满意（　　）

8. 您今后还会继续参加此类型培训或推荐其他同事参加吗

　　会（　　）　　　　有可能（　　）　　　　不会（　　）

9. 您的期望和建议（以上各选项中如有不太满意或很不满意的也请特别说明，以便我们今后改进，谢谢！）

表 8-12　护理科研循证委员会——循证培训项目清单

姓名＿＿＿＿＿＿＿＿＿＿＿＿＿＿＿＿＿　组别＿＿＿＿＿＿＿＿＿＿＿＿＿＿＿＿＿

项目内容	自我评估	完成时间	组长评估	完成时间	备注
循证护理概况					
阐述培训项目目的					
阐述循证护理的概念及三要素					
阐述循证护理的目的					
阐述循证护理的核心					
阐述循证护理的应用范围					
讨论循证护理与 CQI、科研及护理科研应用的区别与联系					
列出 ACE Star 模型 5 个步骤					
讨论循证护理的利弊					
问题确立					
分析循证问题的来源——问题触发					
分析循证问题的来源——知识触发					
确定循证问题应考虑的因素					

项目内容	自我评估	完成时间	组长评估	完成时间	备注
调研问题确立的背景					
使用确定工具 PICO					
讨论问题确立过程中常见问题					
阐述项目负责人的职责					
说明项目组成员招募条件及分工职责					
证据综合					
阐述证据的定义					
阐述证据分类依据及类型					
区分科研证据与非科研证据					
解释实验研究的定义及三大设计原则					
解释 Meta 分析的定义					
解释类实验研究的定义及与实验研究的区别					
解释非实验研究的定义及各种非实验研究的科研设计区别					
解释质性研究的定义及与量性研究的区别					
列出定性研究的常见方法					
解释综合集成的定义					
解释系统评价的概念					
解释系统评价与 Meta 分析、综合集成的区别与联系					
解释系统评价与综述的区别					
列出证据搜索常见中英文数据库					
列出 EBP 证据专业期刊、指南、网站					
解释内部证据的来源					
展现证据的搜索方式、检索策略					
解释关键词与主题词的区别					
解释文献阅读方法,泛读与精读的区别					
证据转译评鉴					
说明证据评价标准的选择及需考虑的因素					
解释 GRADE 分级的证据质量评价及其影响因素					
解释 GRADE 分级的推荐强度及其影响因素					
比较 GRADE 分级与新九级、新五级及 Johns Hopkins 分级的差异					
解释 Johns Hopkins 的证据强度及推荐级别					
解释随机对照试验(实验研究)的评价方法					
解释非实验研究(病例对照研究、队列研究、现况调查等)的评价方法					
解释定性研究的评价方法					

续表

项目内容	自我评估	完成时间	组长评估	完成时间	备注
解释系统评价的评价方法					
解释临床实践指南的评价方法					
解释组织经验的评价方法					
解释专家意见的评价方法					
解释个案研究的评价方法					
解释综述的评价方法					
书写有助于回答 EBP 问题的研究发现及局限性总结					
书写个人证据综合					
书写证据总结					
解释基于证据的强度及推荐级别形成推荐建议					
整合实践					
解释建议的实践性、可操作性					
制订实践计划所包含的内容及设计思路					
制订实践计划技术路线					
解释实施行动计划所需的支持及资源					
解释实施行动计划过程中的常见问题与障碍					
实施一项实践计划					
循证效果评价					
解释实施效果评价指标的确定与评估					
解释实践效果评价的动态性					
书写实践效果的总结与汇报					
解释后续步骤的界定					
解释实践效果的发布推广方法与策略					

3. 结果评价 通过本项目的培训,护士对护理科研和循证护理有了深入的理解,并能将其运用到护理实践过程中,如进行护理持续质量改进、开展循证护理项目等。

附件

教育护士自学材料
——不同的教育理论在护理教学中的指导意义

在临床护理教学实践中,大部分从事教学工作的临床护士是根据自己的经验把所知道的知识和经验教给年轻的护士,缺乏系统的教学理论指导教学实践,下面介绍与护理教育相关性较强的几种教育理论。

一、行为学习论

1. 行为学习论(behavioral learning theory) 行为学习论基于 10 世纪行为心理学而创立

起来的，简称行为论（behavioral theory）。主要理论观点有二：第一，是将学习历程解释为条件作用（或制约作用）（conditioning），所谓学习是个体处于某些条件限制（指引起反应的刺激情境）之下所产生的反应。因此，行为学习论也称刺激-反应学习论（stimulus-response learning theory）或简称刺激-反应论（stimulus-response theory）。第二，是将个体学到的行为解释为刺激与反应之间关系的连接，谓某一刺激原本不能引起个体某个固定反应，但经条件作用之后，他就会在该刺激出现时做出固定反应（如到路口见红灯便刹车即是）。斯金纳（Burrhus F. Skinner, 1904—1990）将学习定义为行为改变的过程。尽管行为学家有不同的理论模式，但观点中的共性都重视学习者行为改变，将学习定义为行为的永久改变，同时也非常强调外在环境控制将影响到学习者学到什么。在行为理论中对教育影响较大的理论为经典条件作用、操作条件作用、社会学习论。

经典的行为学习论强调了学习靠直接经验而获得，而班杜拉的社会学习论是基于个体在社会情境中可以经他人的行为而学习，它强调了行为的模范作用，学习者可以通过观察别人、模仿他周围人的行为而获得某种行为，尤其是学习者认可的人或能对他们的行为给予某种奖赏的人。个体行为为什么受他人行为影响而产生改变？班杜拉采用观察学习（observational learning）与模仿（modeling）两个概念予以说明。观察学习是指个体只以旁观者的身份，观察他人的行为表现（自己不必实地参与活动），即可获得学习。这种解释为教学中采用演示、观摩和示范教学法提供了理论依据。观察学习不仅可以通过实地观察他人行为表现方式（如说话的姿态）而学到他人的行为，也可以通过间接方法学到某种行为。例如护士在工作中观察到病人心肌梗死而引起的胸痛症状表现（直接经验），于是通过多例类似病人的观察，他便学到心肌梗死引起的胸痛病人会有什么样的感受（间接经验），通过这样临床观察积累，护士就学会如何去识别就诊病人的不同病症。社会学习论中另一个概念——即模仿，是指个体在观察学习时，向社会情境中某个人或某团体行为学习的历程。模仿的对象称为楷模，家庭中的父母与学校中的教师便是儿童模仿的楷模人物，在教育上素来重视的"以身作则"，其含义就在此。

班杜拉这一社会学习论被广泛地运用于病人教育和护理教育中，例如为改变某种健康的行为而建立起来的病人支持小组，如减肥、戒烟、戒酒、戒药，他人可以从那些成功改变行为的人那里通过观察与模仿而获得学习；在护生的临床学习中，这种理论的应用也是非常突出的，老师、有经验的护士、指导老师、带教老师往往是学生经常观察模仿的楷模，因此在临床教学中对学生潜在的楷模作用的人员要进行仔细地挑选和评价以确保指导老师和带教老师对学生的行为起到正性的影响。

2. 行为学习论对教育的指导意义　行为学习论认为所有的行为都是习得的，通过环境中外在的强化刺激因素使人们改变行为。

将行为学习论的原则应用于课堂、临床教育时，在教学中老师应当做到如下几点：①要充当权威的角色，需要计划、组织、控制良好的学习环境，在把握学习环境的同时，将知识和智慧教给学生。②控制学习环境意味着要清楚地制订促进学习所需的各种条件，如学习内容、视听辅助工具、上课时间、做练习时间、休息时间、清晰的学习目标、高效的、有计划的学习过程等。通过老师的引导、启发，用预先确定的正性强化物如奖励成功的学生、建立正性的学习氛围来管理、塑造学生的正确行为。③老师决定学生所要达到的行为、计划要达到某种行为的练习时间，因而学生的学习动力源于老师，跟随老师的指导和制订的目标进行学习。④在实施教学时,要关注环境——学习氛围对学生的影响,采用正性的强化方式,如引起班级同学的注意力、表扬做得好的学生、在书面作业上写上正性的评语、列出表现好的学生名单、指派好学生辅导差生、对学生错误的行为不予理睬等方式促进正性学习环境的形成,强化正行为。

行为学习理论对教学的另一个重要的影响是目标教学在教育中的应用,1949 年最初由美国教育学家 Tayer,根据学习心理学、学校情景和学习条件提出了书写行为目标的模式,之后布鲁姆用行为动词的使用确定了认知领域中的不同认知水平。1962 年 Mager 进一步将行为目标确定为 3 个特定的部分组成:特定的行为、表现这种行为的特定条件、怎样评价行为的具体标准。受行为主义的影响,到目前为止,教育目标仍然广泛地运用在不同的护理教育中,无论在在职教育培训、临床教学和病人教育中。有关教学目标详见第二章第二节。

二、认知学习论

1. 认知学习论(cognitive learning theory) 认知心理学将学习定义为个体对事物经由认识、辨别、理解,从而获得新知识的历程,在这过程中,个体所学到的是思维的方式,即认知心理学家所谓的认知结构。个体在学习的情景中应用其已有的认知结构认识、辨别、理解各个刺激之间的关系,增加自己的经验,从而改变(扩大或提升)自己的认知结构。因此学习的产生是内发的、主动的、整体的。认知学习论包括讯息处理学习理论(information-processing theory)和认知结构主义学习理论(cognitive structure learning theory)。

(1)讯息处理学习理论:这一理论相信人的思维和学习就像是电脑讯息处理程序,强调了人脑对信息输入、编码、存储、检索、解码和输出进行处理的学习过程。这一理论解释人类在环境中如何经由感官的察觉、注意、辨识、转换、记忆等内在的心理活动,以吸取并应用知识的历程。讯息处理理论中,记忆是一个非常复杂的信息组织系统,记忆的选择需要处理感觉资料,然后将这些资料转换为有意义的信息加以存储,信息通过记忆系统的 3 个部分来进行处理,即感官收录(sensory register)、短期记忆(short-term memory)和长期记忆(long-term memory)。感官收录从周围环境中的视听信息接受刺激,这些刺激只有部分的信息保留着做进一步的处理,然后进入短期记忆中被遗忘或进行有意义的编码;短期记忆非常短暂(几秒钟的时间),容量也有限,有些信息很快使用后,不再处理进入第三部分——长期记忆,对信息不断的复习,促进信息从短期记忆向长期记忆转换;长期记忆的容量认为是无限制的,是从短期记忆转化而来。

(2)认知结构主义理论:这一理论强调学习是发展的,它是一种以学生为中心的教育模式。学习者通过团队合作学习、结构主义学习环境发展学习内容而不是导师。在认知结构学习论中有代表性的两派理论学家:布鲁纳(Bruner, 1915—)的发现论(discovery learning)和奥苏贝尔(David P.Ausebel, 1918—)的意义学习论(meaningful learning)。

1)布鲁纳的发现学习论:这一理论特别强调学习的主动探索,认为从事象变化中发现其原理原则,才是构成学习的主要条件,故而称为发现学习论。布鲁纳的发现学习论是基于这样的前提"学习者最容易记住那些通过自己发现的概念,当它们被组合到适合他们自己背景和生活经验时的结构中时最容易记住"。直觉思维是发现学习的前奏,在学生发现答案之前,布鲁纳认为,鼓励学生根据自己的知识和经验,对问题情境先作一番直觉思维(intuitive thinking)(不按逻辑推理方式的思维)。在直觉思维时,一旦发现解决问题的线索,此直觉思维就变成了发现学习的前奏。发现学习只有在具有结构性的学习情境下才会产生,按布鲁纳的说法,结构(structure)指知识构成的基本架构,在此架构中,包括某些彼此相关联的概念。例如,一个由多个单词组成的句子,其中名词、动词、形容词、副词以至形容词或副词片语等,在句子的结构上,都被安排在适当的位置,彼此连接起来,才会表达出完整的意义。如果学生自己先具备文法结构方面的基础知识,他就可以从文章中自行发现作者所表达的意义。反之,如果教材的组织缺乏结构性,或是学生本身缺乏认知结构的基础知识,发现学习是不可能产生的。因此,布鲁纳曾列举4点,说明学习情境结构条件的重要性:①具有结构性的教材,才会使学生理解。②具有结构性的教材,才会学后长期保持,不容易遗忘。③学生从结构中学到的原理原则,将有助于以后在类似情境中产生正向的学习迁移。④从结构性知识中学到原理原则后,可以培养学生自行求知时执简御繁的能力,便于从事独立研究,以求取更高层的知识。学生在他的探索中“发现自己的错误”与“发现正确答案”对有效学习而言,是同样的重要。布鲁纳指出:在未经学生自己探索尝试之前,即将答案告诉学生的教学方式,不是囫囵吞枣半知半解,就是因知之不详而迅速遗忘。按照布鲁纳本人的说法,发现学习理论在教学应用中概括为四个优点:①学生自行发现与自行组织知识,有助于学后长期记忆。②学生主动思维的学习活动有助于智力的发展与提升。③学生从主动发现的过程中获得成就感的满足,不需靠外在赏罚去维持其动机与兴趣。④学生养成自动自发的学习习惯之后,有助于以后的独立求知与研究。但发现学习也有它的局限性,包括:①发现教学法之使用必须具备一个先决条件,就是学生必须先具备有相当的先备知识与先备技能,否则无法主动从事发现学习。在多半缺乏医学知识经验的新医学生和护生,很难使用此种方法教学。②学生在自行探索问题答案时,往往会遭遇疑难而求助教师却又得不到要领时会感到气馁,以致降低了求知的动机。③在团体中各个儿童的智力与经验有所差异,对于思想较为缓慢的儿童会造成极大精神压力,形成不利的影响。④采用发现教学时,一般采用团体讨论的方式时,团体讨论时间常常被能言善道的少数学生所占据,因此对于无能力发言的学生会无法获得学习的效益。但如教师建议采轮流发言方式,又难免对不善于说话的学生构成压力。

布鲁纳的发现学习论对护士如何去积累护理实践知识和经验具有很好的理论指导意义。在发现学习论中,老师的角色是引导者,不讲解教材,只鼓励学生主动发现知识中隐含的原则。

2) 奥苏贝尔的意义学习论:意义学习论强调有意义学习只能产生于学生已有充分的先备知识上再教他学习新的知识,换言之,只有配合学生能力与经验的教学,学生才会产生有意义的学习。学生学习新知识时的能力与经验,就代表他的认知结构,配合他的认知结构,教他新知识,就会使他产生变化。奥苏贝尔在他的著作中的一段话代表着了他的教学理论的中心理念,那就是:如果要我只用一句话说明教育心理学的要义,我认为影响学生学习的首要因素,是他的先备知识。研究并了解学生学习新知识之前具有的先备知识,配合之以设计教学,从而产生有效的学习就是教育心理学的任务。

奥苏贝尔将概念视为层次性的结构。居于结构上层者为要领概念,代表了个人对事物的整体认识;居于下层者,为附属概念,代表个人对事物特征的细部记忆。要领概念持久不忘,附属概念则多为短暂性的。按奥苏贝尔的解释要领概念就是个人的先备知识。先备知识就是个人吸收新知识的基础,也就是一般认知心理学家所指的认知结构。在学生学习新概念形成新知识时,他首先用自己既有的要领概念去核对新概念,并试图纳入自己的认知结构之内，从而同化为自己的知识。既然要领概念有吸收同化新概念的功用，那么在学习新知识之前，如果先将新知识中的主要概念提出来，使之与学生既有的要领概念(即先备知识或认知结构)相结合，将有助于学习。奥苏贝尔特别将此种结合新旧概念而利于学习的教学步骤——称之为前导组织(advance organizer)。在学习一种新知识时，学生在教师提供的前导组织引导下，尝试应用既有的先备知识，从不同的角度去吸收新知识，最后纳入他的认知结构中，成为自己的知识。根据意义学习所发展出来的教学模式则称为讲解式教学，讲解式教学时由老师将教材进行详细的规划，使之成为有系统、有组织的知识，然后条理分明地对学生讲解。概念链或概念图(concept mapping)又称为思维链(thinking mapping)和知识链(knowledge mapping)的教学策略便是奥苏贝尔理论应用具体表现之一。尤其概念链在护理教育中已经非常成功地应用于护理程序应用的教育中。

与布鲁纳发现学习相比，两者在教学目标上具有相同之处。在教学过程中，两者均重视学生学习的主动性，两者均强调学习新知识时先备知识的重要性。两者均认为学生内在的认知结构对吸收知识极为重要，而且均认为认知结构是继续不断地发生着改变。

2. 知识分类的认知心理基础　布鲁纳和奥苏贝尔的学习理论都特别强调，学生既有的认知结构是帮助他学习新知识的基础。他们两人所指的认知结构，事实上也就是讯息处理理论中所指的长期记忆的内在结构。一般人长期记忆中所储存的讯息，大致分为情节性记忆和语意性记忆两大类。情节记忆可以准备学习新的情节性知识，语意记忆可以帮助学习新的语文性知识。认知心理学家安德逊(Anderson, 1985)将语文知识分为两类：一类为有关事实性或资料性诸如人名、地名、时间、地点以及事实经过等以陈述方式表达的陈述性知识(declarative knowledge)，另一类需通过反复操作而获致结果的知识，诸如驾驶、执行的护理操作、操作机器、烹调、缝纫等程序性知识(procedural knowledge)。从认知心理学观点而言，程序性知识中的文字部分属于"知"的层面，非语文的操作部分属于"行"的层面。先由语文学习到"知"，而后由动作学习"行"，这是现代认知心理学对技能学科学的主张。

3. 认知学习论对教育指导意义　在认知学习理论中，要改变原有认知结构，学习条件将极大地影响着学生是否能进行有意义的学习，因此无论是在学校教育和继续教育中，这一观点的应用需要老师为学生提供学习的灵活性和足够的时间，让学习者将所学到的知识转化为有意义东西；老师要设计并形成符合学习者认知水平的正性的、积极的、建设性的、以目标为导向的学习氛围。例如模拟现实的情景设计，提供各种机会让学生自己去组织知识、围绕主题开展的小组讨论。

根据认知学习理论，老师需要做到如下几点：①有组织、有层次地进行授课，将学习的内容按一定的结构进行组织如原因—结果关系、时间顺序、从理论到循证、从提问题到解决问题、从熟悉到不熟悉、从概念到应用。②在开始正课之前先对上课的内容做一些简单的介绍使学生为后面学习做好准备，按照内容的层次列出大概念，然后讨论课程内容与这些概念的关系，帮助学生看到这些知识之间是如何联结和形成的。③在学习新概念前，确定学生已经理解了原先的概念，能举一些与概念相关的例子，或者让学生自己举例说明对这些概念的理解和应用，对概念之间的关系要进行阐述。④启发学生注意用口头或视觉的提示、用画图或图表来刺激对新老知识信息的想象以促进学生学习，概念链或概念图(concept mapping)就是这种类型的教学策略(详见第九章)。⑤营造恰当的学习环境，设计恰当的学习经历来帮助学生自己去发现、去组织知识，因此，以"问题为本的"教学方法就是遵循了这样的教学思想和原则下而创立的一种教学策略。

在认知学习理论中，学生需要做到如下几点：①对学习情景、自己的学习承担起责任：需要主动参与到教育和学习的过程中，在认知上与主题学习内容发生连接和相互作用，反复思考内容、建立对概念与原则的认识、完成需要的作业、参与学习活动、询问问题、寻求概念的澄清、从自己的经验中去举例说明、与老师和其他同学进行交流对话等。如果学生被动地从老师和指导材料中获得信息就会使学习无法发生。②必须去发现所获得信息的意义：要对信息采取必要的记忆、处理来重新组织、理解才能有效地进行学习，通过举例说明、描述以往的知识经验，与老师和同事分享并讨论真实生活中感受等方法来发现信息的意义。③反省或反思（reflection）：是针对信息和学习经历进行有目的内省是一种教学策略，让学生做读书笔记来促进学生的反省、表达自己的学习，以帮助学生提高、拓展学习。有关这一策略的详细阐述见第九章。

认知学习理论为老师的教学方法提供了特定的方向，其教学方法的目的是增强学生对概念认识理解，提高解决问题的能力和评判性思维。学生过去拥有的知识应受到高度的重视，是获得新知识的基础，当学生看到他拥有的知识与他所学到的新知识之间联系时，学生能感受到自己的价值和受到的尊重。当学生能够自己总结出纲要时，学习往往更加及时有效，同时也更加理解纲要之间的联系。

三、人本主义学习论

人本主义学习理论认为，人的思想和学习不是受信息处理理论的驱动，也不受外在行为刺激的驱动，而是受自我成长的驱动，这种成长使他想成为一名整体的、成熟的、全面的，有强烈的自我个性的和有决策能力的，对别人能起到正性影响的人。从人本主义哲学的角度人所表现的任何行为，既不是外在刺激引起或决定的，也不是孤立或片段的，而是发自内在、出于当事人自己感情与意愿所做的自主性与综合性的选择。他有自由和自主性，具有不断提高自己道德、精神、情感、智力上成长的能力。

1. 人本主义学习论　人本主义心理教育理论的代表为马斯洛、康布斯、罗杰斯。

（1）马斯洛人本主义学习论：马斯洛是人本主义心理学的主要创始人，他极端反对行为主义心理学者所推崇的条件作用学习理论。他曾批评行为主义的学习理论是：外铄的学习（指条件作用下的学习）。对学生来说，外铄学习是缺少个人意义的，只是对个别刺激所做的零碎反应。像这种学习，无论学到的是什么，都不是学生自己决定的，而全是老师或实验员采用以下方式加诸予他的："我要按电铃了！"或"我要开红灯了！"更重要的是"我要强化这，或强化那……在这种情形下，学习只是外铄的，只是由外在影响加给学生的一些片段的习惯与行动而已。学生所学到的，顶多学到也不过像是在他的口袋里装几把钥匙或几个铜钱而已。而学生所学的一切对他个人的心智成长毫无意义。按马斯洛的主张学习不能由外铄，只能靠内发。教师不能强制学生学习，学习的活动应由学生自己选择和决定。教师的任务只是辅导，学生本身自然就有学习的潜在能力。不过教师的辅导当与不当：辅导得当，学生会因学习而成长，辅导不当，学生反倒因辅导而萎缩。马斯洛在其所著《成长心理学》一书中，对人类的两股潜在力量进行了如下陈述：一股是防卫的力量，该股力量的内在作用因恐惧失去的安全而使个体在心理上有退缩倾向，因而使个体依恋过去，恐惧成长，担心无人支持，不求独立自主，遇事逃避现实，不敢接受挑战。另一股是进取的力量，该股力量的内在作用使个体本人趋向完善而统合的境界成长，使个体乐于面对世界，充满信心与朝气；而且，在心理上无内在冲突，能心安理得地接受内心深处的自我。这是马斯洛对人性的基本看法。综合这一看法以及前文引述他对行为主义学习理论的批评，自然会发现马斯洛的理论，在教育上有两点重要的含义：第一，他不主张用外铄的方式约束学生学习，他认为学生不需刻意教导他，他与生俱有内发的成长潜力。教师的任务不是教学生学知识，而是为学生设置良好的学习环境，让学生自由选择，自行决定，他就会学到他所需要的一切。第二，马斯洛所指的人性中的两股力量的说法，无异于对为教师与父母者的一种警告。因为，按他的说法，适当的教育固然可以使儿童心智成长，不适当的教育反倒会扼杀儿童心灵上的生机。教育的责任何其重大！

（2）康布斯人本主义学习理论：康布斯的学习理论强调"知觉"与行为的关系，人本主义心理学家康布斯等人在其所著《教师的专业教育》一书中的有这样一段文字：

"要想了解人的行为如何，必得先了解人如何，从他的观点去觉知他所处的世界。每当你根据一项'事实'去处理某人的行为时，就必须考虑到该一事实对你和他而言可能产生的不同意义。因此，事实纵然客观存在，但每个人对其产生的'知觉'可能截然不同。知觉是构成信念的基础，不同的知觉产生不同的信念。不同的人既对同一事实产生不同信念，自然对该项事实对不同的感知，也就具有不同的意义。因此，要想改变一个人的行为，是不能仅只从行为表现上去加以矫正，而必须从设法改变他的知觉和信念着手。须知，人是先有不同的信念而后才有不同的行为的。"

知觉（perception）一词，在人本心理学的概念上，与认知心理学上的用法完全不同。在认知心理学上将知觉解释为对事件认知的基础，先有知觉，而后才有认知。人本心理学家的解释则不同，他们把知觉解释为一种感受，是个人对其所知觉者产生的感受。换言之，认知心理学家所指的知觉，是理性的，是学习知识的基础。人本心理学家所指的知觉是情感的，是决定个人行为取向的基础。这一点是人本主义心理学最突出之处。正因如此，人本主义心理学的理念，才被教育上采用来作为实施情意教育的理论根据。情意教育所指是注重学生情感的发展以及态度、品德、价值观念等的培养。康布斯主张，教育的目的绝不只限于教学生知识或谋生技能，更重要的是针对学生的情意需求（affective need），使他能在知（知识）、情（情感）、意（意志或动机）三方面均衡发展，从而培养其健全人格。学生的情意需求，是指他们在情绪、情操、态度、道德以至价值判断等多方面的需求。称此等行为的学习为学生的需求，原因是此等行为关系到人与人的关系，是人在社会生活方面律己、待人、处事所需要的能力。

（3）罗杰斯人本主义学习理论：罗杰斯在教育上的主张将学生视为教育的中心，学校为学生而设，教师为学生而教，故而罗杰斯的教育主张一向被称为学生中心教育（learner-centered education）。罗杰斯认为，教师和学生是一起成长的。教师和学生一样，需要不断地在学习中获取新的意义与启示。在罗杰斯看来，教育绝不是提供学生一些事实性的知识，然后举行考试，教育是有整合目的的、不断充实的、具有生活意义的成长历程。为了达成教育目的，教师绝不能采用权威式的教育方式。真正良好的教学设计是，给予学生充分的自由，让他们自己去发现真理与智慧。真理与智慧永远是蕴藏于尚未被发现的知识背后，教师带领学生努力去挖掘探索，才是最理想的教学活动。……

在《学习的自由》一书中，罗杰斯详细解释了他所坚持的以自由为基础的自由学习（freedom to learn）的原则。概括起来有：①人皆有其天赋的学习潜力。作为教师者，必须首先认定，每个学生均各有其天赋的学习潜在能力。②教材有意义而符合学生目的者才会产生学习。教材是否有意义，不在教材本身，而是学生对教材的知觉(看法)。③在较少威胁的教育情境下才会有效学习。④主动自发全心投入的学习才会产生良好的效果，安排学生学习，不能使用逼迫方式。⑤自评学习结果可养成学生独立思维能力与创造力，无论是科学发明或是文艺创作，只有在充满自由的气氛中，才会绽放出美丽的花朵。⑥知识外重视生活能力学习以适应变动的社会。

2. 人本主义学习论对教育的指导意义 教育的目的是激励学习者发展人们的潜力，从而使他们达到自我实现。人文教育适用于任何场合的学习，是在一种尊重个人价值、自由的氛围下进行的教育。它可以指导学校学历教育、继续教育课程、在职教育项目、个人发展研讨课程。

在人本主义学习论框架下，教学中老师要做到如下几点：①营造一种促进自我发展的轻松教育环境，例如在上课前花15分钟的时间让学生与老师及其同学之间相互熟悉一下，可以让大家在一张卡片上写上自己的名字、个人信息如他最喜欢的三件东西，同时上课时佩戴身份牌，使学生相互熟悉彼此的名字。②老师的楷模作用是学生行为学习的一种具有强大影响力的学习方法，因此老师要不断地、持续地表现出人本主义所追求的行为与态度，如关爱、同情心，尊重自己、尊重他人、待人真诚。③将自己要当做学生学习的伙伴、学习的合作者，这种教育将促进老师与学生之间更平等的关系，老师在协助学生成长的过程中帮助学生认识到自己的潜力并得到进一步的成长，如表扬学生积极正性的行为，让学生描述、分享他的经验，问一些能让学生参与讨论的问题，仔细分析学生的反应和问题。④人本主义教育强调诚实、言行一致、对他人权力的尊重、有责任感，这些都是伦理道德层面的重要价值，老师尽可能的应用一切可教育的机会，让学生积极地投入到学习经历中。

在人本主义教育理论指导下，学生要对他们自己的学习负责，确定自己的学习需要、目标、教学目标、对学习进行自我评价、积极参与教学过程、承担责任、参与讨论、反思内省。

人本主义教育模式主要是学生个体化的指导或小组讨论，讨论的病例可以由老师或学生共同制订、共同学习。老师与学生共同制订学习合约，为学生提供了制订自己的学习目标的机会，学生可以按自己的学习进度学习，老师进行开放式的教学活动，让学生自己寻找信息、做决策、解决问题，达到自己的目标而不是要求的目标。人本主义学习论非常适合社会科学、人文科学、人际沟通技巧、人际交往技巧方面的培训，适合于提高解决问题和认识不同观点的课程学习，也适用于各种正式或非正式的情景教育。

四、成人学习理论

1. 成人学习理论(adult-learning theory) 在第二章中我们已经阐述了成人教育一些原则，对于成人教育理论有不同的学派，这里我们将做进一步的阐述。成人教育是相对于儿童教育学而命名的，1980年，Knowles将成人教育学定义为"帮助成人学习的科学与艺术"。从心理角度分析，成人已有了自我意识感，并对自己的生活能够自我把握和负责，当成人学习者如果能应用他的生活经验合并到学习新的知识来解决实际生活问题时，学习是最有效的。成人学习动力比青年人学习动力更为充足，更围绕问题为中心进行学习。成人不断增加的自我指导能力和生活经验为他本人和他人的学习提供了丰富的资源，成人是否愿意接受教育取决于学习是否与生活中的问题和要完成的工作任务有关，因此他们的学习动力是来自内在的。1994年Jackson和Caffarella概括出了成人学习者以下5种特征：①成人具有丰富的不同生活经历,这与儿童有很大的差别;②成人有自己偏爱的学习类型;③成人更喜欢参与到学习过程中去;④成人喜欢在学习过程中相互支持、相互联系;⑤成人的学习因要承担社会和生活的责任而受到影响。

2. 成人学习理论对教学的指导意义 成人害怕失败,在成人教学中教师必须创造轻松、信任、相互尊重的氛围以促进学生的赋能,激发学生的学习动力,挖掘他们的潜能。教师的角色是指导、协调、帮助成人学习,需要改变基于儿童教育理论的教育方法以符合成人学习者的特征和需要。在成人教学中,尽管老师仍需要对教学内容负责,但与成人学习建立一种合作性学习和民主式的解决问题程序更为关键。作为专家,老师要制订一些更可能对临床实践有指导作用的教育活动,使学员将所学的知识能及时地转化到实践中,同时教学活动要能激励、鼓励学员反思或反省过去和现在的经验,并按照学员需要进行安排,学员的需要是学习过程中关注的重点,只有这样才能使学习的效率最大化。下面就成人学习者的特征探讨对老师的指导作用。

(1)成人不同于儿童学员,要求被当成一个成熟的个体来看待:针对这一特征,老师要做到如下几点:①尊重、珍爱学生感情和思想,与学生和睦相处,尊重、鼓励不同的观点和理解,避免自我防卫和独断性。②让学员参与到学习需要的评估、项目计划、实施与评价中去。③避免贬低学员,把他们当成孩子来看待,尽可能地少用不必要纪律。

(2)成人有多种责任:通常已婚,对孩子、配偶、家庭、职业、公民负有责任,因此他们非常珍惜时间。针对这一特征老师要做到如下几点:①让成人对他们的学习承担一定的责任,让他们主动参与教学过程中每个阶段的决策,尽可能地提供机会让成人自己决定学什么?怎样学?什么时候学习?学习是否有效?②尊重学员的时间,不要将时间浪费在一些无关的、重复的、无效的学习中,尽可能早地事先让他们知道课程的目标、时间安排、要求,使他们能合理地安排好时间。③在学习方式上提供最大可能的灵活性,选择对学员最方便的学习活动、时间、地点。如提供替代方式让学员可以在家或工作场所学习,使他们能够兼顾学习、家庭和工作。④要意识到成人学员同时承担着多种责任,这样会影响他们学习的预备性和参与学习的质量,财政、婚姻和孩子照顾上的问题都会干扰他们学习表现。

(3)成人有多种生活和工作经验:成人学员有大量的学习和生活经验,他们很在意自己的和他人的经验。针对这一特征,老师要做到如下几点:①以某种方式(正规的课前考试或问卷或者非正式的提问)了解学员背景,包括知识、技术、态度和过去经历。即使是很短的一堂教学培训,也要了解学员背景与当前教学项目是否相关。②根据学员过去经验和当前学习能力评估调整课程内容与教学活动,避免对已经掌握内容的重复,将精力集中于需要学习的领域。③采用如小组讨论、角色扮演、护理查房等教学方法应用学员的经验,并通过这样的教学丰富他们的经验。帮助学员反思临床实践工作,并总结和概括学到的原则。

(4)成人比年轻学员缺乏灵活性:成人学员有自己多年来形成的固有的习惯、态度、观点,对不同于他们的习惯、观点、方法会采取抵制、摒弃的态度。针对这一特征,老师要做到如下几点:①在计划和进行教学活动时保持开放的思想,灵活地调整;不要独断,强调护理实践中确实存在某种不明确的地方,对某些情境处理"没有正确的答案"和"正确的做法"。②要帮助学员将新的概念、思想、方法结合到过去的信念与实践中,避免直接质疑他们思想和习惯,努力培养学员开放的思想,接受新的、不同的观点与方法。

(5)成人可能有过一些负性的学习体验:这些负性体验让他们有一种无用感、害怕失败,对自己缺乏信心。针对这一特征,老师要做到如下几点:①对他们的学习要不断地给予正性的强化,确保对学员行为的反馈是有益的、建设性的而不是贬低性的。②避免将学员置于失败或无用感的状态,创建积极、正性放松的学习氛围,让学员感到自己是被支持的;老师不判断学生,信任、尊重学生,提供符合学员实际情况的学习活动,不说对学员讽刺、贬低的话,避免让学员感到尴尬,恰当地使用黑色幽默。③信任学员,相信学员具有获得必要知识和技术的能力。④公开地承认老师和学员在这个学习过程中是共同的学员,当学员教了老师一些经验时公开地说出来。⑤如果学员需要使用教育媒体,应对如何操作使用设备和学习材料提供清晰的、全面的指导,避免让学员感到自己无用或过多地依赖于老师。

(6) 成人是自愿的学习者:成人通常因个人和专业发展的需要自愿地进行某种学习,坐着听同一堂课学员,每个人的动机是不同的,有的为了要提升自己的知识和技术,有的为了要换工作,有的为了职业上的提升,有的则希望从繁忙工作中休息一下,有的则是想换换环境等。针对这一特征,老师要做到如下几点:①花一些时间评估学员参与这一教学活动的特定动机,确定学员为什么而来学,将怎样应用他所学的东西。②作为自愿学习者,要认识到当学习过程不能满足他们需要时,他们会站出来维护他的权力;如果学习让他们感到乏味、受到逼迫,他们会毫不留情地离开学习。因此要关注到学员不满意的行为表现。

(7) 成人是以问题为中心的学习:成人的学习围绕问题,他们学习是为了将所学到的知识能立刻应用到当前工作中去解决问题。针对这一特征,老师要做到如下几点:①认识到学员在工作中遇到的问题是学员不断追求学习的强有力的、持续的动力;努力确定和首先满足学员最首要的学习需要。将学习内容重点放到学员能够立即应用到工作任务中去的最核心的内容。②以问题为中心的方式来组织内容,将学习内容与应对当前或即将遇到的临床情境联系起来。③尽可能地安排学员应当首先知道的知识技术的教学活动,避免把所有的东西一次性教给学员,这样反而令最重要的、与临床密切相关的知识没来得及阐述。

(8) 成人是有丰富知识的学员:当学员感受到老师将他当成具有丰富知识的同事,感受到老师把自己当成与学员有类似弱点时,成人学习得最好。针对这一特征,老师要做到如下几点:①在与学员交流时自然大方、不做作,避免以为自己是"什么都懂的专家",承认自己会犯错误、对某些东西不能确定或缺乏理解;避免让学员感到你总是有正确答案。②不要太严肃,有时自嘲一下。③当学员需要你的支持时,要在场,避免过度地承担,尽可能地允许学员自由地尝试解决问题并从错误中学习。④公开地承认和珍惜学员具有的知识和技术。

(9) 不同年龄的成人在学习过程中需要不同的支持:一些比较年长的成人比他们年轻的同伴学习起来可能要慢些,一些成人可能有视觉和听觉上的缺陷,一些学员对于环境的舒适很重要。针对这一特征,老师要做到如下几点:①提供适合成人的学习环境,关注位置安排的舒适度,恰当的通风、光线、室温、湿度、音响和教学媒体可视度等细节。②与学员核实所有的学员都能听到和看到教学视频,有必要的话用麦克风。③安排教学活动之间的休息和短暂停止,使学员能恢复一下体力和精神上的疲乏。有可能的话将比较有挑战刺激的内容放在一天中的早些时候,将参与性教学活动放在午后和一天中的晚些时候。

护理是一门人文学科,又是一门经验学科,作为一名护士不仅要学习掌握很多的专业名字、概念、原则和理论,同时要学会将理论应用于临床实践中,在实践中不断地积累知识和经验。护士不仅要掌握学习自然学科的知识,同时又要掌握人文学科知识和技能如沟通技能、人际交往技能和解决问题的能力。因此,护理教育必然要应用多种教学理论和方法以培养护士的多种能力,作为从事在职护理教育和临床教学的老师了解这些学习理论很重要,很难说,护理教育用哪一种教学理论更好,由于护理学科的独特性,不同的教学目标、不同的教学情境和条件、不同的学生需要我们老师灵活地运用不同教学理论指导下的教学策略和技巧,才能促进护士的成长,达到有效的教学。无论是行为学习论、认知学习论、人本主义学习论还是成人学习论,它们都将贯穿在整体护理教育实践中,尤其是临床护士的在职教育和护生的临床实践教育,不管你意识到还是没有意识到,在不同的情况下指导着护理教学实践,学习掌握这些理论核心内涵对做好我们的教学工作必将产生积极的指导作用。

第九章

在职培训方法

本书第二章介绍了不同教学方法的适用范围和应用时的注意事项。本章将介绍几种以临床能力培养为目标、学员参与程度较高并已在医院行之有效的教学方法。

第一节　日　志　法

日志法(journaling)是一种书面教学和评估方法,书写日志为学员提供了描述临床事件和临床经历并进行反思的机会。近几年来,日志法在美国受到护理教育者的关注,将这种教学方法应用于护理课堂教学和护士的在职培训中。如美国 Gaye Kyle 将匿名反思日志法应用于伦理课程的课堂教学,让学生对临床真实案例进行描述、反思,与同学分享、讨论,将伦理概念与临床情境结合起来,通过实际应用分析,达到对抽象伦理概念和原则的认识。

一、日志法在护士在职培训中的作用

国内外文献显示,日志法的应用有助于护士人文关怀能力的培养,有助于提高护士对临终关怀护理的体验和认识;可促进实习生和新护士在临床带教过程中与老师的交流,帮助新毕业护士从学生到护士的角色转换;促进护士临床经验的积累,提高临床护理能力;也能提高护士对负性事件压力的应对能力。概括起来,将日志法应用于护士在职培训中具有以下的作用:①帮助护士将临床上看似杂乱的、毫不相关的信息通过书面的整理形成一种认识和理解,从中找出内在含义形成一种有意义的学习。②帮助护士将课堂理论与临床实践相结合,提高护士的评判性思维能力。③帮助护士改善写作水平,一方面有助于提高护理文书的书写质量,另一方面有助于提高护士的交流能力。④帮助护士提升对护理职业价值的认同感,促进护士对护理专业社会责任内涵的理解。⑤帮助护士认识护理专业角色的作用,通过一个印象深刻的临床事件描述分析为护士提供一个重新审查自己判断的机会,进一步理解所经历事件的内涵。⑥促进护士情感领域的发展,帮助护士获得换位思考的体验,逐步学会站在病人的角度去理解病人。⑦通过日志的书写使护士更深刻地理解自己的文化背景,促进道德和品格的发展。⑧帮助护士在不良的临床事件和人生经历中得到自我调整,帮助护士保持健康的心智。

二、日志法在护士在职培训中的应用

日志法的应用方式主要有以下几种:①行为叙述日志法,如护士描述她所经历的临床事件。②自由式日志法,护士可以写她自己认为有价值的东西,大多为描述性的阐述,没有太多地审查与护理理论之间的联系,这为护士提供了一种自我表达和自我治疗的方法。③反思性日志法,要求学员对发生的事件进行反思性地思考,这种方法能促进学生理解、综合各种概念,促进评判性思维的发展。本节将重点介绍反思性日志法在护士在职培训中的应用。

1. 反思的定义 著名教育哲学家杜威(Dewey)将"反思"概括为一种特殊的探究性思维活动,认为反思起源于主体在活动情境过程中所产生的怀疑或困惑,是引发有目的的探究行为和解决情境问题的有效手段。反思不仅仅回忆或回顾已有的心理活动,而且要找出其中的问题以及答案。

2. 反思的层次和步骤 反思的过程如图 9-1 所示,包括描述、感受、评价、分析、总结和行动计划 6 个步骤。描述指对事件进行详细的客观的叙述,突出各个细节;感受指反思者记录事件发生当时的心理反应;评价指反思者在事件后对事件的处理过程的看法,重新考虑事件当时的决策是否恰当;分析指在评价的基础上找出成功或失败的原因;总结指得出结论,为以后的类似情景提供指导;行动计划指根据总结得出的经验,制订新的计划。然后将计划实施到类似情景中进入下一个循环。

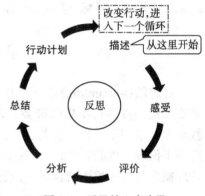

图9-1 反思的六个步骤

3. 反思日志的书写框架 反思日志一般要求护士将自己在一段时间内亲身经历的某一事件或特殊情况、事件的有关背景、特别是自己在事件中的处理方法、临床实践中的体会和感受记录下来,分析事件中问题的重点。寻找工作中的优点和不足,并提出改进意见等。然后交给经验丰富的临床护理教师评阅分析,必要时可进行小组交流,资源共享。因此,在书写反思日志时老师可以根据具体的情况给出书写指导框架,一般应包括以下几个方面:①描述发生的事件或看过的文献;②描述反思,对事件进行解释和提供证据;③对话反思,与自己对话,对事件产生的可能原因进行分析、探究;④刚性反思,给出所做决策的理由。表 9-1 和示例 9-1 将进一步说明反思日记的书写框架。

表9-1 反思日志书写框架

想一想你遇到的一个经历,在你的叙述中回答下列问题:

1. 我做出了恰当的反应吗? 我应当做出怎样的反应?

2. 我的行为后果是什么? 谁将会受到影响?

3. 我为什么会做出这样的反应? 当时我在想什么?

4. 如果同样的事情再次发生,我应当做出怎样的不同反应?

5. 我在努力达到什么样的结果?

6. 我是出于冲动还是基于循证在做事?

7. 当事情发生当时,我当时有什么样的感觉,当结束时,我的感觉有无差异?

示例9-1

一位新毕业护士的反思日志

今天我接生了第一个小宝宝——完全是我一个人完成的！当我去检查母亲时，她的羊水已经破了，我当时真的害怕极了，宝宝已经快出来了。我赶紧打开了"紧急产包"，事情来得这么突然，以至于我把包都打反了。我赶紧拿了无菌方巾把宝宝接住！这是一位第2次生产的母亲，而我是第一次在没有任何帮助下接生宝宝，这位母亲对我的指导多于我给她的指导。她告诉我做得很棒。当时，我简直说不出话来，我只看到宝宝出来了，只有我在场，没有医生……反省这一事件，我当时赶紧打开了"紧急产包"是做得对的，但下次我应该先戴上无菌手套，然后去打开无菌包，看到母亲和孩子平安我真的很开心，这是一个非常令人鼓舞的经历。

4. 反思日志在培养护士评判性思维能力中的应用　采用反思日志对临床遇到的工作情景进行分析性地描述能促进护士评判性思维和解决问题能力的提升，通过分享经验，有利于护士临床能力的提升。对教育者和管理者来说，通过阅读护士的反思日志可了解该护士的思维能力和处理问题的能力以及存在的不足之处，从而更准确地评估临床护士临床能力和学习需求。示例9-2是一位护理单元教育护士书写的反思日志，日志中体现了她的评判性思维能力。

示例9-2

回顾过去一年中印象深刻的临床事件，真实地描述事件、判断和处理问题的过程以及处理过程中的感受、想法。书写指导框架：①遇到什么临床情况？②面对这样的情景，当时的感受和判断是什么？采取了哪些措施和方法？③结果如何？④如何应对类似的情况？⑤始终用第一人称"我"来描述。字数600字以上。

护理单元教育护士反思日志
——源于心胸外科教育护士

心胸外科08-1床病人是一位70多岁的老奶奶，因贲门癌收治入院。术前因消化道出血进行输血治疗。主管医生认为出血是因为肿瘤引起，故请消化内科和普外科会诊后，为病人实施了贲门癌根治术。术后第一天又因突发膈疝急诊行膈疝修补术后入住ICU。ICU监护3天后返回本护理单元重症监护病房，又因多次出现便血，给予止血、输血等治疗。

因为我从未管过此病人，只从每日交班中了解病情。随后又了解到这位老奶奶又连续发生间歇性发热，T 39℃以上，每日体温升高时都是遵医嘱予消炎痛栓1枚塞肛、血培养及更换抗生素。待病人病情稍稳定后，其转入8号病房。

记得那天是星期日，这位老奶奶第一次由我管。一早，我就去评估，询问了一下："老奶奶，你每天发烧大概在什么时候？"家属告诉我大约在下午1点过后。接着，我听了一下呼吸音——清，肺叩打咳白色黏痰少；查看切口——愈合好；然后再查看了一下右颈内深静脉置管，问家属："这根管子是不是手术带出来的？"家属说是的。最后我再仔细地查看了局部敷料——干洁,穿刺点的情况——无红肿,然后算了一算,噢,这根管子已经有15天了。离开病房前,与家属交代了一下,如果下午再出现发热马上通知我。下午1点过后,家属又来叫我,T 39.8℃,令人震撼的体温!如果病人再这么持续地发烧下去,病人的病情将更加严重。我没有联系值班医生,而是马上打电话给主管医生,告知今日病情,并说了自己的想法——我认为发热的原因很有可能是深静脉置管时间太长引起,建议拔除这根管子并做管尖培养。主管医生同意我的做法。于是我遵医嘱给予消炎痛栓半枚塞肛,st!先把体温降下来,然后拔了管子并做了管尖培养。拔管第二天,病人上午T 37.3℃,下午T 37.5℃;第三天平均T 36.9℃;第五天,管尖培养是100%表皮葡萄球菌。第六天,病人复查CXR、CBC正常,予出院。

从这一个案例中,我的判断应该说是正确的。看着老奶奶康复出院,我心里有一种幸福感。每当看着我护理过的病人开开心心地出院,别提我的心情有多爽。希望我的经验积累能为更多的病人和护生服务。

5. 反思日志在护士人文关怀能力培养中的应用　对于进入临床实习的护生确立对护理核心价值观——"关爱"的认识以及对护理专业价值的认识非常重要,因此,医院护理教育部在学生进入临床岗前培训时就开始了人文关怀能力的培养,首先对人文关怀理论和重要性进行讲座,使护生对护理人文关怀相关概念有一理性认识,到临床实习3个月后要求护生写一份关怀日志,以后每年书写一篇关怀日志,用自己的眼睛从关怀角度去观察、分析临床情景,并进行小组分享。

人文关怀反思日志的书写框架和评价标准:①目标:认识人文关怀核心价值在护士实践中的重要性,学会将这一概念运用于护理实践,更好地服务于病人。②标准:概括南丁格尔生平读后感;查阅中外文献,谈谈你对关护概念的理解;列举发生在你身上或是身边的与关护相关的例子,可以是正面的,也可以是反面的(概括有关的场景,请用对话的方法描述具体的情景);用新学的关护概念分析该案例;总结通过相关文献查阅及案例分析,谈谈对你今后护理实践的帮助;描述你对这种案例学习方法的认识(喜欢程度、对你实际能力提高的帮助程度、对临床工作的指导意义)。③书写要求:共1500字;要有2篇以上参考文献,参考文献书写格式参照中华护理杂志;用A4纸5号字,宋体打印(请保留Word文档交带教老师)。示例9-3是一位新护士的人文关怀反思日志。

示例9-3

人文关怀反思日志

我是在异国他乡读的南丁格尔日志。那一日,我站在比利时的海边,遥望大海那边的英国,思绪中不禁浮起了那一位已经激励了我很久的伟大女性的名字——南丁格尔。

高贵的出身并没能阻止她向低下的平民伸出双手;华美的衣饰留不住她聪颖、富有活力的躯体;富丽堂皇的居所容不下她那颗拥有大爱的心。她是一名拥有极大爱心与奉献心的女性,将自己的一生奉献于人类的服务。最终实现了她那个埋藏在她心中已久的心愿——成为一名护士。

正如许多伟人所经历的那样,来自各方面的逼迫、压力降临到了这位女性瘦弱的身躯上：父母亲友的不理解与反对；社会大众的质疑和奚落；军官和医生们的轻视与不屑；护理同行之间的嫉妒与纷争……或许这些她都已经看轻，物质上的极度贫乏和工作环境的巨大艰苦都没有把她吓走，她都一一地承受了下来。她说她这一生注定漂泊。不错，肉体上的确居无定所，与心中的爱情也是擦肩而过，她的大部分时间都奔走在肮脏的病房间。然而，我相信她的心中还是感到极其满足的，因为服务于人类是她喜乐的源泉。在她的不懈努力与坚持下，士兵高达 40% 的死亡率降低到了 20%。生命的奇迹使得人们不得不改变原先对护士的糟糕印象，"提灯女神"的美丽称呼更是显示出了士兵们对她、对她胸怀中那颗溢满大爱之心的崇高敬意。鲜花、掌声、赞美她都轻看，因为谦卑；一生的孤苦她也不介意，因为甘心乐意。她犹如黑夜里的领舞者，绚烂的舞姿照亮了她所站立的舞台；又似世上的盐，调和了百味；恰似挂在山上的明灯，照亮了前行之人的夜路；她就是这样一位女性，以自己毕生的精力点亮了一个时代。

南丁格尔女士逝去已久，但她的事迹却激励着一代又一代的医护人员，从她的身上，我们可以看到"关护"精髓的所在。"关护"从表面看来，乃是关心、照顾。我常想，照顾性的护理比较容易做到，而关心式的护理却不易。因为它不止需要在身体上为他人劳力，更是在心理层面上要付出，而这也是符合了现代护理学的观点：随着现代医学的发展，生物医学模式已经转变为生物-心理-社会医学模式，随之护理模式也发生了改变，新的护理模式要求护士对病人实施全方位的心身护理，再不是简单地以打针、吃药、输液为主的技能性的护理模式。因此，在我眼中，"关护"是护士在为病人做好最基本的技能操作的同时，更能尽量兼顾其精神社会方面的需求，能更多地设身处地站在病人的角度看待问题，体现人道主义之爱；能从多方面考虑，为病人创造一个良好的休整环境，使其在身体和心灵上都逐渐得到康复与强健。这方面，护理先驱南丁格尔已为我们做出了表率，她不仅减轻了病人身体上的痛苦，更是想方设法满足病人心理的需求：为他们汇款、买书、带来暖心的问候……

对此，我愿以自己为数不多的实习经历来做进一步阐述。在比利时实习期间，和很多老年人打交道。Johan 是我的学校老师，每周固定来看我一次，有时会和我一起工作。

——Johan：今天你的任务是为 Elizabeth 洗澡，这里是她的基本资料，都是荷兰语，我翻译给你听。

—— 我：好的。

——Johan：她今年 96 岁，是个很好的女士；她的丈夫去世了，她有很多儿孙，她最喜欢的是她的大孙子，那是她的甜心，她也很喜欢和人分享她的家庭照片……她的眼睛有问题，经常流泪；她喜欢用古龙水，上厕所时喜欢在膝盖上盖点东西，洗好后喜欢在身上擦点润肤乳……

—— 我：嗯嗯，好的。

——Johan：这里有一张她的评估表。你能算算她的评分等级吗？

—— 我：她应该是属于最低一级的，也就是几乎全部都需要别人的支持。

——Johan：是的，从这张表我们也能估算出她每月要付给这里的钱。

—— 我：非常贵，但她能在这里得到更好的照顾。

——Johan：是的，你准备好了吗？

—— 我：是的，现在可以去帮她洗澡了。

这段对话后，我和Johan一起给这位老人洗了澡，期间按着我所知道的信息，一一为老人做着。特别是当她坐在厕所里，我把一条小毛毯盖在她膝盖上时，她显得尤为高兴，她不懂英语，只一个劲地朝我微笑。事后Johan给了我很高的评价。

这件事引发了我很多的思考。因为看到那份文件里面竟包括了这么多关于病人生活细节、心理社会支持的内容。我不得不对这里的护士们表示敬意，这么多的资料的收集也是一个不小的挑战，何况还要在平时的生活中加以运用。这就对我们护士的综合素质提出了很高的要求，在日常护理过程中，不仅仅是机械地做好必要的技能护理，更要在自己力所能及的范围内，最大限度地为病人提供软性的支持，如：刚进门的一声问候、真诚的嘘寒问暖、适当的肢体帮助、脸上温和的笑颜……都是一滴滴落入病人心田的春雨。以我们的面部表情为例，虽然不要求每天都笑靥如花，但至少尽量让病人感受到我们对他的尊重。在这里实习，彼此语言不通，所以更多的时候，我都是通过微笑来表达善意，同时，微笑是一种"世界通用性语言"，是一种高水准的服务。护理工作中，面带微笑地迎接病人是进行护患沟通的第一步，它可以大大地缩短护患间的距离，从而减少护患间的压力。另外，语言交流也是关护的一种体现。语言是护士与病人进行信息传递和思想情感交流的重要手段，语言交流在护士与病人沟通中对加速疾病的转归起着重要的作用。在这里，我的确能感受到护士们在语言沟通方面做出的努力，相应的，这里的病人绝大多数都非常友善，哪怕是护士抽血抽了3次未成功，病人都不会表示出厌恶的情绪。我想，除了比利时本身整体人口素质较高外，"关护"理念也是起了极大的作用的。

在这里的实习接近尾声，即将面临正式的工作。在这里的学习也或多或少地改变了我原先对护理工作的认识，也更加深刻地理解了"关护"的概念。这段为病人洗澡、端屎、换尿布的经历告诉我爱心、谦卑、理解与真诚在我们日常护理工作乃至生活中的重要性绝不亚于高超的医疗护理技能。而且，进一步理解了"关护"概念之后，有助于自己能更加踏实地做好每一次的护理，更重视与病人乃至他人的沟通，有利于临床实践的开展。另外，通过这次的书写总结，我发现以前那些散落在我脑海各个角落里的思绪现在能较为系统的集中起来。换句话说，借着这样的一次案例学习，我能更清楚、更愿意地从"关护"角度来看待问题；也更愿意去思考如何做得更好，更愿意去看事物背后所蕴藏的意义。亦盼望自己能在以后的护理实践中踏踏实实地践行那一位长眠于纽约东北部撒拉纳克湖畔一位名不见经传的特鲁多医生的铭言：**有时去治愈、常常去帮助、总是去安慰。**

参考文献

[1]刘丽华. 浅析现代护理模式的护患沟通在护理实践中的应用[J]. 中国实用医刊, 2012, 39(10): 115.

[2]谢康秀. 护患沟通在临床护理工作中的应用[J]. 西南军医, 2008, 10(5): 175.

[3]陈丽. 新型医患关系在医疗实际中的应用[J]. 护理研究杂志, 2006, 20: 635-637.

经过几年的实践，对这种反思日志的效果进行了调查反馈，结果显示反思日志能良好地促进了护士对过去工作的反思，提高对护理人文关护重要性的认识，提高人文关怀理论的认识，激发护士主动思考的意识，促进对护理专业内涵理解，正性地影响了护士专业思想的稳定性；促进护患沟通技能的提高；提高了对护理关护理论的认识。同时护士也非常喜欢这种教学方法。有的护士对"请具体描述对这种学习方法最大的感触"这一开放性问题的具体描述有：这种方法帮助我学会了用文字去反思工作中的点点滴滴；对护患关系有了更深的认识；认识到护理工作不仅要有丰富的理论和专业的技能，更要从病人内心需求出发，常与病人沟通，设身处地地为病人着想，做到真正关心病人；护理同行之间应该多相互交流，使大家对护理工作达成和谐、统一、正性的认识；这种方法不仅帮助我总结了实习生活，巩固了理论和实践，对护理工作也有了一个更正确的认识；学会了换位思考，主动思考，锻炼了主动学习的能力，通过这样反思，进一步认识到护理工作的价值所在；这种学习方法很新颖，通过应用这种学习方法，真正理解了关护的含义，将专业护理与人性化的思想结合，实施关护，提升护理工作的价值；从平常的工作中看到了朴实的美，体会到用爱交流，用心关怀所带来的感动和快乐；促进了对整体护理认识的提高；这种学习方法能让我们更加注意工作中关护的案例或自身体会，对关护能认识得更多、更具体、更真切；病房感人的关怀事迹是激励我持续工作下去的动力；对医院的关护行为有了更深的了解等。从对关怀日志应用效果的反馈中可以看到，反思日志法有利于培养护士在关护和责任等情感领域的能力，值得推广应用。

6. 反思日志的态度要求　反思日志虽然可以应用于不同的护理教育中，但要使反思日志达到有效的教学效果，无论是学生还是老师都要认真地对待，在书写反思日志时要求护士有意愿从过去的经验中学习、愿意改变、愿意花时间反思、愿意分享与讨论；在书写与交流的过程中需要保持开放与诚实；最后在讨论总结的基础上需要做出改变计划。这样才能使反思日志的运用达到期望的效果。

第二节　个案分析法

个案分析是呈现临床真实病人的病史和按时间演变的临床表现，通过分析真实案例中所采取的干预措施和处理结果，使学习者学到某种经验与体会。当呈现个案时，要求学习者应用解决问题的技巧来回答所发生的临床问题。在这里我们将介绍 3 种不同的个案分析法——系统个案分析法、以问题为本的个案法、情景个案分析法，每一种方法有其特定的教育目的和意义。

一、系统个案分析法

系统个案分析法是对真实的案例进行深层次的分析，使学员能从真实的案例中学习理论知识和解决临床问题的实际方法。在准备个案分析的过程中，学习者需要系统地收集病人生理、心理、精神、文化、社会等方面的资料、绘制病理生理概念图、结合临床资料，为病人拟订照护计划。根据个案分析的要求和格式，可让学习者以 3～5 人为一组的小组形式或个体形式，收集病人资料、完成书面材料的书写、在课堂里进行个案的汇报。汇报后，老师再对个案进行分析概况和总结。系统个案分析法的优点有：①有效巩固理论知识，培养护生和护士理论与临床想结合的能力；②培养护士的评判性思维；③激发护士的主观能动性、创造力和丰富的想象力；④培养护士的团队合作能力、书写能力、演讲能力、电脑应用能力等多种综合能力。

1. 系统个案分析法的实施步骤　为了最好地发挥个案分析法的教学效果，在实施个案分析法一般按照以下 3 个步骤进行：

第一步，集中培训：工作 3～5 年的护士需参加"如何做个案分析"的必修课程，课程涉及个案分析的理论、内容、格式、案例等。

第二步，导师指导：护士进行分组，每组2~4人，每组由1名护理单元教育护士作为指导老师。对指导老师的要求是充分了解个案分析的目的、格式、内容及涉及的理论知识；掌握所分析的疾病与病人的有关资料；用启发性的方法引导所有的护士进行讨论，鼓励护士及在座的同行们进行讨论，把握方向，帮助护士进行评判性思维；个案汇报后总结个案分析并补充重点及临床上一些关键的资料和护理的新进展；根据个案分析内容拟定测验题，通过测验让护士掌握此次个案分析的重点部分。

第三步，个案汇报：个案汇报分书面汇报和口头汇报，书面汇报要求以学术文章的格式书写、文理通顺，具有良好的逻辑性，所引用的理论要有出处，有据可查。口头汇报要求采用多媒体进行汇报，一般在30分钟内汇报完毕。汇报时结合情景分析，小组讨论。

2. 系统个案分析的内容　个案分析的内容主要包括对病人进行系统的护理评估、绘制病理生理概念图、介绍疾病的诊疗过程、收集病人临床资料、运用疾病相关知识结合临床资料为病人拟订照护计划（表9-2）。

表9-2　个案分析的内容

疾病介绍	疾病的定义、流行病学等
护理评估	1. 病人资料：一般资料、过去史、家族史、过敏史、现病史
	2. 社会心理发展评估 *
	3. 按 Gordon 11 种功能性健康型态进行系统评估 *
疾病相关知识	1. 病因
（结合病人临床资料）	2. 病理生理
	3. 临床表现
	4. 实验室资料
	5. 诊断、预后
	6. 预防
	7. 治疗
	8. 常见并发症
	9. 结合病人情况绘制病理生理图 *
护理计划 *	1. 护理诊断（说明诊断线索及原因分析）
	2. 护理目标
	3. 护理措施
主要药物	药物的功能、用法、不良反应等
参考资料	

在表9-2所列的内容中，社会心理发展、Gordon 11种功能性健康型态、病理生理图和护理计划几方面（即"*"所标示出的项目）是个案分析中的难点，下面从这几个方面进行进一步的介绍。

（1）社会心理发展评估：病人的社会心理发展状况影响病人对疾病的看法、就医和康复依从性。护士可以用爱瑞克森（Erikson）的社会心理不同发展阶段的特点，结合病人本身情况来判断分析病人的心理状况和就医行为，从而能够指导护士如何与病人交流、实施心理护理和采取有效的措施帮助病人做出医疗决策。

爱瑞克森心理学理论强调了文化及社会环境在人格或情感发展中的重要作用,把人的一生分为 8 个阶段,每个阶段都有人生发展的任务要完成,而且所有人都要经历这些阶段,顺序固定,不能颠倒。每个发展阶段都有一个的中心问题或危机,这些矛盾冲突即是健康人格的形成和发展过程中所必须遇到的社会对个体的要求或挑战。爱瑞克森采用两个相反的词汇来陈述每个阶段的发展任务。成功地解决每一个发展阶段的中心问题,或至少减轻这些压力,就可健康地进入下一阶段。各阶段特点及护理要点见表 9-3。

表 9-3　爱瑞克森心理社会发展各阶段

分期	特点	护理要点
第一期: 婴儿期 (0~18个月)	信任对不信任: 与照顾者(父母)建立信任感,学习爱与被爱	● 应注意及时满足婴儿的各种需求 ● 让他们有安全感和爱 ● 鼓励家长参与护理活动,促进情感联系
第二期: 幼儿期 (18个月~3岁)	自主对羞愧或疑虑: 形成自我控制和自信感	● 为幼儿提供自己做决定的机会并对其能力加以表扬 ● 鼓励幼儿进行力所能及的自理活动
第三期: 学龄前期 (3~6岁)	主动对内疚: 发展主动性和自主感	● 给予更多的自由和机会去创造和实践 ● 耐心回答孩子提出的各种问题 ● 接受孩子的合理要求,倾听他们的感受
第四期: 学龄期 (6~12岁)	勤奋对自卑: 学会与他人竞争、合作、守规则	● 帮助儿童在住院期间继续完成学习任务和保持力所能及的业余爱好 ● 帮助儿童适应医院的限制性环境 ● 可允许儿童适当参与治疗或护理过程
第五期: 青少年期 (12~18岁)	自我认同对角色紊乱: 建立自我认同感,尝试多种角色并获得认可	● 多创造机会让他们参与讨论所关心的问题,谈论感受 ● 在他们做某些决定时给予支持和赞赏 ● 注意帮助他们保持良好的自身形象,尊重隐私
第六期: 成人早期 (18~25岁)	亲密对孤独: 学习发展与他人的亲密关系,承担对他人应负的责任和义务	● 帮助病人保持与亲友的联系 ● 为处于恋爱时期的人提供尽可能的相处机会 ● 帮助病人设定较为现实的生活目标
第七期: 成年期 (25~65岁)	繁殖或有成就对颓废迟滞: 养育下一代,在事业上取得成就,对社会富有责任感	● 要注意给予病人更多的感情支持 ● 对他们个人的成就给予适当赞扬
第八期: 老年期 (65岁以后)	完善对失望: 学习如何保持潜能和智慧,积极面对现实,进行生理、心理上的适应和调整	● 耐心倾听他们的诉说,对他们已有的成就大加肯定 ● 帮助他们发掘潜能,鼓励他们参加喜爱的活动 ● 关注抑郁或悲观情绪,采取预防措施,避免发生意外

(2)健康型态系统评估:系统的护理评估能让护士全面了解病人的整体情况,尤其是初学者,采用已有的模式进行护理评估,可以做到疏而不漏、井井有条。根据 Gordon 11 种功能性健康型态模式可有效地指导护士系统地收集、分类和组织病人的健康资料,了解病人的健康问题以及现存的或潜在的功能障碍型态。Gordon 11 种功能性健康型态护理评估的模式主要从以下 11 个方面评估病人:健康认知 - 健康管理型态、营养 - 代谢型态、排泄型

态、活动 - 运动型态、睡眠 - 休息型态、认知 - 感知型态、自我感知 - 自我概念型态、角色 - 关系型态、性 - 生殖型态、应对 - 应激耐受型态、价值 - 信仰型态。11 种功能性健康型态的名称是将整体护理的定义中"生理、心理、社会与文化、精神"几个词具体化,可以指导护理计划的制订和实施。Gordon 11 种功能性健康型态护理评估内容详见表 9-4。

表 9-4　Gordon 11 种功能性健康型态护理评估

功能形态分类	评估要点
健康认知 - 健康管理型态	1. 病人对自身的健康或疾病了解的程度,处理方法,有无采用预防措施 2. 有无认识到自己生病了以及服用药物的情形,有无不确切的认知 3. 有无不良的生活方式危害健康 4. 住院的原因及对住院的期望;对医护人员的期望,有无进入病人的角色
营养 - 代谢型态	1. 热量的摄取是否足够:根据身高、体重、活动型态计算热量需要量,公式为:理想体重×活动型态所需之热量 2. 营养素摄取是否均衡 3. 是否有特别需求的营养素,其摄入足够与否 　　● 进 / 出量(I/O)是否平衡、有无极度口渴现象 4. 有无水肿或脱水现象 5. 有无丢失水分的途径存在 6. 意识、定向感的程度 7. 情绪状态:是否忧郁不安、淡漠等 8. 肌肉:是否无力、痉挛、抽搐、四肢麻木、疲倦 9. 电解质资料
排泄型态	1. 尿:颜色、量、次数,解尿时是否疼痛、灼热感,是否顺畅、有无余尿,有无使用药物、导尿管,过去有无泌尿道疾病,检验值 2. 大便:性质、颜色、量,过去解便习惯如一天或几天一次,解便时是否疼痛,有无使用药物,检验值
活动 - 运动型态	1. 身体活动的型态:外观有无肢体畸形、挛缩,姿势是否正常 2. 活动量:包括下床次数、时间、走动的范围、执行日常活动分级(ADL)的情形 　日常活动分级(ADL-Activity of daily living) 　0:能自行活动或能完全自我照顾 　Ⅰ:需要使用辅助用具 　Ⅱ:需要他人协助或监督 　Ⅲ:需要他人协助或监督,并使用辅助用具 　Ⅳ:不能自己活动,完全依赖他人,无法自我照顾 3. 与活动有关的生理变化 　● 呼吸系统:过去有无呼吸道疾病、呼吸是否感觉顺畅、有无不适主诉、胸部外观、呼吸速率、呼吸深度、有无使用呼吸辅助肌、呼吸音、呼吸途径、听诊有无痰鸣音、检查数据等 　● 循环系统:过去有无循环的问题、末梢循环其四肢末端是否温暖、外观颜色如何、指甲的颜色与形状、嘴唇的颜色、下眼睑的颜色、脸色、血压、脉搏、体温、意识状况、血液检验值和心电图等;活动耐力有无不足的现象如肌力测验、运动前后脉搏、呼吸的变化如何

功能形态分类	评估要点
活动 - 运动型态	4. 住院期间休闲及娱乐方面 医院所提供的休闲及娱乐活动是否适合病人；病人对休闲及娱乐的需求度及配合度、种类、性质、量等；病人实际执行休闲娱乐的种类、性质、量等状况 5. 徒手肌力检查 0：无反应，肌肉无收缩能力 Ⅰ：微弱：肌肉有收缩能力、不能移动关节； Ⅱ：不佳：能移动关节，但不能抵抗地心引力 Ⅲ：较佳：能抵抗地心引力、不能抗阻力 Ⅳ：佳：只能抗中度阻力 Ⅴ：正常：能抗完全阻力
睡眠 - 休息型态	1. 睡眠的质：有无睡眠剥削现象如结膜发红、眼皮水肿、黑眼圈、经常打哈欠、注意力不集中、主诉疲劳、嗜睡、视幻觉、妄想等，有无服用安眠药 2. 睡眠的量：一天睡眠几小时、何时入睡、何时醒来等睡眠习惯
认知 - 感知型态	1. 感受(感觉)：包括视觉、听觉、嗅觉、触觉、味觉、疼痛。其中对疼痛评估包括：疼痛部位、来源、何时开始、持续时间、强度、形式及病史等 2. 认知评估：包括抽象判断、定向感、记忆力、注意力、计算等思考能力 3. 意识程度 4. 运动功能：肢体平衡程度、力量一致性、运动失调等，能否依别人指示做正确的动作或反应
自我感知 - 自我概念型态	1. 身体自我：个人对自己身体本身的感觉，如我觉得冷、热、痛、安全；脸部表情、肌肉紧张或松弛；个人对自己身体外表的感觉，如我很高大、小、漂亮、丑、胖、瘦等 2. 个人自我：人格特质、个人对自己实际行为表现或针对某一情境反应的看法如何，如一个人对自己的看法，我是一个软弱、坚强的人 3. 个人期望：自己将来要怎样或要做什么，如将来要富有、成名等 4. 在精神与伦理方面的观点与价值系统：对"对"或"错"的看法，对我是谁的评价等有关，如我相信……我该……我不该……我相信一个人应该……
角色 - 关系型态	角色类别： 第一角色：性别、年龄、爱瑞克森心理社会发展阶段 第二角色：职业、亲属关系(对病人非常重要的人及支持系统) 第三角色：病人。疾病角色分期：转变期、接受期、恢复期
性 - 生殖型态	1. 性征发育状况包括月经周期或性发育的变化 2. 是否接受本身的性别角色 3. 与配偶是否感觉亲密，是否有爱的归属感等
应对 - 应激耐受型态	1. 此次住院面临哪些压力源：包含人、事、物等 2. 平时对压力的应对型态：能否有效地处理压力 3. 过去一年有无重大生活改变，情绪及人格是否稳定，是否易生气或沮丧等 4. 此次住院期间情绪状况如何 5. 内分泌方面的状况如何 ● 生理性因素方面：是否有甲状腺功能低下或亢进，皮肤色素的改变，腺体组织的增生，巨人或侏儒等现象 ● 功能性因素方面：情绪控制，生命征象的稳定，生命活力等状况

功能形态分类	评估要点
价值-信仰型态	1. 病人人生观及价值观
	2. 自觉生命中最重要的东西是什么
	3. 对目前生活状况是否满意
	4. 对未来有无计划
	5. 病人对本身存在价值的看法

(3) 病理生理图:绘制病理生理图是一种将疾病形成的原因、发展、表现和转归用图的形式来展现,并且还要将病人的实际情况在图上完整地表现出来的学习方式(绘制病理生理图的具体方法和注意事项将在本章第三节详细阐述)。

(4) 护理计划:在诊断的基础上,制订护理计划。要求在提出问题的同时,给予主观和客观的线索,并在提出护理措施时说明理由(详见示例9-4)。

3. 系统个案分析示例 上面我们介绍了系统个案分析的书写内容,下面我们以肝硬化的系统个案分析为例进一步说明(示例9-4)。

示例 9-4

肝硬化系统个案分析

——源于护士作业

一、疾病介绍

肝硬化是由于一种或多种致病因素长期或反复地作用于肝脏造成肝组织弥漫性损害,广泛的肝细胞不断坏死,再生结节形成,肝小叶结构改建和结缔组织增生,引起以门脉高压和肝功能障碍为主要临床表现的一种常见的慢性肝脏疾病,多见于20~50岁的男性。肝硬化可分为四类:①小结节性肝硬化:结节直径在3~5mm,不超过1cm;②大结节性肝硬化:结节直径1~3cm;③大小结节混合性肝硬化;④再生结节不明显性肝硬化。

二、病人资料

1. 一般情况 ×××,男,53岁,家住湖州市南浔镇,23岁结婚,20年来夫妻关系融洽,育有一女一子,均已成家立业。病人从未读过书,以务农为主。自诉个性刚强,与他人交往较少,整日忙于干活,家庭关系和睦。病人与病房里的病友关系融洽,但比较沉默寡言。

病人是一位农民,经济并不十分宽裕,此次住院,费用由子女承担,病人为此感到很不安。

2. 社会心理发展情况 根据爱瑞克森心理社会发展理论,53岁是处于第七期——成人期,发展任务是繁殖或有成就对颓废迟滞,此期成人扩展兴趣,养育下一代,在事业上取得成功,对社会负有责任感,他们承担着多种角色,是家庭重要的物质和精神支柱。这位病人对于自己收入不多,并为自己没有能进一步资助下一代深感遗憾。另外,病人面对自己的疾病,产生了挫折感,因为病人家境并不十分富裕,只希望疾病早日治愈。对于这位病人的心理状况,我们应给予更多的感情支持,强调他过去的成就,让其明白钱是重要的,但并不是万能的,比如,他已把两个子女养大成人,且已成家立业,他应感到生活的完善。

3. 过去史　病人反复鼻出血10余年,双下肢水肿7年,乏力2年,平常偶有感冒发生,2年前感乏力上三层楼气急,偶解黑便,遂去当地医院就诊,诊为"肝硬化"。但未多加注意。

4. 家族史　否认家族中有类似疾病的发生。

5. 过敏史　无。

6. 现病史　主诉:反复鼻出血10余年,双下肢水肿7年、乏力2年。患病于10余年前,疲劳后伴有牙龈出血,无皮肤瘀点、瘀斑,无呕血。6～7年前,病人出现双下肢水肿,伴色素沉着,无尿量减少,约2年前,病人感乏力,上三层楼即感气急,无咳嗽、咳痰、无端坐呼吸,偶解黑便,遂到当地医院就诊,化验示"三系减少,脾大",诊断为肝硬化,2月前,病人乳房逐渐增大呈女性乳房,现为进一步诊治,在2000年8月7日来我院。自病以来精神可,胃纳、睡眠一般,体重无明显增减,拟诊为"肝硬化失代偿期,脾大"收住11楼。经治疗后,双下肢水肿消失,活动后气急好转,无出血感染发生,医生曾建议行"介入疗法"。但病人感自己症状好转,与家人讨论后决定延迟手术时间,观察一段时间再作打算。病人感自己身体好转,于8月19日出院。

三、护理评估　按Gordon 11种功能性健康型态进行护理评估

1. 健康认知-健康管理型态　病人有10余年的吸烟、饮酒史,一天可以抽10支烟和饮一斤黄酒,且一年中总有6～7次会醉倒。但2年前发现疾病后,把烟酒戒掉已有1年的时间。在以往,病人从不寻求保健知识,也不做体检,对既往健康状况感觉较好,对目前健康状况感觉较差,因为自己生病了,诉说没力气,对本次住院期望是"把病治好"对于治疗方案希望与其讨论后由家人决定。

2. 营养-代谢型态　病人的食欲一向都良好,入院来每餐可以吃三两饭,喜欢荤素搭配,不过都以高蛋白的普食为主,体重从刚入院的79kg降到77kg皮肤色素沉着,面色灰暗黝黑,但皮肤无黄染,无破损,双下肢轻度水肿,病人无义齿,稍感进食时有吞咽和咀嚼困难。

3. 排泄型态　病人的大小便都可,一般每天4次小便约600ml,颜色淡黄透明,大便一天一次,成形、软便,颜色是黄的,但前几年因偶解黑便,而到当地医院就诊,现在无不适。

4. 活动-运动型态　病人说:"我没有文化,所以没有什么业余爱好,也不参加锻炼。"他只是从事田间劳动,但一直以来精力充沛,能挑能担,但两年前感到干活很吃力,浑身乏力,上三层楼即感气急,呼吸24次/分,自理能力不受限,但疲劳后会流鼻血。

5. 睡眠-休息型态　病人一般在晚上9时入睡,早上5时起床,并有1小时的午睡时间,醒来后感到精力充沛,无不适,无睡眠障碍。

6. 认知-感知型态　病人的听力、视力都正常,没有配眼镜,色觉正常,但感到记忆力减退,诉说:"经常忘记东西,或忘记某一件事。"无感知异常,由于病人不识字,所以学习最有效的方法是别人反复地向他强调,对自己目前的健康状态表示了解,但并不十分懂得疾病本身的病理,还想了解疾病的进展、预后、诊疗方案等信息。

7. 自我感知-自我概念型态　目前对自己的看法:"挺好的,因为这里的护士对我很关心。"目前对自己最关心的是"希望早日把病治好"对自己目前的健康状况感到焦虑,因为自己的毛病拖累了家人,病人不止一次地说:"如果不是家里人叫我来住院,我是不会来的。"

8. 角色-关系型态　与病人沟通时有一定的语言障碍,因为他是一个文盲,不懂普通话。家庭主要成员的健康状况都挺好的,家庭关系和睦,在病房内与病友相处愉快,最亲近的是儿子,病人住院造成了家庭经济紧张。邻里关系一般,社交往来不多。

9. 性 - 生殖型态　病人23岁结婚,20年来夫妻关系融洽,目前育有一子一女,均以成家立业。

10. 应对 - 应激耐受型态　病人遇到较大问题时,经常与儿子讨论决定,最近一二年遇到的重大事件是把自己搞得生病了,处理方式是住院,有一定的效果。医疗费用带来的经济压力是有的,他说:"我们家并不十分有钱,希望能够早日出院。"经常要求护士的帮助,并能获得护士的帮助。住院打破了病人的生活规律,对医护人员的希望是"尽快把我的病治好"。

11. 价值 - 信仰型态　病人无精神信仰,今后也将不会改变。他只相信钱是最好的。

四、护理评估资料总结

从以上11种型态的评估内容中,可发现以下问题:

1. 健康认知 - 健康管理型态　从不体检;有10年的吸烟史和饮酒史。

2. 营养 - 代谢型态　面色灰暗黝黑;住院期间胃纳差,体重从79kg降到77kg。

3. 排泄型态　无特殊。

4. 活动 - 运动型态　主诉乏力,上三层楼气急;呼吸24次/分。

5. 睡眠 - 休息型态　无特殊。

6. 认知 - 感知型态　文盲,自诉记忆力减退,记牢某一件事情不如从前;乳房肿胀,查体发现乳房发育了;想了解诊断治疗方案、康复措施及预后。

7. 自我感知 - 自我概念型态　自诉:"如果不是家里人叫我来住院,我是不会来的。"

8. 角色 - 关系型态　无特殊。

9. 性 - 生殖型态　无特殊。

10. 应对 - 应激耐受型态　对如今住院造成家庭经济紧张感到很焦虑。

11. 价值 - 信仰型态　钱是最重要的。

五、病理生理与病因

1. 病因　①病毒性肝炎:主要为乙型,其次为丙型;②酒精中毒:长期酗酒,乙醛直接损害肝脏引起的;③血吸虫病:虫卵沉积,刺激引起大量结缔组织增生;④工业毒性或药物中毒:如四氯化碳、磷、砷、甲基多巴、四环素;⑤胆汁淤积;⑥循环障碍;⑦肠道感染或炎症;⑧代谢紊乱;⑨营养失调:长期缺乏蛋白质、B族维生素、维生素E。

2. 病理生理　正常成人肝脏约含有50万～100万个肝小叶,肝小叶中间有中央静脉通过,肝小叶的重要成分是肝细胞,它围绕中央静脉向四周呈放射状排列成肝索,肝索之间扩大的毛细血管是肝血窦,是物质转换的场所。当以上一种或多种病因作用于肝脏,使肝脏呈慢性进行性弥漫性损害,包括:①广泛的肝细胞变性坏死,肝小叶的纤维支架遭到破坏。②再生的肝细胞不沿原支架排列而形成不规则的结节状肝细胞团(再生结节)。③自汇管区和肝包膜有大量的纤维结缔组织增生,增生的结缔组织自汇管区到中央静脉区伸延扩展,形成纤维间隔,不仅包绕再生结节,并将残存的肝小叶重新分割,改建成为假小叶,这就是肝硬化典型的形态变化。

由于以上病理变化造成肝脏内血液循环的紊乱,表现为血管床缩小、闭塞和扭曲,血管受到再生结节挤压,门静脉、肝小静脉支和肝小动脉支三者之间失去正常关系,并相互之间出现交通吻合支等,此外还可并发肝内和肝外门静脉血栓形成,这些严重的肝脏血液循环障碍不仅为形成门静脉高压症的基础,且更加重肝细胞的营养障碍,促进肝硬化病变进一步发展。

肝脏的大小形态：肝脏早期肿大，晚期缩小，质地尖硬。组织学改变：正常肝小叶结构消失或破坏，全被假小叶所取代，有的假小叶由几个不完整的肝小叶构成，内含二三个中央静脉或一个偏左边缘部的中央静脉，甚至没有中央静脉，肝索的排列和肝窦的分布极不规则，并可见到小胆管样结构(假胆管)。

六、临床表现

分为代偿期和失代偿期。代偿期表现为症状轻，可有乏力、食欲缺乏、恶心、腹胀不适、上腹隐痛及腹泻，其中乏力和食欲缺乏出现较早。失代偿期表现为：①肝功能减退的表现：全身症状为消瘦乏力，精神不振，重者体形衰弱，而卧床不起，皮肤干枯、面色灰暗、黝黑，可有不规则低热、舌炎、口角炎、夜盲、水肿。消化道症状：食欲明显减退，甚至厌食，进食后即感上腹部不适和饱胀、恶心、呕吐，对脂肪和蛋白质的耐受性差，稍进油腻食物，便引起腹泻，主要是由于肝脏合成酶、胆汁减少、胃肠道淤血、消化吸收障碍所致。内分泌紊乱：肝脏对雌激素的灭活作用下降引起的，男性可有性欲减退、乳房肿胀呈女性乳，女性可有月经不调，闭经，还可有肝掌、蜘蛛痣。出血倾向和贫血：由于肝脏合成凝血因子，脾功能亢进时，血小板减少所致，可有鼻出血、齿龈出血。②门静脉高压的表现：脾大；侧支循环的建立和开放：食管下段和胃底静脉曲张；脐周和腹部静脉曲胀；痔静脉曲胀；颈静脉曲胀；腹水：与门脉高压、低蛋白血症有关。③体征：肝脏诊触早期肿大，晚期缩小；黄疸；肝掌；蜘蛛痣；巨脾症。

七、并发症

肝硬化的并发症有：①上消化道出血；②感染；③原发性肝癌；④肝肾综合征；⑤电解质和酸碱平衡紊乱；⑥肝性脑病：导致肝性脑病的原因有感染、大量放腹水、便秘，使用利尿剂、安眠药、麻醉药、含氨药物、对肝脏有毒的药物，疲劳过度。

八、实验室检查

肝硬化病人一般会出现肝功能异常表现为胆红素轻度↑，AST、ALT 轻度↑，清蛋白↓，γ- 球蛋白↑，A/G 比例降低或倒置；血象异常表现为凝血因子↓，白细胞↓，红细胞↓，血小板↓。

该病人的实验室检查报告如下：

项目	名称	检查结果			正常值
		8月7日	8月15日	8月16日	
血常规(CBC)	WBC($\times 10^9$/L)	1.4	1.5	2	4～10
	RBC($\times 10^9$/L)	3.65	3.5	3.93	4～5.5
	PLTS($\times 10^9$/L)	30	38	39	100～300

项目	名称	检查结果		正常值
		8月8日	8月14日	
CX4	ALT(U/L)	26	22	5～45
	ASB(U/L)	32	24	5～35
	ALB(U/L)	32.7	32.1	35～53
	A/G	0.9	1.1	1.5～2.5
	TG(U/L)	29	48.2	30～150

8月8日病人腹部平片示:肝硬化(失代偿期)、脾大;CT示:肝硬化、脾肿、食管胃底静脉曲张;B超示:肝硬化(失代偿期)、脾亢。

九、病人的诊断和预后

病人诊断肝硬化(失代偿期)、脾亢;失代偿期病人因功能衰竭,导致多种并发症(肝性脑病多见)而死亡。

十、并发症预防与疾病治疗

1. 并发症预防 ①禁烟、酒;②忌食刺激性、粗糙、坚硬实食物,如油炸、辣、酸的食物;③限钠水摄入,如咸菜、酱瓜等;④保持大便通畅;⑤多吃营养丰富的食物,如豆制品、血、瘦肉增加机体抵抗力;⑥预防感染、保持皮肤、口腔清洁。

2. 治疗 本病无特效治疗,关键在于早期诊断,针对病因和加强一般治疗,使病变缓解和延长其代偿期,以取得手术的最佳时机。失代偿期主要是对症治疗,以改善肝功能和预防并发症,延长病人的寿命。

十一、病理生理图

肝硬化病理生理图见图9-2(绘制方法将在本章第三节详细阐述)。

十二、护理计划

1. 护理诊断 根据该病人的情况,该病人可列出下列并发症:①潜在并发症(PC):出血:与肝功能下降、凝血因子下降、侧支循环的建立开放、脾亢致三系减少有关。②知识缺乏:与疾病、文化程度有关。③营养失调:低于机体需要量:与肝脏合成蛋白下降、摄入减少、纳差、胃肠淤血、吸收障碍有关。④活动无耐力:与疾病消耗有关。⑤有感染的危险:与白细胞下降、机体抵抗力下降有关。⑥体液过多:与低蛋白血症、肝淋巴液生长过多、抗利尿激素分泌增多、有效循环血量下降有关。⑦有皮肤完整性受损的危险:与抵抗力下降、营养差、水肿、卧床时间长有关。⑧焦虑:与担心疾病、角色改变、经济负担有关。

2. 护理计划 针对首要的护理问题PC:出血R/T肝功能下降、凝血因子下降、侧支循环的建立开放、脾亢致三系减少,进行如下的护理计划。

(1)问题:出血。

(2)线索:主观资料:诉劳累后出血。客观资料:7年的鼻出血史,曾解黑便。

(3)诊断:PC:出血与肝功能下降、凝血因子下降,食管下段、胃静脉曲张、脾亢血小板下降有关。

(4)理由:实验室资料:WBC:2.0×10^9/L;RBC:3.93×10^9/L;PLT:3.9×10^9/L,CT示食管胃底静脉曲张。

(5)目的:在住院期间不发生出血。

(6)目标:①生命体征平稳;②无牙龈出血、鼻出血;③无皮肤瘀斑;④大便颜色、性状、量正常。

(7)措施:

1)评估病人的生命体征、神志、末梢循环情况及血红蛋白、凝血因子等情况。

理由:收集资料,为下一步措施做准备。

2)告知病人观察大便的颜色、性状、量及保持大便通畅的重要性。

理由:增强病人对疾病方面的知识,增强其保健意识,积极参与疾病治疗和护理监测。

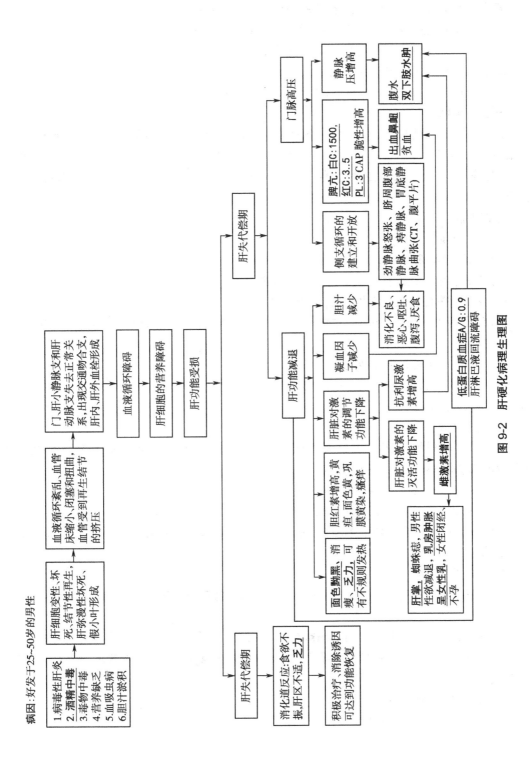

图 9-2 肝硬化病理生理图

3）床边备三腔管等急救用物。

理由：一旦发生大出血，可赢得抢救的时间，稳定病情。

4）鼓励病人进食易消化、富营养、柔软的食物，忌食粗糙、刺激性的食物。

理由：增强病人的保健知识，促其有能力管理自己的疾病。

5）按医嘱给药促进肝细胞再生恢复，必要时输凝血因子。

理由：促进凝血酶的合成，使 PLT 升高，增强凝血能力。

十三、小结

此病人的诊断明确后，对病人是个打击，因为家里经济并不富裕，病人在权衡后，放弃医生建议的治疗方案，选择回家养病。对病人来说是件非常难过的事。护理此病人出院时，安慰病人，应告诉他一些注意事项及如何保养。例如：适当的休息，饮食方面的注意事项等。

十四、药物

1. 维生素 K_1

（1）作用：参与肝内凝血酶原等凝血因子的合成。

（2）用途：用于维生素 K_1 缺乏病及低凝血酶原血症。

（3）用法：每次 10mg，肌内注射，一天 2 次。

（4）注意事项：静注过快可引起颜面潮红、出汗、胸闷、血压下降甚至休克；避光保存。

2. 利血生

（1）作用：增强造血系统功能。

（2）用法：每次 20mg，口服，一天 3 次。

（3）不良反应：无。

3. 来立信片

（1）作用：抑制细菌 DNA 旋转酶活性，抑制细菌 DNA 复制，本品具有抗菌广泛、抗菌作用强的特点，是一种广谱抗生素。

（2）用法：每次 0.2g，口服，一天 3 次。

（3）不良反应：偶见纳差，恶心、呕吐及失眠、头晕、头痛、皮疹等。

（4）注意事项：严重肾功能不全者，中枢神经病病人慎用，妊娠、哺乳期妇女，16 岁以下的癫痫病人禁用。

4. 氧哌嗪青霉素

（1）作用：主要用于革兰阴性菌引起的各种感染，特别对慢性、复杂性，如泌尿系统感染效果较好。

（2）用法：3g＋生理盐水 40ml，静脉推注，一天 2 次。

（3）不良反应：有极少数病人出现过敏反应，如皮疹、发热，且大多为可逆性，停药后症状即消失。

（4）注意事项：做皮试，阳性禁用。青霉素过敏者禁用。

十五、列出参考书籍名称

二、以问题为本教学法的个案分析法

以问题为本教学法(PBL)的基本知识我们已在本书第六章进行了讨论,在护士在职培训中,PBL 的教学理念也可与个案分析的方法相结合,根据临床护士的实际工作和学习情况,进行一定的修正,一般更适用于小范围的授课,如专科知识的学习,使老师授课过程中更能够结合临床的情境和问题进行分析与讲解,让学员参与到教学过程中,与她的同伴分享她的经验、问题、困惑,使整个教学过程体现理论与临床实践的结合,达到更高层次认知领域目标。

这种个案分析教学法具有以下优点:①符合不同层次护士的教学需求;②通过案例分析让所有参与者复习掌握疾病的基础知识、重点难点和新进展;③教学内容的深度与临床病例结合;④老师创造了活跃、积极参与的学习气氛,让护士能有机会表达想法和临床经验;⑤对临床问题的解决能达成共识,能达到举一反三的作用;⑥高低年资护士搭配共同完成案例,在分组讨论时注意不同年资护士的搭配,一般高年资护士主持讨论,低年资护士进行汇报,使不同层次护士的能力都得到了训练和提高。

PBL 个案分析法的教学步骤 PBL 案例分析法的教学一般按以下步骤来展开:①病人的一般情况、简要病史;②病人当前的状况;③病人当前的治疗状况;④相关疾病和治疗手段的病理生理的分析;⑤临床情境描述;⑥一个人发言或具体讨论针对临床情境要进一步做哪些护理评估、考虑存在的问题是什么;⑦主讲者概括讨论的要点和病人临床情况的新发现;⑧一个人发言或集体讨论针对这样的状况该如何处理病人;⑨主讲者概括对病人的处理要点;⑩主讲者总结整个案例讨论的要点。

通过 PBL 案例分析法在各科护理查房和个案业务学习的应用,护士长、教育护士和临床护士一致认为这是一种比较好的参与式教育方法,能够促进学员之间经验和观点的交流分享,能吸引学员的注意力,促进大家的参与,使上课变得更生动更实用,对老师来说,需要做更充分的准备,对自身是一个很好的提升。

下面通过一个具体的例子来展示 PBL 个案分析法的应用,见示例 9-5。

示例 9-5

PBL 个案分析

一、病人资料

1. 一般情况 病人,女,39 岁,××地人,农民,非记账医保,无过敏史。因"间断性上腹饱胀感 4 月余",于 2011-10-11 入院,入院诊断为"胰腺尾部肿物"。

2. 现病史 病人 4 月来反复出现上腹部隐痛(疼痛评分 2 分),为间断性,曾恶心、呕吐,呕吐物为胃内容物,就诊于××医院,予护胃、消炎治疗症状稍好转。近一周来,疼痛加剧,无恶心、呕吐,无畏寒发热,无皮肤巩膜黄染,为求进一步治疗,来我院就诊。发病来精神可,食纳可。大小便正常。

问题:请问对该病人收集的资料完善吗? 还需评估哪些内容?

3. 查体 入院时生命体征正常,未见胃肠型及蠕动波,全腹软,上腹部压痛(疼痛评分 2 分)、无反跳痛,肝脾未及肿大,肝肾区叩击痛阴性。

4. 实验室检查 白细胞 $7.6 \times 10^9/L$、中性粒细胞 67%、血红蛋白 121g/L、血小板 $178 \times 10^9/L$；肝功能 ALT、AST、ALP、GGT 均升高。

5. 影像学检查 MRCP 并未发现胆道扩张，仅有肝外胆管局限性扩张；腹部 B 超：脾脏略大；CT：胰尾占位、脾脏略大。

二、临床情景

病人于 2011.10.12 在全麻下行胰体尾联合脾脏切除术，术中出血 200ml，术后带回胃管一根，脾窝及胰腺残端引流管各一根，留置导尿，颈内深静脉置管 12cm，静脉镇痛泵使用。术后予消炎、止血、化痰、护胃、护肝、补液治疗。术后病人生命体征平稳，术后一周内体温 38～38.8℃，术后第三天体温 38.8℃，拔除右颈内深静脉置管，留取管尖培养阴性，白细胞 12 000/uL，腹腔少量积液，脾窝及胰腺残端引流管各留取体液淀粉酶、胆红素正常，脾窝引流管量 30～50ml，胰腺残端引流管量 10～20ml。

三、讨论分析

1. 术后需评估哪些内容？

需评估的内容包括：①术后回病房时的评估(手术方式、术中情况)；②病人心理状态；③生命体征、疼痛；④两肺呼吸音、咳嗽咳痰及痰的性质，必要时行呼吸功能锻炼；⑤切口敷料及切口愈合情况、腹部体征；⑥病人的活动能力；⑦营养状况：肛门排气、排便情况，病人进食情况；⑧引流管；⑨放射和实验室检查；⑩用药情况。

2. 病人术后 1 周内反复出现高热的原因？

反复出现高热可能是出现了脾热。脾热是指脾切除术后持续发热超过 10 天、体温 38℃以上，排除胸、腹、膈下感染及静脉血栓等并发症，反复检查仍原因不明的发热。

3. 引起脾热的原因是什么？

引起脾热的原因：脾切除后，机体形成特殊抗体及清除特殊抗原物质的能力下降，免疫球蛋白减少，补体、调理素及吞噬作用激素的产生均发生障碍，机体对感染的防卫能力降低，使机体不能有效的灭活和清除内源性致热源，后者作用于体温调节中枢，使体温调定点升高，体温上升；同时胰尾损伤、脾床积血、脾静脉血栓形成也是出现脾热的重要原因之一。

由于脾热与免疫功能障碍有关，故应用抗生素治疗效果多不明显。对诊断明确的脾热，我们采取物理降温、消炎痛栓塞肛及泼尼松片口服等对症治疗措施，取得了良好的效果。

4. 预防脾热的干预措施？

主要措施有：①正确卧位：术后血压平稳即协助病人取半坐卧位，翻身时尽量取左侧卧位，以利于脾窝渗液自腹腔引流管流出。②保持引流管通畅：防止引流管受压、折叠、扭曲，经常自近端向远端挤压引流管，一般 2～3 小时 1 次，以防凝血块阻塞管腔。注意观察记录引流液的颜色、性质、量。③术后尽早活动：向病人讲解活动的步骤、方法及意义。术后 3 天之内床上活动，包括翻身、双下肢屈伸运动，3 天后逐渐下床活动并循序渐进，目的是防止血栓形成。④防止肺不张、胸腔积液：术前指导病人进行呼吸功能训练，使其掌握正确的咳嗽、咳痰方法，吸烟病人戒烟；术后 4～6 小时病人血压平稳后及早取半卧位，以利于呼吸；早期下床活动增加肺通气量，促进肺扩张和分泌物的排出。⑤防止切口感染：保持敷料清洁干燥。

5. 脾热的护理？

主要护理措施包括：①严密观察体温变化：每 4 小时测体温 1 次，体温 <38.5℃时，可采取温水擦浴及冰袋冷敷降温等物理疗法，若体温 >38.5℃，遵医嘱给予消炎痛栓半枚塞肛，数日体温无下降趋势者，可给予泼尼松片 5mg 口服，每天 2 次。病人白天(7:00～19:00)体温呈上升趋势，而夜间逐渐下降。因此，一般在 14:00～15:00 应用消炎痛栓更合理。②心理疏导：向病人说明脾热的特征及预后，鼓励病人及时表达自身的感受和不适，并做好皮肤和口腔护理。

三、情景个案分析法

情景个案分析法采用真实案例，让情景再现，共同复习案例中相关疾病知识，然后由 2 名护士回顾性地对案例进行分析，一名低年资的护士(一般选择护理过该病人的护士)介绍病人的病史和当时的情况，一名高年资的护士负责分析护士当时的处理存在哪些优点和不足之处。这样的案例情景分析，具有以下一些优点：①为护士提供了临床实践与理论知识结合的学习机会；②提高护士临床应急的能力；③提高护士评判性思维的能力包括临床推理能力和分析问题、解决问题能力；④提高护士文书记录的能力。此教学方法事实上与前两种的案例分析教学法类似，但其更适用于床边的护理教学查房、对已掌握的理论知识进行临床应用的分析或适合于时间只有 20～30 分钟的小组讨论式的业务学习，更适合学习时间较短的、针对某一重点知识的应用所进行学习。

下面通过一些具体的例子来展示情景个案分析法的应用，见示例 9-6、示例 9-7。

示例 9-6

情景个案分析法

一、病人资料

1. 病史　病人，女，66 岁，因"皮肤瘙痒 3 天，皮肤巩膜黄染伴小便发黄 2 天"予 2011.9.8 入院，入院诊断为"梗阻性黄疸"，过去史：高血压史 10 年余，LC 术后 2 月余，无过敏史，无家族遗传史。

2. 入院生命体征　T 36.5℃、P 81 次 / 分、R 20 次 / 分、BP 172/97mmHg。

3. 实验室检查　丙氨酸氨基转氨酶 4.18U/L、天冬氨酸氨基转移酶 1.62U/L、谷氨酰转肽酶 1.301U/L、总胆红素 1.35mmol/L；凝血酶原时间 11 秒。

4. B 超　①肝内外胆管扩张，显示胆总管下端显示不清，请结合其他检查；②胆囊切除术后，胆囊窝区少量包裹性积液；③右肝钙化灶。

5. CT　①肝内胆管扩张，肝门部狭窄可能，请结合临床；②右肝边缘低密度影，肝囊肿？局部包裹性积液？

二、临床情景描述

病人予 2011-9-14 行经皮肝穿刺胆道引流术(PTCD)，术后返回病房。

15：25：P 48 次 / 分、R 20 次 / 分、BP 184/77mmHg，病人返回病房，带回 PTCD 管一根，固定妥，引出淡血性液体，穿刺处无红肿渗液，敷贴干洁，主诉穿刺处持续性隐痛 2 分钟。

15：55：P 50 次 / 分、R 20 次 / 分、BP 131/69mmHg，病人如厕后 PTCD 管引出 300ml 暗红

色血性液体伴血凝块,无不适主诉,告知主管医生,按医嘱急诊抽 CBC、CX3。

16:08:主管医生查视病人,病人突发神志淡漠,面色苍白,四肢湿冷,大汗淋漓,PTCD 管引出 680ml 暗红色血性液体伴血凝块,触诊腹软,无压痛、反跳痛。

16:09:P 162 次 / 分、R 24 次 / 分、BP 69/42mmHg、SpO_2 95%,推抢救车到床边,心电监护示心律不齐,鼻导管吸氧 3L/min,予右肘部留置 20 号留置针,开通静脉通路,予 Ringer 液体 500ml 静滴,通畅。

16:11:予右下肢留置 20 号留置针,开通静脉通路,予羟乙基淀粉针剂(万汶)500ml 静滴,通畅。

16:14:P 157 次 / 分、R 23 次 / 分、BP 81/51mmHg、SpO_2 95%,按医嘱急诊抽凝血功能常规检查,备红细胞 8U,血浆 1000ml,医嘱输红细胞 5U,血浆 600ml,急诊联系床边 B 超。

16:21:按医嘱予蛇毒血凝酶 2U 静推。

16:24:P 47 次 / 分、R 23 次 / 分、BP 156/62mmHg、SpO_2 99%,留置导尿成功,尿色清黄。
……

三、案例分析

我们从以下 3 个方面进行讨论:

1. 从 15:25～16:08,病人 PTCD 管引出共 980ml 血性液体伴血凝块,16:08 病人出现的症状是很典型的出血性休克的表现,我们根据病人的症状来分析出血性休克的临床表现并讨论其急救流程。

2. 讨论引起此次出血的可能原因,此处我们学习 PTCD 相关的知识,如介绍 PTCD 术、适应证、禁忌证和并发症。

3. 讨论此次抢救过程中的缺陷,下次改进的方面和责任护士的心得。

四、讨论后对我们的启发

1. 通过这种个案分析法的学习,使我们把理论知识与临床实践相结合,病人就是活生生的教科书。

2. 通过呈现我们当时的病情记录,能够反映一个护士在急救过程中的思维能力和团队配合程度。

3. 通过对整个抢救过程缺陷的分析,使我们下次可以处理得更好,避免一些不该犯的错误,提高我们低年资护士的应急能力。

示例9-7

情景个案分析法

一、临床情景

医生开了医嘱嘱病人早上禁食,护士执行,病人询问好几次为什么要禁食?是不是要做检查?护士随口一说,我帮你问一下,后来因为忙了就忘了,到中午还没结果,病人过来责问护士,大吵说护士不负责任,护士打电话给医生,医生说:"本来想给病人提前约做 CT,现在约不到就不做了,我和病人已经说过了,而病人就说没说过。"护士觉得好委屈。

二、讨论分析内容

1. 这个事件中医生、护士存在哪些问题?

（1）护士没有及时联系医生，没做到言行一致。

（2）护士没有耐心倾听病人的询问，对病人的询问没有及时解答。

（3）医生没有及时沟通护士，没有及时告知他的安排。

（4）医生没有事先向病人告知其治疗计划，没有及时反馈病人是否理解他所讲的内容。

2. 讨论改进的措施?

（1）医生开医嘱要规范，病人为何禁食备注栏写清楚。

（2）医生及时沟通护士并告知病人的治疗计划，特别是临时预约的检查，以免造成不必要的误会，达到医生、护士、病人三者间透明化。

（3）医生、护士要与病人多沟通，多倾听病人的心声，解答病人的疑问，减轻病人的焦虑。

3. 讨论后的感想。

这样的讨论帮助我们促进医生、护士与病人之间的有效沟通，促进医护之间的和谐，保证病人的安全，促进医疗质量的提高。

第三节　概念图法

一、概　述

概念图或概念链（concept mapping），又称为心智图（mind mapping），是由美国康奈尔大学的 Novak 在 20 世纪 70 年代提出的，逐步被引入教学，目前广泛地应用于发达国家的教学与评价中。通过绘制概念图，学生能够将自己的想法和观点用图表展现出来，表达各个变量之间的关系和相关信息的联系。通过这样的教学能够加强学生对课程概念和学习资料的理解和认识。

医学课程内容包括的大量基本事实、原理、规律等，多与概念有关，概念是理论的基础和精髓，也是思维过程的核心，很多医学课程适合概念图教学，研究显示将概念图用于医学教学过程有以下一些优点：①可有效地加强医学生的有意义学习。通过概念图可了解学生原有认知结构，在学习新概念和命题时，能够加强与原有认知结构的结合。②运用概念图可改变医学生的认知方式。学生批判思维和创新能力与认知方式有关。学生运用概念图学习时主要采用以规则为主的认知方式，在学习新概念时，通常习惯于分析概念之间的关系，善于批判和创新运用。③概念图是很好的医学教学评价工具，适用于形成性评价和总结性评价。概念图答案往往是开放的，利于学生思维的发散及创造力的激发，但又不是完全没有范围，构建科学、合理、便捷的评价系统是今后研究的重点内容。

另有研究显示，将概念图用于护理学士学生制订护理计划时，可以提高护生对病人整体护理的能力；用于护理硕士学生护理理论学习中，有利于对护理理论概念有更深刻的认识和应用。针对某个课程，通过在上课前和上课后进行概念图的制作，可以有效地评价该课程的学习效果。研究发现上课后学生制作的概念图复杂性更大、各变量之间的关系更多和更复杂，对内容的理解更加深刻。

1. 概念图的组成要素　概念图是组织和表征知识的工具，它包括概念和概念之间的关系，概念通常是置于圆圈或是方框之中，两个概念间的连接线标明了概念间的关系。概念图一般由以下几个要素组成：

（1）节点：一个概念图是由一系列的节点连接而成的。概念图中的节点表示概念，而两个概念之间的联结表示在一个知识范围内它们之间的关系。

（2）概念：Novak 所定义的概念图是指事件或对象所具有的规则属性。

（3）命题：命题是对事物现象、结构和规则的陈述，在概念中，命题是两概念之间通过某个连接词而形成的意义关系。

（4）关系：将两个概念连接成一个命题的关系而言，连接线和连接词必须表达出这两个概念间的连接关系是有意义并且有效的。

（5）层级：在概念图所呈现的层级中，每一个附属概念应比其上一层级的概念更具特殊性、更不一般化。

（6）连接线和连接语：将两个概念用一条连接线连接，形成一个有意义的命题。在连接线上标注上适当的连接语，以说明这两个概念的关系和意义。

（7）交叉连接：交叉连接表示不同知识领域概念之间的相互关系。

概念、命题、交叉连接和层级结构是概念图的4个图表特征。一个概念图就是一个包含交叉连接的语义网络；概念图并以层级的方式呈现概念，包摄性、一般性最强的概念在图的顶部，包摄性、一般性次之的就排在层级的下面；在概念图中一般要加入一些具体的示例，以此澄清概念的意义。因此，概念图是表示概念和概念之间关系的空间网络结构图。

2. 概念图绘制方法 概念图的制作一般要采取几个步骤：

（1）选取一个熟悉的知识领域：制作概念图，非常重要的一点是从学习者熟悉的知识领域开始。概念图的构建必须依赖对上下文知识的运用，所以最好选取学习者试图理解掌握的关键概念、某个实验活动、或者一个实际的问题，如此形成的背景知识有助于确定概念图的层级结构。

（2）确定关键概念和概念等级：一旦知识领域确定了，接下来就是选定关键概念，并把它们一一列出来。然后将这些关键概念进行排序，从最一般、最概括的概念到最特殊、最具体的概念排列。虽然这样的排列很粗糙，但能帮助我们确立概念图的结构。

（3）初步拟定概念图的纵向分层和横行分支：在这一步骤中，可以把所有的概念写在活动的纸片上，然后把这些纸片按照概念的分层和分支进行排列，初步拟定概念图的分布。用活动纸片的好处就是允许学习者移动概念图以修改概念图的层级分布。

（4）建立概念之间的连接，并在连线上用连接词标明两者之间的关系：概念之间的联系有时很复杂，但一般可以分为同一知识领域的连接和交叉连接，交叉连接是判断一个概念图好坏的重要标准之一。交叉连接需要学习者的横向思维，是发现和形成概念间新关系，产生新知识的重要一环，所以，从这一点来看，构建概念图也是一种很好的创造性工作。

（5）在以后的学习过程中不断修改和完善：有了初步的概念图之后，随着学习的深入，学习者对原有知识的理解会加深改变，概念图应处于不断的修改和完善当中。Novak 认为好的概念图一般修改3次以上，甚至更多。

二、概念图在在职护士培训中的应用

1. 概念图在在职护士培训中的实施方法 护理教育部将概念图教学法用于在职护士培训的系统个案分析中（见本章第二节），让护士对所选的案例进行病理生理图的绘制，以书面形式递交作业，并以小组为单位进行 PPT 汇报。如图 9-3 为护士绘制的急性胰腺炎病理病因：多见于青壮年，女性多于男性(约2∶1)，一般将急性胰腺炎分为急性水肿型(轻型)胰腺炎和急性出血坏死型(重型)胰腺炎(占88%~97%)两种，两型间无根本差异，仅代表不同的病理阶段。

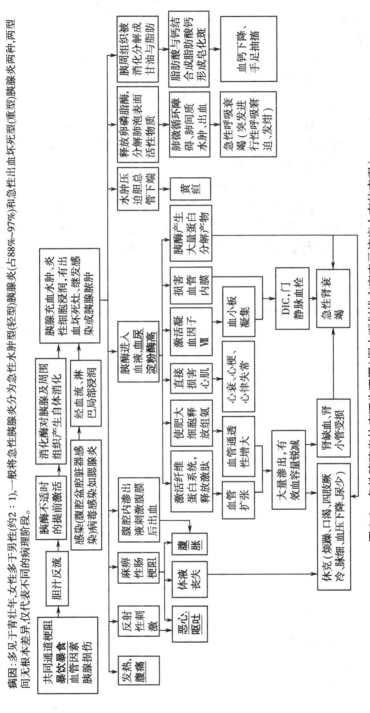

图 9-3　急性胰腺炎的病理生理图（图中下划线文字表示该病人有的表现）

生理图。绘制病例生理图时需要注意以下几方面：①将引起疾病的所有原因、发展、表现和转归罗列出来。②用箭头和方框将每一个因果关系的步骤连接起来。③每一个步骤的问题在病人身上有表现时，用不同色彩的文字表示，并用临床实验室检查、影像检查和体格检查及主诉来支持这种表现。

病理生理图的制作，每一个步骤要环环相扣，富于逻辑性和科学性，有助于护士记忆和掌握疾病的病理生理，并结合临床实际，帮助护士诊断病人的健康问题。需要在全面地了解某种疾病和全面评估病人的基础上进行，有助于培养护士用评判性的思维。护士在制作过程中可以相互讨论或寻求高年资护士、指导老师甚至医生的帮助。

2. 教学方法评价　通过几年的实践，护士和培训者一致认同这种教学方法，我们采用"概念图法在护理在职培训中应用效果的调查问卷"进行调查反馈，该问卷采用1～6分分级量化，问卷条目及各条目平均得分见表9-5。

我们还通过开放性问题"画病理生理图过程给你带来的最大收获是什么？"进行谈话，了解学员对概念图法的反馈，结果概括起来有：①对疾病的发生机制有了一个更系统更深刻的印象；②加强了我们主动学习的能力，思考问题的能力；③了解了疾病的由来，更有针对性地去护理病人；④这种学习形式比较形象，有益于我们对知识的整体理解和记忆；⑤学会了抓重点，对疾病的学习全面化而又有重点；⑥理论结合实际，锻炼了临床思维能力。

表9-5　概念图法在护理在职培训中应用效果的调查问卷

条目	平均得分
这种方法很好地促进我主动查询课本知识以及其他的学习资源	5.2976
通过病理生理图我对这一疾病的病理生理记忆深刻	5.2380
这种方法很好地促进我将一个疾病的重点贯穿起来了	5.2261
画病理生理图过程对我很有帮助	5.2168
这种方法很好地帮助我系统地分析问题	5.2023
这种方法强化了我在学校所学的理论知识	5.1904
这种方法很好地促进我主动学习	5.1547
这是一种以前学校老师没有使用过的学习方法	5.1309
这种方法很好地促进了我整体思维的训练	5.0595
这种方法很好地促进我整体综合能力的提高	5.0357
我很喜欢这种学习方法	4.9642
这种方法很好地促进我将理论和实践结合起来	4.9523
这种方法很好地促进了我评判性思维的训练	4.9404
我对这个过程很满意	4.8690
这是一个比较愉悦的学习过程	4.6666
在完成每份病理生理图过程中，临床老师对我进行很好的指导	4.2023

因此，从问卷调查和谈话结果可以看出概念图能促进学生主动查询课本知识以及其他的学习资源，加深学生对疾病的认识，促进学生系统地分析问题，强化学校所学的理论知识，促进主动学习，在整体思维的训练方面起到积极的推进作用。这种学习方法，需要老师的指导和帮助，如能得到老师更多的指导，学生学习的效果会更大。总之，这是一种值得在学校教育和临床教育中推广的方法，值得进一步的探讨研究。

第四节　"自学包"法

前面第二章已经阐述过"自学包(self-learning package)"是自我为导向教学方法中的一种教学策略,符合成人教育原则,学员可以按照自己的进度进行学习。基于这样的教学理念,制订各种"自学包"作为护士在进行某种能力培训前的自学内容,使护士在参与某一专科技能培训前获得需要的先备知识,从而使老师将培训时间更多地应用于对重点、关键点的强调、临床应用举例、学员之间的讨论与分享,培训后护士仍然可以复习、练习"自学包"的内容,使护士能够真正地掌握对知识的临床应用。而对一部分能力的培训可单独采用自学包的形式来达到设定知识目标。总之,在护士在职培训中,通过"自学包"这一教学工具和方法的使用,节省了培训者和被培训者的时间,提高了护士自主学习的能力,更符合成人学习的需要。

在前面第二章"自我为导向教学方法"中,我们阐述过如何制订"自学包",这是一项很耗时的工作,但一旦完成制作后,可反复使用。医院一直以来根据临床的需要,努力开发使用"自学包"这一教学工具和方法,到目前为止制订的自学包有:护理制度、操作流程、护理常规,不同年龄阶段的心理特征与护理,优质医疗服务,疼痛管理,主动静脉治疗管理,老年病人的特点与护理,压疮的预防与处理,化疗病人的护理,医院常用药物和高风险药物使用中的注意事项,糖尿病教育与护理,床边带教老师培训包,教育护士培训包等,下面我们以主动静脉治疗管理为例展现"自学包"教学方法的使用(示例9-8)。

示例9-8

主动静脉治疗管理自学包

一、一般介绍

随着静脉输液技术的发展,掌握各种输液工具和输液途径的特点、优势和不足之处,有利于护士在临床实践中更好地关注病人的静脉通路需求、保护静脉血管,维持病人生命线的畅通。该主动静脉管理自学包的建立旨在帮助临床护士掌握相关知识,合理选择输液工具。

二、学习要求

1. 阅读所有自学包内的书面内容。
2. 完成书面试卷。
3. 将考试卷上交部门负责人。

三、学习目标

完成学习后护士能够体现以下行为:

1. 能说出血管的基础解剖结构。
2. 能分类并说出需经中心静脉输注的药物。
3. 能够比较各种输液导管的特点、适用情况和注意事项。
4. 能够按照输液工具的选择流程正确地为所管的病人选择恰当的工具进行静脉治疗。

四、学习内容

(一)概况

静脉输液治疗所用药物的化学性质各不相同,刺激性或腐蚀性的药物若选择不当的途径输注可以引起不同程度的损伤。包括：①化学性静脉炎：表现静脉发红、疼痛、静脉血栓、沿静脉走行的皮肤色素沉着等。②局部组织坏死：刺激性或腐蚀性的药物进入静脉管腔以外的周围组织时可造成局部组织红肿疼痛甚至组织坏死和溃疡，经久不愈。

静脉治疗的持续时间长短不一，肿瘤等慢性病病人的治疗周期长达数月或数年，而各类输液工具根据自身特点可分为短期、中期和长期3种。因此，为病人选择合适的输液工具不是一个简单的决定，而是一种理念和程序。医护人员应该根据疾病治疗周期、药物性质、输液工具的特点、病人静脉状况等因素进行综合评估，选择合适的输液工具。输液工具的合理选择，除了能为病人提供一条生命的通道以外，还能减轻病人反复穿刺的痛苦、保护血管、减少外渗等不良问题的发生。因此作为一个临床的实践者，首先我们需要了解目前有什么工具以及它们的优缺点。

（二）输液工具

1. 目前可供选择的输液工具

（1）头皮针（蝶型针）。

（2）留置针：又称套管针，用于短期静脉输液治疗，可留置3~4天。

（3）中心静脉置管（CVC）：包括颈内静脉穿刺置管术，锁骨上/下静脉穿刺置管术，股静脉穿刺置管术。

（4）经外周穿刺中心静脉置管（PICC）：是一根从肘部或上臂静脉置入，最终到达上腔静脉的导管。为病人提供中期至长期的静脉输液治疗（7天至1年以上）。

（5）隧道式导管（tunneled cath）：国内目前暂时未使用。

（6）植入式静脉输液港（port）：输液港适用于需长期间歇性治疗（每周1次或3~4天/周）的病人；留置时间不限。

2. 输液工具的分期

（1）短期导管：外周留置针（PIV），中心静脉导管。

（2）中期导管：经外周穿刺中心静脉置管。

（3）长期导管：隧道式导管、输液港。

（三）实践标准

1. 头皮钢针、外周静脉留置针

（1）穿刺部位的选择应包括对既往静脉穿刺和相应的静脉损伤的评估。

（2）宜选择上肢静脉作为穿刺部位，避开静脉瓣及关节部位。

（3）选择穿刺部位时应常规首选上肢远端部位；再次穿刺点应位于前次穿刺点的近心端。成年人不宜选择下肢进行穿刺。

（4）当肢体出现液体渗出/外渗而重新选择穿刺部位时，需评估所输入液体的类型、pH值、渗透压、估计输液量以及静脉条件。

（5）接受乳房根治术和腋下淋巴结清扫的术后病人应选健侧肢体进行穿刺。

（6）避免在留置外周静脉短导管的一侧肢体上端使用血压袖带和止血带。

（7）不适合经外周静脉短导管实施的输液治疗包括：持续腐蚀性药物治疗、肠外营养、pH值低于5或高于9的液体或药物，以及渗透压大于600mOsm/L的液体。

2. 中心静脉导管

（1）经锁骨下静脉/颈内静脉/股静脉置入的中心静脉导管宜选择锁骨下静脉或颈内静

脉置管,不宜选择股静脉。

(2) 安装起搏器侧不宜进行同侧锁骨下静脉置管。

(3) 锁骨下淋巴结肿大或有肿块不宜进行同侧锁骨下静脉置管。

(4) 有血栓史和有血管手术史的静脉不应进行置管。

3. 经外周静脉置入的中心静脉导管

(1) 宜选择肘部或上臂血管作为穿刺部位,避开肘窝部位;适用于放置外周中心导管的静脉为:贵要静脉、肘正中静脉、头静脉。

(2) 接受乳房根治术或腋下淋巴结清扫的术后病人应选健侧肢体进行置管。

(3) 安装起搏器同侧不宜进行置管。

(4) 有血栓史、血管手术史的静脉不应进行置管;放疗部位不宜进行置管。

4. 穿刺导管的选择标准

(1) 护士应在治疗方案,病人静脉情况的评估,操作者能力和可获得的设备与护理资源的基础上选择导管的类型,以满足病人血管通路所需。

(2) 在满足治疗方案的前提下,选择管径最细、长度最短的导管。

(3) 所有的导管均应为不透X射线的。

(4) 护士不能改变生产厂商提供的血管通路产品的使用说明和指南。

(5) 护士应具有血管通路穿刺技术的知识。

(6) 为了病人的输液管理,护士将选用最少管腔的导管。

(四) 输液工具选择流程(图9-4)

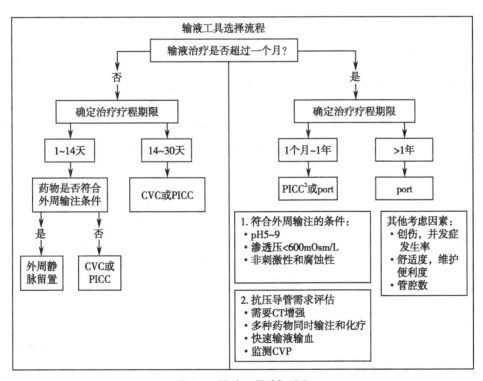

图9-4 输液工具选择流程

（五）需经中心静脉输注的药物（表9-6）

表9-6　需经中心静脉输注的药物示例

刺激性或高渗性药物	腐蚀性（发疱剂）化疗药	刺激性化疗药
◇ 氨茶碱	◇ 氮芥	◇ 卡铂
◇ 地西泮	◇ 阿霉素	◇ 顺铂
◇ 氨嘧啶	◇ 紫杉醇	◇ 卡氮芥
◇ 两性霉素	◇ 长春碱	◇ 美法仑
◇ 环丙沙星	◇ 诺维本	◇ 环磷酰胺
◇ 更昔洛尔	◇ 长春新碱	◇ 达卡巴嗪
◇ 艾司洛尔	◇ 更生霉素	◇ 依托泊苷
◇ 肾上腺素	◇ 柔红霉素	◇ 氟脲嘧啶
◇ 万古霉素	◇ 表柔比星	◇ 吉西他滨
◇ 潘他米丁	◇ 伊达比星	◇ 奥沙利铂
◇ 多巴酚丁胺	◇ 丝裂霉素	◇ 链脲菌素
◇ 盐酸多巴胺	◇ 米托蒽醌	◇ 替尼泊苷
◇ 去氧肾上腺素		◇ 伊立替康
◇ 去甲肾上腺素		◇ 异环磷酰胺
◇ 苯妥英／苯妥英钠		◇ 多西紫杉醇
◇ 氯化钙／葡萄糖酸钙		
◇ 1.5%或更高浓度的氯化钠		
◇ 新诺明／磺胺甲噁唑／甲氧苄		
◇ 4.2%或更高浓度的碳酸氢钠		
◇ 垂体后叶加压素／抗利尿激素		
◇ 10%或更高浓度的葡萄糖溶液		
◇ 10%氯化钾（75ml/L）或更高浓度		

（六）各种输液工具的特点和相关参数（表9-7～表9-12）

表9-7　外周留置针（套管针）的特点和相关参数

项目	特点		
外形			
导管名称	外周留置针（套管针）		
材质	聚氨基甲酸酯类		
留置时间	3～4天		
型号／颜色／重力流速（ml/min）	24G	黄色	19～25ml/min
	22G	蓝色	33～36ml/min
	20G	粉色	50～65ml/min
	18G	绿色	76～105ml/min

项目	特点
用途	适用于短期静脉输液、输血等治疗
注意事项	1. 腐蚀性和刺激性药物不应通过外周留置针输注
	2. 避免在关节部位进行穿刺
	3. 不宜选择下肢静脉进行穿刺

表 9-8　BD PICC 的特点和相关参数

项目	特点
外形	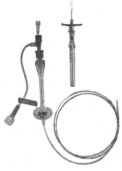
导管名称	BD PICC
材质	硅胶
型号	单腔 / 双腔
颜色	透明色
规格	5F
尖端类型	末端开口
尖端位置	上腔静脉
留置时间	7 天至 1 年
重力流速(ml/h)	560ml/h(单腔)
	150/150ml/h(双腔)
用途	中长期静脉输液治疗、抽血、化疗、肠外营养等
注意事项	1. 严禁用于 CT 和磁共振检查时高压注射泵推注造影剂
	2. 严禁使用 10ml 以下注射器推注药液和进行导管维护
	3. 不能用于监测中心静脉压

表 9-9　BARD PICC 的特点和相关参数

项目	特点
外形	

项目	特点
导管名称	BARD PICC（Groshong）
材质	硅胶
型号	单腔 / 双腔
颜色	蓝色
规格	4F/5F
尖端类型	三向瓣膜
尖端位置	上腔静脉
留置时间	7 天至 1 年
重力流速（ml/h）	540ml/h（单腔导管） 266/266ml/h（双腔导管）
用途	中长期静脉输液治疗、抽血、化疗、肠外营养等
注意事项	1. 严禁用于 CT 和磁共振检查时高压注射泵推注造影剂 2. 严禁使用 10ml 以下注射器推注药液和进行导管维护 3. 不能用于监测中心静脉压

表 9-10　BARD Power PICC 的特点和相关参数

项目	特点	
外形		
导管名称	BARD Power PICC	
材质	强化聚氨酯	
型号	单腔 / 双腔 / 三腔	
颜色	紫色	
规格	4F/5F/6F	
尖端类型	末端开口	
尖端位置	上腔静脉	
留置时间	7 天至 1 年	
重力流速（ml/h）	4F/ 单腔	1272ml/h
	5F/ 单腔	1185ml/h
	5F/ 双腔	578/578ml/h
	6F/ 双腔	753/753ml/h
	6F/ 三腔	1165/275/275ml/h

续表

项目	特点
用途	中长期静脉输液治疗、抽血、化疗、肠外营养等 可用于 CT 和磁共振检查时高压注射泵推注造影剂 可用于监测中心静脉压
注意事项	仅可使用带"耐高压注射"标记的腔进行造影剂的注射和中心静脉压的监测： 1. 单 / 双腔导管每腔均可用于高压注射和监测中心静脉压 2. 三腔导管仅一腔可用于高压注射泵和监测中心静脉压

表 9-11　Arrow CVC 的特点和相关参数

项目	特点	
外形		
导管名称	Arrow CVC	
材质	聚脲胺酯	
型号	单腔 / 双腔 / 三腔	
颜色	白色（双腔） 黄色（单腔 / 三腔） 蓝色（抗感染）	
规格	单腔 16G 双腔 14G/18G（7Fr） 三腔 16G/18G/18G（7Fr）	
尖端类型	末端及侧边开口	
尖端位置	上腔静脉	
留置时间	<6 周	
重力流速（ml/h）	单腔	2900ml/h
	双腔	5000/1500ml/h
	三腔	2300/1000/1100ml/h
用途	适用于短期输液、输血、静脉营养治疗、化疗、监测中心静脉压等	
注意事项	双腔、三腔导管棕色腔为主腔，其开口在末端，首选此腔监测中心静脉压，不推荐 CT 和磁共振检查时使用高压注射泵通过该导管推注造影剂	

表9-12 Arrow Port(BARD)植入式静脉输液港的特点和相关参数

项目	特点
外形	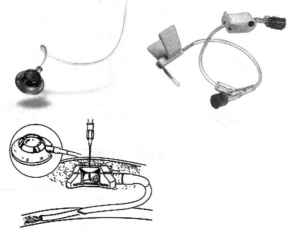
导管名称	Port(BARD)植入式静脉输液港
材质	塑料与硅胶
型号	单腔
规格	7F
尖端类型	三向瓣膜
尖端位置	上腔静脉
留置时间	长期
重力流速(ml/h)	使用19G无损伤针>500ml/h
用途	适用于长期静脉输液、输血、静脉营养治疗、化疗等
注意事项	1. 严禁用于CT和磁共振检查时高压注射泵推注造影剂 2. 严禁使用10ml以下注射器推注药液和进行导管维护 3. 不能用于监测中心静脉压 4. 每月至少进行一次导管维护 5. 应使用专用的无损伤针 6. 持续输液治疗时,无损伤针应每7天更换一次

(七)静脉壁解剖

静脉在体内承担将血液从组织、器官内输送回心脏的作用。与伴行的动脉相比,静脉壁比较薄,而且管腔比较粗。静脉有很多种结构,但通常和动脉一样都具备三层结构:内膜、中膜、外膜。静脉血压力通常较低,在呼吸时胸腔负压和骨骼肌收缩压的帮助下回流,回流速度比较慢。静脉有很多静脉瓣,在呼气时有助于防止血液从心脏倒流。表9-13为静脉各层及其特征。

(八)主动静脉治疗管理相关的操作规程

1. 留置针放置(见医院的护理操作流程手册)

2. 静脉输液(见医院的护理操作流程手册)

3. 中心静脉置管维护(见医院的护理操作流程手册)

表 9-13　外周静脉解剖

血管层	特征
血管内膜	1. 位于静脉最内层,很薄,构成静脉内壁
	2. 作为血管内皮,它是由单层扁平上皮细胞形成的一个光滑、平坦的表面上皮细胞在血管腔内紧密连接在一起形成连续的内膜,在正常情况下可以保留体液和血液
	3. 内皮细胞具有抗凝血的功能,是唯一能与血液接触而不激活凝血过程的细胞
	4. 内膜下结缔组织和基膜位于内皮细胞下层。这层膜是由胶原和弹性纤维构成。主要起到支持和稳定内皮细胞的作用
	5. 当血管内膜被化学或机械方法破坏时,促凝血物质将被释放,同时炎症过程被激发。这个过程会导致静脉炎并可能发展为血栓
血管中膜	1. 在中小静脉中,血管中膜通常是3层结构中最厚的一层
	2. 它是由一层或者更多层的平滑肌纤维和一些胶原以及弹性纤维交织组成,包绕在血管周围
	3. 在交感神经的控制下,中膜可以产生血管收缩和血管舒张
血管外膜	1. 血管外膜是由疏松结缔组织组成,其中含纵向分布的弹性纤维和胶原纤维
	2. 血管外膜层有网状的毛细血管供应血管壁的营养
	3. 尽管血管中膜是血管壁的主要成分,在有些大静脉中血管外膜层实际上是最厚的一层
静脉瓣	1. 与动脉系统相比,静脉循环中血液压力低,流速慢。静脉腔内的瓣膜能阻止血液从心脏倒流(例如:肢体静脉)
	2. 内膜凸入管腔行成瓣膜,中心为胶原和弹性纤维,表面覆以内皮细胞瓣膜外形呈半月形
	3. 血液回流时瓣膜贴近血管壁,反之,瓣膜展开防止血液倒流
	4. 过高的压力可能导致瓣膜损害或功能不全

(九) 教学评价

书面测试

一、是非题,请在相应题前的＿＿＿写上相应的字母,T 表示正确,F 表示错误。

＿＿＿1. 发疱剂外渗后能够造成机体组织结构破坏、组织坏死、感染以及表皮剥脱。

＿＿＿2. 刺激性药物外渗可以导致局部疼痛、炎症,形成溃疡。

＿＿＿3. 在 PICC、CVC、外周留置针、输液港等输液工具中,感染率最低的是 PICC。

＿＿＿4. 硅胶材质的 PICC 可使用 10ml 以下规格的针筒进行维护。

＿＿＿5. 在满足治疗的前提下应选择最细、最短、管腔最少的导管。

＿＿＿6. "Y"形外周留置针接头固定应高于穿刺点。

＿＿＿7. 外周留置针可以在已建立静脉输液的同一根血管及 24 小时内已行静脉置管的远端进行穿刺。

＿＿＿8. 静脉导管封管执行的是脉冲手法。

＿＿＿9. 执行标准冲管操作可以降低导管相关性血流感染。

＿＿＿10. 如果接受化疗的病人主诉局部疼痛,而没有渗出的体征,也应立即停止输液。

二、填空题　请在每一个空格前填入正确的数字、名称或词语

1. 国内现有的输液工具中,短期导管包括＿＿＿＿＿＿＿和＿＿＿＿＿＿＿;中期导管为＿＿＿＿＿＿＿;长期导管包括＿＿＿＿＿＿＿和＿＿＿＿＿＿＿。

2. 外周留置针的留置时间为＿＿＿＿＿＿＿。

3. 超过_____%浓度的葡萄糖和(或)_____%浓度的蛋白质的肠胃外营养液,避免外周静脉输入。

4. 药物pH小于_____或pH大于_____时,会发生严重的静脉炎。

5. 腐蚀性化疗药物包括_____、_____、_____等。

6. 导管维护SASH流程,SASH分别代表_____、_____、_____、_____。

7. 临床上稀释肝素溶液(成人)每毫升含肝素_____单位,用量_____ml。

8. 静脉炎分为_____、_____、_____、_____。

9. 导管的分类是以导管尖端是否达到_____为标准。

10. 当连续静脉输注脂肪乳剂等含脂质的液体时,输液器_____小时更换一次。

三、单选题 对下列每题的选项选择一个最正确的答案

1. 何种性质的液体建议从中心静脉途径给予?
  A. 腐蚀性药物、pH值低于5或高于9的液体或药物,以及渗透压大于600mOsm/L的液体
  B. 刺激性药物、肠外营养、pH值低于5或高于9的液体或药物,以及渗透压大于500mOsm/L的液体
  C. 腐蚀性药物、pH值低于5或高于9的液体或药物,以及渗透压大于500mOsm/L的液体
  D. 所有化疗药物

2. PICC导管发生血凝性堵管时尿激酶的使用浓度是多少
  A. 2500u/ml B. 3000u/ml C. 5000u/ml D. 7500u/ml

3. 中心静脉留置针的消毒及敷贴直径要求
  A. 消毒直径>12cm,敷贴10～12cm B. 消毒直径>12cm,敷贴6～7cm
  C. 消毒直径>7cm,敷贴6～7cm D. 以上都可以

4. PICC穿刺点局部见脓液,病人体温38.2℃,手臂上方没有红肿,导管通畅,此时您的处理意见
  A. 庆大霉素湿敷 B. 拔管并做培养
  C. 加强换药 D. 不做处理

5. PICC导管在输液间歇期需多久维护一次
  A. 1周 B. 3天 C. 10天 D. 每天

6. 如果你怀疑CR-BSI,不拔除导管的时候,怎样留取血标本
  A. 左右侧外周静脉各留取需氧菌和厌氧菌培养
  B. 中心静脉导管内和对侧外周静脉各留取需氧菌培养
  C. 中心静脉导管内和对侧外周静脉各留取厌氧菌和需氧菌培养
  D. 只需要中心静脉导管内一份血标本

7. 输液港在输液间歇期需多久维护一次
  A. 1周 B. 1个月 C. 半年 D. 1年

8. 无菌敷贴下放置纱布的外周中心静脉导管,更换敷贴时间最长不超过
  A. 12小时 B. 24小时 C. 36小时 D. 48小时

9. 各类导管感染风险从高到低的正确排序

    A. 锁骨下静脉置管＞颈内 CVC 导管＞PICC＞输液港＞外周留置针

    B. 颈内 CVC 导管＞锁骨下静脉置管＞PICC＞输液港＞外周留置针

    C. 颈内 CVC 导管＞锁骨下静脉置管＞PICC＞外周留置针＞输液港

    D. 外周留置针＞颈内 CVC 导管＞锁骨下静脉置管＞PICC＞输液港

10. 穿刺点疼痛伴有发红和水肿，上臂条索状物形成，可触摸到条索状静脉＞1英寸，以上症状为静脉炎的几级

    A. 1 级   B. 2 级   C. 3 级   D. 4 级

四、简答题(15分)

病人李××，女，28 岁，××地人，家境优越，4 年前诊断为"右乳癌"，期间行手术及化疗多次，现因间断性胸闷、咳嗽、咯血收住入院，经各项检查后诊断为乳癌术后复发肺转移。针对上述病例，请回答如下问题：

(1) 您认为此时最合适的输液工具是什么？

(2) 选择合适的输液工具，您应该从哪些方面进行评估？

第五节　以考核为主的教学方法

学习和考核是教学的两个方面，过去人们仅仅把考核看作是对学习结果的检验，实际上考核不仅仅是一个通过收集资料证据来进行价值判断的过程，还是一个发现问题、提高认识、寻找解决问题途径的心理建构过程。特别是内容多维、主体多元、方法多样、既重视结果又重视过程的考核方法，可以有效地促进学生的全面发展。护士在职培训围绕提高护士能力展开，更加注重如何帮助学员解决实际问题，一些综合考核的方法可以促进护士系统地分析问题，培养评判性思维能力。下面将介绍几种较多采用的以考核为主的教学方法：

一、床边综合能力考核

床边综合能力考核既作为一种评价方法又作为一种教学方法应用于临床护士综合能力的培养中。它由被考核者选定真实案例，按护理程序对病人实施系统的护理评估(包括汇报病史、进行系统的护理评估体检)，根据评估的资料提出护理问题、制订护理计划并在床边实施一项护理操作，然后考核者设置一些情境，让被考核者对这些情境进行分析回答相关的问题，如病理及药理学知识、紧急情况应对处理等。

1. **考核目标**　通过床边综合能力考核，达到以下目标：①系统地评估病人、分析判断病人的临床问题并提出解决的方法；②与病人进行有效的沟通交流，体现人文关怀；③说出该疾病的病理生理；④说出特殊药物的药理知识和注意事项；⑤按操作标准完成临床的操作技能；⑥遇到紧急状况时能够沉着冷静地处理各种应急的临床情景。

2. **考核程序**

(1) 病例准备：被考核的护士需提前 3 天选 1 个典型病例，要求是专科病人为主，病情较重、症状典型为佳，必要时由教育护士协助选择病例。被考核者需收集病人的资料、与病人进行有效的沟通、查询与病种有关的理论知识等。

（2）汇报病史：汇报病史时要求坐姿端正、较流畅、声音响亮、充满自信、条理清楚。汇报的主要内容：①病人的一般情况介绍（包括性别、年龄、过敏史、家庭支持、社会情况等）；②入院诊断、主诉、现病史、过去史、近期手术史；③了解心、肺、肝、肾等重要脏器功能；④放射性和化验室检查的异常结果、诊断性检查的结果；⑤治疗和护理要点；⑥手术日期、名称、麻醉方式、手术中情况及经过；⑦若入住 ICU 者需简单描述 ICU 的病情；⑧手术后回病房的一般情况；⑨病情演变：生命体征、呼吸道管理、切口、疼痛、引流液、I/O、化验室检查、放射性检查等（简明扼要，不用每天陈述，以免重点不突出）；⑩治疗及特殊药物的介绍。表 9-14 为病史汇报具体步骤及内容。

（3）系统的护理评估体检：通过对病人的床边系统的护理评估体检，能准确地把握病人整体状况，及时发现问题和解决问题，同时也培养了护士敏锐的观察力、人际交往能力和沟通技巧，体现人文关怀和灵活性。护理评估着重收集与疾病有关的各系统的评估资料，具体评估内容包括心理社会系统、神经系统、呼吸系统等见表 9-15。具体床边评估流程见表 9-16。

表 9-14　护理病史汇报模板 - 肛肠外科

具体步骤		备注
入院	一般资料：床号　姓名　性别　年龄	
	医疗诊断　职业　籍贯	
	文化程度	
	经济与家庭支持系统	
	付费方式	
	入院日期	
	主诉	
	现病史	勿完全拷贝医生病历
	过去史：疾病史　家庭遗传史	
	用药史　婚育史（月经史）	
	手术史　吸烟饮酒史	
	过敏史	
	心理状况	包括疾病保密、了解程度等
	入院治疗计划	
	入院护理评估	参照入院评估首页
手术前	手术前检查异常 / 重要结果，化验结果	如肠镜，MRI 等，病理诊断
	手术前治疗情况，特殊情况处置	
	手术前护理干预和教育	包括评估病人 / 家人学习需求，心理社会问题
手术	手术日期	包括：手术中所见、切除范围、吻合方式、出血与补液情况等
	麻醉形式	
	手术方法	
	手术中情况	

续表

具体步骤		备注
手术后	手术后回病房情况(系统评估,特别是伤口敷料,引流管道等)	
	手术后治疗安排	例如:止血、止痛、抗炎、化痰等,有具体药物简要说明
	手术后护理干预和教育	例如:协助早期活动、指导深呼吸和有效咳嗽、宣教引流管和相关药物的注意事项等
	手术后并发症的关注	列举近远期并发症(特别是近期)
	手术后恢复情况:各系统恢复情况 异常情况	根据系统描述:例如精神状态、心理社会问题、睡眠、呼吸、心血管系统、伤口与活动、胃肠道恢复、人工肛门、泌尿系统、疼痛、各引流管引流与拔管等恢复情况 异常情况:例如手术后高热的处置与体温变化;手术后电解质紊乱的处置与变化
	当前情况:系统评估阳性症状与体征 异常/重要检查结果 目前治疗与用药	以此提出相关护理诊断

表 9-15 各系统的护理评估内容

各个系统	评估内容
1. 心理社会系统	语言障碍:说话不完整、语无伦次、无反应、糊涂、有空白性 焦虑/恐惧:有无失眠 自我认识:自卑感 哀伤:哭泣、愤怒 自杀/自残倾向:有无自杀/自残的计划 正常:能与医护人员交流、平静、应对恰当
2. 神经系统	意识状态:清醒、有定向力、烦躁、嗜睡、昏迷等 握力:正常或异常 运动:平衡失调、借助工具 感知:正常或异常、逐渐消失 抽搐:局部性、全身性 头晕:有或无 正常:定向力好,反应敏捷,四肢活动自如
3. 呼吸系统	咳嗽:有无痰液,咯血 引流/痰液:黏液性痰、浆液性痰、血性痰、脓痰、痰少、痰多、恶臭 吸氧:鼻导管、面罩等 气管切开/气管插管:状况描述 呼吸困难:突发性、劳力性、夜间阵发性、端坐呼吸、呼吸急促、活动时、休息时 正常:呼吸规则、双肺呼吸音清、无气管插管、胸管或吸氧

各个系统	评估内容
4. 心血管系统	心音：中等、强、弱 心律：齐、不齐 脉搏：齐、不齐，桡动脉、足背动脉搏动可及性 末梢循环：佳、中等、差 水肿：颜面部、双下肢、全身，进行性，凹陷性、非凹陷性 动静脉瘘：状况描述 正常：心率、脉搏正常，桡、足背动脉搏动可及、好
5. 胃肠道系统	肠鸣音：减弱或消失、亢进 腹胀：全腹、上腹、下腹 腹部软/硬：软或硬、压痛、肌紧张、反跳痛 腹围：腹水病人具体的数字 排便：腹泻、便秘、大便失禁、辅助排便、造瘘 管饲/TPN：频率和滴速 恶心/呕吐：状况描述 正常：口腔进食、腹平软、无腹胀感、肠鸣音正常
6. 生殖泌尿系统	尿自控： 颜色：清、浓茶色、洗肉水样、血性、酱油样、浑浊、伴有血凝块、有泡沫 导尿管：留置导尿、耻骨上造瘘、接尿套 排尿：尿频、尿急、尿痛、尿失禁、尿潴留、淋漓不尽、夜尿 灌洗：有无尿道灌洗 血透：状况描述 引流管/月经：有无月经和引流管 正常：自动排尿、尿自控与年龄相仿、尿色清、淡黄色
7. 骨骼肌肉皮肤系统	皮肤颜色：苍白、黄染、发绀、潮红、干燥、青紫 皮肤温度：正常、偏高或低、温暖、湿冷、大汗 皮肤弹性：正常、失去弹性、皮肤松或紧、发光 黏膜：湿润、干、裂开、溃疡、有敷贴、不完整等 四肢活动功能：拐杖、助步器、轮椅 皮肤受损：切口、缝线、擦伤、撕裂、皮疹、开裂、造口、外科引流、感染等 义肢/装置：名称、使用状况描述 石膏固定：局部循环等 正常：皮肤温暖、干燥、完整，口腔黏膜湿润完整、感觉活动良好
8. 安全方面	床栏使用 床置低位 床旁呼叫器能触及 床制动 踢倒危险评估
9. 疼痛方面	疼痛部位 疼痛：隐痛、刺痛、胀痛、刀割样痛、牵涉痛、绞痛 疼痛：偶有、活动时、咳嗽时、持续、阵发、数分钟、数小时 疼痛评分 疼痛控制：止痛药物、止痛针、止痛泵情况

表 9-16　床边系统护理评估体检流程

1. 核对病人(看手腕带)。

2. 自我介绍,说明评估的目的。

3. 询问体位是否合适,是否需要如厕。

4. 拉好床帘(体现对病人的尊重,隐私的保护)。

5. 询问夜间睡眠情况,顺便看十指毛细血管充盈。

6. 眼结膜有无充血,巩膜有无黄染(双眼往上额看),瞳孔对光情况(双眼看天花板)。

7. 口腔黏膜是否完整,有无溃疡(用压舌板撑开双颊部,使用手电筒查看)。

8. 如有颈部留针,注意查看刻度,固定和穿刺处有无发红,并询问病人有否不适。

9. 询问有无咳嗽、咳痰、痰的性状,能否自主咳痰,有无胸闷、气急等。听诊双肺呼吸音,前胸和背部对称听诊 6 个象限,同时让病人配合深呼吸。

10. 听诊心率,时间 >30 秒,如有心律不齐,需听诊 1 分钟,并测量脉率。

11. 腹部情况:(视诊)有无明显膨隆,伤口和敷料情况;(听诊)四个象限肠鸣音,可以顺或逆时针,如未闻及肠鸣音,至少听诊 1~5 分钟;(触诊)腹肌紧张度,有无明显压痛、反跳痛,触诊时让病人曲起双腿,腹肌放松。

12. 询问病人进食情况和二便情况。如有疼痛,询问疼痛情况。

切口和敷料情况,如有引流管,检查各个引流管是否固定、通畅、引流物性状。如有导尿管,检查是否固定,尿液情况,触摸膀胱有无明显充盈。

13. 背部及尾骶部皮肤情况。

14. 检查双下肢有无明显水肿。

15. 检查足背动脉搏动情况。

16. 检查四肢肌力:双上肢——握力　双下肢——逐一抬起,离开床单,抵抗阻力。

17. 检查完毕,整理床单位。

18. 总结存在的问题,让病人进行补充。

19. 健康宣教:药物、活动、饮食、引流管相关知识。

20. 拉开床帘,在病历上系统记录相关内容。

　　(4)总结并提出护理问题/关键点:要求护理问题/关键点符合病情,护理问题相关因素明确,护理问题排序合理,体现个体差异、动态性和阶段性以及符合首优、中优、次优原则,预期目标可观察、可测量。如以慢性阻塞性肺部疾病(COPD)二氧化碳潴留的病人为例,护理诊断排序应为:①气体交换受损:与肺有效呼吸面积下降有关;②PC:肺性脑病;③活动无耐力:与缺氧有关;④知识缺乏:与疾病相关的知识缺乏有关。

　　(5)说出相关的护理措施:要求按病人问题的轻重缓急排列护理措施,措施要有针对性、可操作性,护理措施按评估、治疗、教育(assessment,treatment,education,即 A—T—E)的顺序进行。如以护理诊断"气体交换受损"为例,首先应评估呼吸的频率、节律、深浅度、氧饱和度和血气等,再给予相应的治疗措施,然后给予疾病相关知识的宣教。A—T—E 模式培养了护士在实施一项护理操作前先进行评估的习惯。

　　(6)病理生理分析:要求护士就疾病的发病过程从病因→临床表现→并发症→预后做一简单的介绍,使其举一反三,把学到的知识融会贯通。

　　(7)相关知识提问:在考核过程中,就疾病的相关知识进行提问,如慢性阻塞性肺部疾病,提问的内容可涉及如何判断血气分析；何谓1型及2型呼衰；低流量吸氧的意义；肺性脑病的症状体征是什么；如何进行雾化宣教；甲强龙的作用及不良反应；β-受体激动剂的不良反应是什么等。

(8) 情境设置：情境设置是以应急情况或并发症为主线的病情变化，使护士利用所学过的知识来解决临床中所碰到的应急情况，以考核护士的独立思考问题，培养护士的评判性思维能力，达到理论联系临床，提升护士的综合性护理能力。如以"慢性阻塞性肺部疾病(COPD)"为例，可设置为：病人，男性，72岁，反复咳嗽、咳痰30余年，加重伴气急10年，双下肢水肿1年，以"COPD、Ⅱ型呼衰"入院，该病人入院后经过抗炎、解痉、平喘治疗后，气急好转，水肿明显减轻，以持续低流量吸氧2L/min，今在如厕过程中突发气急加重，取端坐位休息，面色发绀，休息和吸氧后未缓解，你作为责任护士认为可能发生了什么？还要收集哪些资料？有哪些护理问题和护理措施？

(9) 操作考核：随机抽考一项操作，间接反映护士操作技能水平。考核要求：①准备工作充分；②不违反操作规范原则和无菌原则；③操作动作娴熟、自然，姿势优美；④态度认真、关心爱护病人，使病人舒适，保护隐私；⑤熟悉相关理论知识并做好宣教；⑥处理用物、洗手、记录。

(10) 考核结果评价：根据床边综合能力考核评价表，见表9-17中的评估、诊断、计划、实施、评价的护理程序对被考核护士进行考核评价。

表9-17 床边综合能力考核评价表

项目	项目总分	细则	A	B	C	D	实际得分	扣分原因	备注
护理评估	28	1. 病史采集全面(包括主诉、现病史、医疗诊断、治疗、辅助检查)	4	3	2	1			医疗诊断名称
		2. 系统地有针对性地收集相关的资料(包括学习需求)	4	3	2	1			
		3. 良好的交流技巧	4	3	2	1			
		4. 敏锐的观察力	4	3	2	1			
		5. 护理体检方法恰当、熟练	4	3	2	1			
		6. 资料组织层次分明、重点突出	4	3	2	1			
		7. 汇报病史语言清晰、连贯、有针对性	4	3	2	1			
护理诊断	16	8. 诊断和相关因素符合病情	4	3	2	1			护理诊断名称
		9. 诊断依据明确	4	3	2	1			
		10. 诊断阐述、记录符合要求	4	3	2	1			
		11. 体现个体差异、动态性和阶段性	4	3	2	1			
护理计划	16	12. 护理诊断排序合理	4	3	2	1			
		13. 预期目标陈述规范切实可行	4	3	2	1			
		14. 措施有针对、可操作性	4	3	2	1			
		15. 病人教育符合病人需要	4	3	2	1			

续表

项目	项目总分	细则	评分等级				实际得分	扣分原因	备注
			A	B	C	D			
措施实施	32	16. 按病人问题的轻重缓急排列护理措施的要点	4	3	2	1			操作项目:
		17. 病人教育恰当有效	4	3	2	1			
		18. 病人突发变化的处理(实际存在或假设)	4	3	2	1			
		19. 准备工作充分(用物及自身)	4	3	2	1			提问内容
		20. 操作规范不违反原则和无菌操作	4	3	2	1			
		21. 操作熟练有效	4	3	2	1			
		22. 态度认真、关心爱护病人,用物处理正确	4	3	2	1			
		23. 熟悉相关理论知识	4	3	2	1			
护理评价	4	24. 护理措施有效(包括平时)	4	3	2	1			
理论知识	4	25. 病理生理分析病例	4	3	2	1			

注:考核等级:A. 很好 B. 较好 C. 一般 D. 较差

(11)反馈:考核者需制造轻松的气氛,先肯定护士工作中优秀的一面,再指出欠缺的地方,并提出今后更改的方向。反馈包括:①评估和操作反馈;②汇报病史的情况;③考核中的优点和不足之处。

3. 教学方法评价 2009年采用自制问卷随机抽查第2年、第3～5年和6年以上三个不同阶段的护士30名,共90名护士对该考核法效果进行调查,采用1～5分的分级评分法1=非常不同意,2=不同意,3=一点同意,4=同意,5=非常同意,调查结果见表9-18。

同时个别随机访谈护士长、带教老师、第2年护士、第3～5年护士、满5年以上的护士共10名,就"床边综合能力考核能评价护士八大核心能力(评估和干预能力,评判性思维能力,交流能力,人际关系能力,管理能力,领导能力,教学能力,知识综合能力)中哪些能力和它的益处和不足之处"发表自己的看法,概括起来有以下几点:①床边综合能力考核法能评价的能力:该考核法能够很好地评价临床护士的评估和干预能力、评判性思维能力、知识综合能力、病人教育能力、交流能力、人际关系能力;对护士管理病房环境的能力也能够评估到,但不能评估到他的绩效管理、物资人力方面的管理;比较难以评估到护士的领导能力。总之,除了领导力外,该方法能够很好地评估到护士提倡的八大核心能力中的6大能力,部分评估到护士的管理能力。同时被访谈者也多次谈到监考者如何去考,将影响如何评价、促进护士的能力发展。②对被考者的益处:这种考核方法能够加深、规范护士的系统评估能力,提高护士的临床评判性思维能力,促进护士人际沟通和人际交往能力,增强护士学习的主动性和积极性,有利于护士建立系统的整体观来护理病人,锻炼了护士对临床各种考试的应对能力,促进临床解决问题的能力,促进护士知识的综合应用等。③对监考者

表 9-18　90 名在职护士对床边综合能力考核方式的反馈

项目	平均分值
1. 科室会事先通知我的综合能力考试时间安排	4.58
2. 这样考试促进我形成系统分析病人问题的思维习惯	4.27
3. 这样考试促进我更好分析判断病人的临床问题	4.24
4. 这样考试促进我更有自信地与病人沟通	4.02
5. 这样考试促进我更有自信地与我的同事沟通	4.03
6. 这样考试促进我更好地掌握系统护理评估的技能	4.26
7. 这样考试促进我学会如何将理论知识与临床工作相结合	4.26
8. 这样考试促进我临床技能的提高	4.08
9. 我把这样的考试当成一种负担	2.76
10. 我把这样的考试当成一种提高成长的机会	4.07
11. 我会做认真充分的准备迎接考试	4.18
12. 考试后督考的老师给了我即时的反馈	4.40
13. 督考老师的即时反馈对我很有帮助	4.30
14. 整个考试过程促进我整体能力的提高	4.15

的益处：这种考核方法有利于促进监考者业务的提升；增强了护士长和带教老师对本科室护士业务水平、综合能力的真实了解；了解本科室护士业务能力的薄弱点和不足之处，为制订符合护士学习需要的在职培训项目提供了依据。④该考核方式的不足之处：比较耗时，完成一名护士考核大约要花去 1 个小时的时间，增加人力成本；对考试成绩的评分虽然有明确的评分标准划分但仍然避免不了监考者主观的判断；监考者本身的业务水平和考前的准备影响着被考者水平的发挥。

二、基础生命支持考核

基础生命支持(basic life support，BLS)是在心搏、呼吸骤停 10 分钟内实施呼吸和循环支持的基本急救措施，是保证心肺复苏技术快速有效实施的基础和挽救病人生存链的重要环节。国际医疗机构认证联合委员会(Joint Commission Inter-national Accreditation，JCI)在关于医院员工资格和教育的标准中规定：直接为病人提供服务的员工必须定期接受复苏技术培训并掌握复苏技术获得基础生命支持(BLS)证书并每 2 年更新。

1. 考核目标　通过基础生命支持(BLS)的考核，护士能够达到下列目标：①正确评估CPR 过程中病人的复苏情况；②正确演示 CPR 及异物梗阻操作步骤，包括成人、儿童及婴儿；③识别常见的几种致命心电图，如室颤、室速、PEA、停搏等；④能够解释常用抢救药物的作用机制和适应证；⑤正确地演示气道辅助设施的使用；⑥能够正确地演示除颤仪的使用；⑦正确使用 CPR 抢救记录单；⑧模拟演示综合应用各项急救技巧进行病人抢救；⑨获得基础生命支持(BLS)合格证书。

2. 考核程序

(1) 基础生命支持(BLS)课程的学习：课程内容需采用美国心脏协会(AHA)提供并与心

肺复苏指南同步更新的培训教材,采取理论授课、边看视频边练习、演示和指导老师现场示范等方法进行培训学习。具体内容包括CPR理论,成人、儿童1人和2人CPR操作技术,成人、儿童气道异物梗阻急救术,婴儿1人和2人CPR操作技术,婴儿气道异物梗阻急救术,

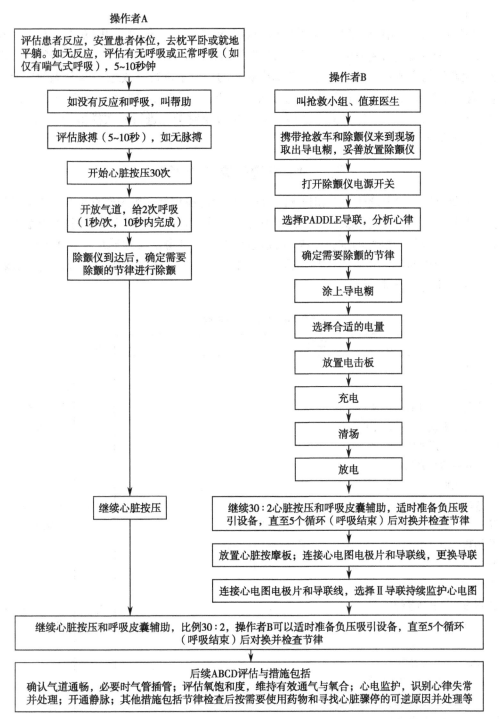

操作者A

评估患者反应,安置患者体位,去枕平卧或就地平躺。如无反应,评估有无呼吸或正常呼吸(如仅有喘气式呼吸),5~10秒钟

如没有反应和呼吸,叫帮助

评估脉搏(5~10秒),如无脉搏

开始心脏按压30次

开放气道,给2次呼吸(1秒/次,10秒内完成)

除颤仪到达后,确定需要除颤的节律进行除颤

继续心脏按压

操作者B

叫抢救小组、值班医生

携带抢救车和除颤仪来到现场取出导电糊,妥善放置除颤仪

打开除颤仪电源开关

选择PADDLE导联,分析心律

确定需要除颤的节律

涂上导电糊

选择合适的电量

放置电击板

充电

清场

放电

继续30:2心脏按压和呼吸皮囊辅助,适时准备负压吸引设备,直至5个循环(呼吸结束)后对换并检查节律

放置心脏按摩板;连接心电图电极片和导联线,更换导联

连接心电图电极片和导联线,选择Ⅱ导联持续监护心电图

继续心脏按压和呼吸皮囊辅助,比例30:2,操作者B可以适时准备负压吸引设备,直至5个循环(呼吸结束)后对换并检查节律

后续ABCD评估与措施包括
确认气道通畅,必要时气管插管;评估氧饱和度,维持有效通气与氧合;心电监护,识别心律失常并处理;开通静脉;其他措施包括节律检查后按需要使用药物和寻找心脏骤停的可逆原因并处理等

图9-5 双人床边抢救配合流程

除颤仪使用及模拟急救案例演练。采用理论笔试和操作回演示 CPR 的正确步骤、呼吸皮囊使用。

（2）基础生命支持（BLS）的考核：考核内容包括 BLS 理论和操作、实验环境下模拟抢救场景的应对。理论测试用选择题共 20 题，每题 5 分。操作技能测试包括成人、儿童和婴儿CPR 操作。

（3）床边急救模拟抢救考核：可设置床边急救模拟考核评价单，如图 9-5 双人床边抢救配合流程。护理部每年组织第二年和第五年护士配合进行二人 CPR 的床边配合模拟抢救考核。此操作的主要目的是让护士能在临床真实的环境下进行有效地 CPR 和 MOCK MODE操作，有助于护士在临床遇到急救时能有条不紊地紧急应对，促进不同年资护士在抢救过程中的密切配合。另外，各科室也采用以上方法每年对护士进行一次模拟抢救的演练，有效地增强了护士床边抢救的自信。

三、护士床边应急能力考核

为不断地强化护士抢救知识和技术综合应用能力，护理部可组织巡查小组每 3 个月到各楼层护理单元对护士的应急能力按应急能力考核清单上的标准进行实地抽考检查（表 9-19），以 100 分制记录每个科室的抽查结果，通过这样的护理业务的实地质量检查不断强化护士对这些应急知识的记忆和应用这些知识和技术的能力，使护士遇到紧急状况时能够沉着冷静地处理各种临床情景。

表 9-19　应急能力考核清单

项目	得分	评分标准
一、急救设施		共 56 分
1. 抢救车		
维护车的一般状况符合要求 □　抢救车上锁，无明显积灰 □　清点单为最新版 □　清点单填写完整 □　除颤仪检测记录完整	4 分	每项 1 分，最多扣 4 分
熟悉抢救车内物品放置位置 气道用物　□　　　□　　　□ 循环用物　□　　　□　　　□ 其他用物　□　　　□　　　□	6 分	每项 1 分，最多扣 6 分
2. 除颤仪		
能识别除颤仪各功能键 □　monitor ON（Energy Select）监护开关键（能量选择） □　charge　充电键 □　sync　同步复律键 □　record　心电图记录打印/条图 □　ECG size↑↓波形振幅（高低）选择键 □　leadselect　导联选择	5 分	每项 1 分，最多扣 5 分

续表

项目	得分	评分标准
☐ mark　标识键 ☐ HR alarm　心率报警界限 ☐ review　回顾键/摘要 ☐ 成人，儿童除颤板 ☐ 放电键(红色按钮) ☐ 心电图轴纸安装、更换		
能独立完成仪器测试(单相除颤仪) ☐ 将能量选择键旋至100J(Test) ☐ 按充电键 ☐ 按同步按钮，两手同时按放电键，不放电 ☐ 关闭同步模式，分别按纵隔或心尖的单块电极板，均不放电 ☐ 同时按除颤板，能放电 ☐ 心电图轴纸上可见test 100Jpassed，提示电极板功能正常	3分	每项1分，最多扣3分
能独立完成仪器测试(双相除颤仪) ☐ 拔除电源 ☐ 持续按住条图的同时打开机器至"手动通"，系统将自动完成测试，显示"passed" ☐ 测试电极板的除颤功能(充电→放电→显示pass) ☐ 机器自动打印测试结果 ☐ 若机器有起搏功能，接起搏测试板，按1～3步骤完成系统测试和除颤功能测试 ☐ 测试起搏功能，完成后自动打印测试结果	5分	每项1分，最多扣5分
能说出除颤步骤 ☐ 打开除颤仪，选择paddle导联，等电击板放在除颤位置获得心电图 ☐ 分析心律，确定需要除颤的节律(VF/无脉性室速) ☐ 在电击板上涂上导电糊 ☐ 选择合适的电量(双极除颤仪200J，单极360J，儿童2J/kg) ☐ 放置电击板(胸骨电极放在右锁骨下、胸骨右缘，心尖部电极放在左锁骨中线第四肋间) ☐ 按压"charge"开关充电，等待充电完毕指示 ☐ 喊"清场"，并查看四周，确保无人与床、病人或其他设备相连 　电击板紧贴皮肤，施加约10kg的压力放电(电击板上的指示器显示绿色)	7分	每项1分，最多扣7分
3. 呼吸皮囊 ☐ 呼出活瓣：瓣膜完整性、弹性、闭合性 ☐ 球囊：弹性好，进气阀完好，无漏气 ☐ 如皮囊有压力限制阀，选择关闭或者打开状态(适用于婴儿及需要防止气压伤的病人) ☐ 如皮囊有PEEP功能，按照需要调节PEEP(呼气末正压)阀门 ☐ 能正确安装加压面罩 ☐ 能演示加压面罩充气的调节	6分	每项1分，最多扣6分

项目	得分	评分标准
4. 墙式负压		
安装	2分	每项1分,最多扣2分
□ 熟练安装墙式负压		
□ 说出脚踏式负压吸引器各功能键		
检测及调试	2分	每项1分,最多扣2分
□ 墙式负压装置漏气的检测及压力调试		
□ 脚踏式负压吸引漏气的检测及压力调试		
使用	2分	每项1分,最多扣2分
□ 胃肠减压负压要求		
□ 吸痰负压要求		
□ 其他吸引(如胸腔引流、伤口引流等)负压要求		
5. 床边监护仪		
心电监护	5分	每项1分,最多扣5分
□ 导联粘贴电极片的部位:		
左臂电极:左锁骨中线锁骨下或左上肢连接躯干的部位		
右臂电极:右锁骨中线锁骨下或右上肢连接躯干的部位		
左腿电极:左锁骨中线第6、7肋间或左髋部		
□ 选择合适的导联。最常用的是Ⅱ导联		
□ 调整波形振幅(size)		
□ 调整波形的清晰度		
□ 正确选择波速:心电监护波形走速为25mm/s		
□ 音量的调节		
□ 脉率来源		
指脉搏氧饱和度监测	2分	每项1分,最多扣2分
□ 选择合适的测量部位(最常用示指,选用甲床条件好的手指,根据选用探头不同,可以选择耳垂、鼻尖等部位)		
□ 正确放置探头:红外线光源对准指甲,指套松紧适宜		
□ 观察波形,如果波幅很小,说明读数可信度很低		
无创血压监测	2分	每项1分,最多扣2分
□ 正确放置血压袖带:按照要求对好标记(标记对准肱动脉搏动处),把袖带绑在肘关节上2~3cm处,松紧度以能容纳1指为宜选择测量模式:手动、自动和快速测定测量时用于测量血压的肢体应与病人的心脏置于同一水平位		
□ 以下这些状况测压不可靠或测压时间延长:病人移动、发抖或者痉挛;心律失常,极快或极慢的心率;血压迅速变化;严重休克或者体温过低;肥胖和水肿		
设置报警范围	2分	每项1分,最多扣2分
□ 心率在自身心率上下30%		
□ 血压根据医嘱要求、病人的病情及基础血压设置		
□ 指氧饱和度根据病情(COPD、ARDS以及一般肺部感染的病人设置)		
□ 报警音量调节		

项目	得分	评分标准
病人/家属教育 ☐ 仪器报警时不要惊慌 ☐ 心电图电极片可能会导致皮肤过敏,如有发痒发红,须告知医护人员 ☐ 不要随意取下监测导线,以免造成监测中断 ☐ 不要在监护仪附近使用手机或充电 ☐ 不要在监护仪上放置物品,不要打湿仪器	3分	每项1分,最多扣3分
二、护理记录	**10分**	
1. 重症记录单 ☐ 病情描述能体现疾病的动态和相关性 ☐ 病情变化时的观察要点准确,有主次 ☐ 记录频度合适	6分	每项2分,最多扣6分
2. CPR记录单 ☐ 各单项记录准确 ☐ 记录频度合适	4分	每项2分,最多扣4分
三、病情与知识点	**34分**	

1. 病情相关
☐ 对所管病人病情变化有预见性,能说出可能发生的并发症
☐ 能说出并发症的处理原则及先后顺序
☐ 结合所管病人,说出是否符合全身炎症反应综合征(SIRS)诊断及处于SIRS至MODS的哪一阶段
  ● SIRS(符合≥2项)
    ☐ 心率>90次/分
    ☐ 体温>38℃或<36℃
    ☐ 呼吸频率>20次/分或$PaCO_2$<32mmHg
    ☐ 白细胞>$12×10^9$/L或<$4×10^9$/L
  ● 脓毒症(sepsis)
    ☐ 感染的依据+全身炎症反应综合征
  ● 重度脓毒症(severe sepsis)
  ● sepsis伴脏器功能不全,低灌注或低血压(低灌注是指但不仅限于:乳酸性酸中毒;少尿;神志改变
  ● 脓毒性休克(septic shock)
    ☐ sepsis导致的低血压(SBP<90mmHg,或MAP<60mmHg,或SBP较基础血压下降>40mmHg,除外其他原因引起的低血压)并伴灌注障碍,虽经充分的液体复苏仍不能纠正,须用血管活性药维持
  ● 多脏器功能障碍(MODS)
    ☐ 呼吸系统:氧需增加,PaO_2/FiO_2↓,PEEP↑,需要呼吸机支持
    ☐ 泌尿系统:尿量↓,Cr↑,需要血透
    ☐ 循环系统:低血压,心律失常,需使用血管活性药
    ☐ 血液系统:PLT↓,WBC↑/↓,凝血功能异常(PT, PTT, FDP, D-dimer)
    ☐ 肝脏功能:黄疸,高胆红素,肝酶↑,清蛋白↓,PT↑
	10分	每项1分,最多扣10分

项目	得分	评分标准
☐ 神经系统:神志改变,GCS 评分下降 ☐ 胃肠系统:出血,不能耐受胃肠内营养 ☐ 内分泌系统:肾上腺功能不全,高血糖,高脂血症 ☐ 免疫系统:院内感染,白细胞增高,其他免疫功能改变		
2. 通用知识		
能识别致命的心律失常 ☐ 室颤　　☐无脉性室速 ☐ 心搏停止 ☐ PEA **能识别常见的心律** ☐ 窦性心动过速 ☐ 房颤	6分	每项1分,最多扣6分
说出何种情况下可以直接呼叫资深值班医生和快速反应小组(RRT) ● 呼吸系统相关4项 　☐ 气道紧急情况(如窒息) 　☐ 呼吸窘迫,呼吸暂停,明显发绀 　☐ RR<8次/分或RR>30次/分 　☐ SpO_2<85%(鼻导管供氧状态下) ● 神经系统相关3项 　☐ 突然语言障碍 　☐ 意识改变 　☐ 癫痫大发作 ● 循环系统相关2项 　☐ 收缩压<90mmHg 或低于基础值20% 循环相关 　☐ HR>140次/分或<40次/分	9分	每项1分,最多扣9分
能说出抢救车内4种药物的作用、单支剂量及最严重的不良反应 ☐ ☐ ☐ ☐	4分	每项1分,最多扣4分
CPR + plus ● 操作者 A 　☐ 评估病人反应 　☐ 如果没有反应,立刻叫帮助(抢救车,除颤仪,3999) 　☐ 安置病人体位,打开气道(仰头抬颌手法) 　☐ 评估呼吸(看,听,感觉5~10秒) 　☐ 如果没有呼吸,给予2次呼吸(每次1秒) 　☐ 评估脉搏(5~10秒) 　☐ 如果没有脉搏,开始胸外心脏按压操作者 B 　☐ 叫抢救小组、值班医生	5分	每项1分,最多扣5分

项目	得分	评分标准
☐ 携带抢救车和除颤仪来到现场		
☐ 取出导电糊,妥善放置除颤仪		
☐ 打开除颤仪,选择 paddle 导联,分析心律		
☐ 确定需要除颤的节律		
☐ 涂上导电糊		
☐ 选择合适的电量		
☐ 放置电击板		
☐ 充电		
☐ 清场		
☐ 放电		
● 操作者 A		
☐ 继续胸外心脏按压		
● 操作者 B		
☐ 放置心脏按摩板		
☐ 连接心电图电极片和导联线,更换导联		
☐ 用呼吸皮囊辅助呼吸		
● 操作者 A 和 B		
☐ 继续心脏按压和呼吸皮囊辅助,比例 30:2,操作者 B 可以适时准备负压吸引设备,直至 5 个循环,以呼吸结束。		
☐ 共同评估病人情况:心律、脉搏、呼吸,按照评估结果采取下一步抢救措施,并且完成人员对换。如有可能,可开通静脉通路,准备气管插管用物,准备抢救用药等。		

急救能力的培养应以临床实践为主,与临床情景密切结合起来,这种医学教育的模式,在欧美的一些医院早就开始实行。在国内,一直延用着这种教育模式,为此还专门设立了急救管理委员会。该委员会负责对临床急救支持、监督和管理,并回顾和评价医院各部门对抢救的管理和实施,监测复苏结果,以此来进一步提高抢救能力和抢救效率,并对护士实际的临床急救能力作出正确的反馈,从而不断地完善和提高在职护士急救能力。

第十章

临床护士职业适应能力培养

职业适应性是个体在职业认知和职业实践的基础上，不断调整和改善自己的观念、态度、习惯、行为和智力结构，与某一特定的职业环境进行相互调整以达到和谐的过程，从而适应职业生活的发展和变化。在适应过程中需要个人能力与岗位要求、个人交往经验与交往对象的需求进行统合、协调，包括职业角色适应、职业心理适应（培养与职业相关的观念与意识，如竞争合作、认知、情感、态度、意志及个性适应等）、生理适应（对工作时间、劳动强度及紧张度的适应）、群体适应（了解特定群体的文化特征和需求、人际和群体适应）、职业智力适应（对岗位所需的文化知识、职业安全、专业知识和技能）、岗位适应和工作能力适应（分析解决问题的能力、应变能力、领导和变革能力等）。

随着社会的发展，医疗模式的转变，护士面临了巨大的职业适应挑战。有别于传统的护士职业形象，现代护士角色多样化，除了咨询者、教育者、实践者、管理者、科研者等角色之外，护士还要面临其他社会角色，工作和生活双重压力或冲突容易引发护士职业倦怠，导致护士对职业信念和职业价值产生困惑和动摇；现代护士面临更多的社会期待和职业价值的矛盾，一方面受传统习俗、社会偏见的影响，社会对护士职业的社会职能做出比较低的评价，而护理职业高发展目标对护士的学历及各方面的要求不断增加，会让护士受挫，感到大材小用，职业理想和抱负就会受到挑战，缺乏工作主动性和积极性；另一方面社会群体对护理人员持较高的期望值、要求护士技术娴熟、通情达理、温柔耐心，而护士个体的职业成长总会经历一个过程，有时候病人或家属的不理解很容易让护士个体受挫，甚至产生离职的想法。此外，由于护士专业化发展起步较晚，护士学历水平偏低，传统上仍然认为护士是医生的助手，护士的自主性受限，导致护士对自身的专业自信心不足。最后，高强度的工作负荷、付出和回报的不一致、不可避免的夜班问题、工作环境中人际关系问题、护理职业发展问题、个人调节和应对能力不足等均不同程度地影响护士职业的适应性。

本章节主要从护士的职业化心理技能培训、护士自身压力管理和自我照护方面来探讨如何使护士更好地适应护理职业，更健康地工作与生活。

第一节　职业化心理技能培训

在临床工作中，护士经常会面临一些具有挑战性的情境或病人，如面对抢救的场面、死亡、分离和悲伤、愤怒、敌意、冲突，以及要求过多、打破规则、不依从、抱怨、沉默的病人。作为专业人员，由于社会化角色和内化的专业和职业价值观，当遇到棘手的病人时，护士会因自己感到生气、恶心、受辱或蔑视等情感而感到不安，或者因为自己的负性情绪反应而内疚，同时感到自己的情感受到操纵。由于缺乏应对以上情境或负性情绪的训练或者经验，护士可能会试图否认自己的愤怒、厌恶和无助等情感，而试图否认和压制这负性情感会导致心理的混乱并增加压力水平，甚至让毫无应付准备的护士失去自尊、自信，并产生对自己专业认同感的质疑，容易让护士产生情绪的耗竭感而影响护理质量。职业化心理技能的获得一方面有助于护士真正提供优质化护理，另一方面有助于护理人员提高自身的心理健康水平。

就像我们的护理操作技能需要不断演练之后才能够做到娴熟和专业，护士的心理技能也需要有一个不断演练和专业化的过程。这些职业化的心理技能包括沟通和交流技能、冲突管理技能、护士自我意识和反思能力的培养等。

根据布鲁姆的目标教学分类，职业化的心理技能属情感领域范围目标的培养，在第二章我们已经详细地阐述了情感领域的目标分层、教学策略和教学评价，它不同于认知领域和操作技能领域那样容易测量目标的达到，而且行为的改变无法在短期内呈现，因此对这些培训项目教学效果的评价目前做得还不多，无法为大家提供结果评价方面的资料，这里将主要介绍每个培训项目的具体内容、策略和目标评价的内容。

一、沟通技能培训

沟通能力是护士不可缺少的核心能力之一，其中包括护患沟通、同事间沟通、上下级沟通等。以下主要介绍几种护士沟通技能的培训，包括 SBAR 交流模式、自信 - 果断的交流、治疗性沟通和有效倾听技能培训。主要采用理论授课、情景案例分析、角色扮演等方式进行，根据护士不同的工作年限进行。

1. SBAR 交流模式

（1）需要评估：SBAR 模式是当前部分医院医护人员采用的一种结构式交流模型，见表 10-1、表 10-2，护士需要在工作中应用这种交流模式向医生进行病情汇报以及向自己的同事进行交班，这是护理日常工作的一部分。SBAR 分别是 situation、background、assessment、recommendation 的字母缩写，意思是情况、背景、评估和建议。熟练地使用 SBAR 交流模式可以使护士在临床工作中更全面、更有逻辑地向相对"权威"的医生汇报病情、与同事进行结构性交接班，促进沟通的有效性、提升护士的专业自信心并赢得他人的认可与尊重。

表 10-1 SBAR 模式病情汇报表

呼叫医生前
1. 评估病人
2. 复习病例呼叫合适的医生
3. 了解入院诊断
4. 阅读最近的病程记录和上一班护士的评估
5. 备齐资料：病例、过敏史、病人用药、静脉通路、实验室检查结果

状况（situation）
1. 陈述你的姓名和楼层
2. 我呼叫你是关于（病人的姓名和床位号）
3. 我呼叫你的问题是

背景(background)

1. 告知病人的入院诊断和入院日期
2. 告知病人的**病史**
3. 简要介绍病人**当前治疗**

评估(assessment)

1. **最近一次测得的生命体征**

   血压_____ 脉搏_____ 呼吸_____ 体温_____

   病人是否吸氧:□是　　□否

2. **和上次评估相比病情有何变化,如:**

意识状态	呼吸频率/特征	呼吸肌力量/是否使用辅助呼吸肌
皮肤颜色	脉搏/血压	心律改变
神经体征改变	疼痛	创口引流
肌肉骨骼(关节畸形、无力)	消化道/泌尿道(恶心/呕吐/腹泻/排尿)	

建议(recommendation)

1. **你是否认为我们应该:**(陈述你认为合适的措施)

   □把病人转入 ICU 或 PICU?

   □过来看看这个病人?

   □与病人和/或病人家属谈话并告知病情?

   □请求会诊?

   □其他建议?_____

2. **需要相关检查吗?**

   □胸片　　□血气分析　　□心电图　　□血常规　　其他_____

3. **如果医嘱中治疗有所调整,应进一步问:**

   □监测生命体征的频率?

   □如果病人病情没有改善,我们何时再呼叫你?

表 10-2　SBAR 模式部门间交接单

送出部门填写	**S　状态(situation)** 病人姓名_____　　住院号_____ 送出部门_____　　接收部门_____ 目前主要状况(包括异常检查结果)_____ **B　背景(background)** 简要病史_____ 过敏史　□是(请说明)_____　　□否 今日治疗_____ 长期特殊治疗_____ 特殊治疗药物(包括镇静剂)_____ 静脉治疗药物_____ 口服药_____

送出部门填写	液体＿＿＿＿＿＿＿＿＿＿＿＿＿＿＿＿＿＿＿＿＿＿＿＿＿＿＿＿＿ 引流管＿＿＿＿＿＿＿＿＿＿＿＿＿＿＿＿＿＿＿＿＿＿＿＿＿＿ 人工气道　□气管插管　□气管切开　□其他＿＿＿＿＿＿＿＿＿ 给氧方式　□鼻导管　□面罩　□呼吸机 氧流量＿＿＿＿＿＿＿＿＿＿ 隔离要求　□需要(请说明)＿＿＿＿＿＿＿＿＿　□不需要 约束　　□需要　　　　　　　　　　　　□不需要 特殊检查回单＿＿＿＿＿＿＿＿＿＿＿ 特殊检查预约＿＿＿＿＿＿＿＿＿＿ 未完成的术前／检查前准备项目＿＿＿＿＿＿＿＿＿ 特别注意　□癫痫发作　□脊柱损伤　□自杀倾向　□其他＿＿＿＿＿＿ **A**　评估(assessment) 目前的特殊状况＿＿＿＿＿＿＿＿＿＿＿＿＿＿＿＿＿＿＿＿＿＿＿ **R**　建议(recommendation) 特殊注意点＿＿＿＿＿＿＿＿＿＿＿＿＿＿＿＿＿＿＿＿＿ 如有疑问,请联系＿＿＿＿＿＿＿＿＿虚拟网＿＿＿＿＿＿
接收部门填写	**A**　评估(assessment) 治疗／检查完成　□是　□否(注明原因)＿＿＿＿＿＿＿＿＿ 并发症　　　　□有(请注明)＿＿＿＿＿＿＿＿□无 其他情况＿＿＿＿＿＿＿＿＿＿＿ **R**　建议(recommendation) 治疗／检查后特别注意点＿＿＿＿＿＿＿＿＿＿＿＿＿＿＿＿＿＿＿ 如有疑问,请联系＿＿＿＿＿＿＿＿＿虚拟网＿＿＿＿＿＿
注意:此记录单无须存入病历	

（2）培训目标：①阐述 SBAR 交流模式的定义和步骤；②运用 SBAR 交流模式向医生汇报病情或与同事进行交接班。

（3）培训内容、方法与评价：通过发放资料、讲解、角色扮演、案例情景分析、表格工具的使用等不同教学方法的综合应用达到以上教学目标（见示例 10-1～示例 10-3）。

示例 10-1

角色扮演 1

N(护士)：林医生,您好,我是 ICU 4F 的程护士,我护理的 3-2 床男病人文××,刚刚呼吸急促,自诉感觉胸闷,请您过来看一下。(situation)

D(医生)：我现在正在急诊处理新病人,请把病人基本情况先告诉我一下。

N：好的,3-2 床病人,男性,姓名文××,病例号 123456,2013 年 7 月 7 日因"腹痛伴发热 1 天"急诊入院。诊断：急性重症胰腺炎,胆囊炎,肺部感染。没有手术,予保守治疗,禁食,胃肠减压,鼻导管吸氧,特治新＋万古2联抗炎,生长抑素静脉维持,TPN静脉营养,今天是入院第3天。(background)

D:现在什么情况?

N:病人5分钟前解大便后开始自诉胸闷,呼吸急促,R:28～35次/分,SaO$_2$:从95%下降至89%,我们给予改为面罩吸氧10L/min,但氧合没有改善。现在病人神志清,呼吸急促,口唇略有发绀,SBP:160～190mmHg。SaO$_2$:88%,体温38.8℃,自诉腹部隐痛2～3分钟。今天06:00～15:00胃肠减压量50ml,墨绿色胃液。昨天24小时胃肠减压量500ml。(assessment)

D:很好,你可以先给病人改储氧面罩吸氧。检查一下胃管是否通畅。

N:好的,氧流量要调到最大吗?(recommendations)

D:是的。

N:需要做胸片吗?(recommendations)

D:好的,再请叫一下主管医生和监护室资深值班医生。

N:需要抽血化验吗?(recommendations)

D:请抽一个血气,一个血常规,一个凝血＋D二聚体。

N:好的,请先把抽血医嘱开好,我们需根据标签抽血。是立即抽血吗?

D:是的,请立即抽,马上送。我要最快得到结果。

N:好的。病人没有动脉监测,需要留置动脉吗?(recommendations)

D:要的,请准备好物品。

N:需要准备气管插管用物箱吗?(recommendations)

D:好的,另外请通知呼吸师床边无创呼吸机准备。

N:好的,如果病人情况没有改善,我什么时候再叫您?(recommendations)

D:如果病人SaO$_2$低于85%,或者意识改变,都要立即通知我,化验结果出来或者资深值班医生来了也请告诉我一下。

示例10-2

角色扮演2

王医生你好!我是1号楼12楼肿瘤科汤护士。我们这边有个叫贾××的病人,38岁,诊断为结肠癌,目前情绪不稳定,主诉腹痛明显。(situation)

该病人3年前接受结肠癌根治术治疗,术后化疗2次。此次因反复腹痛2周入院,考虑癌症复发。(background)

病人目前疼痛评分6分,疼痛性质为下腹部胀痛,服用美斯康定止痛效果不理想,目前生命体征平稳。与前几次住院相比,病人此次住院的精神和情绪状态较差,表现为情绪忧郁、愁眉苦脸、睡眠差,流露出想放弃治疗的想法,并觉得连累家人。我认为病人可能存在抑郁和自杀的倾向;此外,病人的疼痛需要得到进一步控制,目前的镇痛方案需要调整。(assessment)

我建议是否请精神科医生进行会诊,评估病人的精神和情绪状态,并给予专业的心理支持;同时建议疼痛专业人员会诊,讨论制订更加合理的镇痛方案。(recommendations)

示例 10-3

角色扮演 3

情景 孟××,女性,68 岁,因"右腰痛伴血尿一周"于 2013 年 2 月 4 日入院,诊断"右侧输尿管结石"。病人既往有高血压 10 余年,冠心病 10 余年,自服雅思达降压,血压控制良好。完善术前检查后,病人于 2 月 7 日在全麻下行钬激光碎石术,术中顺利,术后予鼻导管吸氧,暂禁食,氧氟沙星抗炎,常规补液治疗,生理盐水持续膀胱冲洗。术后第二天下午 15:00,病人自诉下腹部疼痛加剧 5~6 分钟,护士发现病人面色苍白,精神委靡,呻吟不断,体格检查时发现病人下腹部膨隆,压痛明显,尿色深,为暗红色血尿,最近一次血常规化验发血红蛋白为 78g/L。当班护士立即监测生命体征,发现血压下降,由原来的 120/85mmHg 下降到 96/50mmHg,心率增加,由原来的 85 次/分升至 110 次/分,R 23 次/分,T 37.3℃。

如果你是当班的责任护士,你将如何运用 SBAR 的交流模式向主管医生汇报病情?两人一组,其中一人扮演护士,另一人扮演医生。

2. 自信 - 果断(assertive)交流模式

(1)需要评估:自信 - 果断的交流(assertive communication)是直接、诚实、恰当的一种交流模式,通过设置目标,以清晰一致的方式按照目标行事,并为行为结果负责。自信 - 果断行为是在某种情景下的积极地解决问题的一个方法,不同于攻击性或回避性行为。攻击性行为含有控制或操纵他人的成分,习惯用惩罚、威胁、侮辱、要求、敌意的方式表达感受和意见,通常以责备和指责为主题。攻击性行为的结果是获得或赢取自己的目标而不顾他人的价值。采取回避型行为的护士趋向于防御、内疚、恐惧,容易放弃准备好的原有主张,害怕对质与冲突,倾向于转向于他人寻求回答,有时也会展现出敌意和攻击行为。

自信 - 果断交流通常用"我"作陈述。如:我想……,我感到……,我意识到……,等等。自信 - 果断交流也是一种折中和建议的陈述,例如:"让我们来讨论一下这件事并且找到双方合适的方案。"

自信 - 果断交流通常可以分以下几个步骤进行:①非评判性的叙述讨论某个问题或某个行为(陈述事实);②用"我"作陈述,表达自己的感受;③阐明对方行为对你的影响;④提出你希望改变的建设性意见。根据情景的不同,这几个步骤并非固定不变,但它可以提供一个自信果断交流的大致框架。

能自信果断交流的护士具有以下的特点:①能够清晰地表达自己的需要和愿望,公平地与他人协商问题,但并不强迫别人顺从或同意。②往往把重点放在能力和学习上面,采取积极的行为并朝着目标前行,很少需要控制或操纵他人。③能清晰而又坚定的陈述和执行目标来增加自尊,当目标不能达成时可能会感到失望,但不会感到不理性地内疚。④能承认自己的强势和弱势,轻松地接受赞扬或承认错误。⑤能站起来维护自己的权利而又不侵犯他人的权利,也不会因自己的行为结果而感到焦虑和恐惧。因此,自信果断的交流能力有利于提升护士的职业适应性,是护士应当学习的一种技能。

(2)培训目标:①阐述自信 - 果断交流模式的定义;②区分自信 - 果断性交流、攻击性和回避性交流;③阐述自信 - 果断交流的特点和步骤;④运用自信 - 果断交流处理各种临床事件与冲突。

（3）培训内容、方法与评价：发放书面资料、讲解、角色扮演、案例情景分析、小组讨论的方式达到以上目标（见示例10-4、示例10-5）。

示例10-4

不同交流模式分析

判断下面情景下护士的反应分别属于哪种交流模式？

情景1　夜班接班护士迟到了半小时来上班，而在这之前她并没有事先通知你她会迟到。当你看到她时，你说：

1."哎，今天真的很忙，你不在这里实在是太糟糕了。"
　　——自信-果断
　　——回避默认
　　——攻击

2."你怎么回事，刚才在哪里？又让我加班！"
　　——自信-果断
　　——回避默认
　　——攻击

3."我期望你半小时前来接班，如果你事先让我知道你有事迟到，我很乐意帮你顶班。"
　　——自信-果断
　　——回避默认
　　——攻击

交流模式评价：

1. 回避型反应，它没有面对迟到的事件。

2. 攻击反应，用责备的口气攻击夜班护士。

3. 自信-果断反应，因为你通过交流表达了你的期望，而且不含责备的直接面对问题。

情景2　楼层有位PICC植入术后的病人需要进行日常维护，每次该病人会嘱咐家属或者护士联系你给他进行护理，而且每次会很急迫地要求一叫你就要赶到病床边，他觉得只有你有资格进行这项工作，而且你应该做好售后服务。

自信-果断交流分析

"您好，我发现您每次会很急迫地要求我一叫就要赶到您病床边（**非评判性地陈述事实**），尽管我很乐意给你行PICC维护，也非常感谢您对我的信任，但您每次都要求我一叫就到，我可能做不到，因为有时我在给其他病人进行穿刺，这让我感到很有压力（**用"我"作陈述，表达自己的感受**），甚至影响到了我的工作（**对方行为给你造成的影响**），我期望您能够理解。如果可以的话我会安排周三和周五下午2点到您这边，或者您也可以让楼层的护士来维护，因为我们的护士都进行过专业的培训。"（**你的期望和建议**）

示例10-5

角色扮演4

情景1　最近张护士遇到了一个让她很为难的结肠癌病人。该病人经常当面表扬她，说她技术好、态度好，同时该病人又会说其他护士的坏话。张护士不知如何回应病人，一方面她不想得罪同事，另一方面她也不好反驳病人。可是，该病人经常呼叫她，让她实施护理，哪怕她不是该病人的责任护士。张护士因自己不得不面对病人而倍感压力，而同事们对她也有了些看法，觉得张护士把病人惯坏了。

如果你是张护士，你会如何与病人进行交流，解决目前的困境？

情景2 今天正值你夜班，与你搭班的医生是赵××，该医生平时非常严肃，开不得半句玩笑，动不动还会批评护士，让护士姐妹都有点惧怕。凌晨2点钟，你班上的一个慢性支气管炎的病人胸闷、气急加重，你打电话给他，他说："我之前已经看过该这个病人了，没什么特殊处理方法。"可是，病人这边却缠着你叫医生到床边，你怎么办？

(1) 请尝试用自信-果断的方式进行交流。

(2) 你觉得在进行自信-果断交流过程中的障碍是什么？

3. 治疗性交流和有效倾听

(1) 需要评估：治疗性交流是围绕病人的治疗问题并对治疗起积极作用所进行的信息传递和理解，是一般性沟通在护理实践中的应用，其实质是一种有目的的护患沟通。有效倾听是治疗性交流的前提，需要护士主动、积极和投入，需要护患双方互动。其中，共情是有效倾听的核心组成部分，是护士与病人建立治疗性关系的重要技能。护士在与病人的交流过程中需要无条件地接受病人，不要对病人的所思所感做出主观判断，护士要站在病人的角度上感受和理解他的内心世界，让病人感受到尊重、温暖、理解和支持。因此学习治疗性交流和倾听技能是护士基本教学需要。

(2) 培训目标：①阐述治疗性沟通技巧的定义；②区分治疗性交流与常规交流(表10-3)；③在临床上恰当地应用治疗性沟通技能。

表10-3 常规交流与治疗性交流的区别

常规交流	治疗性交流
1. 没有确定的目标	1. 针对某个问题/已确定的目标
2. 争夺注意—竞争	2. 注意集中于病人—非竞争
3. 在生活经历中获得	3. 通过理论、训练和实践获得
4. 在某个环境或选择下发生	4. 一个人有需要，另一个人成为某个角色
5. 工作或休闲环境	5. 在一个照护的环境设置中
6. 保密并不成为问题	6. 受行为准则的约束
7. 自发的情感表达和肢体语言	7. 护士有所控制的情感和肢体语言
8. 双方需要得到满足	8. 集中于病人的需要得到满足
9. 互惠的(双方既是助人者又是受助者)平等的	9. 反思(护士是助人者并通过督导得到帮助)
10. 潜在的朋友关系，逢场作戏的关系	10. 护士是"专业"角色，专业界限，防止朋友关系或逢场作戏
11. 判断和被判断	11. 非判断性和不被判断
12. 开放	12. 避免不当的泄露

(3) 培训内容、方法与评价：讲解、情景分析、角色扮演来达到以上教学目标(见示例10-6、示例10-7)。

示例 10-6

<h2 style="text-align:center">治疗性交流情景案例分析</h2>

情景　病人，男性，21 岁，诊断为鼻咽癌，住院行放疗，从发现疾病到目前放疗已有 1 个多月了，病人感到心理压力很大，以下是病人与护士的交流：

分析

护士："能谈一下你的疾病吗？"（开放式问题）

病人："当时我到五官科检查，拿到检查报告发现上面赫然写着鼻咽癌几个字，我简直不敢相信，我这么年轻，怎么可能？接着我马上给父母打电话，告诉他们我生病的事情，我当时就忍不住哭了。"

护士："这一切来得太突然了，简直不敢让人相信。"（反映感受）

病人："我的父母很快从老家赶来看我，帮我联系，一起商量治疗方案。我的大学同学得知我住院也来陪我，他们都鼓励我，陪我聊天，护士也会经常鼓励我，我有时也会与他们开玩笑。病房里有位病人，以前当过兵，他非常坚强和乐观，他也总是开导我说：'小伙子表现要坚强。'我努力这样做，但是我发现我不能做到像他一样。"

护士："听上去大家都很关心你，支持你，鼓励你，也希望你积极面对，你也努力这样做，但有时会发现这很困难。"（简单总结）

病人："是的。尤其到了晚上，一切变得异常安静，我的脑海里就开始胡思乱想起来，我甚至会想到死，我觉得我不应该有这样的想法。如果我死了，父母怎么办？我怎么可以那样想？父母培养我上大学，辛苦一辈子，我马上要毕业了，可是到了关键时刻，我却这样了，唉！"

护士："很多人都会有你这样的想法和念头。有时觉得自己应该要有信心，而有时又不知道怎样面对未来，很矛盾也感到很煎熬，甚至想一走了之。"（共情和正常化技术）

病人："你知道吗？我家条件不太好，父母寄予我很大希望，尤其是父亲，他对我很严格，叫我读书要好，对钱看得很重，我一直期望毕业后自己干事业，挣钱，可如今……"

护士："听上去你很担心家里的经济情况。"（反映感受）

病人："嗯，其实父亲非常支持我和鼓励我，他叫我不用担心家里的经济状况，好好治病。"（眼圈发红，强忍住眼泪）

护士："嗯。"（点头鼓励、沉默、陪伴）（鼓励技巧和沉默技巧）

病人："从初中开始我心里就开始想着挣钱的事，我成绩挺好的，但是高考没有发挥好只考上大专，父母又出了一大笔钱，本想着毕业后即可就业挣钱，对自己的前途很有信心，打算先在单位工作几年，然后自己创业，可现在……"

护士："你好像挺内疚的，另一方面也挺失落的，本想毕业之后帮父母分担，却发生了这样的事情，有时候真觉得很无奈。"（共情）

病人："我怎么也没有想到会这样，看到他们辛苦一辈子，还要再操心，我觉得很对不起他们。"

护士："哎，你也不想的，但总有些事情我们无法控制，例如生病。让我们看看就目前情况而言，对你来说最重要的是什么？"（引导）

病人："最重要的是治病,目前我已经放疗将近1个月了,可现在一吞东西就感到咽痛,只能吃稀饭,妈妈特地从老家来这里陪着我,给我烧饭做菜,其实我吃不了多少东西。"

护士："现在最重要的是治疗,但是也面临着治疗带来的不良反应。"**(内容重复)**

病人："是的,其实我最担心的是鼻腔冲洗,那种感觉实在是太难受了。"

护士："你能具体跟我讲讲怎么难受吗?"**(开放式提问)**

病人："就是感到紧张、气喘不过来、恶心的感觉。快到鼻腔冲洗那个时间点时,我心里就开始担忧,感到很恐惧。只要看到护士拿着盐水过来我就心慌,我最受不了这个,好几次想放弃但是护士和妈妈都鼓励我要坚持。我尽量配合,但只要看到妈妈偷偷地抹眼泪我的心里就更加难受,我一般会趁妈妈去做饭时做鼻腔冲洗,免得她看到后难过。"

护士："鼻腔冲洗的确会让人感到难受,你的表现很坚强,让我们看看我们可以做些什么让这个过程好受一些?"**(积极引导)**

病人："好的。"

护士："刚才你说到对鼻腔冲洗感到很恐惧,只要想到就会紧张和心慌,是吗?"**(澄清)**

病人："是的。"

护士："我们尝试着在鼻腔冲洗之前做做放松,怎么样?"**(封闭式问题)**

病人："好的。"

护士："请你跟着我做深呼吸放松训练,并且我们一起来制订一下鼻腔冲洗时,你想要的放松状态等级,好吗?"**(封闭式问题)**

病人："好的"

护士与病人制订了放松训练的计划并进行了现场演练。结束时,护士交代病人："你做得很好,请你回病房后继续练习,每天2次,每次20分钟,好吗? 我会在明天下午到病房看你的,如果你有何其他的想法和需要请告诉我。"**(结束技巧)**

病人："好的,谢谢!"。

治疗性交流的注意事项:

第一,交流前的准备:①**环境准备:**当你准备与病人/家属进行深入谈话时,尽量选择环境相对安静的房间进行面对面的交流,避免嘈杂。如果在病房,请尽量拉上床帘。②**医护人员自身准备:**医护人员事先准备好谈话的内容和谈话的目标,交流过程中要做到心平气和,避免在自己不安、不满、非常忙乱的状态下与病人/家属进行重要的谈话。③**病人/家属准备:**评估病人/家属的情绪状态:当病人/家属处在非常强烈的情绪状态时(如极度焦虑和不安、愤怒、冲动),要先安抚情绪,待其心平气和之后再作交流。评估病人的生理状态和认知状态:当病人身体极度虚弱时不适合长时间的谈话,当病人出现意识混乱时不适合谈话。

第二,交流过程中的注意事项:①**注意倾听:**倾听是交流过程中最重要的环节,倾听时医护人员需认真地、有兴趣、设身处地地听,并适当地表示理解,不要带有偏见和框框,不要做价值评判。通过言语或非言语的方式对病人、家属的倾诉做出反应。交流过程中避免转移话题、避免说教或虚假安慰、避免不适当地隐瞒病情和匆忙下结论。

示例 10-7

角色扮演 6

情景 1 病人,女性,48 岁,慢性肾衰竭,行规律性血透 5 年。你是该病人的责任护士,今早查房时发现病人在默默流泪。

情景 2 病人,男性,58 岁,因急性胰腺炎入院治疗。住院之后,病人情绪不稳定,经常会因为费用问题或饮食问题而抱怨医护人员或医院,你发现病人家人的态度比较冷淡,甚至有时会与病人发生口角。今天,你发现病人欠费了,你需要告知病人这个问题。

三人为一个小组,每个人轮流扮演护士、病人和观察者;护士和病人的扮演者根据以上给定的临床情景进行一段对话,观察者根据治疗性沟通技巧评估表对两人在交流过程中的言语和非言语表现进行评估。最后,三人分别就此次交流演习做出反馈,并讨论以下几个问题:

(1) 护士的哪些言语技巧促进了交流?哪些言语影响了交流的顺利进行?

(2) 护士的哪些非言语行为促进了交流?哪些非言语行为阻碍了交流?

(3) 病人对此次交流过程的体会如何?(是否感到被尊重、理解和支持)

在治疗性交流的演练过程中,可以通过护士自我感知和病人的反馈进行评价,也可以运用结构式的评价表如表 10-4 进行评价,这一治疗性沟通技巧评估表既可以在教学过程中行为工具使用,也可以作为考核清单对学员培训后进行教学结果的评价。

表 10-4 治疗性交流技能评估表

沟通技巧类型	评价				
1. 非语言技巧(non-verbalcommunication)					
	过少		适中		过多
眼神接触 eye contact	1□	2□	3□	4□	5□
语气 voice tonality	1□	2□	3□	4□	5□
音量 voice volume	1□	2□	3□	4□	5□
面部表情 facial expression	1□	2□	3□	4□	5□
身体姿势 body posture	1□	2□	3□	4□	5□
手部活动 hand movement	1□	2□	3□	4□	5□
头部活动 head movement	1□	2□	3□	4□	5□
仪态动作 gestures	1□	2□	3□	4□	5□
个人打扮 personalattire	1□	2□	3□	4□	5□
2. 言语技巧(verbal communication)					
	过少		适中		过多
主动聆听 activelistening	1□	2□	3□	4□	5□
重述 restating	1□	2□	3□	4□	5□
总结 summarizing	1□	2□	3□	4□	5□

沟通技巧类型	评价				
发问 questioning	1 □	2 □	3 □	4 □	5 □
澄清 clarifying(阐明信息)	1 □	2 □	3 □	4 □	5 □
反映感受 reflecting feeling	1 □	2 □	3 □	4 □	5 □
感同身受 empathy(共情)	1 □	2 □	3 □	4 □	5 □
面质 confronting(直面问题)	1 □	2 □	3 □	4 □	5 □
自我表露 self-disclosing	1 □	2 □	3 □	4 □	5 □
接受赞赏 accept compliments	1 □	2 □	3 □	4 □	5 □
接受批评 accept criticism	1 □	2 □	3 □	4 □	5 □
结束的技巧 terminating	1 □	2 □	3 □	4 □	5 □
其他 others	1 □	2 □	3 □	4 □	5 □

演练人员(他评)：　　　　　　　楼层：　　　　　　　日期：

二、冲突管理技能训练

1. 需要评估　冲突是指群体内部个体与个体之间存在互不相容、互相排斥的一种矛盾表现形式。当双方具有对立或不同的观点、角色、信念、认识、行为和价值观时就可能发生冲突。Pruitt 和 Rubin 提出了"双关注理论"(dual concern theory),以"关注自己"和"关注他人"两个维度区分出 5 种冲突管理的方式,包括解决问题(problem solving)、顺从(yielding)、回避(avoiding)、强迫(forcing)、妥协(compromising)。其中解决问题是高度关注自己与他人,冲突双方都愿意在满足自己利益的同时满足对方的需要,通过分享信息、共同协商冲突的方法,是一种双赢的处理方式;顺从主要是低度关注自己、高度关注他人,将对方的利益置于自己的利益之上,无条件接纳对方的意愿,单方面妥协和让步;回避是低度关注自己和他人,采取漠不关心的态度或逃避双方的争执或对抗;强迫是高度关注自己、低度关注他人,是一种只顾达到自己目标获取自己利益而不在乎对方利益的行为;妥协是中度关注自己与他人,冲突双方均放弃部分利益,在一定程度上满足双方的部分需求。

研究发现,护士常用回避的方式处理冲突,其次是顺从或迁就,有时会采用妥协和解决问题的方式,较少采用强迫的方式。尽管不同的冲突管理方式有其自身的风格和特点,在特定的情景下对管理冲突有效,但在其他的情境中却是无效的甚至加重了冲突。个体需要有意识地选择最适合目前情境的行为反应方式,而不是无视情境因素持续地自动地采用同一种冲突管理模式。譬如,早上 6 点半张护士和工人来至病房准备接送病人至术前准备室,该病人安排当天 8 点第一台行鼻息肉手术,病人坚持自己的决定并要求等到 7 点半才会去,张护士解释和劝导无效,无奈之下只好妥协。于是,张护士与术前准备室的陈护士反映上述情况,陈护士表示这样做违背了术前准备室的规则(规定早上 8 点的手术要提前一小时接送),张护士处于两难境地,解释了自身的难处却没有得到陈护士的理解而与陈护士之间发生了冲突,认为陈护士作为同事一点也不通情达理。

护理工作的本质使护士处于冲突多发的环境中,主要表现为护患冲突、医护人员之间的冲突和上下级冲突。冲突的类型主要是任务冲突和关系冲突,而人际的摩擦更易导致焦虑。冲突是造成护士身心压力的重要因素,不良的冲突管理方式与护士的职业倦怠和离职意愿相关,最终影响护理质量和团队绩效。但是冲突未必就是坏事,也不必回避,尽管冲突会带来不适、挫折和压力,但也会带来成长和改变的机会。有效解决冲突会产生积极结果,增进同事关系,提高工作满意度。冲突的成功解决也可以使病人获得高质量的护理。因此,如何有效地管理冲突是护士必须要学习的重要技巧之一。

2. 培训目标　①阐述冲突的定义;②分析冲突的发生发展过程,③说出冲突管理的不同类型及特点,④测定自我冲突管理风格以提高自我意识;⑤在不同的情景下,能够用自信地、双赢地以问题解决为导向的合作模式来解决冲突。

3. 培训内容、方法和评价　通过理论授课、观察录像、个人冲突管理风格测试、个案分析和角色扮演对临床冲突情景应对的讨论,使临床护士了解冲突的定义、分析冲突管理的不同类型及特点,通过测定自我冲突管理风格以提高自我意识,练习在不同的情景中更加自信地、双赢地用以问题解决为导向的合作模式解决冲突(见示例10-8～示例10-10)。

示例 10-8

情景分析

国际门诊部有位病人预约了消化科和呼吸科专家,结果病人违背了预约时间,迟到了15分钟,他急匆匆地赶到护士站时已经是下午4点20分了,并要求加看皮肤科。而此时医生已经临近下班时间了,你考虑到可能来不及帮病人临时加看皮肤科专家,而该病人表现非常强势,一定要求看皮肤科医生。以下是两种不同的处理方式:

处理方式(一)

护士:"你好,我是王护士,请问有什么可以帮忙吗?"

病人:"你好,我上星期预约了看消化科和呼吸科门诊,此外我还想看一下皮肤科专家,帮我联系一下。"

护士:"好的,您稍等。"

病人非常着急,并在旁边不停地催促。

护士:"你好,我已经帮您确认了,本来约好是4点整的,你怎么迟到了15分钟?"

病人:"我平时很忙,好不容易才能过来看病,我也没办法,我又不想迟到的,我不想再跑第二趟,你们应该要考虑到病人的难处,我想今天顺便加看一下皮肤科。"

护士:"你之前没有预约过,没法看的。"

病人:"那我现在约。"

护士:"现在约也不一定能约到的(护士想到已经临近4点半,医院规定4点半以后就没法加号了,况且按照以往的经验,在这个时候加号会遭到医生的不满)你看完消化科和呼吸科再说吧,医生5点就下班了。"

病人:"那快点约,现在不还没到5点吗?"

护士:"你还有两个科没开始看呢,看好后就差不多下班了。"

病人:"不是你们自己想要下班了吧?"

护士:"你怎么这么说话,你自己迟到了15分钟不说,还要再加,这是什么道理?"

病人被激怒,并开始辱骂护士,最终投诉了护士,说护士缺少服务意识,而护士觉得挺委屈的。

处理方式(二)

护士:"您好,我是王护士,请问有什么可以帮忙吗?"

病人:"您好,我上星期预约了看消化科和呼吸科门诊,此外我还想看一下皮肤科专家,帮我联系一下。"

护士:"好的,您稍等。"

病人非常着急,并在旁边不停地催促。

护士:"您好,我已经帮您确认,我马上帮您联系消化科和呼吸科医生。"

病人:"我还要看皮肤科医生。"

护士:"很抱歉,您没有预约过皮肤科专家。"

病人:"我平时很忙,好不容易才能过来看病,我不想再跑第二趟,你们应该要考虑到病人的难处。"

护士:"我能理解您的想法,我也希望能帮到您解决问题,我现在可以做的是帮您马上联系今天值班的皮肤科专家,并告诉她您的想法,但我不能保证一定可以,因为我们医院有规定在4点半之后不再预约挂号。"

病人:"好的,谢谢您!"

小组讨论分享

(1)请说出以上两种冲突处理方式有何不同?

(2)护士和病人的哪些言语和非言语行为激怒了对方、双方为何会被对方激怒?

(3)请你根据以上情景,说一说有效应对冲突的原则?

示例10-9

冲突管理风格测定

当你与同行、同事、合作伙伴有不同意见时,你会选择何种方式来处理?(请选择对应分数写在问题前面的空格内。1=总是,2=经常,3=有时,4=不常,5=很少)。

A. 我会与同行、同事、合作人争论,以证明我所持观点的正确性。

B. 我试图通过谈判来达成妥协。

C. 我试图满足他人的期望。

D. 我常和其他人一起讨论以产生双方都接受的解决方法。

E. 当涉及我方观点的问题时我通常坚持己见。

F. 我把与他人发生的冲突自我消化以避免被孤立。

G. 我坚持自己解决问题的方法。

H. 为了解决问题我会妥协。

I. 我会和其他人交换信息,一起解决问题。

J. 当有不同意见时,我尽量避免和其他人讨论。

K. 我尽量满足同行和同事们的意愿。

L. 我会尝试将每个人的意见进行公开讨论,希望借此找到最佳的解决方法。

M. 我会努力提出折中建议来打破僵局。

N. 我能接受同行、同事和合作者的建议。

O. 我尽量避免与对方有不同意见以免伤感情。

表 10-5　冲突管理风格自我测定简表

风格类型	各选项分			总分
竞争(强迫)	A	E	G	
合作(解决问题)	D	I	L	
回避	F	J	O	
顺从(迁就)	C	K	N	
妥协	B	H	M	

注: 你最主要的冲突管理方式是(总分中的最低分)

你第二位的冲突管理方式是(总分中的第二低分)

小组讨论分享:

(1)请与你的同伴分享一下你在临床工作中曾经遇到过的冲突案例,当时你的感受是什么? 你是怎么想的? 你如何处理的? 那件事对你有何影响?

(2)与同伴分享你自己常用的冲突管理风格,并且听听对方给你的建设性意见和建议。

示例 10-10

角色扮演 7

情景 1　医院要求员工加班迎接三甲检查。某日,护士长找到你,希望你再额外加班一天,而恰好那一天你已经安排好一个重要的约会。你很为难,平时护士长非常器重和信任你,而在这个非常时刻同事们也都在加班,可是那个约会对你也非常重要,你不想错过,你会怎么面对和解决?

情景 2　晚上 8 点左右,急诊室内来了一位 75 岁的病人,初步诊断是肠系膜肿瘤,由于急诊和住院部没有一张空余的床位,所以医生建议家属把病人转到其他医院救治,以免延误治疗。不料遭到家属不满和抱怨,说道:"我们就是要住在这里,我们自己拉床来也行。"医护人员向其解释这样做不安全,我们医院也不能加床。此时,几个家属更加恼怒,甚至有攻击倾向,说道:"今天,哪怕病人死也要死在这里。"针对以上情景,如何建设性地处理冲突?

情景 3　你们部门要完成一份关于脑卒中病人深静脉血栓的持续质量改进项目,这个项目需要医生的大力合作,包括对病人深静脉血栓的危险评估和预防流程的执行,部门内的倪医生对这个项目比较抵触,每次当护士提醒他按照规范和流程执行时总会表现出不屑并认为护士小题大做。如果你是项目协调护士,你如何解决这个问题?

三、护士自我意识和反思能力培养

1. 需要评估　自我意识是对自我的认识和评价。护士作为一个个体,理解自我和获得自我成长是一生的目标。提高自我意识有助于理解自己。护士只有理解自己才能提高自我价值感、安全感和自主感,从而真正理解他人并发展共情的能力,拓宽护士解决问题的思路。提高自我意识,护士需要了解并接受自己的优势和劣势、希望和恐惧、需要和欲望。从而使自己更好地适应社会、适应生活。

2. 培训目标　①应用自我探索练习、思维监测来了解自我以提高自我意识;②用参与群体督导的方式了解自我以提高自我意识。

3. 培训内容、方法与评价　通过自我探索练习、思维监测、参与群体督导等方式来不断了解自我的需求和应对方式、情感表达和沟通风格、自己的优势和劣势,以及与他人的关系等来提高自我意识。

(1) 自我探索训练:请按照自己的实际想法和感受如实完成以下练习

我把自己描述成……

我的家人认为我是……

我的朋友认为我是……

我最自豪的事是……

我愤怒的是……

我高兴的是……

我最喜欢自己的……品质

会令我困窘的事是……

我最希望自己改变的是……

我最紧张的是……

当我有压力时,我……

我认为大多数人……

我最讨厌别人……特点

我最喜欢自己沟通风格中……特点

我沟通风格需要改进的是……

今后 5 年的目标是……

当你如实填写完以上内容之后,与你熟悉的朋友、同事或家人一起分享和讨论,同时了解一下他们眼中的"你"是怎样的? 你对自我的了解与他人对你的了解是否一致?

(2) 思维监测表的应用:认知治疗认为人的情绪困扰、行为问题或各种心理障碍均与人的认知或认知过程有关。通过检验现存信念和事实之间的矛盾,重构合理的信念系统,对认知加工过程中不合逻辑之处达到领悟来消除心理不协调或提高心理应对能力。思维监测表(表 10-6、表 10-7)及思维监测表示例(表 10-8、表 10-9)具体如下:

表 10-6　思维监测表 1

项目	内容
情景	◆ 时间、地点、周围环境
情绪	◆ 情绪低落、紧张、焦虑、愤怒、内疚、难为情、羞愧、伤心、尴尬、兴奋、受惊、易怒、愤怒、不安、惊恐、挫败感、紧张、厌恶、恶心感、感觉被伤害、失望、愉快、激怒、害怕开心、屈辱

项目	内容
自动思维(信念)	◆ 当你感受到这样的情绪时当下的反应(行为、思维)是什么?
	◆ 对你自身意味着什么?
	◆ 我害怕发生什么?
	◆ 如果发生了,最坏的情况是什么?
	◆ 别人对我的评价意味什么?
	◆ 在当时的环境里,你的自动意识是什么?
证据	◆ 对自动思维的想法和信念提供依据
辩驳	◆ 为什么我当下的反应是这样的? 有没有其他的反应方式(在自己之前的经验中寻找;在周围朋友和同事中寻找)?
	◆ 如果我对当下的情景不这么理解,有没有其他的理解方式?
	◆ 在当下情境下,我是否忽略了其他可能的想法?
积极思维/行为	◆ 总结"信条"和"辩驳"
	◆ 其他的人意见和做法
	◆ 找出解决问题的几种可能的方法
思维行为加强	◆ 在类似情景中,练习加强积极思维或行为

表 10-7 思维监测表 2

行为	预期可能得到的结果	预期可能遇到的困难	如何解除困难	结果	对积极思维的帮助
具体的 可实施的					

表 10-8 思维检测表 1 示例

项目	内容
情景	护士长在今天的晨会上反映病区有一个家属对护士的投诉,让大家讨论这件事情。而这个投诉正是发生在我的身上。
情绪	我内心觉得非常委屈和尴尬、生气
自动思维	护士长是看不惯我,专门针对我,让我当面出丑,其实还不是那个家属难伺候。 护士就是一份让人受气的工作,一点价值也没有,大不了辞职,也不受这份气。 我感到无地自容,觉得在同事面前抬不起头来。
证据	平时投诉的病人那么多,为何偏偏讨论这个案例。 同事们都用异样的眼光看着我。

项目	内容
辩驳	护士长只是就事论事，希望其他护士能够更好地应对。
	我平时的工作表现都挺好的，还多次被评为优秀护士，同事们也都很信任我，因为同事们关心我的感受，所以他们比平时更关注我。
	护士长更加信任我才拿这个案例进行分享的。
	投诉和冲突是护理工作不可避免的事，我之所以在意其实恰恰说明我是一个责任感很强的人。
积极思维/行为	能从大家的讨论中我看到了自己应对的缺陷
	我打算去病房与病人再做一下交流，同时也向他表达一下自己的歉意。

表 10-9 思维监测表 2 示例

行为	预期可能得到的结果	预期可能遇到的困难	如何解除困难	结果	对积极思维的帮助
主动和护士长讨论这件事的想法和看法	护士长会耐心地倾听我并帮我分析	护士长以为我为自己找理由	坦诚自己的情绪反应 真诚地向护士长求教	护士长对我平时的工作给予了积极反馈，同时又对这件事提出了建设性意见	凡事总能够解决，我有承担责任的勇气
再次与病人进行沟通并表达歉意	病人接受道歉并给我提出建设性意见	病人根本不愿意搭理我，或不接受道歉	尝试让同事在旁边做协调； 尝试写一张卡片表示歉意	得到了病人的谅解	

（3）参与临床群体督导实践练习：临床群体督导是发展护理质量的一个重要工具，涉及对护理临床实践的反思。研究发现，通过临床督导训练可以促进护士个人和专业发展，更好地应付临床复杂情境，同时缓解护士职业压力，增加职业的认同感和满足感。

临床群体督导的理论基础是建立在这样一个信念之上的，即个体有学习的意愿并为自身的成长负责，个体是拥有力量和资源的，其中改变的意愿是个体资源中最重要的组成部分；个体从经历当中获得经验、理解和学习；情感影响我们在某种情境下对事物的感知及反应，因此通过对情感、思维和行为的反思可以获得成长，最终达到理解自身和关爱他人的目的。

对有需要的科室和个人开展临床群体督导工作。具体实践方法如下：①群体督导的成员组成：由经过专业培训的组长 2 名，其他医护人员 8~12 人组成一个团体。团体成员自愿报名。②群体督导的活动时间：每次活动 1.5 个小时，每月 1 次。③群体督导的环境设置：环境安静，尽量减少不必要的干扰；组员避免接听电话或随意进出房间。④群体督导的团体契约和规则：参加人员要求自愿报名、有自我发展的意愿、愿意持续参加团体活动、遵守保密原则、主动分享自身的感受和想法，做到真诚、接纳、移情、支持和挑战。⑤群体督导过程：第一，组员自愿报告临床当中遇到的一段经历并描述整件事情的来龙去脉。第二，鼓励其他组员向案例呈报者提问以澄清事实。第三，案例呈报者暂时退出小组，暂不参与案例讨论，在旁倾听其他组员的讨论和分享。第四，其他组员针对呈报的案例表达和反馈自己的感受、反应、想象和假设,并对案例中的护患关系做出推断。第五,案例呈报者回到团体,报告自己对这段经历新的感受和想法。⑥群体督导的意义:帮助案例呈报者回忆和反思整个过程,在认知和情感上拓宽理解,最终目的是增加护士在专业护理实践中的洞察力、理解和共情能力,提供成员之间的相互支持,最终提高护理质量。⑦组长的资质和角色:组长需要接受过相关培训有一定的带组的经验;在小组开始时组长需建立清晰的合约,并且在必要时进行重申,组长应该创造和维持一个安全的工作环境,建立并维护小组的进程,避免案例提供者和小组成员陷入批判,不相关和无帮助的讨论中,通过慎重的干预鼓励成员反思、洞察、共情以及进行开放的讨论(见示例10-11)。

示例10-11

群体督导

情景 护士汇报了一个肺癌临终末期病人的案例。该病人在肿瘤科病房多次住院,病人及家属与护士的关系比较密切。在病人临终阶段,主管医生与病人女儿商量是否愿意自动出院,病人女儿无法拿定主意,但最终决定放弃治疗。病人自动出院后,其女儿又回到肿瘤科病房,多次要求护士给其母亲配制药物,护士帮助了她;随后一天,病人女儿又迫切要求楼层护士到病人家里探望一下病人,护士感到非常为难,但还是以朋友的身份去了病人家里,但心里感到不安。

小组对案例的讨论 小组成员感到很矛盾也很纠结,就职业范围的界限而言,似乎这样做超越了一般的护患关系,但是又觉得在那样的状况下拒绝家属会感到于心不忍,内心感到忐忑不安,害怕纠纷或自己卷入不必要的风险当中;也有成员反馈感到非常的无奈和无力感,在自己面对死亡时感到害怕,希望回避,希望病人自动出院,但一旦病人自动出院,护士也会有所牵挂;也有的成员反馈病人女儿不依不饶并带有强制的方法让自己感到不舒服;也有成员反馈病人家属的焦虑、害怕、无助感、无力感和面对死亡的恐惧;病人女儿对母亲即将离去不能一下子接受;小组成员反馈自己在承担涉及生死或治疗选择时压力很大,同时内心也感到不舒服。

案例呈报者的反思 通过小组成员的讨论和分享,我意识到小组成员反馈的矛盾、纠结、不安、害怕、内疚、于心不忍、无助、无奈的情绪反应是我与病人女儿共有的心理反应特点;病人女儿与母亲的关系非常依恋,当医生谈到自动出院问题时,病人女儿可能也会感到矛盾和纠结,但又很无助和无奈,同时又于心不忍看到母亲在家等死,也会面临很多不确定和风险;当发现母亲在出院后两天还未离去时,相信病人女儿可能会特别的不安、内疚和害怕,不知所措,特别希望有人能够帮她一起分担这种不确定感、恐惧感和内心的煎熬,也希望有个专业人员来判断病情。此外,由于我与病人及家属建立了亲密和信任关系,所以我也投入了自己的情感,除了专业护患关系之外,的确发展了其他的类似朋友或亲人的关系,所以我的感受会如此强烈;此外,或许是因为我本身强烈的责任感和内疚感,促使我希望能帮到他们。

通过定期的临床群体督导可以帮助临床护士在面临挑战性情境时识别自身反应,意识到自己是如何思考的?情感的弱点是什么?限制和界限是什么?能够识别什么时候需要照顾好自己并重新获得力量。小组成员可提供积极的建设性反馈、帮助医护人员经历正常的情感反应过程并管理情绪、认识到超越界限的信号并设置界限、管理冲突、维持医护人员的自信和自尊、发展新的资源和应对方法,同时把问题聚焦在解决问题上而不是抱怨、责怪或贴上"个人化"的标签。只有这样,医护人员才能真正理解病人的需要并且帮助病人,而不是与病人保持距离,或者过分的投入以满足自身的需要。以下是一位临床督导成员参与后感受。

临床督导的成员参与后的感受示例 在参加临床督导小组之后,让我学会了尊重现实,接纳自我,分清界限,理解他人;学会了换位思考,体谅包容;学会了面对不完美的世界、不完美的自我,宽容而不再苛求;学会了凡事注重过程,只要尽力而为,那么不管什么结果都去坦然接受。我明白了我不能控制会发生什么事情,但我能调整自己对该事件的感受和反应。

除了以上的职业化心理技能培训方式之外,护理部可以在精神卫生科的协助下,以公开课和心理沙龙的方式普及精神心理相关知识,如医患关系探讨、应激的特点和处理、病人心理问题的识别等,提高临床护理人员对心理问题的识别能力和应对能力,以及提高与病人建立治疗联盟及心理护理的能力。

第二节 护士职业倦怠及压力管理

职业倦怠(burnout)是指个体在工作重压下产生的身心疲劳与耗竭的状态,包括情感耗竭、去人格化和低成就感。情感耗竭主要表现为工作没有活力,缺乏工作热情,感到自己的感情处于极度疲劳的状态,是职业倦怠的核心因素;去人格化指刻意在自身和工作对象间保持距离,对工作对象和环境采取冷漠、忽视的态度,对工作敷衍了事;低成就感指倾向于消极地评价自己,并伴有工作能力体验和成就体验的下降,认为工作不但不能发挥自身才能,而且是枯燥无味的繁琐事物。国内外研究发现,职业倦怠更多好发于助人的职业群体中,护士是职业倦怠的高发群体。职业倦怠不仅会影响护士的身心健康、个人和家庭生活,还会造成其组织绩效降低、工作满意度下降、医疗事故和个人意外发生率上升以及离职等不良后果,严重影响了护理队伍的稳定和护理质量的提升,一定程度上限制了护理事业的发展。

护士职业倦怠影响因素包括组织因素和个人因素,其中组织因素包括组织氛围、人员配置和工作负荷、管理风格、专业内部的人际冲突、奖惩机制、支持和公平程度等;个体因素包括人口学变量(年龄、性别、婚姻状况、教育程度等),个性特征(积极情感、负性情感等),应对方式和自我效能,个体对于职业、组织的期望等。其他如报酬和夜班问题、工作和家庭的冲突等也不同程度影响护士职业倦怠。最后,护理工作本身的助人性质,让护士除了提供医疗服务之外,需要耗费大量的情感精力来支持和满足病人的需要,这种情感的投入和劳动更容易让护士产生职业倦怠。

仅从个体单方面入手难以使职业倦怠得到全面、有效地改善,组织因素对倦怠有着更大的影响,这些因素包括组织的奖惩体系、组织授权、组织变革、组织支持和公平程度,组织运用激励机制、实施信息化管理、引进员工援助计划。也有研究认为,同一个组织中不同个体的倦怠水平不一样,个体的需求不一样,组织干预效果不一样,同时,组织干预起效时间长,认为个体化的干预措施更加有效,是减轻职业倦怠的根本。个体层面的干预可以通过教育、培训等手段使护理人员掌握新的、积极的应对方法和技巧,提高应对工作应激源的能力,引导护士注重自身心理健康的维护和人格锻炼。

护士的职业化心理技能培训在某种程度上可以缓解护士职业倦怠,此外,还通过护士职业价值观的培养、参与各个委员会活动,职业压力应对培训及讨论,成立同事间支持小组,工作和生活平衡艺术探讨,成立健康俱乐部等方式引导和促进员工对自身身心健康的关注,缓解职业倦怠。

一、护理职业价值观培养

护理职业价值观是被护理专业人员所公认的、通过训练学习而内化形成的行为准则、信念和态度,指导护理人员的决策和行为是护理实践的基础,影响及引导护士与病人、同事、其他专业人员和公众之间的互动过程。Miyuki Takase 认为护理职业价值观包括审美、公正、人类尊严、自主性、正直、信仰和利他主义。2008 年中国颁布的《护士条例》中也规定了护理人员应当尊重、关心、爱护病人,保护病人的隐私。

关爱是护理价值观的核心因素,是护理情感领域的重要培养内容。这在前面第五章护士人文关怀能力培养中做了详细的阐述。

处于转型期的当代中国社会的价值观呈现多元化的态势,护理职业价值观也必然受社会文化因素的影响而有所变化。因此,有必要探讨并厘清在当代社会中护理团队价值观。我们将护理团队的价值观进行了凝炼,形成了护理团队的价值观,见第一章表1-1。

良好的医护合作和团队精神可以缓解职业压力,来自医生的认可和信任可以提高护士的职业价值感。在护士节和医生节期间,医院员工普选心目中的好护士和好医生,如最具沟通能力的医生和护士、最具有亲和力的医生和护士、最佳操作技能的医生和护士等,通过活动促进医护互动、促进积极价值观的认可和内化。此外,每年的护士节活动,护理部动员全院护士积极参与,精心策划活动主题,形式丰富多样,别处心裁,如南丁格尔故事舞台剧表演、护士专业演讲比赛、工作和生活的平衡艺术、护士发明创造艺术品展等,充分展现护理自主、专业、标准和学术的特点,同时弘扬南丁格尔救死扶伤、甘于奉献、关爱尊重等人道主义精神。

护理文化建设对护理职业价值观的形成起到非常重要的作用。只有护士本身得到支持、认可和关爱,护士才能够真正将这份支持和关爱传递给病人,真正认可护理职业价值观,激发内在动力和工作热情,进而促使护理工作者产生自觉的护理职业行为。

二、护理专业委员会的建设和职业发展

根据马斯洛的需要层次论,生理的需要是最基本的需要,其次是安全的需要、尊重和爱的需要以及自我实现的需要。其中尊重和爱的需要以及自我实现的需要体现了个体的自我价值。组织营造关爱、支持、认可的氛围可以满足员工尊重和爱的需要。而组织设计灵活多样的职业生涯通道模式,满足不同员工的发展需要,激发员工的工作热情,帮助员工朝着自我实现的目标前进,最终提升员工的自我价值和职业价值。

根据马斯洛的需要层次理论,结合员工的性别、年龄、工作年限、员工优势、自身定位等,协助员工在不同的职业发展阶段制订不同的职业目标。如让有管理潜能的员工走行政管理的道路;让专业技术强的护士走高级专科护士发展之路;对于教育能力出色的护士引

导朝临床带教的方向发展等。此外,在护理部管理之下,成立了临床专业委员会和人文委员会,其中专业委员会包括糖尿病管理委员会、伤口/造口委员会、静脉输液委员会、科研委员会、疼痛委员会、心理评估和干预委员会、健康教育委员会;人文委员会包括交流委员会、哀伤委员会、同事支持委员会、志愿者委员会、礼仪委员会等。委员会和成员之间实行双向选择,委员会依据其性质制订委员会目的/宗旨和具体职责,吸收合适的护士入会;护士也可以根据自己的个性、兴趣、特长报名参加。委员会成立后对成员实施岗前培训,由负责人设置专业课程和服务课程,课程结束后实施考核。委员会每月或每季度组织一次例会,讨论委员会的具体工作和发展方向,学习新知识、实践新技术。各委员会成员在科室内负责传播其委员会领域内的专业知识和操作技术,成为科内护士的咨询者和支持者;委员会负责人则成为全院性的资源,在全院范围内提供会诊和咨询。

委员会的建立为护士能力的提高和发挥建立了一个平台,在某种程度上激发了护士的工作热情,提升了员工的自我价值和职业价值。以下是一位心理评估和干预委员会成员参加培训后的感受。

示例 10-12

参与委员会后护士的职业价值得到体现

本来我对委员会的培训并不十分感兴趣,想想自己年纪也有了,也没啥新的想法和目标,按部就班地上班,不想给自己太大压力,也不愿挑战新的东西。但当我参与进来之后,尤其是2周的临床实践,让我的想法发生了改变。我发现心理学知识真得很有意思,让我可以从另外一个角度思考问题,更让我学会感受自己和他人的情绪。我发现我与病人和家人的交流方式在发生改变,我更愿意倾听并且我也更愿意表达自己而不是埋怨。回到科室之后,同事们就开始向我咨询,尽管我觉得自己的能力还不够,但是我很愿意与同事交流我所学和所感的东西;同事们有时会让我与那些看上去似乎心情不好的病人交流,以往我会简单的安慰一下,但现在我可以更用心的倾听、共情、支持和陪伴,与病人的接触更深入,感觉还不错,但有时也会有点压力,但这样的压力能够促进自身的不断成长……

三、护士压力管理培训

1. 需要评估 在美国护士协会(道德规范 2001)中有一条写道:因为护理工作的特殊性质,护士需要进行自我照顾。护士像其他人一样有保护自我的责任,保持自身的正直和安全、维护自身能力以及持续的个人专业成长。护士需要发现自己是否有同情心疲劳或职业耗竭感,需要照顾好自己,重新恢复活力。提高护士自我照护能力,避免职业倦怠,需要护理人员了解自己的压力信号;定期筛查,了解自己身心变化;问自己可以控制的是什么? 无法控制的是什么? 了解自己喜欢怎样的压力放松方式以及怎样的减压策略对自己有用? 学会寻求同事或专业的帮助。

2. 培训目标 ①识别压力信号;②了解自身压力管理模式;③采用有效的压力管理方法并制订一个压力管理方案;④识别在何种情况下要主动求助意识。

3. 培训内容、方法、评价 理论授课、现场演练、分发压力管理小册子达到以上教学目标。

（1）压力概述：压力是心理压力源和心理压力反应共同构成的一种认知和行为体验过程。压力是生活中必不可少的、也是重要的组成部分。适度的压力可以促使个体警觉性和注意记忆增加、精力充沛，促使个体适应形势变化。长时间高水平压力可以对个体造成伤害，如出现焦虑、抑郁、愤怒、无助等心理反应以及各种躯体不适症状（表10-10）。近代压力理论认为，压力源并不是导致压力反应的直接原因，而个性特征、个体的认知评价、应对资源是压力反应的中介因素。

护士的个性特征可以促使护士成为一名优秀护士，但同时也会给护士带来巨大的压力。如有完美主义和强烈奉献感和责任感的护士常常会因为害怕他人的反对而不知道说"不"或者设立自己的界限。如，护士长会对我生气吗？他们会喜欢我吗？别人会因此而对我产生不良印象吗？过分的责任感会导致个体产生不现实的自我期待和目标，容易导致精力耗竭。存在自我否认的护士在满足他人需求和期待方面很敏感，可能在临床护理实践中表现很出色，但也容易忽视自我需求，容易对自我的照顾需求如花时间休息和旅游、看书、培养业余爱好等活动时会感到内疚或认为自己很自私，而最终导致透支。也有些护士有控制的需求，在面对某些不合作，不遵从规则的病人时容易发生争执或产生权利的争斗而增加压力，或容易采取回避的策略；非理性的认知模式，如绝对化、过分概括、情绪推理，以及不合理的信念是导致压力并产生负性情绪行为的重要中介因素。如当护士在面对愤怒的病人时，本能的自动化思维是"这个病人不可理喻，干嘛朝我发火，我又没有做错。"在这样的认知模式下，护士会感到愤怒和委屈。但是，如果护士换一种思维"他之所以这么生气是因为他很无助，希望有人能帮助解决问题，"在这样的思维模式下，护士就更容易理解病人的处境并帮助病人解决问题。

个体的应对资源可以直接或间接的影响个体的心理健康。积极成熟的应对方式，如采用主动求助、直接解决问题、合理期待并接受现实的个体对压力的耐受和调节能力更好；消极不成熟的应对方式，如采用自责、内疚、退缩或幻想的个体对压力的调节和耐受水平相对较低。社会支持也是一个非常重要的应对资源，包括情感支持、信息支持和工具性支持，是

表 10-10　压力预警症状

躯体症状	情感反应	行为表现
1. 失眠或睡眠过多	1. 焦虑紧张	1. 责怪他人容易哭泣
2. 体重增加或减少	2. 坐立不安	2. 不耐烦
3. 慢性疼痛：下背部疼痛	3. 恐惧害怕	3. 容易被他人激怒
4. 头晕头痛、心悸	4. 受挫	4. 注意和记忆减退
5. 腹泻或便秘	5. 孤独和隔离感	5. 活动过多
6. 倦怠疲乏	6. 无能为力	6. 物质依赖
7. 皮疹	7. 无价值感	7. 刺激冒险行为
8. 性欲减退	8. 愤怒	8. 饮食紊乱
	9. 无法解释的忧伤感	9. 过多消费
	10. 缺乏兴趣	10. 随时处在"战斗或逃跑"的状态之中
	11. 冷漠／淡漠	11. 无法做出决定
	12. 有被"困住"的感觉	12. 社交退缩
		13. 迟到或缺席

很重要的一个压力缓冲器。良好的社会支持可以提升个体的自尊、让个体感到与团队其他成员联结、被关护、理解和肯定，良好的社会支持能够也增加个体对压力情景的控制感。

(2)压力管理策略：应对压力，概括起来有以下几点：**①适当锻炼、合理均衡的饮食和充足的睡眠**：有效压力管理的第一步便是适当运动、平衡饮食和保持充足的睡眠，这是管理压力的基础。护理人员需要根据自身的上班和生活规律，合理安排作息，做好自我调适。**②良好的关系**：与周围他人建立良好的关系有利于缓解压力和倦怠，包括与病人、家属、同事、朋友和家人之间的关系。良好的关系是社会支持的重要来源。有研究者通过质性研究访谈发现，那些适应能力和健康状况更好的医护人员，他们对自身职业和护患关系更满意，认为与病人的交往可以提高自我反思，把病人当成一面镜子。保持与同事接触，与同事交流观点和经历，同事的反馈能增加个体的专业知识，提高对复杂情景的应对能力；与家人和朋友培养良好的关系可以让个体感到安全和被理解。**③培养兴趣爱好及参加娱乐活动**：休闲活动，如体育活动、音乐、文学或艺术等文化活动可以拓展视野、获得美学上的愉悦感和内心平和；培养兴趣爱好作为工作之余的补偿活动能让个体体验到成功，从而获得内在的自由。**④做好时间管理**：建立个人常规的、在规定时间内处理日常事务的习惯，有助于减少处理重复工作和额外工作时产生的耗竭感，也有助于主观检验自己的效率。学会将事务按重要和紧迫程度进行划分，并且限制工作时间。遵从时间表工作是自我管理的核心特征，同时要克服自己是"不可或缺"的想法，学会授权或委派任务；每天安排一定时间与家人或朋友在一起，或安排一定的休假外出旅游。**⑤自我省悟**：有意识有规律地腾出时间对自身状况进行思考也是一种促进健康的措施。常常问自己：我目前在哪儿？我想去哪里？我为何不满？我可以做什么来改变这些？由于身体影响、泛化的负性情绪或是固执地怀疑自己生活的意义是多数医护人员想改变处境(如：减少工作时间、改变专业、不要上夜班等)的原因。保持写日记的习惯，记录自己的经历和情感，不仅可以帮助释放压力，还可以获得对自己思维的内在视角。**⑥制订界限**：了解并划分个人和专业界限、工作和生活的界限、与周围他人的界限等。有句格言叫"划界好于幻想的破灭"，要知道自己该承担什么，不该承担什么；能改变什么，不能改变什么；我支持什么？反对什么？我什么时候说"不"；"框架"工作和休闲的时间及空间。设定界限有助于避免他人不现实的期望，有助于避免来自他人的失望情绪或指责。有意识地为自己创造边界，避免让过多的包袱卷入我们的生活，才能够拥有充裕的时间让身心和精神得到复原。**⑦专业发展**：通过继续教育、网络学习、自考等途径学习获得新的知识和技能，包括专业知识进展、心理教练培训、冲突和棘手病人的应对和管理等；为自己设立合理的、现实的、可以达到的专业目标，并为之努力。**⑧合理期待**：适当承担责任，避免完美主义和过分担当，驾驭理想化的思维，接受现实，有助于避免失望、抱怨、自责和精力浪费。**⑨专业求助**：每一个人在生活的某个阶段都会遇到压力和困难。有时候，那些压力持续太久或压力过大让我们心理上感到无措、无奈、无助、甚至忧郁，身体上感到疲乏、疼痛、头晕、腹泻、伴有食欲性欲减退或失眠，个体需要及早的识别这些的压力症状(详见压力预警症状)，主动获取专业帮助，以减轻压力反应，获得个人自我成长。

医护人员要求有很强的服务意识，但是照顾好自己更是一种责任。医护人员对自身健康的忽视不仅可能会伤害自己，最后也会伤害到病人。如果仅仅将焦点放在照护病人身上，长时间不间断工作、缺乏充足的假期、保有不现实的完成任务的期待都会抽取医护人员生理和情感精力，最终会导致医护人员的压力和无效应对，而不能很好地提供服务。良好的自我照护是防止职业倦怠和促进最佳功能状态的有效方式。自我照护策略可以确保增进与病人的治疗关系,增加职业满足感、有效平衡个人生活和工作。

(3)压力管理练习:请你根据自身目前的压力状态,制订一个压力自我管理计划(表 10-11),并且与同事、家人或朋友讨论,尝试在现实的工作和生活中实施。练习思考压力会给我们带来的积极或消极影响。

表 10-11　压力自我管理计划单

(1)你面临的压力是什么?

....

....

(2)压力觉察

情绪反应:..

生理反应:..

认知反应:..

行为反应:..

(3)压力评估

第一步:请详细描述你遇到的问题?

....

第二步:这个问题是否重要?(是　　否)

第三步:你是否愿意改变?

改变的促进因素

....

改变的阻碍因素

....

第四步:罗列你目前的应对资源

....

(4)制订行动方案

罗列你可以选择的几个方案并做出最佳选择:

方案 1:...

方案 2:...

方案 3:...

制订一个实施计划(计划要求具体、可测量、可达到、现实并且有时间限制)

....

....

....

计划实施过程中你可能遇到的困难和解决的方法:

....

....

....

四、同事间支持培训项目与实施

1. 同事间支持培训项目

(1) 需要评估：护士支持的最重要的形式来自于同行的支持。在临床工作中，棘手的情况随时都可能发生，需要护士提高收集病人需求的能力，或者在紧急情况下为他人提供帮助的能力。同行之间的支持和团队气氛是抵抗护理工作倦怠和不满的最好方法。同事支持始于 1955 年的芝加哥，当时主要用于公共服务机构，帮助酒精滥用的员工，目前已成为保护员工健康、安全与福利的一种待遇，用于缓解员工压力。

(2) 培训目标：通过培训基本的咨询技巧，帮助护士发展自我；帮助新护士适应工作和生活；鼓励护士留职；促进平等和团结；加强护士相互支持的意识；更好地应对挫折；缓解严重事件的情感冲击，尽快地恢复专业职能，回到工作岗位；缓解护士压力感受。

(3) 培训内容、策略、评价：培训内容包括"同事支持"的概念，澄清个人目标，制订团体活动规则；介绍同事支持的核心要素和保密原则；有效倾听的练习；价值观和偏见；角色及界限；焦虑、抑郁、悲伤情绪的识别；危机与危机干预；如何转介(何时转介？转介到哪里？什么情况下需要转介？如何进行转介？)护士如何自我照顾？采用理论授课、小组讨论、案例分析和讨论、角色扮演、团体游戏。学员完成培训后进行书面和个人访谈结果在 70 分以上，被授予"同事支持"证书

2. 同事间支持项目的实施　同事支持小组成员在小组领导的组织安排下定期开展小组会议，接受继续教育和专业督导。每个楼层的同事支持者在楼层单元当中发挥"种子"的作用，对良好的同事关系的建立、团队的真诚合作、积极主动的求助氛围的创建起到带头作用；同事支持者要关注科内同事，能够及时发现并干预处于不良情绪状态或困难中的同事，必要时转诊给专业的心理精神科医生。近几年，医院开展的同事间支持项目，主要有以下几种：

(1) 开展新护士手牵手活动：新护士刚开始工作的 6～9 个月是职业适应的困难时期，除了护理专业技能培训之外，来自周围同事、带教和护士长的情感支持对新护士的适应起到重要的作用。同事支持委员会对每年的新护士群体开展"手牵手"活动，为期 6～12 个月，以座谈会、经验分享会、压力应对培训等形式，引导新护士分享工作和生活经历，探讨职业选择和职业期待，帮助新护士之间彼此支持，引导新护士积极面对压力和困难，清晰定位职业目标，最终帮助新护士更好地完成适应过程。

(2) 开展关注孕妇活动：结婚生子是人生重要的转变和适应过程，定期举办孕妇健康讲座，关心孕妇的身心健康，在护理部的支持下适当变动工作岗位。

(3) 严重应激事件讨论：在临床工作中，医护人员不可避免会遭遇各种应激事件，如病人和家属言语或肢体冲突、同事生重病或死亡等，均会导致医护人员出现急性压力反应，如高度紧张和惊恐、愤怒、失眠、胸闷心慌以及身体的疼痛等各种心理生理反应。而紧急事件应激晤谈(critical incident stress debriefing, CISD)是一种心理晤谈技术，通过压力事件的讨论，事件经历者的情感得到疏泄的同时也得到同事的支持，以减少创伤事件所致的正常应激反应，促进精神心理的早日康复，避免创伤后应激的发生。根据同事的需要提供不同形式的正式或非正式的个体咨询。

通过以上项目的实施，成立了同事支持流程和危机干预流程，创建了护士主动求助的

氛围,不同程度地缓解了护士压力。员工有多个求助途径:可以求助同事、楼层护士长、员工心理支持临床高级护士、心理咨询人员或精神科医生。助人者之间在征得求助者同意的情况下转诊到其他医务人员。当员工有严重的心理问题或神经性/精神性疾病的情况下,需要转接到专科医生。一旦员工有自伤或伤人的危险,我们就进入危机干预流程,并通知员工直系家属或亲密家属,另外通知员工的直接管理者或医院上层管理者,包括科护士长和护理副院长,必要时人事科等,共同协商,给予支持和治疗。

职业适应过程通常分为观察、认知、领悟、模仿、认同,最终达到内化的过程。处于内化阶段的护士,往往以护理职业价值观为无意识的思想观念核心,指导自己的行为和决策,由职业活动的他律制约转变为职业活动的自律解放,由应对职场环境变化的自发状态变成自觉力量。职业适应的过程经历了学习到认同到内化再到行为外化的螺旋式发展过程。要完成这个过程首先要掌握与职业相关的知识和技能,不断接受专业培训和能力训练,同时需要具备自我分析和整理的能力,持之以恒的毅力,加强团队合作精神,逐步完成专业化、社会化和价值内化的过程。

第十一章

各专科临床护士阶段培训方案

第一节　外科护士科室层面阶段培训方案

本节所介绍的外科护士科室层面阶段培训方案，以普外科为例。普外科的在职护士分阶段培训计划是以 Patricia Benner 从新手到专家的理论框架下制订的，同时结合成人教育理论、以问题为本(PBL)的教学理念，围绕护士核心能力培养，充分整合和利用各种教学资源等，进行了符合需要的护士分层次的培训方案。对三级甲等综合性医院来说，一般都有多个普外科护理楼层，自 2008 年起，我们统筹了各个楼层的优势和教学资源调配，建立了适用各普外科楼层的培训计划，进行联合集中课程的学习培训与考核，节省了大量的人力和物力，各楼层之间扬长避短、优势互补，取得了良好的效果。普外科护士的阶段分层培训是在医院护理部的阶段分层培训的基础上设置的，根据护士的工作年限分为第一年、第二年、第三～五年和五年以上护士的培训。下面就各个阶段的培训教学目标、教学内容、方法和评价进行阐述。

一、新护士培训

1. 培训目标　进入普外科的新护士(第一年)，同其他新员工一样已经历了学校教育、临床实习，院级岗前培训和护理部门岗前培训，他们已经建立对护理专业价值观和工作要求的基本认识，他们所需要的是在一个健康的护理人文环境下获得进一步的成长。新毕业护士的培训时间为 3 个月。在这里需要指出的是，相对于普外科的新员工还包括从其他部门调入本部门工作的员工，这些员工的岗前培训时间根据每位护士知识能力水平不同而不同，一般为 2～4 周。

进入普外科工作的新员工总培训目标为：①熟悉科室环境和组织管理体系，各种与工作相关的规章制度和工作流程；②能独立而有效地护理普外科的常见病；③能进行一般的抢救配合；④能应用沟通原则和技巧有效地与病人及家属沟通。

2. 培训内容、方法与评价

(1) 新员工到岗第一天的培训：①晨会介绍新员工：一般护士长在新员工到岗的当日晨会，将新员工介绍给科室同事和普外科的医生。②PPT 岗前培训：部门制作岗前培训的 PPT 课件，内容包括科室人员组成、床位及周转介绍、病人类型、常见的操作和服务流程、部门目标和安全目标、排班介绍、安全医疗意识等内容。由护士长对 PPT 内容进行详细的讲解。

③互动交流：护士长、科室带教、新员工一起交谈至少1小时。新员工介绍自己一般情况和自己对于工作的期望和理解，科室带教介绍入岗后的培训计划和培训目标、科室教育体系，护士长解答新员工提出的相关问题，最后由护士长和科室带教一起商议指定新员工的床边带教老师，将负责该新员工一年的学习和临床实践监管。该培训中涉及的安全医疗意识内容在后续的考核安排中使用考核表的形式进行评价。

（2）系列培训安排：为新员工提供一份培训和考核的安排表格，清晰地告诉新员工在一年的时间里，将要进行的所有事项安排。

1）完成普外科岗前培训考核清单（表11-1）：该考核表是基于护理部层面新护士的岗前培训技能考核表结合专科特点而设计的，格式与医院护理部相同。这是一份对所有新员工科室层面的能力要求清单，内容包含部门概况、制度、工作流程、专科操作、专科知识、质量管理、英语学习等内容。要求新员工在培训期间，一一对照完成每一条目，并由床边带教老师签名。新员工可以参照医院制度、科室《护士必读》及七年制医学生《外科学》教科书完成以上内容的学习。当新员工可以讨论、描述或应用表中的具体项目，同时能够顺利地按考核表中的要求演示具体的技能操作，那么说明其具有安全、有效地承担本科室的常规工作的能力。从该考核表的实际运用来讲，100%的新员工认同它的指导和帮助作用。一般来讲，在实习的新毕业护士完成考核表的时间会比较短，一般6~8周即可以顺利完成。对于完成该考核表的新员工，由科室带教、该员工的床边导师、新员工一起评估考核表的完成状况，就其中的重点和难点进行反馈或口头复习，最后总结评定该新员工继续努力的方向并进行记录。该考核表完成后，将存入员工个人档案。其他的考核表还有普外科设施与安全检查考核表、普外科感染控制考核表、普外科仪器考核表。对所有以上的考核表要求新护士在8~12周内完成，并需要科室教育护士审核岗前培训效果并在考核表中签名。通过对新护士的考核评价后指出该员工今后需要改进的地方促进护士的成长。

2）参加全院新护士岗前培训：写出岗前培训心得体会，并在科会就有关内容，例如发现的科室制度或操作、流程方面与医院制度不相符合或需要改进的方面，与科室成员分享并存档。

3）参加本科室必修课程：要求每次上课前均需预习，上课过程中老师会提出较多的深度程度不一的问题，课后将课件发给新员工，员工需要复习课件，具体上课时间提前1周通知。主要课程包括有：部门安全知识、普外科的病历书写规范、应急能力考核、胆道系统疾病、胃肠道系统疾病、肝脏系统疾病、胰腺系统疾病、血管外科疾病。这些课程由普外楼层护士长、带教和高年资护士负责授课。

4）评价和考核安排：评价分为阶段评价和即时评价两种方法。阶段评估一年内安排四次，由护士长、科室带教以及床边导师参与面对面的评估。时间安排分别为入岗后第一个月、独立当班后第一个月、独立当班后第三个月以及一年结束以前进行。评价内容包括工作态度，学习的投入程度，同事的反馈，病人的反馈，对工作流程的熟悉进展，专科知识及技能的提高情况。以正面的鼓励为主，同时也当面向该员工提出下一阶段要改进地方并做好书面的记录，该记录放入员工的档案。即时的反馈反应在护士的日常工作中，就新员工在态度、知识、技能、交流等方面的表现进行反馈，在这种反馈中，正向反馈与负向反馈同等重要。但特别注意给予正向反馈，以鼓励护士的工作士气。对护士的考核包括床边综合能力考核、理论考试、操作技能的考核。

表 11-1 普外科护理部岗前培训考核清单

_____您好：

欢迎你来到我们科室并成为我们中的一员。这份岗前培训清单是你入科后应当完成的培训项目，从而体现你能够胜任你目前工作应具有的能力要求。对动作技能性的所有项目总的目标是你能够独立完成。动作技能性的条目是指各种护理活动和护理操作技术，如各种评估技术包括实验室检查和诊断性检查，各种护理操作技术，各种仪器设备的操作，各种工作流程的运行，对各种病人实施的护理，各种应急情景的应对流程运行，各种护理书写。当然在本项目单中也会包括部分知识性的条目，对于这些条目要求你能口头阐述相关的要点。

在岗前培训期间和您参加工作的开始 3 个月，请您随身带上这份考核表并在 3 个月内完成各项考核，对你在 3 个月内还不能独立完成的动作技能性条目，带教老师将做进一步的跟踪直到你能够独立执行该项目。

如何应用岗前培训表：

自评部分由护士自己完成记录，3 个月评价和 1 年内跟踪评价由带教老师/护士长记录并签名

记录代码：

V： 能口头解释、讨论如何做（verbalizes how to do）

DD： 能在协助下独立做，需要进一步练习（demonstrate dependently）

DI： 能独立安全地做，有些经验（demonstrate independently）

项目		3 个月内护士自评	3 个月内考核/带教老师签名/日期	1 年内跟踪考核/带教老师签名/日期
1. 一般概况				
部门概况及角色要求				
科内护士阶段培训计划				
同事之间的相互介绍及熟悉				
部门的组织结构/目标				
本部门的重要制度（管道管理、交接班、术前准备）				
排班、休假、夜班				
职业形象要求				
护理资料位置				
获取最新信息的途径（交流本、排班本、通知栏）				
楼层环境及物品放置				
物品清点与保管（仪器、被服、药品）				
环境保持				
优质护理服务准则				
常用工作电话号码				
普外科医生工作习惯				
普外科医生的熟悉及联系方法				
病人入院接待	接待礼仪			
	护理病历			
	入院介绍			
	病史采集			
	营养、康复会诊要求			

项目		3个月内 护士自评	3个月内考核/ 带教老师 签名/日期	1年内跟踪考核/ 带教老师 签名/日期
病人 转运	病人转科/转楼层: 转科/转楼层小结/接收病人小结			
	普通病人转运			
	重症病人转运			
	填写SBAR部门间交接单			
病人 出院 处理	出院教育			
	费用与退药			
	病历整理			
	病历复印			
2. 普外科病人的术前护理常规				
术前后评估单(checklist, 单侧手术标记)				
心血管/介入术前评估单				
手术等待区(位置、介绍)				
术前用药(全麻、局麻)				
术前肠道准备				
各类标本采集(培养标本规范采集)				
病人及家属的教育(集体宣教课程)				
3. 普外科病人的术后护理常规				
接受术后病人	体位安置			
	生命体征监测			
	病人及家属教育			
	交接班及记录			
手术切口的观察和护理、健康教育				
疼痛评分、镇痛泵管理及镇痛药使用后观察				
中大型手术后活动参照模板				
术后饮食宣教				
病人安全(床栏、陪护、外出制度)				
紧急事故安全防范				
部门合理收费规范				
病人和家属健康教育:术前教育、出院教育、健康资料 使用、院内专科护士资源及联系号码				
病历书写:Ⅰ级护理,特级护理要求				
科室出院回访项目和内容				
质量管理				
静脉管理常识(静脉选择原则)				

项目	3个月内护士自评	3个月内考核/带教老师签名/日期	1年内跟踪考核/带教老师签名/日期
普外科围术期糖尿病管理			
压疮预防、翻身卡的使用、皮肤管理			
伤口换药和各类敷料的使用			
TPN 管理			
胃术后饮食宣教			
疼痛管理			
围术期病人呼吸功能锻炼			
EVENT 的填写和报告流程			
NEARMISS 的填写			
引流管意外拔管记录			
输血反应报告			
导管监测记录			
基础护理巡查			
应急能力巡查			
4. 普外科护理知识(普外科和血管外科常见疾病)			
床边系统评估流程			
甲状腺疾病			
胃癌			
胃、十二指肠溃疡			
胆囊结石			
腹腔镜下胆囊切除术			
肝内外胆管结石			
急性梗阻性化脓性胆管炎			
胆囊癌			
胆管癌			
胆道疾病常见并发症			
肝脓肿			
肝囊肿			
肝硬化			
原发性肝癌			
急性胰腺炎			
胰腺假性囊肿			
胰腺癌			
脾切除			

项目	3个月内护士自评	3个月内考核/带教老师签名/日期	1年内跟踪考核/带教老师签名/日期
肠梗阻			
结、直肠癌			
急性阑尾炎			
腹股沟疝			
下肢静脉曲张			
下肢静脉血栓形成			
血栓闭塞性脉管炎			
肠系膜血管缺血性疾病			
腹主动脉瘤			
下肢动脉硬化闭塞症			
动静脉瘘			
化疗病人护理			
TACE 术后护理			
癌症晚期病人及家属的关爱及语言技巧			
5. 引流管护理			
T管(观察、护理、拔管指征、意外脱出的护理)			
胃管(特别是胃肠吻合术后的胃管管理)			
导尿管			
腹腔引流管(胰肠吻合、胆肠吻合、胃肠吻合)			
胸引管			
鼻胆管、PTCD 管			
CVC 穿刺做胸引/腹引管			
其他特殊/医生特别交代引流管			
6. 普外病人营养支持			
肠内营养的管理			
TPN 护理(PPN 护理)			
7. 专科护理操作			
胃管的护理			
鼻饲			
普通伤口换药常规			
更换造口袋			
卧床病人的皮肤观察及护理			
三腔二囊管使用			
尸体护理			

项目	3个月内护士自评	3个月内考核/带教老师签名/日期	1年内跟踪考核/带教老师签名/日期
约束具使用			
雾化吸入			
镇痛泵操作			
胃镜、肠镜的检查前准备			
MRI 检查前准备			
胆道、血管、肠道等各种造影的检查前准备			
EPCP/EST/PTCD/TACE 的术前准备及术后观察			
肝脏储备功能检查准备			
心血管手术前的准备			
8. 药物的观察使用			
药物不良反应汇报流程			
肝素、华法林			
生长抑素			
广谱抗生素			
控速药物的交接			
9. 各种紧急情况处理			
床边 CPR 流程(除颤仪的日常检测)			
腹腔内出血或切口出血观察和处理			
引流管意外脱出			
术后切口裂开			
急性梗阻性化脓性胆管炎的救护			
倾倒综合征的救护			
吻合口瘘的救护			
电解质紊乱(高/低钾)的救护			
各种类型休克(低血容量性休克、感染性休克、心源性休克、过敏性休克)的救护			
甲亢危象的救护			
甲状腺术后窒息的救护			
急性左心衰的救护			
急性肺水肿的救护			
空气栓塞的救护			
溶血反应的救护			
10. 英语学习内容			
普外科常见疾病诊断			
普外科常见手术名称			

项目	3个月内护士自评	3个月内考核/带教老师签名/日期	1年内跟踪考核/带教老师签名/日期
中英文常用缩写			
护理查房(主诉,现病史部分内容)			
常用英文会话			

该员工完成科室情况:

需继续努力:

必须阅读的制度和资料:

(根据具体情况确定相关学习资料)

在第一年培训中包括3次床边综合能力考核,分别在入岗后3月、入岗后8月和入岗后1年进行。在普外科,我们一般在考核前安排2学时考核方法和方式的讲解和答疑;在准备阶段让新员工以2人为一小组,一位相对总体能力较强,另一位相对较弱,以互助形式进行搭档共同准备不同的典型案例,互相帮助修正;由护士长和科室总带教负责考核,新员工先进行床边系统评估病人,然后到示教室汇报病史,2位新员工互相指出相互间的优点与不足,澄清疑问,相互提问,最后由护士长和科室教育护士总结。整个考核过程重点在于考察该护士的合作性、系统评估、评判性思维能力和沟通解决问题的能力。

在第一年培训中还包括专科护理理论考核共9次,其中前6次考核为每月1次,后3次安排为每2个月一次,均安排在每月第4周进行考核。9次理论考核内容是针对科室必修课程、科室护士必读内容、医院JCI制度等结合,且每次考核均有考核范围、题型的说明,新员工可以进行针对性的复习;护理教育部每年根据本院制定的护理实践指南进行集中考核2次,分别为主观题和客观题两种形式,安排网络考核和现场考核。

在操作技能考核方面,护理教育部负责15项必修操作。这些操作为静脉输液、输血、微泵、背部皮肤护理、更换引流袋、插胃管、吸氧、吸痰、CPT、深静脉维护、灌肠、导尿、指测血糖及诺和笔使用、无菌操作、心肺复苏(CPR)。科室负责四项专科操作和其他6项操作。4项操作考试是胃管的护理、肠内营养、普通伤口换药、更换造口袋。其他6项操作为三腔二囊管操作、约束具操作、尸体护理、雾化吸入、胸腔闭式引流管护理、动脉血气标本采集。

一般来说新员工完成岗前培训技能清单所有的项目,包括有些项目要求能独立完成或有些项目能够口头陈述两种,完成后由带教老师和新员工共同签名;如果病人反馈及同事反馈良好;顺利通过3个月的业务考核内容,顺利通过第一次的床边整体护理考核的新员工，就进入在护理组长协助下独立上班的阶段，并在独立上班后继续对护士的能力进行持续的评估和反馈。按护理教育部对新手护士培训和持续评估的要求，在第六个月和第十二月再做1次全面的评估与考核。考核结果保存到员工的教育档案中。

二、合格护士培训

1. 培训目标　合格护士的培训，即从第二年开始，根据护理教育部的在职护士教育制度，每人需要完成25个学分，在在职护士继续教育制度指导下，制订并实施第二年护士培训。培训目标为：①完成25个或以上的学分；②能独立有效地完成日常工作；③能进行抢救配合；④进一步掌握与病人及家属的沟通技巧。

2. 培训内容、方法和评价

(1) 完成护理教育部组织的相关课程学习和考核：护理部安排第二年护士的必修项目为成人内外科全科护理课程、5项操作技能考核、护理实践指南网络考核。

(2) 完成科室组织的每年一次的床边综合能力考核：在该考核中，一般安排第4~5年阶段的熟练护士与其搭档，2人为一组，在考核的准备、实施、评价等阶段能够让熟练护士参与到指导和帮助第二年的护士中去，从而促进熟练护士能力的提升。考核完后科室带教对该护士总体的优点和需改进内容进行概括，存放到护士的护理教育档案中。

(3) 参加科室组织的相关业务学习：每个季度直接参加或复习普外科护理楼层组织的业务学习，该业务学习轮流由各个楼层的护士长和教育护士负责实施，收集每个季度工作中遇到的疑难病种或护理要点，邀请相关科室的医生、临床高级护士或高年资护士授课；每月科会由各个委员会成员传达或授课的各个专科最新或重点知识，例如糖尿病、伤口与造口、输液、疼痛、感染等相关知识；至少参加8次科室护理查房。以上相关的业务学习，科室内通过晨间提问或讨论、季度业务考核方式进行评价。

(4) 至少完成一次护理查房，该查房病例由教育护士帮助选定，接受全科人员的共同评价。

三、熟练护士培训

1. 培训总目标　熟练护士即工作进入第三至五年阶段，这个阶段具有了能够胜任工作岗位的自信，因而应鼓励其在带教、专科、管理能力方面的发展。根据情境领导学说，这个阶段护士在工作的积极性上会有所下降，设定需要努力的发展目标能使他们保持持久的工作热情。培训总目标为：①完成25个或以上的学分；②进一步提高业务技能；③培养带教能力；④熟悉最新的医疗护理动态。

2. 培训内容、方法和评价

(1) 完成护理教育部组织的相关课程学习和考核：包括个案分析、关护文章、心电图课程、循证护理、床边带教培训课程、5项操作技能考核。科室内分享个案汇报、优秀关护文章、循证护理作业结果等。

(2) 完成科室组织的每年1次的床边综合能力考核：考核完后科室带教对该护士总体的优点和需改进内容进行概括，存放到护士的护理教育档案中。

(3) 参加科室组织的相关业务学习：参加普外科护理楼层组织的课程，包括质量管理和论文书写；每个季度直接参加或复习普外科护理楼层组织的业务学习；每月科会上由各个委员会成员传达或授课的各个专科最新或重点知识,例如糖尿病、伤口与造口、输液、疼痛、感染等相关知识;至少参加 7 次科室护理查房。以上相关的业务学习,科室内通过晨间提问或讨论、季度业务考核方式进行评价,其中质量管理通过参加每季度科室持续质量管理项目进行评价,论文书写通过书写文章学习班交流、文章发表等进行评价。

(4) 至少完成一次护理查房:该查房病例由带教老师帮助选定,接受全科人员的共同评价。

四、专家护士培训

1. 培训总目标　专家护士是指工作五年以上,这一阶段护士更关注自我价值的实现和自身职业发展的定位问题,在极少的监管下能自己去分析判断临床的问题,很好地完成工作,形成自己的工作风格,了解自己的长处和兴趣。因此在教育的设定中,以自我学习和能力拓展为主,激发持久的内在动力,提升个人的综合能力和护理团队能力。有部分护士有机会有资格聘任为新的工作角色如教育护士、护士长、临床高级专科护士等。总的培训目标为:①完成 25 个或以上的学分;②在掌握专业技能的基础上,进一步提高临床教学能力;③学会论文的书写;④能用循证护理的方法解决临床上的护理问题并指导低年资护士;⑤协助护士长做好病区管理工作。

2. 培训内容、方法和评价

(1) 完成护理教育部组织要求的必修项目:对 5 年以上护理部必修项目的安排为写一篇综述或护理论文,或组织一次讲课或教学查房,或写一篇学术报告,或翻译一篇 AACN 文章,每年任选一项。把完成的项目科内进行汇报。

(2) 参加持续质量改进项目汇报:至少每年 2 次。医院护理部季度会组织安排一次 CQI 项目汇报分享,安排高年制护士参加可以促进他们对护理质量的认识,提高参与科室 CQI 项目实施的技巧。要求每次参加的员工分享听报告的感受体会和对内容的评判。

(3) 参加科室组织的相关业务学习:参加普外科护理楼层组织的课程,包括床边带教模式的培训与讨论、护理质量控制、护理论文的书写与交流、护理科研;完成每年的化疗和疼痛自学包的学习并通过考核。参加每月科会上由各个委员会成员组织的专科最新或重点知识的授课,例如糖尿病、伤口与造口、输液、疼痛、感染等相关知识。至少参加 6 次科室护理查房。以上业务学习,科室通过晨间提问或讨论、季度业务考核方式进行评价,其中对带教模式培训与教学效果通过自评、学生对老师的评价、同事间相互的测评来进行评价。护理质量管理能力通过负责或参加每季度科室持续质量管理项目以及参与科内每周 QA 自查、跟随护士长参加每季度基护等相关巡查进行评价。论文书写能力通过书写文章、学习班交流、文章发表等进行评价。护理科研能力通过负责或参与护理部或科室相关课题进行评价。

以上是普外科护士不同阶段的培训方案,除科室教学活动除了根据以上 4 个阶段进行教学活动外,在每学年的开始,科室教育护士会需要对各个阶段护士的培训计划实施情况进行评估,该员工是否完成了当前阶段的培训? 还需要获得的哪些方面培训? 科室带教将每位员工的评估资料进行综合分析后,计划新学年业务学习安排,同时上报护理教育部,护理教育部会综合每个科室的共同教学需求开展共性的相应课程,从而更有效地使用全院教学人力和物力的资源。

第二节 内科护士科室层面阶段培训方案

本节所介绍的内科护士科室层面阶段培训方案,以消化内科为例。消化内科护士的分层培训也遵循 Patrician Benner 从新手到专家的能力发展不同阶段而进行设置的,总的培训计划是在全院护士每年 25 个学分并完成医院护理教育部分阶段培训计划的基础上,使本科不同阶段护士能获得机会了解本专科疾病相关知识、熟练掌握专科操作技能,确保科室护人员更快更好地成长,为病人提供优质服务。具体实施方案与普外科相同,只是从专科角度阐述消化内科在实施中的一些特点。

一、全科护士必修项目

根据科室的专科特点,确定每个护士每年必须要回顾掌握的内容包括:急救应对技术包括急救药物、抢救车使用及管理、急救流程等;科室应急预案处理学习包括火灾、停水、停电、网络障碍、气体故障等;仪器设备培训和操作考核包括输血、三腔二囊管配合、留置胃管、保留灌肠、经周围静脉深静脉置管(PICC)及深静脉置管(CVC)换药、静脉输液附留置针;参加每月 4 次晨间提问和每季度理论考核,考核内容主要针对专科新知识、新技术、全科疾病知识等。

1. 培训目标 ①实施心肺复苏的抢救,配合医生实施各种急抢救如心肺复苏、消化道大出血等;②正确执行本专科常用的仪器设备和操作技能,保障对这些仪器设备和专科技术操作的基本能力;③正确处理本专科出现的应急状况;④了解本专科领域的新知识和新技术。

2. 培训内容、方法与评价 参加护理教育部层面有关基础生命支持的培训课程,科室内组织床边模拟抢救演示,按照护理部统一的二人床边配合的抢救流程对每一位护士进行强化的训练,使每位护士在本科室的工作环境下能够实践这样的情景流程,一旦遇到病人抢救,就能够沉着应对。自学相关的应急预案处理方案如火灾、停水、停电、网络障碍、气体故障,采用分享讨论和模拟情景应对的方法进行强化训练与考核。确定科室的必修操作技能项目包括输血、三腔二囊管配合、留置胃管、保留灌肠、PICC 及 CVC 换药、静脉输液附留置针的使用,采用集体示范、观看录像和操作演练的方式进行学习,随机对护士进行相关操作的床边抽查,使之按照规范的操作流程进行工作。科室每月组织 4 次晨间提问,每次 20 分钟,就临床遇到的专业新知识新技术、专业问题和临床特殊的案例组织讨论与学习,并对学习的内容每季度整理组织书面的考核,强化学习到的新知识和新技术。同时要求每位护士参与到教学中,每位护士负责一次护理查房,以 PPT 的方式在科内组织授课,使护士在分享工作经验的基础上提升每位护士的综合能力。

二、新护士培训

1. 培训目标 通过学习,新员工能够:①适应熟悉科室的环境和人员;②能够掌握本专科的基本知识和技能;③能基本独立胜任本科室不同的护理班次的工作。

2. 培训内容、方法和评价

(1)入科第 1 月:完成医院岗前培训后,参加科室组织的岗位培训 2 天,一天集中示范并练习操作,包括插胃管、灌肠(清洁、保留)、三腔二囊管、输血、深静脉换药和PICC换药。另一天就专科方面的知识和技能进行授课讲解,内容包括消化内科特殊检查及治疗、特殊药物、标本采集、特殊检验分析等内容,常见疾病的护理常规等,风险管理等。另科室安排时间到胃镜室观摩,了解内镜下的治疗及护理重点,要求了解的内容包括:①胃镜及胃镜下治疗如止血、支架放入、胃造瘘等;②肠镜及肠镜下治疗如息肉摘除等;③ERCP及EST;④门脉高压的内镜下治疗如套扎、硬化剂注射等;⑤纤支镜。

(2)3个月内完成岗前培训考核清单:包括护理部层面岗前培训考核清单(详见第四章)和专科领域岗前培训考核清单(表11-2),3个月结束后完成一次床边综合能力的考试,结合平时的工作表现,予以评价,评价合格后独立上岗,在护理组长协助下进行工作。1年后再次组织床边综合能力考核和对护士的综合能力进行考核评价。

(3)1年内完成书面考试共9次:前6个月每1个月1次,后6个月每2个月1次,考试内容包括:①院内制度;②急救系列:基础生命支持流程/抢救车应用(包括抢救药物);③特殊药物及检查;④消化系统解剖及各疾病病理生理;⑤消化系统疾病理论:消化道出血(包括消化性溃疡、肠道寄生虫病、血管畸形),肝硬化、急性胰腺炎、炎症性肠病、胆管结石、化脓性胆管炎等;⑥消化性溃疡及消化道出血临床个案;⑦肝硬化临床个案;⑧胆石症及胰腺炎临床个案;⑨消化科疾病临床个案。

表11-2 消化内科新员工岗前培训考核清单

_____您好:

　　欢迎你来到我们科室并成为我们的一员。这份岗前培训清单是你入科后应当完成的培训项目,从而体现你能够胜任你目前工作应具有的能力要求。对动作技能性的所有项目总的目标是你能够独立完成。动作技能性的条目是指各种护理活动和护理操作技术,如各种评估技术包括实验室检查和诊断性检查,各种护理操作技术,各种仪器设备的操作,各种工作流程的运行,对各种病人实施的护理,各种应急情景的应对流程运行,各种护理书写。当然在本项目单中也会包括部分知识性的条目,对于这些条目要求你能口头阐述相关的要点。

　　在岗前培训期间和您参加工作的开始3个月,请您随身带上这份考核表并在3个月内完成各项考核,对你在3个月内还不能独立完成的动作技能性条目,带教老师将做进一步的跟踪直到你能够独立执行该项目。

　　如何应用岗前培训表:

　　自评部分由护士自己完成记录,3个月评价和一年内跟踪评价由带教老师/护士长记录并签名

记录代码:

V: 能口头解释、讨论如何做(verbalizes how to do)

DD: 能在协助下独立做,需要进一步练习(demonstrate dependently)

DI: 能独立安全地做,有些经验(demonstrate independently)

项目	3个月内护士自评	3个月内评价考核/带教老师签名/日期	1年内跟踪考核/带教老师签名/日期
1. 消化内科特殊检查及注意事项			
(1) ERCP			
(2) 胃镜			
(3) 腹穿			

续表

项目	3个月内护士自评	3个月内评价考核/带教老师签名/日期	1年内跟踪考核/带教老师签名/日期
(4) 超声内镜			
(5) 肠镜的准备			
(6) 肝穿			
(7) 胸穿的护理			
(8) 胃肠钡餐：包括钡灌肠、口服小肠插管造影和MRCP的检查前准备			
(9) 肠系膜血管造影护理			
(10) 合理安排消化科检查顺序			
2. 内镜下治疗及术后护理要点			
(1) 内镜下止血/肉毒素治疗			
(2) 食管胃底曲长静脉套扎/硬化剂治疗			
(3) 胃息肉、肠息肉摘除			
(4) 鼻胆管引流			
(5) 支架置入			
(6) PTCD(经皮肝穿刺置管引流)			
(7) EST			
3. 消化科常用药的作用及使用注意事项			
(1) 生长抑素			
(2) 制酸剂			
(3) 5-ASA 类制剂			
(4) 免疫抑制剂			
(5) 降氨类药物			
(6) 普萘洛尔			
(7) 阿昔洛韦			
(8) 干扰素			
4. 消化内科营养管护理			
(1) 胃管			
(2) 胃造瘘管			
(3) 空肠营养管			
5. 消化内科疾病的饮食指导			
(1) 肝硬化			
(2) 消化性溃疡			
(3) 胰腺炎			
(4) 炎症性肠病			

项目	3个月内护士自评	3个月内评价 考核/带教老师 签名/日期	1年内跟踪 考核/带教老师 签名/日期
6. 展示护理评估的体检方法,特别是腹部评估			
(1) 腹部触诊方法			
(2) 听诊肠鸣音			
7. 保留灌肠操作及注意事项			
8. 水肿分级及护理注意事项			
9. 肝性脑病分期及注意事项			
10. 呕血、咯血辨别			
11. 消化系统的解剖和生理			
12. 三腔二囊管的用物准备、操作及置管后的护理			
13. 消化道大出血急救处理原则			
14. 肠内营养、肠外营养的适应证和方法			
15. 肠外营养的使用注意事项			
16. TPN 使用的注意事项			
17. 深静脉置管护理及换药方法			
18. 消化科常见疾病的护理要点和并发症的观察			
(1) 急性胰腺炎			
(2) 消化道溃疡			
(3) 肝硬化			
(4) 炎症性肠病			
……			
19. ESD\EMR 术前术后护理要点			
20. 胃造瘘术前术后护理要点			
21. 电子病历、院内计算机系统使用 ……			
22. 1-8F 护士必读内容			
23. 定时阅读交流本、护理查房本及科会内容本,有疑问及时咨询			
24. 科室内各种仪器的熟练使用 ……			
25. 科室物品的放置及使用维护方法,爱护科室财产			
26. 消毒隔离原则,垃圾分类处理			
27. 各班工作职责和工作流程			
工作综合能力评价记录:			

三、制订床边综合能力考核不同阶段护士的具体要求

床边综合能力考核是对护士专科知识和技术综合应用能力的评价,事实上不同阶段的护士对专科知识技术的临床应用能力存在差异性,为了更恰当地评价不同护士的床边综合能力,提高床边综合能力考核的质量,我们制订了对不同阶段护士在考核的要求上做了一些具体的细化,详见表11-3。

表 11-3　不同阶段护士床边综合能力考核要求

项目	不同阶段的护士		
	第一年护士	第二年护士	第三至五年护士
需要达到的目标	能熟练地进行病人评估,掌握消化内科常见疾病的临床表现、治疗,说出该病的主要护理要点,流畅地进行常见护理操作	对复杂病人能进行正确地评估、判断及处理,掌握内科常见疾病的相关理论,包括临床表现、诊断、治疗及护理要点,护理操作熟练、流畅	在第一、第二年的基础上还需掌握危重病人的评估、判断,并预见性地找出潜在的问题,及时进行干预处理
选择考核的病例	医疗诊断明确的消化内科疾病在院病人	消化内科疾病在院病人(该病人有2种以上基础疾病,住院时间超过1周)	消化内科疾病病人(该病人具有诊断不明、疾病病程复杂、住院时间较长或诊断治疗应用新技术等特点)
病史汇报要求	病史采集全面,汇报清晰,重点突出有针对性	病史采集全面,汇报清晰,重点突出有针对性	病史采集全面,汇报清晰,重点突出有针对性
理论要求	消化内科疾病基础理论包括病因、临床表现、并发症、特殊检查内容、基本治疗原则、护理要点以及相关宣教内容	消化内科及该病人基础疾病相关理论知识包括病因、临床表现、并发症、特殊检查内容、诊断依据、治疗原则、护理要点、应急处理及相关宣教内容	该疾病相关理论知识包括病因、临床表现、并发症、特殊检查内容、诊断依据、治疗原则、护理要点、突发事件处理、病理生理、药理学、应急能力相关内容及宣教内容
床边体格检查要求	动作熟练、重点突出、阳性体征明确并宣教到位	动作熟练、重点突出、阳性体征明确并宣教细致全面	动作熟练、重点突出、阳性体征明确并宣教细致全面
操作	指测血糖、胰岛素笔使用、吸氧、静脉输液、输血、深静脉换药、CPT、三腔二囊管配合等护理部要求的操作	指测血糖、胰岛素笔使用、吸氧、静脉输液、CPT、三腔二囊管配合、输血、深静脉换药等护理部要求的操作	指测血糖、胰岛素笔使用、吸氧、静脉输液、CPT、三腔二囊管配合、输血、深静脉换药等护理部要求完成的操作

第三节　ICU护士阶段培训方案

ICU护士在职教育培训体系是基于美国教育家Patrician Benner从新手到专家理论,Dalton的职业生涯规划理论(career development)和美国危重护理协会(AACN)倡导的协同模式(synergy model)为基础而创立的。运用从新手到专家的理论和专业生涯规划理论,按照

护士的工作年限及工作能力,把科室内的护士划分为不同的阶段(表11-4),给每个阶段的护士实施不同的培训。最终期望每个护士都受到必需的培训,成为专家型的护士;每个护士都有机会成长,施展各自在护理领域中的才华。

表 11-4　ICU 护士专业发展阶段

专业发展阶段	工作时间	技能掌握阶段	专业规划
第一阶段:学习期	1 年	新手护士	理论和技能学习;角色适应
第二阶段:独立期	2 年	合格护士	进一步理论和技能培训
第三阶段:顾问期	3～5 年	熟练护士	临床教学、管理、科研和循证护理能力的培养
第四阶段:专家期	5 年以上	专家护士	加强教学能力;参与科室规程和制度的制订;参与质量管理

同其他部门的在职培训体系一样,ICU 护士在职培训包括了全院护理教育部提供的课程和 ICU 专科分段培训(表 11-5),对完成的培训的护士每年进行登记,存放在护士的教育档案中,方便护士长和教育护士了解每位护士完成阶段培训的情况。每年统计结束后,教育护士会给每位护士一张小纸条,内容为下一年需要完成的阶段培训内容,以提醒护士及时完成本阶段的培训。

一、新护士培训

1. 培训总目标　①能独立护理常见的病种;②熟悉 ICU 流程;③能进行一般的抢救配合;④应用与 ICU 病人及家属的基本沟通技巧达到有效的沟通。

2. 培训内容和方法与评价

(1)ICU 岗前培训:在完成医院和护理部岗前培训后,3 个月内需完成 ICU 岗前培训,具体流程如下。**①熟悉工作环境**:发放环境评估清单(表 11-6),让新同事花大概花 1 个小时的时间自己根据表格上的内容来熟悉 ICU 的环境,一小时后由总带教来进行口头提问。这样可以消除新同事对 ICU 环境的陌生感,让其能尽快融入 ICU 这个团队。**②发放 ICU 岗前培训考核清单。③指定带教老师。④为期 2 周的脱产培训**:包括理论课程和操作 / 仪器使用培训。理论课程包括欢迎 / 宗旨理念,ICU 病人安全管理,院感控制,ICU 常见流程,心电图与临床,血流动力学监测,休克的临床观察,呼吸系统评估和监测,呼吸道管理,机械通气与人工气道管理,胃肠系统评估与监测,ICU 病人肠内外营养管理,腹内高压,神经系统评估与监测,镇静镇痛与谵妄管理,ICU 药物管理,ICU 特殊药物,ICU 血糖管理,深静脉栓塞的预防、观察和治疗,SIRS、SEPSIS&MODS,实验室检查,创伤病人管理,ICU 沟通与压力应对,ICU 管道护理,ICU 病人皮肤管理,ICU 护理评估,ICU 症状学观察,ICU 护理文书,ICU 护理常规。采用 PPT 授课、播放自制录像、小组式讨论和抢答、情景表演、个案分析、病历检查等方法来实施。采用书面笔试和床边综合能力考核来评价培训的效果。操作 / 仪器培训内容见表 11-7,培训方法为设立操作站,由总带教和高年资护士在各个操作站进行示范和讲解操作的重点以及注意事项。为了让新同事能更清楚操作的重点,对于每一项操作都设计了操作考核单,表 11-8 例举了床边监护仪的考核单,并有一张总操作考核清单(表 11-8),方便护士长和教育护士了解每位新同事的考核情况,考核合格后该清单会放入新同事的档案中。**⑤床边带教 3 个月**:巩固学习的理论和操作,熟悉工作流程和程序,完成 ICU 岗前培训

表 11-5 ICU 专科分段培训计划

姓名_____ 进入 ICU 时间_____

项目	完成时间	指导者	项目	完成时间	指导者
第一阶段(工作1年)			**操作考核**		
岗前培训(详见每年ICU岗前培训课程安排表)			漂浮导管		
操作考核(详见每年ICU新护士操作考核表)			PiCCO		
理论考核	第一次		IABP		
	第二次		起搏器		
	第三次		CRRT基础操作		
	第四次		**第三阶段(3~5年)**		
	第五次		**1. 业务学习**		
	第六次		如何带好ICU学生		
	第七次		护理质量管理		
	第八次		专科小组学习		
	第九次				
ACLS证书					
第二阶段(工作2年)					
1. 12个护理查房					
COPD					
肺栓塞					
心脏术后			**2. 授课**		
主动脉夹层					
颅脑外伤					
脑卒中					
蛛网膜下腔出血			**第四阶段(5年以上)**		
消化道出血			**1. 授课**		
胰腺炎/MODS					
多发伤伴DIC					
有机磷农药中毒					
肾衰竭					
2. 业务学习			**2. 翻译文章**		
血流动力学II					
起搏器管理					
Cardiac II			**3. CQI项目**		
CRRT基础					
压力管理					

考核单。⑥**3个月后进行床边综合能力考核**：为了让新同事能更清楚整个考核流程，在考核前，邀请高年资护士进行示范，最后由护士长和总带教进行总结和点评。另外为了让新同事能更全面地完成床边体格检查和资料收集，设计了床边体格检查模板见表11-9和床边综合能力考核模板见表11-10，效果较好。⑦**完成监护室专科操作考核和仪器考核。⑧完成基础心电图课程及考核。⑨通过心肺复苏（CPR）、MOCKCODE培训及疼痛培训并获得证书。⑩颁发监护室岗前培训合格证书后可独立上班。**

（2）独立上班后，每个月进行一次理论考核：考核内容为岗前培训的理论课程（共9次）并取得合格的成绩；完成ACLS课程并通过考核；一年结束时再次进行床边综合能力考核。

表 11-6 监护室环境评估清单

护士姓名：_____

日期	物品名称	位置	带教老师签名
	房间：		
	示教室		
	办公室（医生/护士长/RT）		
	更衣室		
	储藏室：		
	物品		
	纸张		
	污物间/卫生间		
	药品：		
	备用药（大量/药品）		
	氯化钾/浓氯化钠		
	退药/冷藏药		
	麻醉药		
	外用生理盐水		
	病人用药		
	肝素封管液		
	消毒液：PVP碘		
	无菌物品：		
	棉球/纱布		
	敷贴/凡士林纱布		
	导尿管/胃管		
	手套（无菌/乳胶/薄膜）		
	无菌包		
	护理用品：		
	中单/口腔护理棉棒		
	微泵/氧气枕		
	吸氧及负压吸引用具		

日期	物品名称	位置	带教老师签名
	静脉穿刺/输液用物		
	引流袋/换药碗		
	化验试管/容器/培养瓶		
	电子体温表		
	加压袋/导线		
	清洁布类		
	换药车		
	抢救车/除颤仪/气管插管箱		
	呼吸皮囊		
	贵重物品抽屉		
	隔离标志/标签		
	旧病历		
	科室资料		
	骨科用物		
	病人食物/鼻饲液		
	家属宣教手册		
安全设施：			
	消防器材		
	消防通道		

表 11-7 ICU新护士操作仪器考核清单

护士姓名：_____

项目	完成	需要更多练习	指导老师签名	日期
床边监护仪				
中央监护仪(老)				
中央监护仪(新)				
移动监护仪				
除颤仪				
抢救车				
呼吸皮囊				
负压吸引器				
心电图机				
电子血压计				
电动病床				
输液泵				
鼻饲泵				
防下肢血栓仪				

项目	完成	需要更多练习	指导老师签名	日期
输液恒温器				
降温毯				
升温仪				
气切头灯				
气垫床				
三腔二囊管				
侧脑室引流				
腹内压监测				
鼻饲				
气切护理				
气插护理				
A-line 维护				
管尖培养				
密闭式吸痰				
胸腔闭式引流瓶				

表 11-8　ICU 床边监护仪考核单

姓名：_____　　日期：_____　　指导者：_____　　□通过　　□未通过

考核项目	考核标准		
EKG	更换导联	□通过	□未通过
	调整波幅大小	□通过	□未通过
	设置心律失常	□通过	□未通过
	设定报警范围	□通过	□未通过
	调节 QRS 波音量	□通过	□未通过
	选择起搏器	□通过	□未通过
	波形过滤	□通过	□未通过
脉搏	更换脉搏来源	□通过	□未通过
SpO$_2$	设定报警范围	□通过	□未通过
呼吸	设定报警范围	□通过	□未通过
	调整呼吸波波幅	□通过	□未通过
NBP	设定报警范围	□通过	□未通过
	选择测量重复时间	□通过	□未通过
	选择测量模式	□通过	□未通过
	NBP 快速测量	□通过	□未通过
ABP/CVP	调整 Scale	□通过	□未通过
	选择标名	□通过	□未通过
	调零	□通过	□未通过
	设定报警范围	□通过	□未通过

续表

考核项目	考核标准		
报警	调整报警音量	□通过	□未通过
	快速全部报警设定	□通过	□未通过
	报警消音及开关	□通过	□未通过
	心律失常报警回顾	□通过	□未通过
	报警暂停	□通过	□未通过
波形	波形冻结(限 Philips)	□通过	□未通过
	波形通道选择	□通过	□未通过
	波形通道开通与关闭	□通过	□未通过
	波形走速选择	□通过	□未通过
病人	输入病人信息	□通过	□未通过
	选择病人类别	□通过	□未通过
VS 回顾	生命体征趋势回顾	□通过	□未通过
打印	打印通道选择	□通过	□未通过
	打印	□通过	□未通过
服务器	安装与拆卸服务器(限 Philips)	□通过	□未通过
开关与待机	监护仪开关与待机	□通过	□未通过

表 11-9　ICU 新护士床边体格检查模板

项目	具体考核标准
用物准备	听诊器 手电筒 压舌板
环境评估	床边是否备皮囊(皮囊是否处于功能状态)、流量表、负压 监护仪报警范围及音量是否设置合理 监护仪上显示的各个参数
交流	向清醒病人自我介绍和解释
头部	神志_____GCS_____RASS_____疼痛_____瞳孔_____口腔_____ 鼻胃/肠管:固定情况_____刻度_____留置时间_____ 　　　　胃肠减压:负压_____通畅性_____引流液颜色、形状和量_____ 　　　　肠内营养:营养液类型_____有无潴留_____走速_____ 鼻胆管:固定情况_____刻度_____留置时间_____通畅性_____ 　　　引流液颜色、形状和量 气管插管:固定情况_____刻度_____型号_____留置时间_____ 　　　　气囊充盈度_____ 侧脑室:固定情况_____刻度_____留置时间_____引流高度_____ 　　　通畅性_____引流液颜色、形状和量_____敷料_____ 硬膜外引流:固定情况_____敷料_____ 三腔二囊管:胃囊充气_____食管囊充气_____食管囊压力_____ 　　　　剪刀是否备用_____引流液颜色、形状和量_____

续表

项目	具体考核标准
颈部	颈静脉怒张_____ 气切套管:固定情况_____刻度_____型号_____留置时间_____ 　　　　　气囊充盈度_____气切纱布_____松紧度_____ 深静脉/血透管:固定情况_____刻度_____腔数_____留置时间_____ 　　　　　敷料_____留置处周围皮肤_____ 　　　　　正在进的药物及速度_____ 颈托:固定_____松紧度_____ *有皮下气肿者请评估皮下气肿的范围
胸腹部	呼吸音_____肠鸣音_____痰液颜色、形状和量_____ 给氧方式_____氧流量_____呼吸机参数_____ 腹壁紧张度_____压痛_____反跳痛_____腹部膨隆_____ 腹内压_____ 切口:敷料有无渗液_____切口处皮肤_____ 各引流管:名称_____固定情况_____刻度_____留置时间_____ 　　　　　通畅性_____引流液颜色、形状和量_____ 股静脉或血透管,评估见上 *有皮下气肿者请评估皮下气肿的范围
会阴部	会阴部皮肤_____ 导尿管:留置时间_____固定_____通畅性_____尿色、量_____
四肢	肌力_____肌张力_____水肿_____动脉搏动_____ 毛细血管充盈度_____约束有效性_____ 静脉通路:固定情况_____刻度_____腔数_____留置时间_____ 　　　　　敷料_____留置处周围皮肤_____ 　　　　　正在进的药物及速度_____ A-line:固定情况_____留置时间_____敷料_____ 　　　　　留置处周围皮肤_____换能器更换时间_____冲洗装置_____ 　　　　　方波试验_____ 内瘘:听诊_____ 骨牵引:牵引重量_____高度_____ 石膏:末梢皮温_____色泽_____动脉搏动_____渗液_____
皮肤	Braden Scale_____皮温_____颜色_____ 检查皮肤有无破损尤其是以下的隆突部位:后枕部_____耳廓后_____ 肩胛骨_____尾骶部_____髋部_____足后跟_____脚踝_____ 有压疮者检查程度_____渗液_____敷料_____ 负压治疗者检查负压是否有效_____

注:因病人的个体化差异,此模板仅供参考,请根据病人的具体情况进行增加或删减

表 11-10 ICU 护士床边综合能力考试模板

温馨提示

病例由护士长或带教选择！请各位同事按计划完成床边综合能力考试！由于 ICU 病人的特殊性，此模板仅反映了 ICU 病人的共性，尚缺乏特异性，因此在你进行资料收集时，需考虑到 ICU 病人和疾病的特殊性！

一、护理评估			
基本信息		姓名_____住院号_____性别_____年龄_____体重_____身高_____ 诊断_____ 职业_____婚姻_____文化_____吸烟史_____饮酒史_____	
家庭		家庭地址_____家庭成员_____联系人_____电话号码_____	
经济		费用类别_____家庭经济_____	
心理社会精神		家属/病人当前心理状况_____ 家庭支持程度_____家属/病人对疾病的期望_____ 个体化需求_____	
病史	**过敏史**		
	既往史	慢性病_____·_____·_____ 平时口服药史_____·_____·_____ 曾经接受过的手术_____·_____ 外院治疗过程_____	
	入院原因	因"_____"于_____拟_____入急诊/病房	
	ER 或楼层治疗	ER：治疗过程_____ 　　　阳性辅助检查_____ 楼层：治疗过程_____ 　　　阳性辅助检查_____	
	入 ICU 原因	因"_____"于_____拟_____转入 ICU	
	入科生命体征	神志_____体温_____心率_____血压_____呼吸_____ 氧饱和度_____疼痛_____	
	入科后治疗	简述	
当前各系统评估	**神经系统**	**评估**	GCS_____神志_____疼痛_____RASS_____PAR_____ 谵妄_____瞳孔_____肌力_____肌张力_____ 吞咽反射_____ 引流管_____颜色_____形状_____量_____
		检查	头颅 CT_____ 头颅磁共振_____
		干预	

当前各系统评估	呼吸系统	评估	给氧方式_____人工气道留置刻度_____固定情况_____ 呼吸机参数：Mode_____FiO$_2$_____PEEP_____ 呼吸音_____RR_____节律_____型态_____ 氧饱和度_____ 痰液颜色_____形状_____量_____皮下气肿_____ 引流管_____颜色_____形状_____量_____
		检查	ABG_____痰培养_____ 胸片_____ 胸部CT_____ 胸部B超_____
		干预	
	心血管系统	评估	心率_____心律_____血压_____CVP_____ 颈静脉充盈_____四肢动脉搏动_____毛细血管充盈_____ 深静脉血栓_____静脉通路_____ 引流管_____颜色_____形状_____量_____
		检查	心超_____
		干预	
	胃肠系统	评估	饮食_____肠鸣音_____胃潴留量_____色_____ 大便颜色_____形状_____量_____次数_____ 腹壁紧张度_____压痛_____反跳痛_____ 腹内压_____腹围_____ 引流管_____颜色_____形状_____量_____
		检查	CX4_____大便常规＋OB_____ 腹部CT_____腹部B超_____ 胃镜_____
		干预	
	泌尿系统	评估	排尿方式_____尿色_____性状_____量_____ 24小时进出量_____
		检查	CX3_____B超_____ 尿液分析_____尿培养_____
		干预	
	血液和内分泌系统	评估	体温_____
		检查	CBC_____凝血功能_____ 免疫_____血糖_____
		干预	
	皮肤和骨骼系统	评估	水肿程度_____皮肤黏膜颜色_____ 皮肤黏膜完整性_____瘀斑_____ Braden Scale_____骨折_____
		检查	X片
		干预	

二、药物

药物 1＿＿＿＿　作用＿＿＿＿＿＿＿＿＿＿＿＿　不良反应＿＿＿＿＿＿＿＿＿＿＿＿＿＿

　　　　　　主要注意事项＿＿＿＿＿＿＿＿＿＿＿＿＿＿＿＿＿＿＿＿＿＿＿＿＿＿＿＿＿

药物 2＿＿＿＿　作用＿＿＿＿＿＿＿＿＿＿＿＿　不良反应＿＿＿＿＿＿＿＿＿＿＿＿＿＿

　　　　　　主要注意事项＿＿＿＿＿＿＿＿＿＿＿＿＿＿＿＿＿＿＿＿＿＿＿＿＿＿＿＿＿

药物 3＿＿＿＿　作用＿＿＿＿＿＿＿＿＿＿＿＿　不良反应＿＿＿＿＿＿＿＿＿＿＿＿＿＿

　　　　　　主要注意事项＿＿＿＿＿＿＿＿＿＿＿＿＿＿＿＿＿＿＿＿＿＿＿＿＿＿＿＿＿

药物 4＿＿＿＿　作用＿＿＿＿＿＿＿＿＿＿＿＿　不良反应＿＿＿＿＿＿＿＿＿＿＿＿＿＿

　　　　　　主要注意事项＿＿＿＿＿＿＿＿＿＿＿＿＿＿＿＿＿＿＿＿＿＿＿＿＿＿＿＿＿

药物 5＿＿＿＿　作用＿＿＿＿＿＿＿＿＿＿＿＿　不良反应＿＿＿＿＿＿＿＿＿＿＿＿＿＿

　　　　　　主要注意事项＿＿＿＿＿＿＿＿＿＿＿＿＿＿＿＿＿＿＿＿＿＿＿＿＿＿＿＿＿

药物 6＿＿＿＿　作用＿＿＿＿＿＿＿＿＿＿＿＿　不良反应＿＿＿＿＿＿＿＿＿＿＿＿＿＿

　　　　　　主要注意事项＿＿＿＿＿＿＿＿＿＿＿＿＿＿＿＿＿＿＿＿＿＿＿＿＿＿＿＿＿

三、护理问题

当前的问题：1.＿＿＿＿＿＿＿＿＿　依据＿＿＿＿＿＿＿＿＿　目标＿＿＿＿＿＿＿＿＿

　　　　　　观察重点＿＿＿＿＿＿＿＿＿＿＿＿＿＿＿＿＿＿＿＿＿＿＿＿＿＿＿＿＿＿＿

　　　　　　护理措施＿＿＿＿＿＿＿＿＿＿＿＿＿＿＿＿＿＿＿＿＿＿＿＿＿＿＿＿＿＿＿

　　　　　　2.＿＿＿＿＿＿＿＿＿　依据＿＿＿＿＿＿＿＿＿　目标＿＿＿＿＿＿＿＿＿

　　　　　　观察重点＿＿＿＿＿＿＿＿＿＿＿＿＿＿＿＿＿＿＿＿＿＿＿＿＿＿＿＿＿＿＿

　　　　　　护理措施＿＿＿＿＿＿＿＿＿＿＿＿＿＿＿＿＿＿＿＿＿＿＿＿＿＿＿＿＿＿＿

　　　　　　3.＿＿＿＿＿＿＿＿＿　依据＿＿＿＿＿＿＿＿＿　目标＿＿＿＿＿＿＿＿＿

　　　　　　观察重点＿＿＿＿＿＿＿＿＿＿＿＿＿＿＿＿＿＿＿＿＿＿＿＿＿＿＿＿＿＿＿

　　　　　　护理措施＿＿＿＿＿＿＿＿＿＿＿＿＿＿＿＿＿＿＿＿＿＿＿＿＿＿＿＿＿＿＿

　　　　　　4.＿＿＿＿＿＿＿＿＿　依据＿＿＿＿＿＿＿＿＿　目标＿＿＿＿＿＿＿＿＿

　　　　　　观察重点＿＿＿＿＿＿＿＿＿＿＿＿＿＿＿＿＿＿＿＿＿＿＿＿＿＿＿＿＿＿＿

　　　　　　护理措施＿＿＿＿＿＿＿＿＿＿＿＿＿＿＿＿＿＿＿＿＿＿＿＿＿＿＿＿＿＿＿

潜在的问题：1.＿＿＿＿＿＿＿＿＿　依据＿＿＿＿＿＿＿＿＿＿＿＿＿＿＿＿＿

　　　　　　观察重点＿＿＿＿＿＿＿＿＿＿＿＿＿＿＿＿＿＿＿＿＿＿＿＿＿＿＿＿＿＿＿

　　　　　　护理措施＿＿＿＿＿＿＿＿＿＿＿＿＿＿＿＿＿＿＿＿＿＿＿＿＿＿＿＿＿＿＿

　　　　　　2.＿＿＿＿＿＿＿＿＿　依据＿＿＿＿＿＿＿＿＿＿＿＿＿

　　　　　　观察重点＿＿＿＿＿＿＿＿＿＿＿＿＿＿＿＿＿＿＿＿＿＿＿＿＿＿＿＿＿＿＿

　　　　　　护理措施＿＿＿＿＿＿＿＿＿＿＿＿＿＿＿＿＿＿＿＿＿＿＿＿＿＿＿＿＿＿＿

　　　　　　3.＿＿＿＿＿＿＿＿＿　依据＿＿＿＿＿＿＿＿＿＿＿＿＿

　　　　　　观察重点＿＿＿＿＿＿＿＿＿＿＿＿＿＿＿＿＿＿＿＿＿＿＿＿＿＿＿＿＿＿＿

　　　　　　护理措施＿＿＿＿＿＿＿＿＿＿＿＿＿＿＿＿＿＿＿＿＿＿＿＿＿＿＿＿＿＿＿

续表

四、问答题

应急处理：

病理生理：

疾病相关护理知识：＿＿＿＿＿＿＿＿＿＿＿＿＿＿＿＿＿＿＿＿＿＿＿＿＿＿＿＿＿＿

＿＿＿

＿＿＿

五、护理操作：随机抽查第一年内要掌握的项目

操作注意事项：＿＿＿＿＿＿＿＿＿＿＿＿＿＿＿＿＿＿＿＿＿＿＿＿＿＿＿＿＿＿＿＿＿＿

＿＿＿

＿＿＿

＿＿＿

注：①要根据疾病的特殊性增加评估内容，否则予以扣分；②可根据各个系统存在的问题来提出护理问题，但要根据问题的严重性来排序

二、合格护士培训

1. 培训总目标 ①进一步提高专业技能，更好地胜任一名床边护士的工作职责；②具有处理工作上冲突的能力。

2. 培训内容和方法与评价

(1) 参加下列疾病的护理查房：这些疾病包括 COPD、肺栓塞、心脏术后护理、主动脉夹层、颅脑外伤、脑卒中、蛛网膜下腔出血与颅内动脉瘤、肝硬化与上消化道出血、胰腺炎 /MODS、多发伤 /DIC、有机磷农药中毒、肾衰竭。采用以问题为本的教学法(PBL)授课模式，年终时进行理论考核，并在该护士遇到护理此类病人时进行床边提问。

(2) 参加下列业务学习：这些业务学习包括：①血流动力学Ⅱ(漂浮导管，PICCO，IABP)；②起搏器管理；③ Cardiac Ⅱ；④ CRRT 基础；⑤压力管理。前 4 项业务学习以 PPT 授课、录像演示、临床个案分析方法为主，考核方法为理论 + 操作考核(漂浮导管，PICCO，IABP，起搏器，CRRT 基础操作)。通过邀请心理卫生科主任及高年资护士一起进行交流和经验分享来实施压力管理的课程。

(3) 床边综合能力考核：同第一阶段的护士。

三、熟练护士培训

1. 培训总目标 ①完成带教老师的培训课程；②能用循证护理的方法解决临床上的护理问题并指导低年资护士；③了解最新的医疗护理动态，并能在某些领域有更深入的钻研；④参与病区管理工作。

2. 培训内容和方法与评价 ①参加下列业务学习：如何带好 ICU 学生，护理质量管理。②参与实习生带教：实习结束后由实习生填写带教反馈单以及总带教与实习生面对面交流的方法来评价床边老师的带教质量。③参与专科小组学习：目前设立的专科小组主要有心

脏小组,其成员有护理心脏术后病人的资格证书和 CRRT 小组,其成员有护理行 CRRT 治疗病人的资格。每个专科小组制订了相应的培训清单和培训课程,考核合格后颁发证书并放入档案。④至少完成一次小讲课,课后发放课程评价表来评估课程的质量。⑤参与组长培训:内容包括监护室宣教、组长工作职责及家属沟通、资料收集、意外事件分析、基础护理、电子病历、病历书写、保证药物发放和化验标签的准确性、ICU 护理礼仪、中央监护仪的使用等。⑥完成床边综合能力考核(每年 1 次)。

四、专家护士培训

1. 培训总目标 ①进一步提高病区管理能力;②进一步提高带教能力;③提高护理科研能力;④参与制订本部门的各项制度与操作规程。

2. 培训内容和方法与评价 此阶段的护士一般鼓励护士自学。①继续担任临床带教老师的角色,主要带教新同事和进修老师。在带教结束后由护士长跟新同事和进修老师进行面对面交流来评价带教的质量。②每年至少授课一次。课后发放课程评价表来评估课程的质量。③每 5 年完成一项 CQI 项目或每 2 年翻译交流 AJCC/CCN 文章一篇或写综述一篇。

五、转入护士培训

其他医院或其他科室转入护士按照其工作年限对应到相应的 ICU 专业阶段。除了完成相应的岗前培训及考核之外,必须在尽量短的时间内完成本阶段之前应参加的所有业务学习及护理查房。

六、常 规 教 学

对于在 ICU 的护士,还必须参加一些常规的教学工作。这些教学包括:①每周一次晨间学习。与现有的病人护理和疾病相关,采用 PBL 的模式(示例 11-1)。②每月科会业务学习。涉及新的医学知识、护理知识、指南等,针对某个问题的综述汇报或临床中特殊个案的学习。③每月科会考核。内容为前一月的晨间提问和业务学习。④每年一次操作考核和综合理论考核。操作考核为一年内全科护士较为欠缺的操作项目。

示例 11-1

ICU 晨间提问

男性,63 岁,因"突发全身乏力伴意识丧失 12 小时"于 2011-10-23 由外院转入。急诊心电图示窦缓伴一度房室传导阻滞,Ⅱ、Ⅲ、aVF 导联 ST 段抬高。急诊冠脉造影提示右冠中段 100% 狭窄,予行右冠支架植入后转入 ICU。

1. 为什么该病人存在窦缓伴房室传导阻滞?

我们先来看一下右冠状动脉血供的部位(图 11-1):①右心房;②右心室;③窦房结(55% 的心脏);④房室结(90% 的心脏);⑤下壁和后壁(80% 的心脏)。

不难看出,当右冠状动脉梗死时,窦房结和房室结的血供就会减少,导致窦房结发放冲动的能力和房室结传导电活动的能力下降,从而可出现窦缓和房室传导阻滞。另外由于下壁和后壁有丰富的迷走神经分布,此处梗死时易导致迷走神经兴奋使心率减慢。

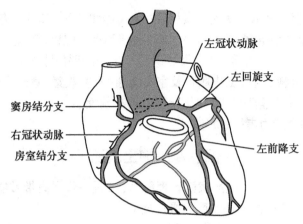

图 11-1　冠状动脉血供分布

2. 如果你管的病人 12 导联心电图显示有下壁心梗,你会想到做什么?

加做右心导联的心电图,常规的 12 导联心电图有盲点即右心和左室后壁的心梗难以发现。若常规 12 导联心电图提示有下壁心梗,而下壁的血液供应来自于右冠状动脉,因此对于下壁心梗的病人我们要高度怀疑是否同时伴有右心梗和(或)后壁心梗,要在 12 导联的基础上加做 V_3R(与 V_3 导联对称)、V_4R(与 V_4 导联对称)、V_5R(与 V_5 导联对称)、V_7(左腋后线平 V_4 处)、V_8(左肩胛骨线平 V_4 处)、V_9(左脊柱旁线平 V_4 处)。V_3R、V_4R、V_5R 可以反映有无右心梗;V_7、V_8、V_9 可以反映有无后壁心梗。

3. 右心梗引起血压下降的机制是什么?

右心梗→右室收缩力↓→右室 CO↓→肺循环血容量↓→回到左心的血容量↓→左室 CO↓→血压↓。

可以看出,右心梗导致右心衰时,肺血流量是减少的,因此,右心梗时不像左心衰时会有肺水肿而出现湿啰音和粉红色泡沫样痰等表现。也就是说右心室对压力敏感,左心室对容量敏感,即当容量过多时会引起左心衰而不会引起右心衰;但当肺循环压力升高时(如肺栓塞或 COPD 病人)就很容易出现右心衰。这个特点决定了左右心衰在处理上的不同原则。

4. 右心梗导致的右心衰的临床表现有哪些?

主要有:①低血压;②CVP 高,颈静脉怒张;③双肺听诊呼吸音清;④房室传导阻滞。

5. 右心梗导致的急性右心衰的治疗原则是什么?

(1)补液。CVP 要维持在一个较高的水平。通过补液增加右心室的充盈压,从而增加右心室的心输出量,最终增加左心室的心输出量而提高血压。

(2)使用强心药。当补液后血压仍低可使用强心药如多巴酚丁胺。

(3)用利尿剂。此类药物可降低右心室的心输出量使血压急剧下降。

(4)再灌注治血管扩张剂如硝酸甘油、吗啡等。此类药物使用后会导致静脉扩张、回心血量疗:溶栓 / 冠脉支架植入治疗。

> **每周一句:**
> What can cause the acute right heart failure?
> 导致急性右心衰的原因有哪些?

第四节 急诊科护士阶段培训方案

急诊室是一个特殊的科室。这里的工作节奏快,应急事件发生频繁,危重病人多,疾病种类广,环境嘈杂,压力大,因而要求在这里工作的护士要有冷静的头脑,灵活应对的思维能力以及一双操作熟练的手。与其他单元很大不同之处在于来这里的病人往往带着很多未知数及不确定性,作为接待病人的第一位以及直接的照顾者,急诊科护士需要有较高的评判性思维能力,能够根据单个病人的主诉及临床症状体征去初步判断病人存在的潜在问题以及有可能发生的病情变化。而面对众多病人时,急诊科护士还需能够比较出诸多病人中病情较重、病情危险系数较高者,而对这些病人给予最优先以及更具体的处理及关注。这里的护士需要更多的主动性,更敏锐的观察力以及更清晰的处理问题思路,这样才能在纷繁嘈杂的环境中更及时地发现问题,处理问题,使病人转危为安。

一、总的培训目标设计

基于医院及护理部的岗前培训基础上,在急诊科独立上岗之前,护士还需掌握很多其他专科方面的知识、操作、技能。急诊科护士应该具备多种能力,每位护士可以因年资、既往工作经验、业务水平及自身性格特征等而达到不同的层次。以下是急诊科护士应具备的最基本的能力。

1. 基本职业素质 急诊科护士角色从最基本的职业素质开始。首先需要符合医院规定的着装、言谈举止的职业规范。熟悉急诊室必需的工作流程、急诊预检病人标准、相关职能科室的作用其至医院各单元的位置。急诊科护士应具备的专业职业素养包括:对任何危急信息的高度警惕性,在接到实验室电话报告危急值或在抢救执行临时医嘱时,执行复读。另外,急诊科护士还需要具备较强的安全管理意识,主要包括:国际病人安全目标、洗手、针刺伤预防、意外事件/近似错误上报、火灾消防安全意识是医院总的安全工作目标;以及应对更多的紧急事件,如停电、停水、计算机系统故障等能力。最后,急诊科是工作场所暴力事件高发地,掌握常见的应对技巧、学会自我保护也是急诊科护士必须具备的基本素质。

2. 评估能力 有效的评估能力作为一名急诊科护士尤其是预检护士非常重要。通过对病人的病史询问、临床症状观察、体检而迅速筛选出危重病人,继而对其进一步处理,这体现着"时间就是生命"的一贯急诊原则。

3. 操作能力 急诊室内各种医疗仪器设备多,接触到的疾病涉及身体各个系统,而且真正需要执行这些操作的时刻往往都在紧急抢救时刻。所以熟练地使用设备及进行操作,也是作为急诊人员必备的抢救素质之一。

4. 抢救配合能力 抢救是个团队协作任务。它不可能依赖单个人就可以完成,需要急诊医生、护士、专科医生、呼吸师及其他医务人员的共同协作。在这个团队中各成员没有非常特定的工作范畴,成员间相互配合、协作方可高效率的工作。如何在抢救中融入这样的团队,对急诊科新护士来说是一项非常具有挑战性的任务。当然在急诊这样特殊的科室,新护士将接受相应的抢救培训(如基础生命支持、高级生命支持系列课程)。但仅靠这样的培训是远远不足以让新护士应对实战抢救场面。急诊常见疾病的理论授课也将起着一定作用。新护士对这些疾病的病理生理基础及治疗要点熟悉，以便于他们理解针对疾病的特殊化抢救措施及病情观察。最后平时的实践经历也占很重要的分量。融入这样的抢救团队还是需要一定的时间积累。

5. 病例书写能力　虽然很多医院住院病人已基本实行无纸化电子病历，但由于急诊的特殊性，急诊病人的病例仍以手工书写为主。病例的清晰、正确、完整，除了保证准确记录下病人在急诊期间的抢救治疗情况，也提供了重要的病案法律依据。在工作量大、时间紧迫的情况下保证病人病例书写的整洁、正确及完整也是急诊科护士要求的职责之一。

二、新护士培训

1. 总的培养目标　对新护士的培训目标是履行作为新护士应当承担的工作职责和责任，即在工作中表现出的行为，对于他们的培养目标我们采用能力本位模式下的行为陈述和考核标准来加以陈述，最终目标是达到工作角色所期望的行为要求。

(1) 护士的基本角色

能力陈述 1：履行一名急诊科新护士的基本工作期望

考核标准(学习目标)：①说出急诊科护士角色和急诊科一级护士的主要工作职责；②找到科室各种手册/文件的放置位置；③阅读科室交流本，科会记录本和其他要求掌握的内容并按要求签名；④根据相关制度规定，提出合理的排班及休假要求；⑤应用 ESI(急诊严重指数)评估方法对急诊病人进行轻重缓急分级；⑥根据常见急诊工作流程(急诊病人就医流程、急诊入院流程、急诊手术病人转运流程、危重病人转运流程、急诊病人入 ICU 流程、产妇急诊入院流程)合理安排病人就诊；⑦合理统计病人费用；⑧通过心肺复苏(CPR)PLUS 及 ACLS 考核；⑨指出各病区、门诊及主要相关职能科室的位置；⑩遭遇困境时，运用正确的思路与方法获得辅助科室或系统的帮助。

能力陈述 2：具备安全管理意识

考核标准：①按照国际病人安全目标照护急诊病人；②在院内网上正确呈报意外事件(event)和近似错误(near miss)等报表；③熟练地定位急诊区域的各种消防安全通道及设施；④在火灾、停电、停水、计算机系统故障等紧急预案中正确执行职责内工作；⑤正确洗手；⑥根据流程，正确处理针刺伤；⑦运用常用技巧应对工作场所暴力事件。

能力陈述 3：展现专业人士应有的素质

考核标准：①按照护理部礼仪小组要求，正确着装与言谈举止；②接听电话时，礼貌地陈述"你好，急诊"；③电话中与对方重复确认危机值报告或其他重要信息；④管理好私人物品，不出现在工作区域内。

(2) 护士的评估能力

能力陈述：展示系一级护士对各系统的评估能力

考核标准 1：正确地评估循环系统，具体包括：①识别/评估/定位颈动脉、桡动脉、股动脉、腘动脉、足背动脉；②评价毛细血管再充盈时间；③评估肢端末梢颜色、温度、湿度(描述缺氧与肤色、肤温的关系)；④识别正常窦性心律、窦房结、心房、房室结和心室的心律失常；⑤正确评估胸痛：起始时间、持续时间、疼痛性质、放射部位、伴随症状；⑥准确判定颈静脉怒张。

考核标准 2：正确地评估呼吸系统，具体包括：①在正确的位置听诊呼吸音：前胸部及背部；②区分下列呼吸音：清晰、减弱、啰音、哮鸣音、缺失；③正确评估呼吸：频率、深浅、类型、对称性；④识别呼吸窘迫时的症状/体征：频率减慢、频率加快、呼吸表浅、呼吸不对称、辅助；⑤呼吸机的运用；⑥评估痰液的颜色、性状、量；⑦评估有无皮下气肿；⑧评估有无肺水肿的出现。

考核标准 3：正确地评估神经系统，具体包括：①评估及持续监测病人的意识、GCS 评分；②评估瞳孔大小、对称、对光反应情况；③评估下列反射情况：咳嗽反射、膝反射、抓举反射；④评估四肢的肌力水平；⑤描述下列症状：巴宾斯基征/熊猫眼/去皮质强直体位。

考核标准 4：正确地评估胃肠道/泌尿系统，具体包括：①听诊肠鸣音；②描述肠鸣音的特点：缺失、减弱、亢进；③观察腹部外形；④评估腹痛的部位、类型、放射部位、伴随症状；⑤评估大小便的颜色、性状、量。

考核标准 5：正确地评估皮肤黏膜系统，具体包括：①评估皮肤颜色、温度、有无水肿及完整性；②评估黏膜完整性；③评估伤口位置、性质；④鉴别压疮的等级。

（3）操作能力

能力陈述：正确执行/使用急诊常用操作/仪器

考核标准 1：按照医院的操作流程正确的执行循环系统相关的操作和仪器，具体包括：①熟练使用心电图：说出 12、15、18 导联心电图的适应证，正确放置 12、15、18 导联的电极，熟练执行 12、15、18 导联心电图操作，正确放置、储存心电图机器，解决常见的心电图操作技术问题。②熟练使用心电监护仪：正确放置心电监护仪电极片，选择监护导联，设置各项指标报警及其他参数范围，转换血压监测在屏幕上的位置，选择适当的袖带尺寸，正确使用氧饱和度监测探头，说出影响血压、氧饱和度监测的影响因素。在监护仪屏幕上设置动脉血压（ABP）或中心静脉压（CVP）监测模块，执行调零操作。③熟练使用除颤仪：识别单相除颤仪与双相除颤仪，熟练使用各功能键，熟练进行除颤仪检测并确保每班检测的准确实施，熟练进行除颤操作，熟练进行电复律操作，熟练进行经皮体外起搏操作，正确放置起搏电极片，会更换心电图记录纸，保持除颤仪持续充电状态。④熟练实施心肺复苏（CPR）：正确、熟练执行心肺复苏（CPR）操作，正确书写心肺复苏（CPR）记录单。⑤辅助进行动脉置管：正确连接装置，正确排气，执行艾伦试验，正确调零，识别正常及异常 ABP 血压监测波形并进行相应处理。⑥熟练置入静脉留置针。⑦正确进行 PICC 换药。

考核标准 2：按照医院的操作流程正确的执行呼吸系统相关的操作和仪器，具体包括：①熟练使用各种给氧设施：鼻导管、面罩、储氧面罩、简易呼吸皮囊。②实施气道开放手法：头后仰抬下颌法、下颌前冲法，说出两种手法适应证的区别。③正确置入口咽/鼻咽通气管：为不同病人选择合适类型的通气设施，选择正确型号，正确放置口咽/鼻咽通气管。④正确实施吸痰操作：鼻咽部吸痰、气管切开吸痰、封闭式吸痰管吸痰。准备吸痰用物，吸引前、中、后高浓度给氧，保持无菌操作，每次吸引不超过 10 秒。⑤配合医生完成气管插管操作：准备插管所需用物，正确选择气管导管型号，正确安装及常规检查喉镜，确认气管插管位置。⑥成功采集血气标本：执行艾伦试验，选择恰当部位采集标本，电脑打印血气标签时，正确输入相关资料，熟练地经动脉管路内采集血气标本，标本采集后正确及时送检，解读血气分析报告。⑦配合医生完成胸腔闭式引流操作：准备胸管放置所有物品和设施；按照厂家指导手册连接胸管引流系统；向病人解释胸管放置和对病人的影响，协助医生进行胸管放置；如连接胸管与引流装置系统；用胶布紧密固定每个连接处，在胸管的置入处贴上密封的纱布,核实引流系统的水封状态,根据医嘱设定负压吸引压力;常规监测:如监测引流液的特征,保持水密闭状态;气管是否偏移;两侧呼吸音的性质;管理下列情况:如病人转运,胸腔是否漏气;意外胸管拔出。

考核标准3:按照医院的操作流程正确地执行胃肠/泌尿系统相关的操作和仪器,具体包括:①正确留置胃管:准备留置胃管所有物品和设施,向病人解释留置胃管的目的、配合及注意事项,正确放置留置胃管,确认胃管的位置,妥善固定,评估引流液的性状,选择合适的负压吸引大小。②正确插入及护理留置导尿管:选择正确的留置导尿管型号、所有物品,向病人解释留置导尿的目的、配合及注意事项,确保无菌原则的实施,妥善固定留置导尿管,观察尿液外观如是否清晰、混浊、混有血块等。③正确实施洗胃操作:准备洗胃操作所有物品和设施,向病人解释洗胃目的、注意事项并取得配合理解,正确操作洗胃机,正确置入洗胃管,确认洗胃管位置,妥善固定,洗胃过程中密切监测病人气道通畅、饱和度、洗胃液进出量平衡等情况,洗胃结束后,在急诊室内对洗胃机进行正确的初步消毒。④为三腔二囊管病人提供护理:准备三腔二囊管置管所需物品和设施;插管前测试三腔二囊管的完整性;向病人解释放置三腔二囊管的目的、注意事项并取得配合理解;配合医生完成三腔二囊管的置入;准确记录三腔二囊管的置入时间、胃内引流液的颜色、性状、量,胃气囊、食管气囊的充气量及压力,牵引的角度与重量;胶布标记三腔二囊管出鼻腔位置;保证三腔二囊管持续有效的牵引,0.5kg沙袋距离地面10~15cm,牵引方向顺身体纵轴与鼻唇部成45°;观察病人有无三腔二囊管滑脱所致的窒息表现;发生窒息情况时立即用剪刀剪断三腔二囊管;为病人提供每日2次的口腔护理;每班观察胶布标记位置;每班记录胃管引流液的颜色、性状、量,大便性状、量,呕血,腹痛,肠鸣音等情况;三腔二囊管放置48小时后,遵医嘱每隔12小时气囊放气5~10分钟。

考核标准4:按照医院的操作流程正确地执行骨骼、生殖系统、皮肤护理相关的操作和仪器,具体包括:①实施脊柱保护措施:绝对卧硬板床、轴线翻身。②辅助进行颈托放置。③辅助进行指骨夹板/石膏/四肢固定。④辅助清创缝合及拆线。⑤辅助脓肿切开及引流。⑥根据具体情况,为卧床病人提供合适的预防压疮的措施。

考核标准5:按照医院的操作流程正确地执行药物输入和输血治疗,具体包括:①正确实施药物过敏试验:说出临床常见需皮试的药物,皮试之前询问病人有无药物过敏史,根据皮试管理制度,选择正确的方式为病人进行青霉素/头孢菌素类药物皮试,判断皮试结果,识别药物过敏症状、体征,皮试发生严重过敏反应时,按照制度规定给予紧急处理,新鲜配制皮试液,4~10℃冰箱内保存24小时有效。②正确执行输血流程:根据输血医嘱,为病人抽取血型及交叉配血的血标本;督促发送部工人将标本、备血单、提血单及时送往血库;双人核对输血医嘱;检查有无输血同意书;根据输血操作标准,进行输血前双人查对、输血操作;在输血前、输血后15分钟、输血过程中每小时测量并记录病人生命体征;识别输血反应的症状/体征如发热反应、溶血反应、体液过多;对输血反应给予相对应的紧急处理;发生输血反应时,准确进行文书记录。③正确执行麻醉药物给药程序:核对病人或家属已获取麻醉药物处方及电子处方并指导其前往付费;告知组长请其从麻醉药品抽屉取出麻醉药品;双人核对麻醉医嘱;给药前、给药中、给药后双人核对麻醉医嘱;给药后双人核对丢弃剩余药液并保留空安瓿;正确填写麻醉药物给药执行单;镇痛药物给药后30分钟再次评估病人疼痛情况。

（4）抢救配合能力

能力陈述：展示综合的抢救配合能力

考核标准1：参加ACLS培训并通过考核。

考核标准2：辅助进行特殊的有创操作：针头穿刺排气，心包穿刺，腹腔穿刺，环甲膜穿刺，开胸术，深静脉穿刺置管。

考核标准3：说出下列常用抢救药物的作用、注意事项，包括肾上腺素、利多卡因、阿托品、异丙肾上腺素、维拉帕米、毛花苷丙、多巴胺、胺碘酮、琥珀胆碱、维库溴铵、咪哒唑仑、地西泮、纳洛酮、50%葡萄糖、解磷定、非那根、去甲肾上腺素、呋塞米、地塞米松、25% $MgSO_4$、利喜定、$CaCl_2$注射液、德巴金、葡萄糖酸钙、苯巴比妥、甲强龙、奥美拉唑、10% KCl、甘露醇、$NaHCO_3$、万汶、缩宫素、垂体后叶素、硝酸甘油。

考核标准4：对急诊常见疾病提供及时的救护，包括下列疾病：

COPD：阐述COPD的定义；解释COPD并发症机制；列出COPD的治疗要点；根据病情，制订适合病人的照顾计划。

脑卒中：识别脑卒中临床征象；根据AHA指南，正确配合实施脑卒中病人的抢救流程；根据AHA的卒中流程，在关键时间点内完成规定操作；根据医嘱正确合理地给予溶栓药物rt-PA；正确监测、护理溶栓后病人。

颅内出血：辨别各类型颅内出血的定义、发病机制及临床表现；列举颅内出血病人常用药物名称及注意事项；针对颅内出血类型不同提供恰当的护理措施。

消化道出血：识别消化道出血；根据临床表现推算出血量；鉴别出血程度的临床分级；根据抗休克原则，配合医生为病人提供及时的救护；识别消化道出血病人再出血征象；说出消化道出血病人治疗要点；熟练进行三腔二囊管插入的配合及后期的护理及安全保障。

心肌梗死：说出急性冠脉综合征、急性心梗的定义；阅读EKG，正确定位心梗位置；画出急性心梗的急诊治疗流程；识别急性心梗并发症；按照AHA指南，正确配合实施胸痛病人抢救流程；配合其他医务人员共同对充血性心衰/心源性休克病人实施抢救。

休克：识别休克病人不同时期的临床表现；举例说明不同类型休克的定义和临床表现特征；比较不同休克的处理原则。

多发伤：识别多发伤；运用多发伤的评估步骤对多发伤病人进行评估；对脑外伤病人进行正确的GCS评分；针对不同的多发伤，总结抢救与护理措施。

急性中毒：说出急性中毒种类、中毒途径及救治原则；识别有机磷中毒的临床表现；根据实验室检查结果，对中毒病人进行分级；识别阿托品化的临床症状；鉴别阿托品中毒症状；为洗胃病人提供个性化的护理。

癔症：识别癔症病人；识别过度换气综合征症状；为过度换气综合征病人提供紧急的处理措施。

（5）病例书写能力

能力陈述：客观、真实、准确、及时、完整地记录护理病历

考核标准1：按医院的一般护理书写要求进行记录。使用蓝黑或碳素墨水记录护理病历（除特殊注明）。使用中文和医学术语（如青霉素不能写P），通用外文缩写或无正式中文译名的症状、体征、疾病名称等可使用外文。书写文字工整、清晰、表达准确、语句通顺、标点正确；书写过程中出现错别字，使用原色笔在错字上划双线并签名。不用刮、粘、涂等方法掩盖或去除原来字迹。按照规定格式和内容书写,尽量避免重复,由相应护理人员签名。抢救危重病人等紧急情况未及时、完整地书写护理病历者,在抢救结束后6小时内据实补记并加以注明。按军事时间制记录时间,如08:00、10:30、22:10等。按照"年—月—日"方式书写日期,如2012-5-17。护理记录签名使用中文全名,缩写用拼音。病人有过敏史,用红色笔在相应护理记录单的过敏史栏内记录。

考核标准2:按照急诊护理记录单书写要求进行记录。评估单各个系统填写完整。在病历右下角填写病人姓名和病历号。过敏史栏:如无过敏史,填写NKA,如有,用红笔填写,如青霉素皮试(+)或青霉素过敏。孕龄妇女填写末次月经,若为绝经期妇女写绝经。到达方式于相应框内打勾,如为"其他"在框内打勾后写上具体方式。预检记录/主诉顶格写,描述完后签全名。如车祸外伤半小时入院,××签名。生命体征栏逐项填写后签全名,疼痛一栏,如无疼痛写0分,如有疼痛评分并在5分以上须立即处理,处理半小时后重新评估并记录疼痛评分。氧饱和度栏填写吸氧和指氧饱和度情况,如病人吸氧又有饱和度监测,填写×L/×%;如病人未吸氧,填写×%;病人使用呼吸机,仅填写氧饱和度情况,在呼吸栏内填写气管插管和呼吸机设定的频率如I/12;如病人未吸氧和监测氧饱和度,从左下向右上划一斜线。左边检查项目栏:在相应的检查项目前框内打勾,在左侧时间栏内注明检查时间(军事时间制);若为护士进行的操作或治疗,需在时间下签名字的拼音缩写名。若检查项目未在所列项目内,在其他栏写出具体项目名称,如B超并注明具体部位(肝、胆)等。青霉素皮试双签名,TAT皮试一人签名。静脉、药物医嘱由医生填写,护士执行后在左侧时间栏内写明执行时间及签名。高风险药物双人核对并签名。病人转归在相应框内打勾,入院写明病区,转院写明所转医院名称。给予病人宣教且在宣教栏内记录,在相应的框内打勾后在框前写上宣教时间和缩写名。给予疼痛评分后及时在疼痛宣教栏内记录,给予药物后在药物宣教栏内记录,给予微泵静推病人在设备栏内记录,皮试病人在操作及试验栏内记录等。右边护理记录栏:记录呼叫会诊的科室、时间、到达急诊科时间;病人的付费方式。NA代表无关,如有异常各系统详细填写:病史及过去史:如有,完整填写如阑尾切除术5年、高血压10年等;皮肤黏膜:如异常,具体描述苍白、潮红、干燥、大汗、皮疹、二尖瓣面容、手术瘢痕等;神经系统:脑外伤及急性意识改变病人进行GCS评分,四肢活动异常具体描述如右上肢肌力Ⅲ级,右下肢肌力Ⅳ、麻木等;呼吸系统:有异常按提示栏打勾,如有痰液进行量、色、性状的具体描述;如有吸烟史注明几支/天;有血气分析填写执行时间和缩写名;心血管系统:心电监护填写开始时间,节律填写初始心律如正常窦性心律,注明异常节律。胸痛病人按提示填写;腹部:腹痛病人按提示逐项填写,伴随症状填写恶心、呕吐等。如有呕吐写明呕吐物性状、量、颜色等;生殖系统:如有出血注明量;排泄系统:根据提示逐项填写。由责任护士与组长评估病人是否需要使用约束具。使用前征求家属同意,如拒绝请家属签字。约束具使用病人记录约束部位,约束开始时间和终止时间,约束具使用类型。每小时评估病人约束部位的血液循环情况并记录。床栏:按提示栏填写。护理记录栏内首次记录病人各系统评估内没有的事项,如记录内容不是当时评估的内容写明时间。每次记录时需写明时间,病人有病情变化及时记录。抢救室病人常规每小时记录,诊疗区病人常规每4小时记录。诊疗区和急诊医生留观的病人护理记录使用完后使用特别护理单。除导尿管外有刻度的管道如胃管、中心静脉置管、气管插管、三腔二囊管记录管道刻度,病人在搬运后检查后重新检查管道刻度并在病历上记录。

考核标准 3：按照创伤记录单书写要求进行书写。第一页记录病人来院时的基本情况，包括来院时的一般情况，创伤机制，GCS 评分，病人初步评估情况与创伤评分，联系创伤有关各专科情况等。内容为在右边中间栏所画的人身上标记挫伤 / 撕裂伤 / 畸形 / 血肿 / 刀刺伤 / 枪伤伤口的具体位置，并写上不同伤口缩写名如 A 代表挫伤，L 代表撕裂伤等；瞳孔栏内 PERL 代表瞳孔等大，对光反射佳。评估项目栏内 WNL 代表在正常范围内，N/A 代表无关，ABN 代表异常；创伤病人获取系统评估资料，不随意填写 N/A，如多发伤病人在颈部和脊椎栏内不填写无关；有异常的发现在详细异常栏内进行描述，如后枕部有一 4cm×4cm 大小的血肿，颈部有压痛等。第二页记录病人的生命体征以及抢救治疗的措施、病情变化等。生命体征栏的呼吸情况：分子填写呼吸次数，分母参照 RESP TABLE 内容，根据病人情况填写正常 / 浅表 / 回缩 / 皮囊辅助 / 气管插管的英文缩写。如病人有自主呼吸 20 次 / 分，即填写 20/N；生命体征栏内的毛细血管充盈情况：填写 <2 秒（表示正常）或 >2 秒（表示异常）；生命体征栏内的瞳孔情况：如瞳孔大小、对光反射正常，填写 6/3N，如对光反射迟钝，填写 6/6S；生命体征监护栏内填写英文缩写与脉搏情况，如为正常窦性节律填写 NSR/68，室性心动过速填写 VT/120 等，参照医院英文缩写标准；生命体征栏的 GCS 评分：分别在睁眼、言语、运动栏内填写相应数字如 4 5 6；生命体征的静脉滴速栏：如为快速输入液体者填写 WO，如只是保持静脉通路通畅而不需快速输液，填写 TKO；生命体征栏的吸氧 / 氧饱和度情况：如病人吸氧又有饱和度监测，填写 ×L/×%，如病人未吸氧，填写 X%，如病人使用呼吸机，仅填写氧饱和度情况，在呼吸栏内填写气管插管和呼吸机设定的频率如 I/12，如病人未吸氧和监测氧饱和度，从左下向右上划一斜线；下半部分填写液体、药物使用情况，抢救操作实施情况及辅助检查情况。根据记录单内容与提示填写。每一页右下角完整填写病人姓名、病历号、页码。

考核标准 4：按照心肺复苏记录单的书写要求进行记录。右上栏填写心搏骤停时间和当时病人情况。参照记录单上半部分英文缩写所代表的内容在左中栏填写病人生命体征各项目的记录：按如下填写通气 / 呼吸栏：病人给予 12 次 / 分的皮囊辅助呼吸，填写 B/12，如插管病人填写 I/12；血压栏：如果袖带测得血压为 80mmHg，填写 80mmHg/C，若为触摸式血压，填写 80mmHg/P；心脏按压：在心脏按压开始时相对应的时间栏内打勾，若按压持续进行而未中断，随后时间栏内不重复打勾；除颤栏内填写具体剂量如 360J；血气标本栏：将成功抽取血气标本在相应的时间栏内打勾；瞳孔填写方法参照创伤记录单；在知觉栏内填写 R（有反应）或 U（无反应）。在右中栏内填写对应时间内的抢救过程，包括血气分析结果，静脉通路和液体输入情况，化验情况，抢救操作，氧流量等。下 1/3 部分填写静脉推注或滴注的抢救药物时间和量，以及参与抢救的医务人员的姓名，并在签名栏内填写记录者的中文全名。右下角填写病人的姓名和病历号。

2. 培训内容、方法和评价　为达到以上的行为要求除了护士在入职前已具备在学校和实习期间获得的某些知识技能外，急诊科需要围绕 CBE 清单对专科知识和技能进行系统的培训，使新护士执行工作职责所期望的行为要求。

（1）理论授课：急诊科岗前培训为期 1 年，理论授课分为上、下部分。上部分集中安排在新员工报到后完成医院及护理部岗前培训之后，每周授课一天，共 5 周时间完成理论授课内容。下部分为专科抢救常规培训课程，每月集中授课一天，包含老师授课与学员汇报两部分。课程安排见表 11-11 和表 11-12。

表 11-11 急诊护理岗前培训课程表(上)

第一周	第二周	第三周	第四周	第五周
08:00-09:00 岗前培训及科室制度介绍	08:00-10:15 常见各项工作流程	08:00-09:50 急性中毒与洗胃	08:00-12:00 基础心电图课程	08:00-09:00 CPR 记录单书写
09:15-12:00 急诊安全管理	10:30-12:00 急诊护理病历书写	10:00-12:00 气道管理		09:10~11:00 癔症
13:30-15:30 预检流程	13:30-15:15 多发伤的评估及护理	13:30-15:00 急腹症的鉴别与诊断	13:30-15:00 各项监护仪的使用、经皮体外起搏	13:30-15:00 总结 如何成为急诊室护士
15:45-17:00 急诊收费与物品放置	15:15-16:45 PICC 换药	15:10~16:10 急救药物管理 16:10~17:30 考试1	15:10-16:50 实验室检查	15:10~16:10 考试2

表 11-12 急诊护理岗前培训课程表(下)

第一月	第二月	第三月	第四月	第五月
08:00-09:30 学员汇报	08:00-09:30 学员汇报	08:00-09:30 学员汇报	08:00-09:30 学员汇报	08:00-09:30 学员汇报
09:40~11:30 COPD	09:40~11:30 脑卒中	09:40~11:30 消化道出血	09:40~11:30 急性心梗	09:40~11:30 休克
13:30~17:00 理论+操作考核	13:30~17:00 理论+操作考核	13:30~17:00 理论+操作考核	13:30~17:00 理论+操作考核	13:30~17:00 理论+操作考核

注:学员汇报为学员自选近期工作中碰到的印象深刻的疾病病种,制作幻灯授课

(2) 高级生命支持(ACLS)课程培训:授课时间为2天,由医院技能培训中心完成,课程内容有:基础生命支持(BLS)、高级生命支持(ACLS)总论、气道管理、小组式复苏概念、室颤和无脉性室速、停搏和 PEA、心律失常识别、心动过缓、心动过速、稳定性室速、不稳定室速、急性冠脉综合征、卒中、综合演练。采用操作考核加理论考核(理论考核高于85分为合格),合格者发 ACLS 证书。

(3) 临床实践培训:每位新手均有一位指定带教老师,在上岗前3个月,带教老师对新手进行一对一的带教,授课中未提及的操作技能由带教老师负责指导新手。3个月内,新手与带教老师共同完成上述的学习目标——能力考核清单。3个月后新手逐渐脱离带教老师指导,但在今后的一年内,带教老师仍作为该新手的导师给予专业技能支持及思想心态引导。

(4) 考核与评价:①理论和操作技能考核见表 11-13。这些考核包含了全院性护理部的考核内容,科室内考核以90分为通过分数。②工作绩效考评:参照表 11-14 急诊室新护士的工作职责对新护士工作第三个月以及满一周年时各接受一次工作绩效评价,其中包括自我评价、同事间评价以及护士长评价。急诊室护理新手所有的考核评价都将记录存档于教育档案及员工档案内,以作为他们成长的记录。

表 11-13　急诊护理新手培训及考核时间安排表

月份	理论	操作
9 月	急诊科护理岗前培训授课 急诊护理岗前培训理论考核 《急诊室规章制度》第 1 页～GM12 考核	各种急诊病床的使用
10 月	ACLS 考核 《急诊室规章制度》PC 章节考核	12、15、18 导联心电图 14 项基础护理操作考核(护理部) 完成急诊科操作技能评估表
11 月	《急诊室规章制度》EM～PS 考核	各种给氧技术及呼吸皮囊的使用 床边综合能力考核
12 月	急诊症状及急诊传染病护理常规考核	监护仪的使用
1 月	内科急诊护理常规(1～9)	气插的配合和气插病人的口腔护理
2 月	急诊专科抢救常规理论课程(一) 学员汇报 内科急诊护理常规(10～18)考核 护理部理论抽考	气管内吸痰和封闭式吸痰的操作 护理部操作抽考
3 月	急诊外科护理常规(1～9)	胸腔闭式引流装置
4 月	急诊专科抢救常规理论课程(二) 学员汇报 急诊外科护理常规(10～18)考核	三腔二囊管的使用
5 月	急诊理化因素所致疾病的护理常规	洗胃
6 月	急诊专科抢救常规理论课程(三) 学员汇报 儿科、妇科危急症护理常规考核 护理部理论抽考	除颤、电复律、体外起搏的操作 护理部操作抽考
7 月	急诊护理技术	CPR 记录单的书写
8 月	总理论复习	ABP 的监测 床边综合能力考核

表 11-14　急诊室护士第一年工作职责考核表

员工 填写	姓　　名		人员编号	
	部　　门		职　　务	
	职　　称		类　　型	□年度　□试用期　□中期
	进院日期		填表日期	
主管 填写	评价标准	4 = 优秀	工作具有不同寻常的兴趣、主动性及专业性	
		3 = 称职	令人满意地达到工作要求	
		2 = 基本称职	最低限度地符合工作标准	
		1 = 不称职	工作达不到最低标准	

专业技能	4	3	2	1
1. 病人护理				
1.1　采集病史,对病人做系统评估;根据主客观资料做出护理问题判断。				
1.2　根据病人的需要制订护理计划,包括持续观察、治疗和病人宣教;当病人病情变化时,能及时修改护理计划。				
1.3　提供安全可靠的生理和心理护理,护理措施与治疗落实及时,符合要求。				
1.4　客观记录病情,要求文字清晰,及时准确,内容能反映病情变化及治疗护理要点。				
1.5　评估并记录病人对所实施护理的效果。				
1.6　参与病人的抢救工作、紧急抢救时,在监督下实施抢救工作。				
2. 护理操作				
2.1　严格按规章制度和操作规程进行操作。				
2.2　正确使用科室内的仪器、设备。				
2.3　了解本部门常用药物的作用和不良反应,发现问题及时报告。				
2.4　向病人和家属解释操作规程,护理过程中与病人及家属保持良好的沟通。				
2.5　协助医生进行各种操作,了解操作相关的注意事项。				
2.6　操作过程中善于观察,对操作及程序有疑问时及时提问。				
3. 咨询教育				
3.1　使用通俗易懂的语言,向病人及家属进行健康宣教及相关知识教育。				
3.2　熟悉科室的宣教资料,并根据病人需要及时发放给病人及家属。				
4. 评判性思维				
4.1　结合病例,不断学习相关的理论知识。				
4.2　能将理论知识与临床实际相结合,培养评判性思维能力。				
4.3　能识别病人存在的问题,积极寻求帮助,及时解决问题。				
4.4　工作细心,及时澄清医嘱。				
4.5　参加所护理病人的查房,了解病情、治疗方案和护理需要,病情变化时能及时报告组长和医生,并实施措施。				
4.6　发生任何非正常事件,能自觉填写"意外事件报告单",并向护士长报告。				
5. 工作安排				
5.1　遵守上下班工作制度,工作时间不做与工作无关的事。				
5.2　培养时间管理能力,有序地安排工作,合理地利用时间,按时完成班内工作。				
5.3　做好交接班前的准备工作,交接班认真、清楚,有疑问及时澄清。				
5.4　给病人创造良好的环境,保持所护理病人病室和床单位的整洁;自觉保持办公区域的整洁。				
5.5　病人费用统计合理。				
5.6　乐于接受科室安排的额外工作。				
专业素质	4	3	2	1
1. 工作态度				
1.1　热爱本专业,具有积极的态度;服从工作安排和调配。				
1.2　关爱病人,善于发现病人和家属的需求,并尽力帮助解决。				

（左侧纵列：主管填写）

	专业素质	4	3	2	1
主管填写	1.3 尊重病人和家属,保护病人隐私。				
	1.4 遵循伦理法律原则,自觉维护科室和医院的形象。				
	2. 仪表语言				
	2.1 佩戴胸牌,穿着整齐、清洁,着装、发型符合要求。				
	2.2 表情温和,面带微笑,体现护士职业形象。				
	2.3 以主人翁的姿态,热情接待病人/家属与来访者。				
	2.4 礼貌待人,仔细倾听,有较好的交流技巧。				
	3. 团队协作				
	3.1 关心同事、自觉合作、乐于助人,能促进护理队伍的团队精神。				
	3.2 情绪稳定,维护自身形象,能为他人考虑(换位思考)。				
	3.3 虚心接受同事的建议和反馈,并及时改进。				
	专业发展	4	3	2	1
	1. 完成岗前培训及本阶段培训项目,并通过考核。				
	2. 保持部门服务计划内要求证书的有效性,如 CPR 和 MOCK CODE 证书。				
	3. 关心医院及科室的发展,积极参与医院和科室的各项活动和继续教育课程。				
	4. 阅读科室交流本、科会记录本和其他要求掌握的内容,了解科室及医院信息,并按要求签名。				
	5. 明确自己在本部门工作的学习方向,虚心好问,通过各种渠道不断学习知识。				
	6. 参与科室讨论和质量改进活动。				
	综合评价	4	3	2	1
	员工综合表现				

部门的评价与期望描述 主管填写	评价: 期望:——即在来年,为达到或超过现有管理及业务水准而制订的目标
主管签名	我已经对该员工的工作表现进行客观、全面的评价。 签名:　　　　年　　月　　日
员工签名	我认可主管对我的工作表现的评价及对我今后工作的期望。 签名:　　　　年　　月　　日
医院综合评价	院长签名:　　　　医院盖章:　　　　年　　月　　日

三、合格护士培训

1. 培训目标 ①专业技能达到进一步熟练；②较好的抢救配合技能；③了解最新的医疗护理动态；④具有良好的心理素质和较强的判断力；⑤完成继续教育学分25学分。

2. 培训内容、方法和评价

(1) 完成护理教育部组织的相关课程学习和考核：包括全科护理系列课程、健康教育实施方法、人文关怀读书报告、个案学习、护理实践指南考核、操作技能考核。

(2) 参与科室组织的业务学习、晨间提问及业务测试：业务学习内容主要为近期工作中遇到的主要问题、疑难杂症护理要点、新仪器设备的使用等，由科室内高年资护士或邀请其他专科医生、仪器设备商至科内授课；至少参加10次科室护理查房。以上相关的业务学习，科室内通过日常提问或讨论、每月业务考核方式进行评价。

(3) 完成科室组织的每年一次的床边综合能力考核：主要考核护士的抢救配合能力，不同年资的5~6名护士为一组。第2年护士主要考核为ACLS流程，CPR记录单书写及病历汇报全过程。

(4) 专科操作考核：熟练完成CPR、除颤、洗胃、三腔二囊管使用。

四、熟练护士培训

1. 培训目标 ①具有临床教学能力，为实习生或新护士提供临床带教；②掌握各抢救流程；③具备良好的沟通能力和交流技巧；④学会论文书写；⑤每年完成继续教育25学分。

2. 培训内容、方法和评价

(1) 完成护理教育部组织的3~5年护士的相关课程学习和考核。

(2) 参与科室组织的业务学习、晨间提问及业务测试：业务学习内容主要为近期工作中遭遇到的主要问题、疑难杂症护理要点、新仪器设备的使用等，由科室内高年资护士或邀请其他专科医生、仪器设备商至科内授课；至少参加10次科室护理查房。以上相关的业务学习，科室内通过日常提问或讨论、季度业务考核方式进行评价。

(3) 完成科室组织的每年一次的床边综合能力考核：主要考核护士的抢救配合能力，不同年资的5~6名护士为一组。3~5年护士考核为各项急诊常见抢救流程，CPR记录单书写及病历汇报全过程。

(4) 参与实习生带教：实习结束后由实习生填写带教反馈单以及总带教与实习生面对面交流的方法来评价床边老师的带教质量。

(5) 至少一次进行科室内护理论文交流。

五、专家护士培训

1. 培训目标 ①参与科室管理，协助实习生、进修生带教及管理；②参与护理科研能力；③参与制订本部门各项制度与操作规程；④具有对突发事件的应变领导能力；⑤能确定自己的专业发展方向；⑥每年完成继续教育学分25学分。

2. 培训内容、方法及评价

(1) 完成每2年回顾CPR及每3年回顾ACLS课程。

(2) 完成护理教育部组织的相关课程学习和考核，每年获取至少25分的继续教育学分。

（3）参与组织科室内的护理查房、业务学习及业务测试，每年至少科室内授课一次。

（4）每年至少参与一项CQI项目。

（5）每年至少完成一次护理论文书写或交流。

（6）参与护理管理课程培训。

第五节　手术室护士阶段培训方案

为了培养一支高素质、专业的围术期护理队伍，手术室结合护理部的教育规划，针对不同阶段的围术期护理人员，以全科与专科相结合的方式，提供规范化、阶段性的专业培训，加强和完善梯队队伍建设，为病人和家属提供优质的围术期护理。

一、新护士培训

1. 培训总目标　①熟悉医院环境和组织管理体系，医院、护理部、科室各种与工作相关的规章制度和工作流程；②加强三基训练、巩固专业知识；③轮科培训与手术带教结合；④培养良好的工作态度，初步掌握工作基本技能，能胜任第一年护士所要求的基本工作职责。

2. 培训内容、方法与评价

（1）按"手术室新护士岗前培训计划"执行：分4阶段进行，分期达到各阶段的培训目标：①入科1个月：手术与上课相结合，完成岗前培训相关理论培训，并能通过考核，备案记录成绩。护士必须了解手术室护理工作运作。②入科3个月：轮科培训与独立工作相结合，在带教护士指导下完成新护士岗前培训考核清单（表11-15），新护士内镜手术评估表，掌握手术室基本知识和技能。带教老师结合洗手护士、巡回护士评估标准进行阶段性评估。③入科6个月：在带教老师指导下，完成每日常规工作量，较熟练运用上表中具体内容，带教应经常检查工作。④入科12个月：后期在带教老师指导下，参与急诊、副班，培养应急能力。基本上能独立工作，完成护士考核清单，护士长、带教一起对其做年综合性评估。

表11-15　手术室新护士岗前培训考核清单

新护士：_____　进科日期：_____　带教：_____　完成日期：_____

考核项目	操作技能		原则/制度
	签名/日期 （指导下完成）	签名/日期 （单独完成）	签名/日期 （口头提问）
1. 部门概况及角色要求			
手术室环境及人员结构			
组织结构/目标			
手术室护士职业形象			
护士执照要求			
继续教育学分			
P&P手册			
护理参考书			
电话礼仪			

续表

考核项目	操作技能		原则/制度
	签名/日期 （指导下完成）	签名/日期 （单独完成）	签名/日期 （口头提问）
社交礼仪			
如何获得信息：课程安排表、交流本、业务学习本、排班要求本等			
2. 规章制度			
排班制度,请/病假制度			
用餐制度			
安全核查制度(病人核对,手术部位,过敏史,用药,输血,标本等)			
清点制度			
交接班制度			
值班制度			
手术室停电预案			
防火应急预案			
化学危险品的使用			
设备故障应急			
药品管理制度(种类,剂量,储藏要求)			
内用药			
外用药			
3. 操作程序			
无菌技术			
无菌持物钳使用			
各类无菌包有效期			
各类物品消毒灭菌方法			
● 高温高压蒸气灭菌			
监测： ● 物理方法(B-D试验,压力,留点温度计)			
● 化学方法(ZX-Ⅱ化学指示剂,3M胶带)			
● 生物学方法(细菌芽胞培养)			
化学浸泡(2%中性戊二醛)			
EO			
低温等离子过氧化氢灭菌			
无菌物品存放间各类物品			
常规洗手			
铺设无菌台及标准			
外科洗手,穿手术衣,戴无菌手套			

考核项目	操作技能		原则/制度
	签名/日期 （指导下完成）	签名/日期 （单独完成）	签名/日期 （口头提问）
协助铺巾			
无菌包打包法			
皮肤消毒			
导尿			
自血回收			
自血回收机简介			
体位安置			
● 平卧位			
● 俯卧位			
● 截石位			
● 侧卧位			
侧卧位			
右侧卧位			
斜卧位			
● 坐位			
标本送检			
常规病理			
快速冷冻			
细菌学检查			
细胞学检查			
截肢处理			
终末处理			
● 一般病人			
● 乙肝三系阳性病人			
● 烈性感染病人			
● 特殊病种感染			
细菌培养			
空气培养			
实物培养			
手指培养			
物体表面培养			
净化水培养			
4. 器械、仪器、设备			
常用器械使用及保养			

考核项目	操作技能		原则 / 制度
	签名 / 日期 （指导下完成）	签名 / 日期 （单独完成）	签名 / 日期 （口头提问）
常规器械			
专科器械			
常用器械英文名称			
Force2 电刀			
超声刀			
止血机			
无影灯			
头灯			
吸引器 *			
氧气			
手术床			
机械床			
电动床			
骨科床			
电源（110V，220V）			
盐水架			
除颤仪			
电钻，电锯，微钻			
5. 各种引流物、内固定物、敷料			
6. 缝线			
可吸收缝线			
• 保护薇乔（Coated VICRYL）			
• 快薇乔 VICRYL Rapid）			
• 单乔（MONOCRYL）			
• 普迪思（PDS）			
• Dexon			
• Maxon			
不可吸收缝线			
• 普理灵（PROLENE）			
• 爱惜邦（ETHIBOND）			
• 爱惜良（ETHILON）			
• 丝线（MERSILK）			
• 不锈钢缝线（Surgical Steel Wire			

续表

考核项目	操作技能		原则／制度
	签名／日期 （指导下完成）	签名／日期 （单独完成）	签名／日期 （口头提问）
Surgilene			
● TICRON			
● 线圈			
7. 手术病人护理			
术前			
术中			
术后			
8. 病人宣教			
9. 护士站工作内容培训			
怎样通知／运送不同病人			
● 第一台手术			
● 接台手术			
● 局麻手术			
● 急诊手术			
电话号码			
电脑使用			
手术预约			
停刀			
10. 工作职责			
巡回护士			
洗手护士			
器械班			
值班			
急诊班			
副班			
11. 各科常见手术的护理常规			
甲状腺手术			
胃肠手术			
胆道手术			
子宫、附件手术			
腹腔镜手术			
膀胱镜手术			
血管外科手术（常见手术）			
ENT 手术（常见手术）			
骨科四肢手术			

　　(2)轮科培训：1年内参加普外、肿瘤外科、肛肠外科、妇产科、骨科、泌尿外科、颈外科、整形外科、普通胸外科、脑外科等10个科轮科培训(五官科、眼科、心脏体外循环手术暂不轮)。轮科培训应提供以下方面的信息与考核(在专科护士指导下完成)：①手术轮科安排表；②掌握或熟悉以上10个科目常见手术类型、解剖、常用切口、体位、手术方法、用物准备、医生的特殊需求；③熟悉各专科用物放置位置、特性、适用范围等；④按仪器操作规程正确使用＆维护保养常用设备，带教负责培训和考核，并应有备案记录；⑤以上专科的常见手术类别、用物类型，设备参阅"业务技能评估考核单"(表11-16)具体项目。

　　(3)平时参加科室每周组织的业务学习。

　　(4)新护士座谈会：前半年每月2次，后半年每月1次。主要内容为新护士洗手日记的分享、专题讨论等。由教育护士负责组织，护士长指导。

表 11-16　业务技能评估考核单(以普外/肿瘤外科/肛肠外科为例)

考核项目	洗手护士			巡回护士			备注
	会	不会	需要帮助	会	不会	需要帮助	
1. 手术病例： (了解解剖、手术方式)							
(1)软组织分离性手术							
(2)乳房手术、保乳根治术							
(3)胆道手术							
(4)胃肠道手术							
(5)肝脏手术							
(6)甲状腺手术							
(7)腹腔镜手术：							
胆道手术							
胃肠手术							
直肠手术							
(8)脾脏手术							
(9)巡回护士局麻病人的术中监测							
(10)胆道镜手术							
(11)胰十二指肠手术							
(12)大隐静脉手术							
(13)取血栓术							
(14)肛裂、痔疮手术							
2. 准备用物和设备：							
(1)腹腔引流管，T管，导尿管，负压球							
(2)胃肠吻合器及皮肤吻合钉							
(3)体位装置：如截石位，甲状腺体位，平卧位							

续表

考核项目	洗手护士			巡回护士			备注
	会	不会	需要帮助	会	不会	需要帮助	
(4)可吸收缝线和不可吸收缝线							
(5)电刀、吸引器							
(6)床边固定拉钩							
(7)腹腔镜机组及特殊用物							
(8)胆道镜及取石用物							
(9)下肢肌肉加压机							
(10)无影灯摄像系统							
(11)超声刀使用							
(12)各种防粘剂							
(13)Fogarty 管							
(14)静脉刨削仪							

二、合格护士培训

1. 培养目标　①完成 25 个或以上的学分；②能胜任急诊、夜值班工作；③能够胜任第二年护士的工作职责要求。

2. 培训内容和方法与评价

(1) 自学学习手术室护理专业知识。

(2) 轮科培训：第 2、3 年护士继续计划性轮科培训，以临床手术实践为主，自学为辅，熟练各科常见手术的配合。每季度完成各科手术配合的轮训（心脏手术、眼科手术、ENT 手术除外）。完成各专科轮转评估清单(表 11-17)。

表 11-17　专科轮科评估清单(以普外 / 肿瘤外科为例)

专科组长：＿＿＿＿＿　　总带教：＿＿＿＿＿　　完成日期：＿＿＿＿＿

考核条目	洗手护士			巡回护士		
	会	需帮助	不会	会	需帮助	不会
一、常见手术的护理常规						
1. 软组织分离性手术						
2. 疝修补术						
3. 阑尾手术						
4. 胆道手术						
5. 胃肠道手术						
6. 肝脏手术						
7. 甲状腺手术、颈淋巴清扫术						
8. 脾脏手术						

考核条目	洗手护士			巡回护士		
	会	需帮助	不会	会	需帮助	不会
9. 胰十二指肠手术						
10. 大隐静脉抽剥术						
11. 取血栓术						
12. 胆道镜手术						
13. 血管搭桥手术						
14. 腹腔镜手术:						
胆道手术						
胃肠道手术						
阑尾手术						
结肠、直肠手术						
疝修补术						
胰腺手术						
肝脏手术						
脾脏手术						
15. 巡回护士局麻病人的术中监测						
16. 乳房肿块切除、区段切除术						
17. 单乳手术						
18. 保乳根治术						
19. 乳癌改良根治术						
二、仪器、设备的使用						
1. 电刀、吸引器(墙式、电动)						
2. 无影灯摄像系统						
3. 床边固定拉钩						
4. 腹腔镜机组及特殊用物						
5. 胆道镜及取石用物						
6. 超声刀使用						
7. 静脉刨削仪						
8. Ligasure						
三、用物准备						
1. 腹腔引流管,T管,导尿管,负压球,蘑菇管						
2. 胃肠吻合器及皮肤吻合钉						
3. 可吸收缝线和不可吸收缝线						
4. Fogarty管、静脉抽剥条						
5. 各种防粘剂						

考核条目	洗手护士			巡回护士		
	会	需帮助	不会	会	需帮助	不会
6. 各种止血材料						
7. 疝修补材料						
8. 人工血管						
四、器械						
1. 基本小手术包						
2. 小腹包						
3. 剖腹包						
4. ××医生特殊器械						
5. 血管特殊						
6. FINLY拉钩						
7. 南京拉钩						
8. 圆盘						
9. LC基本						
10. LC器械						
11. 胆囊特殊						
12. 腹腔镜特殊器械						
13. 乳房包						
14. 甲状腺包						
15. 腹腔镜单包器械						
16. 各种单包器械						

(3) 阶段培训：①完成分阶段培训项目清单上各培训内容。②在高年资老师指导下，参加急诊、夜值班，并能胜任此项工作。③完成科内的操作考核以及每季度一次的理论、应急能力考核。④在带教督促检查下，评估其工作能力，完成上一年"业务技能考核表"未完成的内容。⑤应非常明确各个班工作职责，熟悉制度和操作流程，并能按照制度和流程进行工作。⑥增加轮训器械班护士的副班工作，了解手术室物质器材管理的重要性。⑦参加科室会议及业务学习，通过一年的综合性业务技能考核，计入学分。⑧培养主动、进取、协作、敏捷的风格，对非常见手术的预见能力有所提高。

三、熟练护士培训

1. 培训目标　①完成25个或以上的学分；②能比较熟练地配合各科常见手术，并有较强的独立解决问题能力；③承担一定量的教学工作；④具有参与和组织病人抢救的能力；⑤有能力胜任4～5年护士所要求的工作职责。

2. 培训内容、方法与评价

(1) 以自学方式，学习手术室护理专业知识。

(2) 轮科培训：①第4～5年护士巩固各科的手术配合，尤其是急危重病人及新开展手术的配合(心脏、眼科、五官科除外)。②第 5 年护士根据轮科完成情况增轮培训心脏外科等高难专科手术的配合,需要时轮转五官科,眼科等手术。

(3)阶段培训:①完成分阶段培训项目清单上各培训内容。②完成科内的操作考核以及每季度一次的理论或应急能力考核清单(表 11-18)。③每年应复阅科室相关的规章制度 / 操作规程 / 工作职责,并附有记录。④加强督促检查平时的工作情况,针对性的调整培训计划。⑤应能胜任三级护士的工作,比较熟练地配合各科常见手术,并有较强的实际解决问题能力,基本上完成全科培训的目的。⑥后期在科室内承担一定量的教学工作,对实习生、进修生、新护士等起临床指导作用。

表 11-18　手术室急救能力考核清单

1. 病情评估	2. 急救状态时的配合	3. 急救设施和药物	4. 应急物品的准备
能识别致命的心律失常 □室颤 □无脉性室速 □心搏停止 □PEA **说出何种情况下可以直接呼叫帮助** □术中大出血 □呼吸、心搏骤停 □气道紧急情况(如窒息) □呼吸窘迫、呼吸暂停、明显发绀 □RR<8 次 / 分或 RR>30 次 / 分 □SpO_2<85%(鼻导管供氧状态下) □收缩压<90mmHg 或低于基础值 20% □HR>140 次 / 分或<40 次 / 分	**洗手护士** □备齐术中抢救所需的物品 □严格遵循无菌技术操作原则 □密切配合手术 □听从指挥,参与抢救 □必要时增加更换洗手护士 **巡回护士** □评估病情 □呼叫帮助(领班、护士长,必要时上级医生) □参与抢救,提供抢救所需的各种物品、器材 □辅助麻醉医生准备并执行各项急诊操作(准备气管插管用物和药物,吸引器,胸外按压,必要时开放另一静脉通路等) **做好护理记录并做好病例交接** □添加物品及时记录 □病情变化时间 □心跳停止时间 □CPR 开始和结束时间 □病人死亡时间	**除颤仪** □能识别除颤仪各功能键 □能独立完成仪器测试(单相除颤仪) □能独立完成仪器测试(双相除颤仪) □能说出心外除颤步骤 □能说出心内除颤步骤 **负压吸引** □负压装置安装正确 □负压装置漏气的检测正确 □能说出胃肠减压负压要求(80～120mmHg) □能说出吸痰负压要求(一般 100～120mmHg,<200mmHg) □能说出伤口吸引负压要求(50～120mmHg) **药物** □能说出 2 种抢救药物的作用机制及用法	**应急器械 / 器材** □剖胸包、剖腹包 □气管切开包及器材 □开颅包及开颅应急耗材箱 □心脏包及心脏应急耗材箱 □自血回输器材 □动脉瘤夹 □人造血管 □移动式无影灯 **应急止血药物** □明胶海绵,止血纱布,数字纱布,速即纱等 □止血芳酸 **应急消耗材料** □盐水巾、纱条 □填塞绷带 □必要时热盐水,进口缝线 □血液保养液、起搏导线 □尸单,死亡通知单

考核项目(1～3)	成绩□	通过□	未通过	考核老师签名:	备注
考核项目(4)	成绩□	通过□	未通过	考核老师签名:	备注

四、专家护士培训

1. 培训目标　①完成 25 个或以上的学分；②能提供优质专业的手术室护理；③胜任专科组长或组员，积极参与科室的管理；④协助护士长和带教做好教学工作；⑤能胜任四级护士所要求的工作职责。

2. 培训内容和方法与评价

(1) 以自学方式，学习手术室护理专业知识。

(2) 第 6 年及以上护士相对固定专科培训，能提供优质专业的手术室护理。按专科培训的要求进行培训与考核（表 11-19、表 11-20）。

(3) 阶段培训：①组织科室内教学查房或业务学习；②有手术室护理专业领域的文章发表或交流；③自身发展，培养科研意识；④胜任专科组长或组员，积极参与科室的管理，起到带头作用；⑤对新护士，护生，进修生，全科护士培训提供专业指导，促进专科队伍建设，不断完善专科手术配合和仪器设施管理。

表 11-19　专科考核项目及细则（以普外科专科考核为例）

考核项目	考核关键点	备注
一、知识点		
解剖知识	1. 能说出胃的解剖，十二指肠的解剖，肝的解剖，胆囊的解剖，胰腺的解剖 2. 能说出供应胃、十二指肠、肝、胰腺的主要血管 3. 能说出腹部的解剖层次	
疾病分类	能说出腹部外科疾病分类	
手术常见切口	能说出腹部手术常见切口	
引流管	1. 能识别各种引流管 2. 能按照手术选择不同的引流管	
二、设施		
腹腔镜机组	1. 能说出腹腔镜设备的组成 2. 能正确连接摄像镜头、光导纤维、气腹管 3. 能说出腹腔镜仪器调试 4. 能说出腹腔镜器械的清洗、消毒和存放	现场抽查一名护士
胆道镜机组	1. 熟知胆道镜的主件与配件名称 2. 能根据手术方案检查和准备手术用物 3. 正确的连接、使用和传递胆道镜 4. 正确操作胆道镜主机 5. 会正确做漏气试验 6. 学会正确的清洁、消毒、维护保养方法	
电刀	1. 单极电凝、电切功率根据手术需要而定 2. 能输出选择单极 3. 能说出电刀模式选择的功能	

续表

考核项目	考核关键点	备注
三、器械/器材		
器械	1. 剖腹包 2. 小腹包 3. 基本小手术包 4. 胆囊特殊 5. 进口(国产)胃肠消毒包 6. 圆盘拉钩 7. 南京拉钩 8. 芬利拉钩 9. 腹腔自动牵开器 10. 大、小潘氏钳 11. 荷包钳 12. 会阴包 13. 血管特殊器械 14. ××医生血管特殊器械 15. 自血回输器械 16. 银夹 17. LC基本器械 18. LC器械 19. 腹腔镜下胃特殊器械 20. 腹腔镜肝叶切除特殊器械 21. 各种腔镜下单包器械	现场抽查一名护士
器材	1. 电动吸引器 2. 电刀 3. 超声刀 4. 氩气刀 5. ligasure 6. trivex	
四、材料		
一般材料	4cm×4cm纱布,盐水巾,纱条,各缝针缝线(丝线、可吸收线、不可吸收线),普通电刀,彭氏电刀	
止血、防粘连材料	明胶海绵,止血纱布,数字纱布,德纳泰,速即纱,OB胶,瑞术康,诺奇等	
特殊材料	1. 可吸收夹,钛夹,hem-o-lok夹 2. 12mm曲罗卡 3. 疝修补片 4. 超声刀头 5. 连发钛夹 6. Endoloop 7. 吻合器、切割闭合器、钉匣 8. FORGARTY管,人工血管,静脉抽剥条	

考核项目	考核关键点	备注
五、其他		
特殊体位	1. 45°侧卧 2. 截石位 3. 俯卧位	
药物	76%泛影葡胺,肝素,美兰,利多卡因	

表 11-20 普外科考核答案细则

项目	备注
一、知识点 **1. 能说出胃的解剖,十二指肠的解剖,肝的解剖,胆囊的解剖,胰腺的解剖** □胃分为胃底部、胃体部、胃窦部 3 个区域。 　胃壁从外向内分为浆膜层、肌层、黏膜下层和黏膜层。 □十二指肠分为球部、降部、横部(水平部)、升部。 □肝脏临床上根据肝裂及门静脉在肝内的分布基础可将肝脏分为 5 叶(尾状叶、左外叶、左内叶、右前叶和右后叶)及 8 段(Couinaud 法),如下:	

□胆囊分为底、体、颈、胆囊管 4 部分 □胰腺分头、颈、体、尾 4 部分,胰头部向后向左延伸形成舌状突起,称钩突部。 **2. 能说出供应胃的主要血管,供应十二指肠的主要血管,供应肝的主要血管,胆囊的主要血管,胰腺的主要血管** □胃的动脉来自于腹腔动脉干。 　胃大弯动脉弧由胃网膜左动脉(源于脾动脉)和胃网膜右动脉(源于胃十二指肠动脉)组成。 　胃小弯动脉弧由胃左动脉(源于腹腔动脉)和胃右动脉(源于肝总动脉)组成。 　胃底部还有胃短动脉(源于脾动脉)和左膈下动脉。 　胃的静脉与同名动脉伴行,最后汇入门静脉。 □十二指肠的血液供应源自胰十二指肠上动脉和胰十二指肠下动脉 □肝脏的血液供应来自肝动脉和门静脉 □胆囊的血液供应来自胆囊动脉 □胰腺的血液供应:胰头部主要由胰十二指肠上、下动脉供应,胰体尾部主要来自动脉	

续表

项目	备注
3. 能说出腹部解剖层次 腹部正中切口为例 □皮肤 □浅筋膜 □腹白线 □壁腹膜 肋缘下切口为例 □皮肤 □浅筋膜 □腹直肌前鞘 □腹直肌 □腹直肌后鞘 □壁腹膜	
4. 能说出腹部外科疾病分类 □胃十二指肠疾病分类 { 胃十二指肠溃疡 / 胃肿瘤 / 十二指肠憩室 / 良性十二指肠淤滞症 } □肝疾病分类 { 肝囊肿 / 肝脓肿 / 肝良性肿瘤 / 肝恶性肿瘤 } □胆道疾病分类 { 成人先天性胆管囊状扩张、胆道蛔虫症 / 胆石病、胆道感染、原发性硬化性胆管炎 / 胆道疾病的常见并发症 / 胆道肿瘤 / 胆道损伤 } □胰腺疾病分类 { 胰腺炎 / 假性胰腺囊肿 / 胰腺癌和壶腹部癌 / 胰腺内分泌肿瘤 }	
5. 能说出腹部外科的常见切口 □正中切口 □旁正中切口 □腹直肌切口 □肋缘下切口 □右下腹斜切口	

项目	备注
二、设施	
（一）胆道镜	
□胆道镜主机的组成(冷光源、胆道镜主体、吸引按钮、三通、测漏仪)，配件组成（套篮、活检钳、冲洗管)和清洗配件(粗短的刷子用于管道开口部清洗刷，细长的刷子用于管道清洗刷)	
□熟练地根据手术方案检查和准备用物	
□胆道镜勿扭曲与打折，保护好"插入先端部"，勿与金属物品碰撞与摩擦，勿用血管钳钳夹头端，以免引起弯曲部橡胶老化、脱落、镜体破损	
□学会正确的清洁、消毒、维护保养方法，依次使用、生理盐水、75% 酒精和空气冲洗胆道镜的管道	
□测漏试验结束，确认排空胆道镜主体内的空气，压力表上指针回到0	
□正确操作胆道镜主机，按下主机的 WHITE BALANCE 键做白平衡(按住5秒)	
（二）腹腔镜	
1. 能说出腹腔镜设备的组成	
□监视仪	
□高频电刀 & 脚踏系统 & 电刀线(单极多用)	
□气腹机 & 气腹管(胸腔镜不用)	
□冷光源 & 光导纤维	
□摄像机 & 摄像镜头	
□内镜镜头(0°，30°)	
2. 能独立完成腹腔镜仪器调试	
□将摄像镜头———摄像机相连	
□依次打开各仪器电源开关	
□检查监视仪有无彩条图像，若无，查看线路连接是否正确	
□检查摄像镜头—内镜镜头—光导纤维三者是否相衔接	
□检查摄像镜头及内镜镜头表面的清洁度	
□检查监视仪上图像的色彩、亮度、逼真程度，调节焦距旋钮至画面最清晰的位置	
□电凝系统及脚踏、回路极板	
□检查二氧化碳气腹机设定压力为 15mmHg，二氧化碳钢瓶内气源是否充足，有无漏气	
3. 能正确连接摄像镜头、光导纤维、气腹管	

将手术台上的部件用相对应的连接部件正确地连接到相对应的台下部件		
手术台上部件	连接部件	手术台下部件
内镜镜头	摄像头	摄像机
内镜镜头	光导纤维	冷光源机
电切，电凝器械	电刀线	电刀
冲吸器械	输血器，三通，50ml针筒，吸皮管	吸引瓶
气腹针	气腹管	气腹机

项目	备注
4. 能说出腹腔镜器械的清洗、消毒和存放 □将腹腔镜器械拆开,用清洁工具彻底清洗,管腔用带刷子的探条醮清洗液刷洗 □镜头:用肥皂水棉球或擦镜纸擦洗,用纱布以柔和的力轻擦,禁用方巾等粗硬布擦洗镜面 □气腹管、电刀线:用湿布擦洗干净摄像镜头;光导纤维:大弧度盘好 □腹腔镜器械、气腹管、电刀线采用预真空高压蒸气灭菌法;内镜镜头采用 H_2O_2 低温等离子消毒;摄像头、光源纤维:无菌塑料套包裹 **5. 能说出使用注意事项** □胆道手术常规将手术床的床头,床尾对换,以利于 C-臂机的操作,并备好造影剂,其余科手术床按常规放置 □手术床板能透过 X 线射线的材料,而以电动手术床为佳 □光导纤维不可与手术铺巾,病人皮肤以及任何助燃物质长时间相触,以防布类烧焦或皮肤烧伤,如果光导纤维没有与镜头相连,应关掉冷光源机,并将光导纤维拿离手术铺巾或将光导纤维牢固夹放在湿的布巾上 □手术结束冷光源机应待自动停扇后(散热至无风声为止),再关总电源开关 □不能随意调节二氧化碳气腹机设定压力 □用 5% PVP-I 擦拭镜头,可使镜头清洁、图像清晰。	

附　　录

继续护理学教育实施办法

　　本实施办法根据卫生部颁发的《继续医学教育暂行规定》《继续医学教育学分授予试行办法》和《卫生部继续医学教育委员会章程》制定。

一、继续护理学教育的含义、对象及任务

　　1. 继续护理学教育是继毕业后护理学教育之后，以学习现代医学与护理学发展中的新理论、新知识、新技术和新方法为主要内容的一种终生性护理学教育。

　　2. 继续护理学教育的对象是毕业后通过规范化的专科培训，正在从事护理专业技术工作的护师以上人员，参加继续护理学教育，既是她(他)们享有的权力，又是应尽的义务。

　　3. 继续护理学教育的任务是使护师以上人员在整个专业生涯中，保持高尚的医德医风，不断增新、补充、拓宽和提高知识和技能，完善知识结构，提高创造能力和专业技术水平。

二、继续护理学教育的组织管理

　　1. 在卫生部继续医学教育委员会领导下组成的护理学科组，是对全国继续护理学教育进行领导、管理和质量监控的权威性组织，学科组下设日常办事机构。

　　2. 护理学科组由卫生部医政司护理处、中华护理学会、部分省、自治区、直辖市护理学会和部分高等医学院护理系等领导成员和专家共同组成，护理学科组的职能如下：

　　(1)根据卫生部有关继续医学教育的方针，政策和规定，制定全国继续护理学教育的实施办法。

　　(2)制定全国继续护理学教育计划，并提出具体要求。

　　(3)按照卫生部继续医学教育委员会制定的认可标准及学分授予试行办法，负责国家级继续护理学教育项目及其主办单位和学分的审定，并报委员会批准。

　　(4)推荐优秀的国家级继续护理学教育文字、音像教材和电视节目，发展多媒体教学及远程教育。

　　(5)研究并提出继续护理学教育的发展计划和指导意见，并向卫生部继续医学教育委员会提出建议。

　　(6)组织和协调各专科护师以上人员共同的国家级继续护理学教育项目。

　　(7)每半年将卫生部继续医学教育委员会批准的国家级继续护理学教育项目，提前集中转载于专业杂志上，供各地护理专业技术人员选择参加。

　　(8)对各省、自治区、直辖市的继续护理学教育工作和项目进行检查、指导和评价。

　　(9)承担卫生部继续医学教育委员会交付的其他工作。

除上述职能外,护理学科组还同时负责毕业后护理学教育实施情况的检查和指导。

3. 各级卫生行政主管部门及各医疗卫生单位、高等医学院校、护理学术团体,应遵照卫生部《继续医学教育暂行规定》要求,加强对继续护理学教育工作的领导及将开展继续护理学教育作为一项重要的任务,鼓励、监督和组织护师以上人员积极参加继续护理学教育活动,并从制度上予以保证。

4. 各省、自治区、直辖市继续医学教育委员会应聘任该省、自治区、直辖市护理学会成员参加,并相应成立护理学科组,具体负责该地区继续护理学教育的项目征集,上报与公布以及各项活动的开展,切实做好继续护理学教育的组织与管理工作。

三、继续护理学教育的内容与形式

1. 继续护理学教育的内容要适应不同专科护师以上人员的实际需要,注意针对性、实用性和先进性,应坚持以“四新”为重点。

2. 继续护理学教育项目包括:学术会议、学术讲座、专题讨论会。专题讲习班、专题调研和考察、疑难病例护理讨论会。技术操作示教短期或长期培训等,为同行继续护理学教育提供教学、学术报告、发表论文和出版著作等,亦应视为参加继续护理学教育。

3. 继续护理学教育应以短期和业余学习为主,其形式和方法各地区可根据不同内容和条件灵活多样自学是继续护理学教育的重要形式,应有明确的目标并经考核认可,各单位要为他们提供各种文字和音像教材

4. 接受继续护理学教育的护理专业技术人员应根据本人的基础和需要,首先选择参加与本人专业和岗位工作相关的继续护理学教育项目。

四、继续护理学教育的考核

1. 继续护理学教育教育实行学分制,按照《继续护理学教育学分授予试行办法》执行。

2. 护师以上人员每年参加经认可的继续护理学教育活动的最低学分数为25学分。

3. 中华护理学会授予的全国护理科技进步奖按部委级成果奖计算学分。

4. 建立继续护理学教育登记制度,登记的内容应包括:项目名称、编号、日期、内容、形式、认可部门、学分数、考核结果等,登记证由省、自治区、直辖市继续医学教育委员会按照中华护理学会规定的统一样式印制和发放,登记证由本人保存,在参加继续护理学教育项目后由主办单位签章认可,作为参加继续护理学教育活动的凭证。

5. 各单位应建立继续护理学教育档案,将本单位护理专业技术人员参加继续护理学教育活动的情况作为本人考绩的一项内容。

6. 护师以上人员须按规定取得每年接受护理学教育的平均最低学分数,才能再次注册或提出晋升高一级专业技术职务的申请。

五、继续护理学教育的经费

继续护理学教育的经费筹集及管理办法,按照卫生部颁发的《继续医学教育暂行规定》有关内容执行。

六、附则

1. 各省、自治区、直辖市继续医学教育委员会护理学科组可参照本办法的精神,结合实际,制定具体的实施细则。

2. 本办法由卫生部继续医学教育委员会护理学科组负责解释。

3. 本办法自发布之日起实行。

卫生部继续医学教育委员会

护理学科组

1996 年 12 月 18 日

附录二

继续护理学教育学分授予试行办法

一、继续护理学教育的含义及对象

继续护理学教育是继毕业后护理学教育之后,以学习现代医学与护理学发展中的新理论、新知识、新技术和新方法为主要内容的一种终生性护理学教育。

继续护理学教育的对象是毕业后通过规范化的专科培训,正在从事护理专业技术工作的护师以上人员。

二、继续护理学教育的项目

继续护理学教育的项目分为:

1. 由卫生部继续医学教育委员会审批认可的国家级继续护理学教育项目。

2. 由省、自治区,直辖市继续医学教育委员会审批认可的或由其授权单位组织的继续护理学教育项目。

3. 由卫生部部属医学院校、直属医疗单位和中华护理学会举办、向卫生部继续医学教育委员会专项备案的继续护理学教育项目。

4. 自学和其他形式的继续护理学教育活动。

三、继续护理学教育活动实行学分制

按活动性质分为Ⅰ类学分和Ⅱ类学分两类:

Ⅰ类学分,授予:

1. 卫生部继续医学教育委员会审批认可的国家级继续护理学教育项目。

2. 省、自治区、直辖市继续医学教育委员会审批认可的或由其授权单位组织的继续护理学教育项目。

3. 卫生部部属医学院校、直属医疗单位和中华护理学会举办,向卫生部继续医学教育委员会专项备案的继续护理学教育项目。

Ⅱ类学分,授予:

自学和其他形式的继续护理学教育活动。

四、学分授予办法

1. 护师以上人员每年都应该参加继续护理学教育活动,取得 25 学分,其中Ⅰ类学分须达到 5~10 学分,Ⅱ类学分达到 15~20 学分,省、自治区、直辖市级医院的护师以上人员 5 年内必须获得国家级继续护理学教育项目授予 5~10 个学分。

2. Ⅰ类学分计算方法

(1)国家级的继续护理学教育项目,其活动一般在一个月以内,如学术、讲座、学术会议、专题讨论会、研讨班、讲习班、学习班等,参加者经考核合格,按 3 小时授予 1 学分,主讲人按每小时授予 2 学分[会议按(4)规定];活动在 1 个月以上,参加者按 6 小时授予 1 学分,主讲人按每小时授予 1 学分。

(2)省、自治区、直辖市继续医学教育委员会审批认可或由其授权单位组织的继续护理学教育项目,以及卫生部部属医学院校、直属医疗单位、中华护理学会举办并向卫生部继续医学教育委员会专项备案的继续护理学教育项目,如学术讲座、学术会议专题学习、研讨班、学习班等,其活动在 1 个月以内,参加者按 6 小时授予 1 学分,主讲人按每小时授予 1 学分;活动在 1 个月上,参加者按 12 小时授予 1 学分,主讲人按每 2 小时授予 1 学分。

(3)上述(1)、(2)中每个项目所授学分数,最多不超过 25 学分

(4)参加学术会议,按以下类别计算学分:

　　　第一作者——第三作者:

　　　国外刊物　　　　　　　　　　　　8~6分

　　　全国会议　　　　　　　　　　　　6~4分

　　　行政区级会议　　　　　　　　　　5~3分

　　　省级会议　　　　　　　　　　　　4~2分

在会上宣读论文者,按上述标准给分;书面展出和摘要的作者,按下一级会议最低分给分;仅列题者只记 1 学分。

3. Ⅱ类学分计算方法

(1)凡自学与本学科专业有关的知识,应先定出自学计划,经本科室领导同意后执行,最后写出综述,在科室交流,每 2000 字可授予 1 学分,但每年最多不超过 5 学分。

(2)由卫生部继续医学教育委员会或省、自治区。直辖市继续医学教育委员会制定或指定有关"四新"的自学资料、音像教材等,学习后由本单位主管继续护理学教育的部门组织考核,按委员会规定该资料的达标条件与学分标准授予学分。

(3)凡到外单位零散进修,经考核合格,由接受进修单位每 1 个月授予 3 学分,但每次进修最多不超过 25 学分。

(4)在刊物上发表论文和综述,按以下类别计算学分:

　　　第一作者——第三作者

　　　国内刊物　　　　　　　　　　　　10~8学分

　　　　　具有国际标准刊物(ISSN)和

　　　国内统一刊号(CN)的刊物　　　　3~6学分

　　　省级刊物　　　　　　　　　　　　6~4学分

　　　地级以下刊物　　　　　　　　　　4~3学分

　　　内部刊物　　　　　　　　　　　　2~1学分

(5)凡获各类成果奖,按以下类别计算学分:

国家自然科学奖、国家发明奖、国家科学技术进步奖,第一作者——第三作者:

　　　一等奖　　　　　　　　　　　　　20~16学分

　　　二等奖　　　　　　　　　　　　　16~11学分

　　　三等奖　　　　　　　　　　　　　11~7学分

　　　四等奖　　　　　　　　　　　　　9~5学分

部委级奖、中华护理学会奖、省级奖,第一作者——第三作者:

一等奖	12~8学分
二等奖	10~6学分
三等奖	8~4学分

若同一项成果重复获奖,按最高学分授予。

(6)出版护理学著作:每编写1000字授予1学分。

(7)编写或主审国家级或省、市级继续护理学教育项目的录像教材和幻灯片,按以下类别计算学分:

录像教材,成品放映时间每10分钟的长度,授予1学分;幻灯片,每10张授予1学分。

(8)发表护理学译文:每1500汉字授予1学分。

(9)由医院(或学院、系、所)组织的学术报告、专题讲座、专题讨论会、专题调研和考察报告、疑难病例护理讨论会、技术操作示教、新技术推广等,每次主讲人可授予1学分,参加者授予0.3学分,参加者全年所获得的这类学分最多不超过10学分。

(10)全科室护理大查房,每次主讲人可授予1学分,参加者授予0.2学分,参加者全年所获得的这类学分最多不超过10学分。

(4)~(10)均由医院(或学院、系、所)主管继续护理学教育部门负责审查给分。

五、建立继续护理学教育学分登记制度和档案制度

1. 由省、自治区、直辖市继续医学教育委员会按照中华护理学会规定的统一样式,印刷和发放继续护理学教育登记证,内容包括:项目名称、编号、日期、内容、形式、认可部门、学分数、考核结果、签章等,由本人保存,作为参加继续护理学教育活动的凭证。

2. 由各单位主管职能部门每年将登记证上的学分数汇总,作为业绩考核、注册、聘任及晋升高一级专业技术职务的条件之一。

六、各省、自治区、直辖市继续医学教育委员会护理学科组可根据本办法制定实施细则。

七、本办法由卫生部继续医学教育委员会护理学科组负责解释。

八、本办法自发布之日起试行。

卫生部继续医学教育委员会

护理学科组

1997 年 12 月 18 日

毕业后护理学教育试行办法

为完善毕业后护理学教育制度,加强对临床护士的规范化培训,培养合格临床护理人才,特制订本办法:

一、毕业后护理学教育的含义、对象及任务

1. 毕业后护理学教育是指护士在完成学校基本教育后接受的本学科规范化的专业培养,是护理专业所特有的教育阶段。

2. 本办法实施对象是由护理专业本科、专科及中专毕业后从事临床护理工作的护士。

3. 毕业后护理学教育的任务是通过对临床护士规范化的培训达到《卫生技术人员职务试行条例》,规定的护师基本条件和以下要求:

(1) 坚持四项基本原则,热爱祖国,遵纪守法,贯彻执行党的卫生工作方针,具有良好的护士职业素质及医德医风。

(2) 熟悉本学科专业的基础理论,具有较系统的专业知识。

(3) 熟悉掌握本专业的临床护理操作技能,能独立完成本专业常见病病人的护理,一般急症病人的抢救配合及护理。

(4) 初步掌握一门外语,能熟悉本专业的外语词汇。

二、毕业后护理学教育的组织管理

1. 凡具有卫生部《综合医院分级管理标准》规定的二级甲等以上(含二级甲等)条件的医院的护理部均可组建"护理教育组"。

2. "护理教育组"成员由护理部主任(或副主任)、科护士长(或教学护士长)及相关临床教学人员构成,一般为5~7人。

其具体职能是:

(1) 遵照《临床护士规范化培训六纲》要求,负责本单位临床护士毕业后教育工作计划的制定、执行、检查和考核。

(2) 承担卫生部继续医学教育委员会护理学科组交付的工作任务。

三、毕业后护理学教育的内容和形式

对临床护士规范化培训内容包括:专业理论知识、专业操作技能和外语基础。专业操作技能以临床实践为主,专业理论知识及外语以自学为主,学科新知识及进展以讲座授课形式为主。培训实践为5年,共分为3个阶段进行。

第一阶段(毕业后一年)：

1. 专业知识

(1)巩固学校期间学习的本专业理论知识。

(2)完成《护士执业考试指南》中指定内容。

(3)掌握本专科常见疾病护理常规。

(4)熟悉护理程序的理论知识，在护士长指导下运用于临床实践。

2. 专业技能

(1)掌握19项基础护理技术操作(分阶段进行考核)。

(2)初步掌握本专科护理技术操作(3～4项，分项考核)。

(3)掌握本专科一般病人的出入院护理(含保健指导)。

3. 外语

常用医用英语词汇(至少熟记英文药名100个)。

第二阶段：(毕业后2～3年)：

1. 专业知识

(1)完成本省、市卫生人员晋升指定教材有关医学基础知识的复习(1～2科目)。

(2)掌握本专科常见病、多发病的病因、临床表现、处理原则、用药观察及护理措施。

(3)掌握运用护理程序对常见病、多发病病人护理问题的确立及评估。

(4)熟悉护理心理学、伦理学知识在临床实践的运用。

(5)了解本专科护理新知识的进展。

2. 专业技能

(1)掌握19项基础护理技术操作。

(2)掌握本专科技术操作及各项护理常规。

(3)基本掌握本专科急救病人的抢救配合、病情观察及护理。

3. 英语　邵循道阶梯读本(部分)。

第三阶段：(毕业后4～5年)：

1. 专业知识

(1)完成本省、市卫生人员晋升指定教材中全部医学基础知识复习内容。

(2)掌握本专科临床护理学理论知识(本省、市指定教材)。

(3)熟知本专业学科发展状况。

(4)基本掌握对重症监护病人的护理知识。

2. 专业技能

(1)熟练掌握本专科各项护理技术操作。

(2)掌握运用护理程序对病人实施整体护理并能书写完整的护理计划。

(3)掌握监护病房常规仪器的使用及护养。

(4)能完成临床教学工作。

3. 外语

邵循道阶梯读本及第一册(部分)。

四、毕业后护理学教育的考核及学分授予

1. 考核实行学分制，参加培训人员每年最低学分数不低于25学分。

2. 学分分配：专业知识 10 分，专业技能 13 分，外语 2 分。

3. 学分授予办法：

专业知识：

(1) 凡通过国家统一考试合格者，授予 6～8 学分。

(2) 凡通过省市统一考试合格者，授予 4～6 学分。

(3) 凡通过本医院统一考试合格者，授予 2～4 学分。

(4) 参加省市举办的护理学新知识讲座，每听课 3 小时授予 1 学分。

(5) 参加院内举办的护理学新知识讲座，每听课 6 小时授予 1 学分。

专业技能：

(1) 凡通过国家统一技术操作考试达标者，每项授予 4 学分。

(2) 凡通过省市统一技术操作考试达标者，每项授予 3 学分。

(3) 凡通过本医院护理技术操作阶段考核达标者，每项授予 1 学分。

4. 学分汇总记录由各医院护理教育组负责登记并做为临床护士业绩考核，为今后注册、聘任及晋升护师职称的条件之一。

五、本办法由卫生部继续医学教育委员会护理学科组负责解释。

参考文献

1. 张春兴. 教育心理学——三化取向的理论与实践. 杭州：浙江教育出版社，1998.

2. 夏海鸥，孙宏玉. 护理教育理论与实践. 北京：人民卫生出版社，2012.

3. 姜安丽. 护理教育学（第2版）. 北京：人民卫生出版社，2006.

4. 梁立. 护士人文修养. 杭州：浙江科学技术出版社，2004.

5. ［美］赛尔顿(Sheldon, L.K.). 护理沟通技巧. 仰曙芬，等译. 北京：人民卫生出版社，2011.

6. 史瑞芬. 护理人际学. 北京：人民军医出版社，2009.

7. 刘晓红. 护理心理学. 上海：上海科学技术出版社，2010.

8. 姜乾金. 医学心理学. 北京：人民卫生出版社，2010.

9. 周建平. 大学毕业生职业适应性探析. 高校辅导员学刊，2011，3(4)：48-51.

10. 周洁. 护理文化建设和护士职业价值观的构建. 中国医学伦理学，2011，24(2)：173-174.

11. 侯芬. 新进大学生员工在职业适应期的心理危机管理. 2012，25(3)：51-53.

12. 闫亚敏，张薇，龚梅等. 护理冲突管理与护士离职率的相关性研究进展. 护理管理杂志，2012，12(2)：112-114.

13. 罗艳芳，Petsunee Thungjaroenkul, Bunpitcha Chitpakdee. 护士冲突管理方式与工作倦怠相关性的调查研究. 卫生软科学，2011，25(11)：785-788.

14. 刘明理. 人际冲突应对中的情绪调节机制，社会心理科学，2003，18(70)：132-135.

15. 洪素，李秋洁，王晓慧，等. 护理组织氛围与护士职业价值观的相关研究. 中国护理管理，2012，06.

16. 岑琼. 护士职业倦怠研究进展. 中国护理管理，2011，11(10)：83-85.

17. 温韬雪. 护士职业倦怠干预现状. 中国护理管理，2013 13(1)：108-110.

18. 黄诗欣，谢肖霞，成守珍. 香港"一人一计划"护士在职培训及启示. 中华护理教育，2012，9(1)：34-37.

19. 胡韵. 美国本科后住院护士发展概况. 上海交通大学学报，2011，31(6)：727-729.

20. 石建中. 模拟团队训练在《组织行为学》教学中的应用. 中国成人教育，2007，4：152-153.

21. Alspach, JoAnn G. The Educaitonal process in Nursing Staff Development. Marylland：Mosby-Year Book, Inc., 1995.

22. Alspach, JoAnn G. preceptor Handbook：A preceptor Development Programm. California：American Association of Critical -care Nurses, 2000.

23. All AC., Huycke, L.I., Fisher, M. J intructional tools for nursing Education：CONCEPT MAPS. Nursing education perspective, 2003, 24(6)：311.

24. Barbro Lindgren, Christine Brulin, Kristina Holmlund, et al. Nursing students' perception of group supervision during clinical training. Journal of clinical nursing, 2005, 2 822-828.

25. Blake, T.K. Journaling, an active learning teachnique. International Journal of Nusing Education Schoolarship, 2005, 2(1): 1-12.

26. Boud, d., & Walker, D. Promoting reflection in professional courses: The challenge of context. Studing in higher edcuation, 1998, 23: 191-214.

27. Brooke, N. M., Richard, P. Critical thinking. 3rd. Mayfield publishing Company, 1992.

28. Billings. Diane M, Halstead Judith A. Teaching in nursing-a guide for faculty. 2nd. Elsevier Inc. 2005.

29. Craft, M. Reflecting writing and Nursing education. Faculty Forum, 2005, 44(2): 53-57.

30. Catherine, B., Michelle B., Patricia R.K., et al. Mastering the Preceptor Role: Challenges of Clinical Teaching. Pediatr Health Care, 2006, 20(3): 172-183.

31. Charalambous A, Katajisto J, Välimäki M, et al. Individualised care and the professional practice environment: nurses' perceptions. Int Nurs Rev., 2010 Dec; 57(4): 500-7.

32. Daley B. J., Torre D. M. Concept maps in medical education: an analytical literature review. Medical Education, 2010(44): 440-448.

33. Fonteyn, M. Concepting mapping: An easy Teaching Strategy that Contributes to Understanding and May Imporve Critical Thinking. Journal of Nursing Education, 2007, 46(5), 199-200.

34. Greenberger D, Padesky CA. Change how you feel by change the way you think. New York: London, 1995.

35. http: // www.4faculty.org

36. Haig KM, Sutton S, Whittington J. SBAR: a shared mental model for improving communication between clinicians. Jt Comm J Qual Patient Saf, 2006, 32(3): 167-75.

37. Irma PM. Kruijver MSc. Communication skills of nurses during interactions with simulated cancer patients. Journal of Advanced Nursing. 2001, 34(6): 772-779.

38. Judith M. Wilkinson. Critical thinking and nursing process. Addison-wesley nursing, 2000

39. Jean, P.F. The Role of the Preceptor: a Guide for Nurse Educators and clinicians. Springer Publishing Company, 1997.

40. Kelly, kerenJ. Nursing Staff Development. Current cometence, future focus. Philadelphia: J.B Lipponcott Company, 1992.

41. Keating, Sarah. B. Curridulum Development and Evaluation in Nursing. Lippincott Willians & Wilkins. 2006

42. Kenny A, Allenby A. Implementing clinical supervision for Australian rural nurses. Nurse Education in Practice. 2013, (13): 166-169.

43. King. P.A. A teching strategy for identifying values: a clincal expeience with the homeless. Nurse Educator, 1993, 18(4), 17-20.

44. Lohfeld L, Neville A, Norman G. PBL in undergraduate medicaleducation: a qualitative study of the views of Canadian residents. Adv Health SciEduc Theory Pract, 2005, 10(3): 189-214.

45. Mayo, k. Social responsibility in nursing education. Journal of Holistic Nursing, 1996, 14(1), 24-36.

46. McVicar A. Workplace stress in nursing: a literature review. J Adv Nurs, 2003, 44(6): 633-42.

47. Michele, W., Joy M. Concept Mapping: an educational strategy to improve graduate nurses' Critical Thinking Skills During a Hospital Orientation Programm. The Journal of continuing Eduation in Nursing, 2008, 39(3), 119-126.

48. Morse D, Jutras F. Implementing concep-t based learning in a large undergraduateclassroom. CBE Life

SciEduc, 2008, 7(2): 53-243.

49. National staff development organization. Getting started in clinical and nursing staff development. Florida: National Staff Development Organization(NSDO), 2001.

50. Patricia Barry. Psychosocial Nursing-care of physical ill patients & their families. New York: Lippincott, 1989.

51. Price KJ, Eijs PW, Boshuizen HP, et al. General competencies of problem-based learning(PBL)and non—PBL graduates. MedEduc, 2005, 39(4): 394-401.

52. Queiros C, Carlotto MS, Kaiseler M, et al. Predictors of burnout among nurses: An interactionist approach. Psico thema, 2013, 25(3): 330-335.

53. Sandra Luz Martinenez De Castillo. Strategies Techniques and approaches to Thinking: Case studies in clinical thinking. W.B. Saunders company, 1999.

54. Scully R. Staff support groups: Helping nurses to help themselves. The Journal of Nursing Administration, 1981, 3: 48-51.

55. StickleyT, Freshwater D. The art of listening in the therapeutic relationship. Mental Health Practice, 2006, 9(5): 12-18.

56. VacekJ.E., Using a conceptual Approach with Concept Mapping to Promote Critical Thinking. Journal of Nursing Education, 2009, 48(1): 45-48.

57. Vivar CG. Putting conflict management into practice: a nursing case study. J Nurs Manag, 2006, 14(3): 201-6.

58. Zwack J, Schweitzer J. If every fifth physician is affected by burnout, what about The other four? Resilience strategies of experienced physicians. Acad Med, 2013, 88(3): 382-9.

62柯